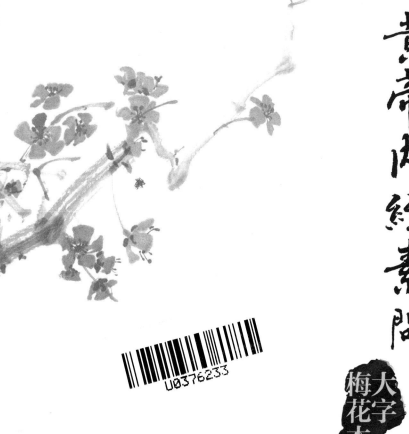

黄帝内經素問

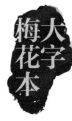

大字梅花本

人民衛生出版社
·北京·

圖書在版編目（CIP）數據

黃帝內經素問：大字梅花本/人民衛生出版社整理
. —北京：人民衛生出版社，2024.1（2025.5重印）
　ISBN 978-7-117-35584-1

　Ⅰ.①黃… Ⅱ.①人… Ⅲ.①《素問》 Ⅳ.
①R221.1

　中國國家版本館 CIP 數據核字（2023）第 217940 號

人衛智網	**www.ipmph.com**	醫學教育、學術、考試、健康，
		購書智慧智能綜合服務平臺
人衛官網	**www.pmph.com**	人衛官方資訊發布平臺

黃帝內經素問（大字梅花本）
Huangdi Neijing Suwen（Dazi Meihuaben）

整　　理：人民衛生出版社
出版發行：人民衛生出版社（中繼綫 010-59780011）
地　　址：北京市朝陽區潘家園南里 19 號
郵　　編：100021
E - mail：pmph @ pmph.com
購書熱綫：010-59787592　010-59787584　010-65264830
印　　刷：三河市宏達印刷有限公司
經　　銷：新華書店
開　　本：850×1168　1/32　印張：16
字　　數：401 千字
版　　次：2024 年 1 月第 1 版
印　　次：2025 年 5 月第 3 次印刷
標準書號：ISBN 978-7-117-35584-1
定　　價：66.00 元

打擊盜版舉報電話：010-59787491　E-mail：WQ @ pmph.com
質量問題聯繫電話：010-59787234　E-mail：zhiliang @ pmph.com
數字融合服務電話：4001118166　E-mail：zengzhi @ pmph.com

再版說明

　　中醫藥學是中國古代科學的瑰寶，也是打開中華文明寶庫的鑰匙，爲中華民族繁衍生息做出了巨大貢獻。中醫藥古籍是傳承中華優秀文化的重要載體，也是中醫文化寶庫中之瑰寶。大凡古今醫家，無不熟諳中醫藥古籍，並在繼承前人經驗的基礎上而成爲一代宗師。中醫經典不僅是中醫理論的基礎，更是中醫臨床堅強的基石。

　　人民衛生出版社 1953 年成立以來即開始承擔中醫古籍出版工作。先後出版了影印本、點校本、校注本、校釋本等數百種古籍著作。20 世紀 60 年代初，我社組織了知名學者對最爲重要的經典古籍，如《黃帝内經素問》（王冰注）、《靈樞經》《傷寒論》等 6 種古籍進行了科學而嚴謹的校勘整理工作，爲中醫教學、科研、臨床提供了重要的參考，這 6 種圖書被學界統稱爲“梅花本”（因封面印有梅花而得名）。由於所選版本精良，校勘精准，句讀清晰，在中醫界產生了深遠影響，一向被中醫界尊爲中醫必讀的範本，流傳甚廣，對中醫學術的發展產生了深遠影響。爲了滿足廣大讀者需要，我社於 2012 年對梅花本系列進行了重刊。出版後深受讀者歡迎，累計印製 44 萬冊,成爲中醫藥從業人員和愛好者的必讀經典。

爲進一步便於讀者研習和收藏,我們啟動了新一輪"梅花本系列"的修訂工作。爲與同名古籍區分,突出系列特色,我們在書名上注有"大字梅花本"字樣,以便讀者選用。

本次修訂主要做了以下工作:

1. 與1994年版(1963年重印版)原文進行逐一核對,並參考我社相關影印本內容,對原書中一些文字、句讀錯誤進行修訂。如:《黄帝内經素問》,參考了我社1956年出版的《重廣補注黄帝内經素問》影印本相關內容。

2. 聽取了廣大讀者建議,將原文字體統一爲繁體字,保留了有意義的異體字和特定用字。

3. 在排版上增大字號,並以不同字體字號區分原文、王冰注、新校正文字。

4. 在版式上,爲了方便讀者閱讀而重新設計,並以精裝版面世。

5. 部分品種增加檢索功能,便於讀者學習和查閱。

期待本系列的再版,能爲讀者提供更好的學習幫助與閱讀體驗,讓中醫經典歷久彌新,長盛不衰,爲推動我國中醫藥事業的傳承和創新發展做出新的貢獻。

"梅花本"系列6種如下:

《黄帝内經素問》(大字梅花本)

《靈樞經》(大字梅花本)

《注解傷寒論》(大字梅花本)

《金匱要略方論》(大字梅花本)
《溫病條辨》(大字梅花本)
《時病論》(大字梅花本)

人民衛生出版社

2023 年 9 月

出版說明

　　《黃帝內經》是我國現存最早的一部中醫古典醫籍，約成書於戰國時期。《黃帝內經素問》是其重要組成部分。我社 1963 年重印時，是以 1956 年我社影印出版的明代顧從德刻的《重廣補注黃帝內經素問》爲藍本，參考清咸豐二年（1852 年）金山錢氏守山閣本和其校勘記，以及有關各書等，進行校勘的。凡顯然的刊誤錯字，徑予改正，不加注明；凡有存疑或改動之處，均注明出處（其中有"守"字標記者，即表示據守山閣本及其校勘記）；凡一時無據可稽者，則附注說明，存疑待考。爲便於使用，除對全書作了必要的分段和標點外，還采取原文與注文分排的形式，注文按角注序碼，隨文附列於後。這次仍按我社 1963 年本重印出版。

人民衛生出版社

1994 年 5 月

重廣補注黃帝內經素問序

　　臣聞安不忘危，存不忘亡者，往聖之先務；求民之瘼，恤民之隱者，上主之深仁。在昔黃帝之御極也，以理身緒餘治天下，坐於明堂之上，臨觀八極，考建五常。以謂人之生也，負陰而抱陽，食味而被色，外有寒暑之相盪，內有喜怒之交侵，夭昏札瘥，國家代有。將欲斂時五福，以敷錫厥庶民，迺與岐伯上窮天紀，下極地理，遠取諸物，近取諸身，更相問難，垂法以福萬世。於是雷公之倫，授業傳之，而《內經》作矣。歷代寶之，未有失墜。蒼周之興，秦和述六氣之論，具明於左史。厥後越人得其一二，演而述《難經》。西漢倉公傳其舊學，東漢仲景撰其遺論，晉皇甫謐刺而爲《甲乙》，及隋楊上善纂而爲《太素》。時則有全元起者，始爲之訓解，闕第七一通。迄唐寶應中，太僕王冰篤好之，得先師所藏之卷，大爲次注，猶是三皇遺文，爛然可觀。惜乎唐令列之醫學，付之執技之流，而薦紳先生罕言之，去聖已遠，其術晻昧，是以文注紛錯，義理混淆。殊不知三墳之餘，帝王之高致，聖賢之能事，唐堯之授四時，虞舜之齊七政，神禹修六府以興帝功，文王推六子以叙卦氣，伊尹調五味以致君，箕子陳五行以佐世，其致一也。奈何以至精至微之道,傳之以至下至淺之人,其不廢絕,爲已幸矣。

頃在嘉祐中,仁宗念聖祖之遺事,將墜於地,廼詔通知其學者,俾之是正。臣等承乏典校,伏念旬歲。遂廼搜訪中外,裒集眾本,寖尋其義,正其訛舛,十得其三四,餘不能具。竊謂未足以稱明詔,副聖意,而又採漢唐書錄古醫經之存於世者,得數十家,叙而考正焉。貫穿錯綜,磅礴會通,或端本以尋支,或泝流而討源,定其可知,次以舊目,正繆誤者六千餘字,增注義者二千餘條,一言去取,必有稽考,舛文疑義,於是詳明,以之治身,可以消患於未兆,施於有政,可以廣生於無窮。恭惟皇帝撫大同之運,擁無疆之休,述先志以奉成,興微學而永正,則和氣可召,災害不生,陶一世之民,同躋於壽域矣。

國子博士臣高保衡　　　等謹上
光禄卿直秘閣臣林億

重廣補注黄帝内經素問序

啓玄子王冰撰

新校正云：按《唐人物志》，冰仕唐爲太僕令，年八十餘以壽終。

夫釋縛脱艱，全真導氣，拯黎元於仁壽，濟羸劣以獲安者，非三聖道則不能致之矣。孔安國序《尚書》曰：伏羲、神農、黄帝之書，謂之三墳，言大道也。班固《漢書·藝文志》曰：《黄帝内經》十八卷。《素問》即其經之九卷也，兼《靈樞》九卷，迺其數焉①。雖復年移代革，而授學猶存，懼非其人，而時有所隱，故第七一卷，師氏藏之，今之奉行，惟八卷爾。然而其文簡，其意博，其理奧，其趣深，天地之象分，陰陽之候列，變化之由表，死生之兆彰，不謀而遐邇自同，勿約而幽明斯契，稽其言有徵，驗之事不忒，誠可謂至道之宗，奉生之始矣。假若天機迅發，妙識玄通，蔵謀雖屬乎生知，標格亦資於詁訓，未嘗有行不由徑，出不由户者也。然刻意研精，探微索隱，或識契真要，則目牛無全，故動則有成，猶鬼神幽贊，而命世奇傑，

---

① 新校正云：詳王氏此説，蓋本皇甫士安《甲乙經》之序，彼云：《七略》《藝文志》《黄帝内經》十八卷，今有《針經》九卷，《素問》九卷，共十八卷，即《内經》也。故王氏遵而用之。又《素問》外九卷，漢張仲景及西晉王叔和《脈經》只謂之《九卷》，皇甫士安名爲《針經》，亦專名《九卷》。楊玄操云：《黄帝内經》二帙，帙各九卷。按《隋書·經籍志》謂之《九靈》，王冰名爲《靈樞》。

時時間出焉。則周有秦公①，漢有淳于公，魏有張公華公，皆得斯妙道者也。咸日新其用，大濟蒸人，華葉遞榮，聲實相副，蓋教之著矣，亦天之假也。

冰弱齡慕道，夙好養生，幸遇真經，式為龜鏡。而世本紕繆，篇目重疊，前後不倫，文義懸隔，施行不易，披會亦難，歲月既淹，襲以成弊。或一篇重出，而別立二名；或兩論並吞，而都為一目；或問答未已，別樹篇題；或脫簡不書，而云世闕；重《經合》〔守〕而冠針服，並《方宜》而為《咳篇》，隔《虛實》而為《逆從》，合《經絡》而為《論要》，節《皮部》為《經絡》，退《至教》以先針，諸如此流，不可勝數。且將昇岱嶽，非徑奚為，欲詣扶桑，無舟莫適。迺精勤博訪，而並有其人，歷十二年，方臻理要，詢謀得失，深遂夙心。時於先生郭子齋堂，受得先師張公秘本，文字昭晰，義理環周，一以參詳，群疑冰釋。恐散於末學，絕彼師資，因而撰注，用傳不朽，兼舊藏之卷，合八十一篇二十四卷，勒成一部②。冀乎究尾明首，尋注會經，開發童

---

① 新校正云：按別本一作和緩。
② 新校正云：詳《素問》第七卷，亡已久矣。按皇甫士安，晉人也，序《甲乙經》云：亦有亡失。《隋書·經籍志》載梁《七錄》亦云：止存八卷。全元起，隋人，所注本迺無第七。王冰，唐寶應中人，上至晉皇甫謐甘露中，已六百餘年，而冰自謂得舊藏之卷，今竊疑之。仍觀《天元紀大論》《五運行論》《六微旨論》《氣交變論》《五常政論》《六元正紀論》《至真要論》七篇，居今《素問》四卷，篇卷浩大，不與《素問》前後篇卷等。又且所載之事，與《素問》餘篇略不相通。竊疑此七篇迺《陰陽大論》之文，王氏取以補所亡之卷，猶《周官》亡《冬官》，以《考功記》補之之類也。又按漢張仲景《傷寒論》序云：撰用《素問》《九卷》《八十一難經》《陰陽大論》。是《素問》與《陰陽大論》兩書甚明，迺王氏並《陰陽大論》於《素問》中也。要之，《陰陽大論》亦古醫經，終非《素問》第七矣。

蒙,宣揚至理而已。其中簡脫文斷,義不相接者,搜求經論所有,遷移以補其處。篇目墜缺,指事不明者,量其意趣,加字以昭其義。篇論吞並,義不相涉,闕漏名目者,區分事類,別目以冠篇首。君臣請問,禮儀乖失者,考校尊卑,增益以光其意。錯簡碎文,前後重疊者,詳其指趣,削去繁雜,以存其要。辭理秘密,難粗論述者,別撰《玄珠》,以陳其道①。凡所加字,皆朱書其文,使今古必分,字不雜糅。庶厥昭彰聖旨,敷暢玄言,有如列宿高懸,奎張不亂,深泉净澄,鱗介咸分,君臣無夭枉之期,夷夏有延齡之望。俾工徒勿誤,學者惟明,至道流行,徽音累屬,千載之後,方知大聖之慈惠無窮。時大唐寶應元年歲次壬寅序。

將仕郎守殿中丞孫兆重改誤
朝奉郎守國子博士同校正醫書上騎都尉賜緋魚袋高保衡
朝奉郎守尚書屯田郎中同校正醫書騎都尉賜緋魚袋孫奇
朝散大夫守光禄卿直秘閣判登聞檢院上護軍林億

---

① 新校正云:詳王氏《玄珠》,世無傳者,今有《玄珠》十卷,《昭明隱旨》三卷,蓋後人附托之文也。雖非王氏之書,亦於《素問》第十九卷至二十二四卷頗有發明。其《隱旨》三卷,與今世所謂《天元玉册》者正相表裏,而與王冰之義多不同。

目　録

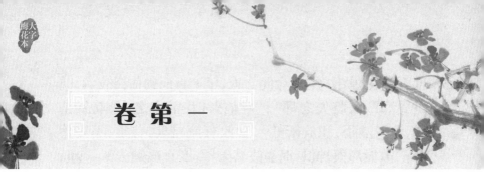

卷第一

新校正云：按王氏不解所以名《素問》之義，及《素問》之名起於何代？按《隋書·經籍志》，始有《素問》之名。《甲乙經》序，晋皇甫謐之文，已云《素問》論病精辨。王叔和，西晋人，撰《脈經》，云出《素問》《針經》。漢張仲景撰《傷寒卒病論集》，云撰用《素問》。是則《素問》之名，著於《隋志》，上見於漢代也。自仲景已前，無文可見，莫得而知。據今世所存之書，則《素問》之名，起漢世也。所以名《素問》之義，全元起有説云：素者，本也。問者，黄帝問岐伯也。方陳性情之源，五行之本，故曰《素問》。元起雖有此解，義未甚明。按《乾鑿度》云：夫有形者生於無形，故有太易，有太初，有太始，有太素。太易者，未見氣也。太初者，氣之始也。太始者，形之始也。太素者，質之始也。氣形質具而痾瘵由是萌生，故黄帝問此太素，質之始也。《素問》之名，義或由此。

上古天真論篇第一

新校正云：按全元起注本在第九卷，王氏重次篇第，移冠篇首。今注逐篇必具全元起本之卷第者，欲存《素問》舊第目，見今之篇次皆王氏之所移也。

昔在黄帝，生而神靈，弱而能言，幼而徇齊，長而敦敏，成而登天①。廼問於天師曰：余聞上古之人，春秋皆

---

① 有熊國君少典之子，姓公孫。徇，疾也。敦，信也。敏，達也。習用干戈，以征不享，平定天下，珍滅蚩尤。以土德王，都軒轅之丘，故號之曰軒轅黄帝。後鑄鼎於鼎湖山，鼎成而白日昇天，群臣葬衣冠於橋山，墓今猶在。

1

度百歲,而動作不衰;今時之人,年半百而動作皆衰者,時世異耶? 人將失之耶①? 岐伯對曰:上古之人,其知道者,法於陰陽,和於術數②,食飲有節,起居有常,不妄作勞③,故能形與神俱,而盡終其天年,度百歲迺去④。今時之人不然也⑤,以酒爲漿⑥,以妄爲常⑦,醉以入房⑧,以欲竭其精,以耗散其真⑨,不知持滿,不時御神⑩,務快其心,逆於生樂⑪,起居無節,故半百而衰也⑫。

---

① 天師,岐伯也。

② 上古,謂玄古也。知道,謂知修養之道也。夫陰陽者,天地之常道,術數者,保生之大倫,故修養者必謹先之。《老子》曰:萬物負陰而抱陽,衝氣以爲和。《四氣調神大論》曰:陰陽四時者,萬物之終始,死生之本,逆之則災害生,從之則苛疾不起,是謂得道。此之謂也。

③ 食飲者,充虛之滋味,起居者,動止之綱紀,故修養者謹而行之。《痹論》曰:飲食自倍,腸胃迺傷。《生氣通天論》曰:起居如驚,神氣迺浮。是惡妄動也。《廣成子》曰:必靜必清,無勞汝形,無搖汝精,迺可以長生。故聖人先之也。(新校正云:按全元起注本云:飲食有常節,起居有常度,不妄不作。《太素》同,楊上善云:以理而取聲色芳味,不妄視聽也。循理而動,不爲分外之事。)

④ 形與神俱、同臻壽分,謹於修養,以奉天真,故盡得終其天年。去,謂去離於形骸也。《靈樞經》曰:人百歲,五藏皆虛,神氣皆去,形骸獨居而終矣。以其知道,故能〔守〕長壽延年。度百歲,謂至一百二十歲也。《尚書·洪範》曰:一曰壽。百二十歲也。

⑤ 動之死地,離於道也。

⑥ 溺於飲也。

⑦ 寡於信也。

⑧ 過於色也。

⑨ 樂色曰欲,輕用曰耗,樂色不節則精竭,輕用不止則真散,是以聖人愛精重施,髓滿骨堅。《老子》曰:弱其志,強其骨。河上公曰:有欲者亡身。《曲禮》曰:欲不可縱。(新校正云:按《甲乙經》耗作好。)

⑩ 言輕用而縱慾也。《老子》曰:持而盈之,不如其已。言愛精保神,如持盈滿之器,不慎而動,則傾竭天真。《真誥》曰:常不能慎事,自致百痾,豈可怨咎於神明乎。此之謂也。(新校正云:按別本時作解。)

⑪ 快於心欲之用,則逆養生之樂矣。《老子》曰:甚愛必大費。此之類歟。夫甚愛而不能救,議道而以爲未然者,伐生之大患也。

⑫ 亦耗散而致是也。夫道者不可斯須離,離〔守〕於道則壽不能終盡於天年矣。《老子》曰:物壯則老,謂之不道,不道早亡。此之謂離道也。

夫上古聖人之教下也，皆謂之虛邪賊風，避之有時①，恬惔虛無，眞氣從之，精神內守，病安從來②。是以志閑而少欲，心安而不懼，形勞而不倦③，氣從以順，各從其欲，皆得所願④。故美其食⑤，任其服⑥，樂其俗⑦，高下不相慕，其民故曰樸⑧。是以嗜慾不能勞其目，淫邪不能惑其心⑨，愚智賢不肖不懼於物，故合於道⑩。所以能年皆度百歲而動作不衰者，以其德全不危也⑪。

帝曰：人年老而無子者，材力盡邪？將天數然也⑫？

---

① 邪乘虛入，是謂虛邪。竊害中和，謂之賊風。避之有時，謂八節之日，及太一入徙，之於中宮，朝八風之日也。《靈樞經》曰：邪氣不得其虛，不能獨傷人。明人虛迺邪勝之也。（新校正云：按全元起注本云：上古聖人之教也，下皆爲之。《太素》《千金》同。楊上善云：上古聖人使人行者，身先行之，爲不言之教。不言之教勝有言之教，故下百姓仿行者衆，故曰下皆爲之。太一入徙於中宮朝八風義，具《天元玉册》中。）

② 恬惔虛無，靜也。法道清淨，精氣內持，故其氣從，邪不能爲害。

③ 內機息故少欲，外紛靜故心安，然情慾兩亡，是非一貫，起居皆適，故不倦也。

④ 志不貪故所欲皆順，心易足故所願必從，以不異求，故無難得也。《老子》曰：知足不辱，知止不殆，可以長久。

⑤ 順精粗也。（新校正云：按別本美一作甘。）

⑥ 隨美惡也。

⑦ 去傾慕也。

⑧ 至無求也，是所謂心足也。《老子》曰：禍莫大於不知足，咎莫大於欲得，故知足之足，常足矣。蓋非謂物足者爲知足，心足者迺爲知足矣。不恣於欲，是則樸同。故聖人云：我無欲而民自樸。（新校正云：按別本曰作日）

⑨ 目不妄視，故嗜慾不能勞，心與玄同，故淫邪不能惑。《老子》曰：不見可欲，使心不亂。又曰：聖人爲腹，不爲目也。

⑩ 情計兩亡，不爲謀府，冥心一觀，勝負俱捐，故心志保安，合同於道。《庚桑楚》曰：全汝形，抱汝生，無使汝思慮營營。（新校正云：按全元起注本云：合於道數。）

⑪ 不涉於危，故德全也。《莊子》曰：執道者德全，德全者形全，形全者聖人之道也。又曰：無爲而性命不全者，未之有也。

⑫ 材謂材幹，可以立身者。

岐伯曰：女子七歲，腎氣盛，齒更髮長①。二七而天癸至，任脈通，太衝脈盛，月事以時下，故有子②。三七，腎氣平均，故真牙生而長極③。四七，筋骨堅，髮長極，身體盛壯④。五七，陽明脈衰，面始焦，髮始墮⑤。六七，三陽脈衰於上，面皆焦，髮始白⑥。七七，任脈虛，太衝脈衰少，天癸竭，地道不通，故形壞而無子也⑦。丈夫八歲，腎氣實，髮長齒更⑧。二八，腎氣盛，天癸至，精氣溢瀉，陰陽和，故能有子⑨。三八，腎氣平均，筋骨勁強，故真牙生而長極⑩。四八，筋骨隆盛，肌肉滿壯⑪。五八，腎氣衰，髮墮

---

① 老陽之數極於九，少陽之數次於七，女子爲少陰之氣，故以少陽數偶之，明陰陽氣和，廼能生成其形體，故七歲腎氣盛齒更髮長。

② 癸謂壬癸，北方水干名也。任脈衝脈，皆奇經脈也。腎氣全盛，衝任流通，經血漸盈，應時而下，天真之氣降，與之從事，故云天癸也。然衝爲血海，任主胞胎，二者相資，故能有子。所以謂之月事者，平和之氣，常以三旬而一見也，故愆期者謂之有病。（新校正云：按全元起注本及《太素》《甲乙經》俱作伏衝，下太衝同。）

③ 真牙，謂牙之最後生者。腎氣平而真牙生者，表牙齒爲骨之餘也。

④ 女子天癸之數，七七而終，年居四七，材力之半，故身體盛壯，長極於斯。

⑤ 陽明之脈氣營於面，故其衰也，髮墮面焦。《靈樞經》曰：足陽明之脈，起於鼻，交頞中，下循鼻外，入上齒中，還出俠口環唇，下交承漿，却循頤後下廉，出大迎，循頰車，上耳前，過客主人，循髮際，至額顱。手陽明之脈，上頸貫頰，入下齒縫中，還出俠口。故面焦髮墮也。

⑥ 三陽之脈，盡上於頭，故三陽衰，則面皆焦，髮始白。所以衰者，婦人之生也，有餘於氣，不足於血，以其經月數泄脫之故。

⑦ 經水絕止，是爲地道不通。衝任衰微，故云形壞無子。

⑧ 老陰之數極於十，少陰之數次於八，男子爲少陽之氣，故以少陰數合之。《易·繫辭》曰：天九地十。則其數也。

⑨ 男女有陰陽之質不同，天癸則精血之形亦異，陰靜海滿而去血，陽動應合而泄精，二者通和，故能有子。《易·繫辭》曰：男女構精，萬物化生。此之謂也。

⑩ 以其好用故爾。

⑪ 丈夫天癸，八八而終，年居四八，亦材之半也。

齒槁①。六八,陽氣衰竭於上,面焦,髮鬢頒白②。七八,肝氣衰,筋不能動,天癸竭,精少,腎藏衰,形體皆極③。八八,則齒髮去④。腎者主水,受五藏六府之精而藏之,故五藏盛,迺能瀉⑤。今五藏皆衰,筋骨解墮,天癸盡矣。故髮鬢白,身體重,行步不正,而無子耳⑥。帝曰:有其年已老而有子者何也⑦?岐伯曰:此其天壽過度,氣脈常通,而腎氣有餘也⑧。此雖有子,男不過盡八八,女不過盡七七,而天地之精氣皆竭矣⑨。帝曰:夫道者年皆百數,能有子乎?岐伯曰:夫道者能却老而全形,身年雖壽,能生子也⑩。

黃帝曰:余聞上古有真人者,提挈天地,把握陰陽⑪,呼吸精氣,獨立守神,肌肉若一⑫,故能壽敝天地,無有終

① 腎主於骨,齒爲骨餘,腎氣既衰,精無所養,故令髮墮,齒復乾枯。
② 陽氣,亦陽明之氣也。《靈樞經》曰:足陽明之脈,起於鼻,交頞中,下循鼻外,入上齒中,還出俠口環唇,下交承漿,却循頤後下廉,出大迎,循頰車,上耳前,過客主人,循髮際,至額顱。故衰於上,則面焦髮鬢白也。
③ 肝氣養筋,肝衰故筋不能動。腎氣養骨,腎衰故形體疲極。天癸已竭,故精少也。匪惟材力衰謝,固當天數使然。
④ 陽氣竭,精氣衰,故齒髮不堅,離形骸矣。去,落也。
⑤ 五藏六府,精氣淫溢,而滲灌於腎,腎藏迺受而藏之。何以明之?《靈樞經》曰:五藏主藏精,藏精者不可傷。由是則五藏各有精,隨用而灌注於腎,此迺腎爲都會關司之所,非腎一藏而獨有精,故曰五藏盛迺能瀉也。
⑥ 所謂物壯則老,謂之天道者也。
⑦ 言似非天癸之數也。
⑧ 所禀天真之氣,本自有餘也。
⑨ 雖老而生子,子壽亦不能過天癸之數。
⑩ 是所謂得道之人也。道成之證,如下章云。
⑪ 真人,謂成道之人也。夫真人之身,隱見莫測,其爲小也,入於無間,其爲大也,遍於空境,其變化也,出入天地,內外莫見,迹順至真,以表道成之證,凡如此者,故能提挈天地,把握陰陽也。
⑫ 真人心合於氣,氣合於神,神合於無,故呼吸精氣,獨立守神,肌膚若冰雪,綽約如處子。(新校正云:按全元起注本云:身肌宗一。《太素》同,楊上善云:真人身之肌體,與太極同質,故云宗一。)

時①，此其道生②。中古之時，有至人者，淳德全道③，和於陰陽，調於四時④，去世離俗，積精全神⑤，遊行天地之間，視聽八達之外⑥，此蓋益其壽命而強者也，亦歸於真人⑦。其次有聖人者，處天地之和，從八風之理⑧，適嗜慾於世俗之間，無恚嗔之心⑨，行不欲離於世，被服章⑩，舉不欲觀於俗⑪，外不勞形於事，內無思想之患⑫，以恬愉爲務，以自得爲功⑬，形體不敝，精神不散，亦可以百數⑭。其次有賢人者，法則天地，象似日月⑮，辯列星辰，逆從陰

---

① 體同於道，壽與道同，故能無有終時，而壽盡天地也。敝，盡也。

② 惟至道生，迺能如是。

③ 全其至道，故曰至人。然至人以此淳樸之德，全彼妙用之道。（新校正云：詳楊上善云：積精全神，能至於德，故稱至人。）

④ 和謂同和，調謂調適，言至人動靜，必適中於四時生長收藏之令，參同於陰陽寒暑昇降之宜。

⑤ 心遠世紛，身離俗染，故能積精而復全神。

⑥ 神全故也。《庚桑楚》曰：神全之人，不慮而通，不謀而當，精照無外，志凝宇宙，若天地然。又曰：體合於心，心合於氣，氣合於神，神合於無，其有介然之有，唯然之音，雖遠際八荒之外，近在眉睫之內，來於我者，吾必盡知之。夫如是者神全，故所以能矣。

⑦ 同歸於道也。

⑧ 與天地合德，與日月合明，與四時合其序，與鬼神合其吉凶，故曰聖人。所以處天地之淳和，順八風之正理者，欲其養正，避彼虛邪。

⑨ 聖人志深於道，故適於嗜慾，心全廣愛，故不有恚嗔，是以常德不離，歿身不殆。

⑩ （新校正云：詳"被服章"三字疑衍，此三字上下文不屬。）

⑪ 聖人舉事行止，雖常在時俗之間，然其見爲，則與時俗有異爾。何者？貴法道之清靜也。《老子》曰：我獨異於人，而貴求食於母。母亦諭道也。

⑫ 聖人爲無爲，事無事，是以內無思想，外不勞形。

⑬ 恬，靜也。愉，悅也。法道清靜，適性而動，故悅而自得也。

⑭ 外不勞形，內無思想，故形體不敝。精神保全，神守不離，故年登百數。此蓋全性之所致爾。《庚桑楚》曰：聖人之於聲色滋味也，利於性則取之，害於性則捐之。此全性之道也。敝，疲敝也。

⑮ 次聖人者，謂之賢人。然自強不息，精了百端，不慮而通，發謀必當，志同於天地，心燭於洞幽，故云法則天地，象似日月也。

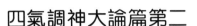

陽，分別四時①，將從上古合同於道，亦可使益壽而有極時②。

四氣調神大論篇第二

新校正云：按全元起本在第九卷。

春三月，此謂發陳③，天地俱生，萬物以榮④，夜卧早起，廣步於庭⑤，被髮緩形，以使志生⑥，生而勿殺，予而勿奪，賞而勿罰⑦，此春氣之應，養生之道也⑧。逆之則傷肝，

---

　　①　星，衆星也。辰，北辰也。辯列者，謂定内外星官座位之所於天，三百六十五度遠近之分次也。逆從陰陽者，謂以六甲等法，逆順數而推步吉凶之徵兆也。《陰陽書》曰：人中甲子，從甲子起，以乙丑爲次，順數之。地下甲子，從甲戌起，以癸酉爲次，逆數之。此之謂逆從也。分別四時者，謂分其氣序也，春溫、夏暑熱、秋清涼、冬冰冽，此四時之氣序也。

　　②　將從上古合同於道，謂如上古知道之人，法於陰陽，和於術數，食飲有節，起居有常，不妄作勞也。上古知道之人，年度百歲而去，故可使益壽而有極時也。

　　③　春陽上昇，氣潛發散，生育庶物，陳其姿容，故曰發陳也。所謂春三月者，皆因節候而命之，夏秋冬亦然。

　　④　天氣溫，地氣發，溫發相合，故萬物滋榮。

　　⑤　溫氣生，寒氣散，故夜卧早起，廣步於庭。

　　⑥　法象也，春氣發生於萬物之首，故被髮緩形，以使志意發生也。

　　⑦　春氣發生，施無求報，故養生者必順於時也。

　　⑧　所謂因時之序也。然立春之節，初五日東風解凍，次五日蟄蟲始振，後五日魚上冰。次雨水氣，初五日獺祭魚，次五日鴻鴈來，後五日草木萌動。次仲春驚蟄之節，初五日小桃華（新校正云：詳小桃華《月令》作桃始華），次五日倉庚鳴，後五日鷹化爲鳩。次春分氣，初五日玄鳥至，次五日雷迺發聲，芍藥榮，後五日始電。次季春清明之節，初五日桐始華，次五日田鼠化爲鴽，牡丹華，後五日虹始見。次穀雨氣，初五日萍始生，次五日鳴鳩拂其羽，後五日戴勝降於桑。凡此六氣一十八候，皆春陽布發生之令，故養生者必謹奉天時也。（新校正云：詳芍藥榮，牡丹華，今《月令》無。）

夏爲寒變，奉長者少①。夏三月，此謂蕃秀②，天地氣交，萬物華實③，夜臥早起，無厭於日，使志無怒，使華英成秀，使氣得泄，若所愛在外④，此夏氣之應，養長之道也⑤。逆之則傷心，秋爲痎瘧，奉收者少，冬至重病⑥。秋三月，此謂容平⑦，天氣以急，地氣以明⑧，早臥早起，與鷄俱興⑨，使志安寧，以緩秋刑⑩，收斂神氣，使秋氣平⑪，無外

---

① 逆，謂反行秋令也。肝象木，王於春，故行秋令則肝氣傷。夏火王而木廢，故病生於夏。然四時之氣，春生夏長，逆春傷肝，故少氣以奉於夏長之令也。

② 陽自春生，至夏洪盛，物生以長，故蕃秀也。蕃，茂也，盛也。秀，華也，美也。

③ 舉夏至也。《脈要精微論》曰：夏至四十五日，陰氣微上，陽氣微下。由是則天地氣交。然陽氣施化，陰氣結成，成化相合，故萬物華實也。《陰陽應象大論》曰：陽化氣，陰成形。

④ 緩陽氣則物化，寬志意則氣泄，物化則華英成秀，氣泄則膚腠宣通。時令發陽，故所愛亦順陽而在外也。

⑤ 立夏之節，初五日螻蟈鳴，次五日蚯蚓出，後五日赤箭生（新校正云：按《月令》作王瓜生）。次小滿氣，初五日吳葵華（新校正云：按《月令》作苦菜秀），次五日靡草死，後五日小暑至。次仲夏芒種之節，初五日螳螂生，次五日鵙始鳴，後五日反舌無聲。次夏至氣，初五日鹿角解，次五日蜩始鳴，後五日半夏生，木堇榮。次季夏小暑之節，初五日温風至，次五日蟋蟀居壁，後五日鷹廼學習。次大暑氣，初五日腐草化爲螢，次五日土潤溽暑，後五日大雨時行。凡此六氣一十八候，皆夏氣揚蕃秀之令，故養生者必敬順天時也。（新校正云：詳木堇榮，今《月令》無。）

⑥ 逆，謂反行冬令也。痎，痎瘦之瘧。心象火，王於夏，故行冬令則心氣傷。秋金王而火廢，故病發於秋而爲痎瘧也。然四時之氣，秋收冬藏，逆夏傷心，故少氣以奉於秋收之令也。冬水勝火，故重病於冬至之時也。

⑦ 萬物夏長，華實已成，容狀至秋，平而定也。

⑧ 天氣以急，風聲切也。地氣以明，物色變也。

⑨ 懼中寒露故早臥，欲使安寧故早起。

⑩ 志氣躁則不慎其動，不慎其動則助秋刑急，順殺伐生，故使志安寧緩秋刑也。

⑪ 神蕩則欲熾，欲熾則傷和氣，和氣既傷則秋氣不平調也，故收斂神氣使秋氣平也。

其志,使肺氣清①,此秋氣之應,養收之道也②,逆之則傷肺,冬爲飧泄,奉藏者少③。冬三月,此謂閉藏④,水冰地坼,無擾乎陽⑤,早臥晚起,必待日光⑥,使志若伏若匿,若有私意,若已有得⑦,去寒就溫,無泄皮膚,使氣亟奪⑧,此冬氣之應,養藏之道也⑨。逆之則傷腎,春爲痿厥,奉生者少⑩。

---

① 亦順秋氣之收斂也。

② 立秋之節,初五日涼風至,次五日白露降,後五日寒蟬鳴。次處暑氣,初五日鷹乃祭鳥,次五日天地始肅,後五日禾乃登。次仲秋白露之節,初五日盲風至,鴻鴈來,次五日玄鳥歸,後五日群鳥養羞。次秋分氣,初五日雷乃收聲,次五日蟄蟲坏户,景天華,後五日水始涸。次季秋寒露之節,初五日鴻鴈來賓,次五日雀入大水爲蛤,後五日菊有黄華。次霜降氣,初五日豺乃祭獸,次五日草木黄落,後五日蟄蟲咸俯。凡此六氣一十八候,皆秋氣正收斂之令,故養生者必謹奉天時也。(新校正云:詳景天華三字,今《月令》無。)

③ 逆,謂反行春〔守〕令也。肺象金,王於秋,故行春〔守〕令則氣傷。冬水王而金廢,故病發於冬。飧泄者,食不化而泄出也。逆秋傷肺,故少氣以奉於冬藏之令也。

④ 草木凋,蟄蟲去,地户閉塞,陽氣伏藏。

⑤ 陽氣下沉,水冰地坼,故宜周密,不欲煩勞。擾,謂煩也,勞也。

⑥ 避於寒也。

⑦ 皆謂不欲妄出於外,觸冒寒氣也,故下文云。

⑧ 去寒就溫,言居深室也。《靈樞經》曰:冬日在骨,蟄蟲周密,君子居室。〔今《靈樞》無此文,見本書《脈要精微論》中。守〕無泄皮膚,謂勿汗也。汗則陽氣發泄,陽氣發泄則數爲寒氣所迫奪之。亟,數也。

⑨ 立冬之節,初五日水始冰,次五日地始凍,後五日雉入大水爲蜃。次小雪氣,初五日虹藏不見,次五日天氣上騰,地氣下降,後五日閉塞而成冬。次仲冬大雪之節,初五日冰益壯,地始坼,鶡鳥不鳴,次五日虎始交,後五日芸始生,荔挺出。次冬至氣,初五日蚯蚓結,次五日麋角解,後五日水泉動。次季冬小寒之節,初五日鴈北鄉,次五日鵲始巢,後五日雉雊。次大寒氣,初五日雞乳〔上二十字,守〕,次五日鷙鳥厲疾,後五日水澤腹堅。凡此六氣一十八候,皆冬氣正養藏之令,故養生者必謹奉天時也。

⑩ 逆,謂反行夏令也。腎象水,王於冬,故行夏令則腎氣傷。春木王而水廢,故病發於春也。逆冬傷腎,故少氣以奉於春生之令也。

天氣,清净光明者也①,藏德不止②,故不下也③。天明則日月不明,邪害空竅④,陽氣者閉塞,地氣者冒明⑤,雲霧不精,則上應白露不下⑥。交通不表,萬物命故不施,不施則名木多死⑦。惡氣不發,風雨不節,白露不下,則菀槁不榮⑧。賊風數至,暴雨數起,天地四時不相保,與道相失,則未央絶滅⑨。唯聖人從之,故身無奇病,萬

① 言天明不竭,以清净故致,人之壽延長,亦由順動而得,故言天氣以示於人也。

② （新校正云:按別本止一作上。）

③ 四時成序,七曜周行,天不形言,是藏德也,德隱則應用不屈,故不下也。《老子》曰:上德不德,是以有德也。言天至尊高,德猶見隱也,況全生之道,而不順天乎。

④ 天所以藏德者,爲其欲隱大明,故大明見則小明滅,故大明之德不可不藏,天若自明,則日月之明隱矣。所諭者何? 言人之真氣,亦不可泄露,當清净法道,以保天真。苟離於道,則虛邪入於空竅。

⑤ 陽謂天氣,亦風熱也。地氣謂濕,亦雲霧也。風熱之害人,則九竅閉塞;霧濕之爲病,則掩翳精明。取類者,在天則日月不光,在人則兩目藏曜也。《靈樞經》曰:天有日月,人有眼目。《易》曰:喪明於易。〔易無此文,豈誤記喪羊爲喪明耶。守〕豈非失養正之道邪!

⑥ 霧者雲之類,露者雨之類。夫陽盛則地不上應,陰虛則天不下交,故雲霧不化精微之氣,上應於天而爲白露不下之咎矣。《陰陽應象大論》曰:地氣上爲雲,天氣下爲雨;雨出地氣,雲出天氣。明二氣交合,廼成雨露。《方盛衰論》曰:至陰虛,天氣絶;至陽盛,地氣不足。明氣不相召,亦不能交合也。

⑦ 夫雲霧不化其精微,雨露不霑於原澤,是爲天氣不降,地氣不騰。變化之道既虧,生育之源斯泯,故萬物之命,無稟而生,然其死者,則名木先應,故云名木多死也。名,謂名果珍木。表,謂表陳其狀也。《易·繫辭》曰:天地絪縕,萬物化醇。然不表交通,則爲否也。《易》曰:天地不交,否。

⑧ 惡者害氣也,發謂散發也,節謂節度也,菀謂蘊積也,槁謂枯槁也,言害氣伏藏而不散發,風雨無度,折傷復多,槁木蘊積,春不榮也。豈惟其物獨遇是而有之哉,人離於道亦有之矣,故下文曰

⑨ 不順四時之和,數犯八風之害,與道相失,則天真之氣,未期久遠而致滅亡。央,久也,遠也。

物不失,生氣不竭①。逆春氣,則少陽不生,肝氣内變②。逆夏氣,則太陽不長,心氣内洞③。逆秋氣,則太陰不收,肺氣焦滿④。逆冬氣,則少陰不藏,腎氣獨沉⑤。

夫四時陰陽者,萬物之根本也⑥,所以聖人春夏養陽,秋冬養陰,以從其根⑦,故與萬物沉浮於生長之門⑧。逆其根,則伐其本,壞其真矣⑨。故陰陽四時者,萬物之終始也,死生之本也,逆之則災害生,從之則苛疾不起,是謂得道⑩。道者,聖人行之,愚者佩之⑪。從陰陽則生,逆之則死,從之則治,逆之則亂。反順爲逆,是謂内格⑫。是故聖人不治已病治未病,不治已亂治未亂,此之謂也⑬。夫病已成而後藥之,亂已成而後治之,譬猶渴而穿

---

① 道非遠於人,人心遠於道,惟聖人心合於道,故壽命無窮。從,猶順也,謂順四時之令也。然四時之令,不可逆之,逆之則五藏内傷而他疾起。

② 生,謂動出也。陽氣不出,内鬱於肝,則肝氣混糅,變而傷矣。

③ 長,謂外茂也。洞,謂中空也。陽不外茂,内薄於心,燠熱内消,故心中空也。

④ 收,謂收斂。焦,謂上焦也。太陰行氣,主化上焦,故肺氣不收,上焦滿也。(新校正云:按焦滿,全元起本作進滿,《甲乙》《太素》作焦滿。)

⑤ 沉,謂沉伏也。少陰之氣,内通於腎,故少陰不伏,腎氣獨沉。(新校正云:詳獨沉,《太素》作沉濁。)

⑥ 時序運行,陰陽變化,天地合氣,生育萬物,故萬物之根,悉歸於此。

⑦ 陽氣根於陰,陰氣根於陽,無陰則陽無以生,無陽則陰無以化,全陰則陽氣不極,全陽則陰氣不窮。春食涼,夏食寒,以養於陽;秋食溫,冬食熱,以養於陰。滋苗者必固其根,伐下者必枯其上,故以斯調節,從順其根。二氣常存,蓋由根固,百刻曉暮,食亦宜然。

⑧ 聖人所以身無奇病,生氣不竭者,以順其根也。

⑨ 是則失四時陰陽之道也。

⑩ 謂得養生之道。苛者,重也。

⑪ 聖人心合於道,故勤而行之;愚者性守於迷,故佩服而已。《老子》曰:道者同於道,德者同於德,失者同於失。同於道者道亦得之,同於德者德亦得之,同於失者失亦得之。愚者未同於道德,則可謂失道者也。

⑫ 格,拒也,謂内性格拒於天道也。

⑬ 知之至也。

井，鬥而鑄錐，不亦晚乎①！

生氣通天論篇第三

新校正云：按全元起注本在第四卷。

黃帝曰：夫自古通天者生之本，本於陰陽。天地之間，六合之內，其氣九州九竅、五藏、十二節，皆通乎天氣②。其生五，其氣三，數犯此者，則邪氣傷人，此壽命之本也③。蒼天之氣，清净則志意治，順之則陽氣固④，雖有賊邪，弗能害也，此因時之序⑤。故聖人傳精神，服天氣，而通神明⑥。失之則内閉九竅，外壅肌肉，衛氣散解⑦，此

---

① 知不及時也。備禦虛邪，事符握虎，噬而後藥，雖悔何爲。

② 六合，謂四方上下也。九州，謂冀兗青徐楊荊豫梁雍也。外布九州而内應九竅，故云九州九竅也。五藏，謂五神藏也。五神藏者，肝藏魂，心藏神，脾藏意，肺藏魄，腎藏志，而此成形矣。十二節者，十二氣也。天之十二節氣，人之十二經脈而外應之。咸同天紀，故云皆通乎天氣也。十二經脈者，謂手三陰三陽，足三陰三陽也。（新校正云：詳通天者生之本，《六節藏象》注甚詳。又按鄭康成云：九竅者，謂陽竅七，陰竅二也。）

③ 言人生之所運爲，則内依五氣以立；然其鎮塞天地之内，則氣應三元以成。三，謂天氣、地氣、運氣。犯，謂邪氣觸犯於生氣也。邪氣數犯，則生氣傾危，故寶養天真，以爲壽命之本也。《庚桑楚》曰：聖人之制萬物也，以全其天，天全則神全矣。《靈樞經》曰：血氣者人之神，不可不謹養。此之謂也。〔今《靈樞》無此文，見本書《八正神明論》中。守〕

④ 春爲蒼天，發生之主也。陽氣者，天氣也。《陰陽應象大論》曰：清陽爲天。則其義也。本天全神全之理，神〔原脱，詳文義補〕全則形亦全矣。

⑤ 以因天四時之氣序，故賊邪之氣弗能害也。

⑥ 夫精神可傳，惟聖人得道者廼能爾。久服天真之氣，則妙用自通於神明也。

⑦ 失，謂逆蒼天清净之理也。然衛氣者，合天之陽氣也。上篇曰：陽氣者閉塞。謂陽氣之病人，則竅瀉閉塞也。《靈樞經》曰：衛氣者，所以温分肉而充皮膚，肥腠理而司開闔。故失其度則内閉九竅，外壅肌肉。以衛不營運，故言散解也。

謂自傷，氣之削也①。陽氣者若天與日，失其所則折壽而不彰②，故天運當以日光明③。是故陽因而上，衛外者也④。因於寒，欲如運樞，起居如驚，神氣廼浮⑤。因於暑，汗，煩則喘喝，静則多言⑥，體若燔炭，汗出而散⑦。因於濕，首如裹，濕熱不攘，大筋緛短，小筋弛長，緛短爲拘，弛長爲痿⑧。因於氣，爲腫，四維相代，陽氣廼竭⑨。陽氣者，煩勞則張，精絶辟積，於夏使人煎厥⑩。目盲不可以

---

① 夫逆蒼天之氣，違清浄之理，使正真之氣如削去之者，非天降之，人自爲之爾。

② 此明前陽氣之用也。諭人之有陽，若天之有日，天失其所則日不明，人失其所則陽不固，日不明則天境瞑昧，陽不固則人壽夭折。

③ 言人之生，固宜藉其陽氣也。

④ 此所以明陽氣運行之部分，輔衛人身之正用也。

⑤ 欲如運樞，謂内動也。起居如驚，謂暴卒也。言因天之寒，當深居周密，如樞紐之内動；不當煩擾筋骨，使陽氣發泄於皮膚，而傷於寒毒也。若起居暴卒，馳騁荒佚，則神氣浮越，無所綏寧矣。《脈要精微論》曰：冬日在骨，蟄蟲周密，君子居室。《四氣調神大論》曰：冬三月，此謂閉藏，水冰地坼，無擾乎陽。又曰：使志若伏若匿，若有私意，若已有得，去寒就温，無泄皮膚，使氣亟奪。此之謂也。（新校正云：按全元起本作連樞，元起云：陽氣定如連樞者，動繫也。）

⑥ 此則不能静慎，傷於寒毒，至夏而變暑病也。煩謂煩躁，静謂安静，喝謂大呵出聲也。言病因於暑，則當汗泄。不爲發表，邪氣内攻，中外俱熱，故煩躁、喘、數大呵而出其聲也。若不煩躁，内熱外涼，瘀熱攻中，故多言而不次也。喝，一爲鳴。

⑦ 此重明可汗之理也。爲體若燔炭之炎熱者，何以救之？必以汗出，廼熱氣施散。燔，一爲燥，非也。

⑧ 表熱爲病，當汗泄之。反濕其首，若濕物裹之，望除其熱。熱氣不釋，兼濕内攻，大筋受熱則縮而短，小筋得濕則引而長，縮短故拘攣而不伸，引長故痿弱而無力。攘，除也。緛，縮也。弛，引也。

⑨ 素常氣疾，濕熱加之，氣濕爭争，故爲腫。然邪氣漸盛，正氣浸微，筋骨血肉，互相代負，故云四維相代也。致邪代正，氣不宣通，衛無所從，便至衰竭，故言陽氣廼竭也。衛者，陽氣也。

⑩ 此又誡起居暴卒，煩擾陽和也。然煩擾陽和，勞疲筋骨，動傷神氣，耗竭天真，則筋脈膜脹，精氣竭絶，既傷腎氣，又損膀胱，故當於夏時，使人煎厥。以煎迫而氣逆，因以煎厥爲名。厥，謂氣逆也。煎厥之狀，當如下説。（新校正云：按《脈解》云：所謂少氣善怒者，陽氣不治，陽氣不治，則陽氣不得出，肝氣當治而未得，故善怒，善怒者，名曰煎厥。）

視，耳閉不可以聽，潰潰乎若壞都，汩汩乎不可止①。陽氣者，大怒則形氣絕，而血菀於上，使人薄厥②。有傷於筋，縱，其若不容③，汗出偏沮，使人偏枯④。汗出見濕，廼生痤疿⑤。高梁之變，足生大丁，受如持虛⑥。勞汗當風，寒薄爲皶，鬱廼痤⑦。陽氣者，精則養神，柔則養筋⑧。開闔不得，寒氣從之，廼生大僂⑨。陷脈爲瘻，留連肉腠⑩。

---

① 既且傷腎，又竭膀胱，腎經內屬於耳中，膀胱脈生於目眦，故目盲所視，耳閉厥聽，大矣哉，斯廼房之患也。既盲目視，又閉耳聰，則志意心神，筋骨腸胃，潰潰乎若壞都，汩汩乎煩悶而不可止也。

② 此又誡喜怒不節，過用病生也。然怒則傷腎，甚則氣絕，大怒則氣逆而陽不下行，陽逆故血積於心胸之內矣。上，謂心胸也。然陰陽相薄，氣血奔並，因薄厥生，故名薄厥。《舉痛論》曰：怒則氣逆，甚則嘔血。《靈樞經》曰：盛怒而不止則傷志。《陰陽應象大論》曰：喜怒傷氣。由此則怒甚氣逆，血積於心胸之內矣。菀，積也。

③ 怒而過用，氣或迫筋，筋絡內傷，機關縱緩，形容痿廢，若不維持。

④ 夫人之身，常偏汗出而濕潤者，久久偏枯，半身不隨。（新校正云：按沮，《千金》作袒，全元起本作恒。）

⑤ 陽氣發泄，寒水制之，熱怫內餘，鬱於皮裏，甚爲痤癤，微作疿瘡。疿，風癮也。

⑥ 高，膏也。梁，粱也。不忍之人，汗出淋洗，則結爲痤疿；膏粱之人，內多滯熱，皮厚肉密，故內變爲丁矣。外濕既侵，中熱相感，如持虛器，受此邪毒，故曰受如持虛。所以丁生於足者，四支爲諸陽之本也。以其甚費於下，邪毒襲虛故爾。（新校正云：按丁生之處，不常於足，蓋謂膏粱之變，饒生大丁，非偏著足也。）

⑦ 時月寒凉，形勞汗發，凄風外薄，膚腠居寒，脂液遂凝，稸於玄府，依空滲涸，皶刺長於皮中，形如米，或如針，久者上黑，長一分，餘色白黃而瘦〔疑"瘦"〕於玄府中，俗曰粉刺，解表已。玄府，謂汗空也。痤謂色赤瞋憤，內蘊血膿，形小而大如酸棗，或如按〔疑"豌"〕豆，此皆陽氣內鬱所爲，待㽃而攻之，大甚炳出之。

⑧ 此又明陽氣之運養也。然陽氣者，內化精微，養於神氣；外爲柔㽃，以固於筋。動靜失宜，則生諸疾。

⑨ 開，謂皮腠發泄。闔，謂玄府閉封。然開闔失宜，爲寒所襲，內深筋絡，結固虛寒，則筋絡拘緛，形容僂俯矣。《靈樞經》曰：寒則筋急。此其類也。

⑩ 陷脈，謂寒氣陷缺其脈也。積寒留舍，經血稽凝，久瘀內攻，結於肉理，故發爲瘍瘻，肉腠相連。

14

俞氣化薄,傳爲善畏,及爲驚駭①。營氣不從,逆於肉理,廼生癰腫②。魄汗未盡,形弱而氣爍,穴俞以閉,發爲風瘧③。故風者,百病之始也,清静則肉腠閉拒,雖有大風苛毒,弗之能害,此因時之序也④。故病久則傳化,上下不並,良醫弗爲⑤。故陽蓄積病死,而陽氣當隔,隔者當瀉,不亟正治,粗廼敗之⑥。故陽氣者,一日而主外⑦,平旦人氣生,日中而陽氣隆,日西而陽氣已虛,氣門廼閉⑧。是故暮而收拒,無擾筋骨,無見霧露,反此三時,形廼困薄⑨。

———————

① 言若寒中於背俞之氣,變化入深而薄於藏府者,則善爲恐畏,及發爲驚駭也。

② 營逆則血鬱,血鬱則熱聚爲膿,故爲癰腫也。《正理論》云:熱之所過,則爲癰腫。

③ 汗出未止,形弱氣消,風寒薄之,穴俞隨閉,熱藏不出,以至於秋,秋陽復收,兩熱相合,故令振慄,寒熱相移,以所起爲風,故名風瘧也。《金匱真言論》曰:夏暑汗不出者,秋成風瘧。蓋論從風而爲是也。故下文曰。

④ 夫嗜慾不能勞其目,淫邪不能惑其心,不妄作勞,是爲清静。以其清静,故能肉腠閉,皮膚密,真正内拒,虛邪不侵。然大風苛毒,不必求於人,蓋由人之冒犯爾。故清净則肉腠閉,陽氣拒,大風苛毒,弗能害之。清静者,但因循四時氣序,養生調節之宜,不妄作勞,起居有度,則生氣不竭,永保康寧。

⑤ 並,謂氣交通也。然病之深久,變化相傳,上下不通,陰陽否隔,雖醫良法妙,何何以爲之!《陰陽應象大論》曰:夫善用針者,從陰引陽,從陽引陰,以右治左,以左治右。若是氣相格拒,故良醫弗可爲也。

⑥ 言三陽蓄積,怫結不通,不急瀉之,亦病而死。何者?蓄積不已,亦上下不並矣。何以驗之?隔塞不便,則其證也。若不急瀉,粗工輕侮,必見敗亡也。《陰陽別論》曰:三陽結,謂之隔。又曰:剛與剛,陽氣破散,陰氣廼消亡。淖則剛柔不和,經氣廼絶。

⑦ 晝則陽氣在外,周身行二十五度。《靈樞經》曰:目開則氣上行於頭,衛氣行於陽二十五度也。

⑧ 隆,猶高也,盛也。夫氣之有者,皆自少而之壯,積暖以成炎,炎極又凉,物之理也。故陽氣平曉生,日中盛,日西而已減虛也。氣門,謂玄府也,所以發泄經脈營衛之氣,故謂之氣門也。

⑨ 皆所以順陽氣也。陽出則出,陽藏則藏,暮陽氣衰,内行陰分,故宜收斂以拒虛邪。擾筋骨則逆陽精耗,見霧露則寒濕具侵,故順此三時,廼天真久遠也。

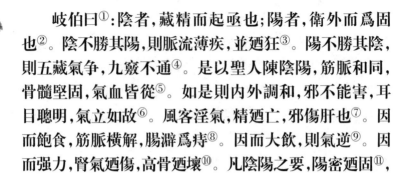

　　岐伯曰①：陰者，藏精而起亟也；陽者，衛外而爲固也②。陰不勝其陽，則脈流薄疾，並迺狂③。陽不勝其陰，則五藏氣爭，九竅不通④。是以聖人陳陰陽，筋脈和同，骨髓堅固，氣血皆從⑤。如是則内外調和，邪不能害，耳目聰明，氣立如故⑥。風客淫氣，精迺亡，邪傷肝也⑦。因而飽食，筋脈横解，腸澼爲痔⑧。因而大飲，則氣逆⑨。因而强力，腎氣迺傷，高骨迺壞⑩。凡陰陽之要，陽密迺固⑪，

---

　　①　（新校正云：詳篇首云帝曰，此岐伯曰非相對問也。）

　　②　言在人之用也。亟，數也。

　　③　薄疾，謂極虛而急數也。並，謂盛實也。狂，謂狂走或妄攀登也。陽並於四支則狂。《陽明脈解》曰：四支者諸陽之本也，陽盛則四支實，實則能登高而歌也。熱盛於身，故棄衣欲走也。夫如是者，皆爲陰不勝其陽也。

　　④　九竅者，内屬於藏，外設爲官，故五藏氣爭，則九竅不通也。言九竅，謂前陰後陰不通，兼言上七竅也。若兼則目爲肝之官，鼻爲肺之官，口爲脾之官，耳爲腎之官，舌爲心之官，舌非通竅也。《金匱真言論》曰：南方赤色，入通於心，開竅於耳。北方黑色，入通於腎，開竅於二陰故也。

　　⑤　從，順也。言循陰陽法，近養生道，則筋脈骨髓，各得其宜，故氣血皆能順時和氣也。

　　⑥　邪氣不克，故真氣獨立而如常。若失聖人之道，則致疾於身，故下文引曰。

　　⑦　自此已下四科，並謂失聖人之道也。風氣應肝，故風淫精亡，則傷肝也。《陰陽應象大論》曰：風氣通於肝。風薄則熱起，熱盛則水乾，水乾則腎氣不營，故精迺無也。亡，無也。（新校正云：按全元起云：淫氣者陰陽之亂氣，因其相亂而風客之則傷精，傷精則邪入於肝也。）

　　⑧　甚飽則腸胃横滿，腸胃滿則筋脈解而不屬，故腸澼而爲痔也。《痹論》曰：飲食自倍，腸胃迺傷。此傷之信也。

　　⑨　飲多則肺布葉舉，故氣逆而上奔也。

　　⑩　强力，謂强力入房也。高骨，謂腰高之骨也。然强力入房則精耗，精耗則腎傷，腎傷則髓氣内枯，故高骨壞而不用也。聖人交會，則不如此，當如下句云。

　　⑪　陰陽交會之要者，正在於陽氣閉密而不妄泄爾。密不妄泄，迺生氣强固而能久長，此聖人之道也。

兩者不和,若春無秋,若冬無夏①,因而和之,是謂聖度②。故陽强不能密,陰氣迺絕③,陰平陽秘,精神迺治④,陰陽離決,精氣迺絕⑤,因於露風,迺生寒熱⑥。是以春傷於風,邪氣留連,迺爲洞泄⑦。夏傷於暑,秋爲痎瘧⑧。秋傷於濕,上逆而咳⑨,發爲痿厥⑩。冬傷於寒,春必温病⑪。四時之氣,更傷五藏⑫。陰之所生,本在五味,陰之五宮,傷在五味⑬。是故味過於酸,肝氣以津,脾氣迺絕⑭。味過於鹹,大骨氣勞,短肌,心氣抑⑮。味過於甘,心氣喘

---

① 兩,謂陰陽。和,謂和合,則交會也。若,如也。言絕陰陽和合之道者,如天四時,有春無秋,有冬無夏也。所以然者,絕廢於生成也。故聖人不絕和合之道,但貴於閉密以守固,天真法也。

② 因陽氣盛發,中外相應,賈勇有餘,迺相交合,則聖人交會之制度也。

③ 陽自强而不能閉密,則陰泄瀉而精氣竭絕矣。

④ 陰氣和平,陽氣閉密,則精神之用,日益治也。

⑤ 若陰不和平,陽不閉密,强用施瀉,損耗天真,二氣分離,經絡決傷,則精氣不化,迺絕流通也。

⑥ 因於露體,觸冒風邪,風氣外侵,陽氣內拒,風陽相薄,故寒熱由生。

⑦ 風氣通肝,春肝木王,木勝脾土,故洞泄生也。(新校正云:按《陰陽應象大論》曰:春傷於風,夏生飧泄。)

⑧ 夏熱已甚,秋陽復收,陽熱相攻,則爲痎瘧。痎,老也,亦曰瘦也。

⑨ 濕,謂地濕氣也。秋濕既勝,冬水復王,水來乘肺,故咳逆病生。(新校正云:按《陰陽應象大論》云:秋傷於濕,冬生咳嗽。)

⑩ 濕氣內攻於藏府則咳逆,外散於筋脈則痿弱也。《陰陽應象大論》曰:地之濕氣,感則害皮肉筋脈。故濕氣之資,發爲痿厥。厥,謂逆氣也。

⑪ 冬寒且凝,春陽氣發,寒不爲釋,陽怫於中,寒怫相持,故爲温病。(新校正云:按此與《陰陽應象大論》重,彼注甚詳。)

⑫ 寒暑温涼,遞相勝負,故四時之氣,更傷五藏之和也。

⑬ 所謂陰者,五神藏也。宮者,五神之舍也。言五藏所生,本資於五味,五味宣化,各湊於本宮,雖因五味以生,亦因五味以損,正爲好而過節,迺見傷也。故下文曰。

⑭ 酸多食之令人癃,小便不利則肝多津液,津液內溢則肝葉舉,肝葉舉則脾經之氣絕而不行。何者? 木制土也。

⑮ 鹹多食之,令人肌膚縮短,又令心氣抑滯而不行。何者? 鹹走血也。大骨氣勞,鹹歸腎也。

滿,色黑,腎氣不衡①。味過於苦,脾氣不濡,胃氣廼厚②。味過於辛,筋脈沮弛,精神廼央③。是故謹和五味,骨正筋柔,氣血以流,腠理以密,如是則骨氣以精,謹道如法,長有天命④。

金匱真言論篇第四

新校正云:按全元起注本在第四卷。

黃帝問曰:天有八風,經有五風,何謂⑤? 岐伯對曰:八風發邪,以爲經風,觸五藏,邪氣發病⑥。所謂得四時之勝者,春勝長夏,長夏勝冬,冬勝夏,夏勝秋,秋勝春,所謂四時之勝也⑦。東風生於春,病在肝,俞在頸項⑧;南風生於夏,病在心,俞在胸脅⑨;西風生於秋,病在肺,俞在

---

① 甘多食之令人心悶。甘性滯緩,故令氣喘滿而腎不平。何者? 土抑木也。衡,平也。

② 苦性堅燥,又養脾胃,故脾氣不濡,胃氣強厚。

③ 沮,潤也。弛,緩也。央,久也。辛性潤澤,散養於筋,故令筋緩脈潤,精神長久。何者? 辛補肝也。《藏氣法時論》曰:肝欲散,急食辛以散之,用辛補之。(新校正云:按此論味過所傷,難作精神長久之解。央廼殃也,古文通用,如膏粱之作高粱,草滋之作草茲之類,蓋古文簡略,字多假借用者也。)

④ 是所謂修養天真之至道也。

⑤ 經謂經脈,所以流通營衛血氣者也。

⑥ 原其所起,則謂八風發邪,經脈受之,則循經而觸於五藏,以邪干正,故發病也。

⑦ 春木,夏火,長夏土,秋金,冬水,皆以所克殺而爲勝也。言五時之相勝者,不謂八風中人則病,各謂隨其不勝則發病也。勝,謂制克之也。

⑧ 春氣發榮於萬物之上,故俞在頸項,《曆忌》曰:甲乙不治頸,此之謂也。

⑨ 心少陰脈,循胸出脅,故俞在焉。

肩背①;北風生於冬,病在腎,俞在腰股②;中央爲土,病在脾,俞在脊③。故春氣者病在頭④,夏氣者病在藏⑤,秋氣者病在肩背⑥,冬氣者病在四支⑦。故春善病鼽衄⑧,仲夏善病胸脅⑨,長夏善病洞泄寒中⑩,秋善病風瘧⑪,冬善病痹厥⑫。故冬不按蹻,春不鼽衄⑬,春不病頸項,仲夏不病胸脅,長夏不病洞泄寒中,秋不病風瘧,冬不病痹厥,飧泄,而汗出也⑭。夫精者,身之本也。故藏於精者,春不病溫⑮。夏暑汗不出者,秋成風瘧⑯。此平人脈法也⑰。

故曰:陰中有陰,陽中有陽⑱。平旦至日中,天之陽,

———————

① 肺處上焦,背爲胸府,肩背相次,故俞在焉。
② 腰爲腎府,股接次之,以氣相連,故兼言也。
③ 以脊應土,言居中爾。
④ 春氣,謂肝氣也。各隨其藏氣之所應。(新校正云:按《周禮》云:春時有痟首疾。)
⑤ 心之應也。
⑥ 肺之應也。
⑦ 四支氣少,寒毒善傷,隨所受邪,則爲病處。
⑧ 以氣在頭也。《禮記·月令》曰:季春行夏令,則民多鼽嚏。
⑨ 心之脈,循胸脅故也。
⑩ 土主於中,是爲倉廩,糟粕水穀,故爲洞泄寒中也。
⑪ 以凉折暑,廼爲是病。《生氣通天論》曰:魄汗未盡,形弱而氣爍,穴俞以閉,發爲風瘧。此謂以凉折暑之義也。《禮記·月令》曰:孟秋行夏令,則民多瘧疾也。
⑫ 血象於水,寒則水凝,以氣薄流,故爲痹厥。
⑬ 按,謂按摩。蹻,謂如蹻捷之舉動手足,是所謂導引也。然擾動筋骨,則陽氣不藏,春陽氣上昇,重熱熏肺,肺通於鼻,病則形之,故冬不按蹻,春不鼽衄。鼽,謂鼻中水出。衄,謂鼻中血出。
⑭ 此上五句,並爲冬不按蹻之所致也。(新校正云:詳飧泄而汗出也六字,據上文疑剩。)
⑮ 此正謂冬不按蹻,則精氣伏藏,以陽不妄昇,故春無溫病。
⑯ 此正謂以風凉之氣折暑汗也。(新校正云:詳此下義與上文不相接。)
⑰ 謂平病人之脈法也。
⑱ 言其初起與其王也。

陽中之陽也；日中至黃昏，天之陽，陽中之陰也①；合夜至
雞鳴，天之陰，陰中之陰也；雞鳴至平旦，天之陰，陰中之
陽也②。故人亦應之。夫言人之陰陽，則外爲陽，內爲
陰。言人身之陰陽，則背爲陽，腹爲陰。言人身之藏府中
陰陽，則藏者爲陰，府者爲陽③。肝心脾肺腎五藏皆爲
陰，膽胃大腸小腸膀胱三焦六府皆爲陽④。所以欲知陰
中之陰陽中之陽者何也？爲冬病在陰，夏病在陽，春病在
陰，秋病在陽，皆視其所在，爲施針石也。故背爲陽，陽中
之陽，心也⑤；背爲陽，陽中之陰，肺也⑥；腹爲陰，陰中之
陰，腎也⑦；腹爲陰，陰中之陽，肝也⑧；腹爲陰，陰中之至
陰，脾也⑨。此皆陰陽表裏內外雌雄相輸應也，故以應天
之陰陽也⑩。

　　帝曰：五藏應四時，各有收受乎？岐伯曰：有。東方

----

　　① 日中陽盛，故曰陽中之陽。黃昏陰盛，故曰陽中之陰。陽氣主晝，
故平旦至黃昏皆爲天之陽，而中復有陰陽之殊耳。
　　② 雞鳴陽氣未出，故曰天之陰。平旦陽氣已昇，故曰陰中之陽。
　　③ 藏，謂五神藏。府，謂六化府。
　　④ 《靈樞經》曰：三焦者，上合於手心主。又曰：足三焦者，太陽之別名
也。《正理論》曰：三焦者，有名無形，上合於手心主，下合右腎，主謁道諸
氣，名爲使者也。
　　⑤ 心爲陽藏，位處上焦，以陽居陽，故爲陽中之陽也。《靈樞經》曰：心
爲牡藏。牡，陽也。
　　⑥ 肺爲陰藏，位處上焦，以陰居陽，故謂陽中之陰也。《靈樞經》曰：肺
爲牝藏。牝，陰也。
　　⑦ 腎爲陰藏，位處下焦，以陰居陰，故謂陰中之陰也。《靈樞經》曰：腎
爲牝藏。牝，陰也。
　　⑧ 肝爲陽藏，位處中焦，以陽居陰，故謂陰中之陽也。《靈樞經》曰：肝
爲牡藏。牡，陽也。
　　⑨ 脾爲陰藏，位處中焦，以太陰居陰，故謂陰中之至陰也。《靈樞經》
曰：脾爲牝藏。牝，陰也。
　　⑩ 以其氣象參合，故能上應於天。

青色，入通於肝，開竅於目，藏精於肝①，其病發驚駭②，其味酸，其類草木③，其畜鷄④，其穀麥⑤，其應四時，上爲歲星⑥，是以春氣在頭也⑦，其音角⑧，其數八⑨，是以知病之在筋也⑩，其臭臊⑪。南方赤色，入通於心，開竅於耳，藏精於心⑫，故病在五藏⑬，其味苦，其類火⑭，其畜羊⑮，其穀黍⑯，其應四時，上爲熒惑星⑰，是以知病之在脈也⑱，其

————————

① 精，謂精氣也。木精之氣其神魂，陽昇之方，以目爲用，故開竅於目。

② 象木屈伸有搖動也。（新校正云：詳東方云病發驚駭，餘方各闕者，按《五常政大論》，委和之紀，其發驚駭，疑此文爲衍。）

③ 性柔脆而曲直。

④ 以鷄爲畜，取巽言之。《易》曰：巽爲鷄。

⑤ 五穀之長者麥，故東方用之。《本草》曰：麥爲五穀之長。（新校正云：按《五常政大論》云：其畜犬，其穀麻。）

⑥ 木之精氣，上爲歲星，十二年一周天。

⑦ 萬物發榮於上，故春氣在頭。（新校正云：詳東方言春氣在頭，不言故病在頭，餘方言故病在某，不言某氣在某者，互文也。）

⑧ 角，木聲也。孟春之月，律中太簇，林鍾所生，三分益一，管率長八寸。仲春之月，律中夾鍾，夷則所生，三分益一，管率長七寸五分（新校正云：按鄭康成云：七寸二千一百八十七分寸之千七十五）。季春之月，律中姑洗，南呂所生，三分益一，管率長七寸又二十分寸之一（新校正云：按鄭康成云：九分寸之一）。凡是三管，皆木氣應之。

⑨ 木生數三，成數八，《尚書‧洪範》曰：三曰木。

⑩ 木之堅柔，類筋氣故。

⑪ 凡氣因木變，則爲臊。（新校正云：詳臊《月令》作羶。）

⑫ 火精之氣其神神，舌爲心之官，當言於舌，舌用非竅，故云耳也。《繆刺論》曰：手少陰之絡，會於耳中。義取此也。

⑬ 以夏氣在藏也。

⑭ 性炎上而燔灼。

⑮ 以羊爲畜，言其未也，以土同王，故通而言之。（新校正云：按《五常政大論》云：其畜馬。）

⑯ 黍色赤。

⑰ 火之精氣，上爲熒惑星，七百四十日一周天。

⑱ 火之躁動，類於脈氣。

音徵①,其數七②,其臭焦③。中央黄色,入通於脾,開竅於口,藏精於脾④,故病在舌本⑤,其味甘,其類土⑥,其畜牛⑦,其穀稷⑧。其應四時,上爲鎮星⑨,是以知病之在肉也⑩,其音宫⑪,其數五⑫,其臭香⑬,西方白色,入通於肺,開竅於鼻,藏精於肺⑭,故病在背⑮,其味辛,其類金⑯其畜馬⑰,其穀稻⑱,其應四時,上爲太白星⑲,是以知病之在皮毛也⑳,

---

① 徵,火聲也。孟夏之月,律中仲吕,無射所生,三分益一,管率長六寸七分(新校正云:按鄭康成云:六寸萬九千六百八十三分寸之萬二千九百七十四)。仲夏之月,律中蕤賓,應鍾所生,三分益一,管率長六寸三分(新校正云:按鄭康成云:六寸八十一分寸之二十六)。季夏之月,律中林鍾,黄鍾所生,三分减一,管率長六寸。凡是三管,皆火氣應之。

② 火生數二,成數七。《尚書·洪範》曰:二曰火。

③ 凡氣因火變,則爲焦。

④ 土精之氣其神意,脾爲化穀,口主迎糧,故開竅於口。

⑤ 脾脈上連於舌本,故病氣居之。

⑥ 性安静而化造。

⑦ 土王四季,故畜取丑牛,又以牛色黄也。

⑧ 色黄而味甘也。

⑨ 土之精氣,上爲鎮星,二十八年一周天。

⑩ 土之柔厚,類肉氣故。

⑪ 宫,土聲也。律書以黄鍾爲濁宫,林鍾爲清宫,蓋以林鍾當六月管也。五音以宫爲主,律吕初起於黄鍾爲濁宫,林鍾爲清宫也。

⑫ 土數五。《尚書·洪範》曰:五曰土。

⑬ 凡氣因土變,則爲香。

⑭ 金精之氣其神魄,肺藏氣,鼻通息,故開竅於鼻。

⑮ 以肺在胸中,背爲胸中之府也。

⑯ 性音聲而堅勁。

⑰ 畜馬者,取乾也。《易》曰:乾爲馬。(新校正云:按《五常政大論》云:其畜鷄。)

⑱ 稻堅白。

⑲ 金之精氣,上爲太白星,三百六十五日一周天。

⑳ 金之堅密,類皮毛也。

其音商①，其數九②，其臭腥③，北方黑色，入通於腎，開竅於二陰，藏精於腎④，故病在谿⑤，其味鹹，其類水⑥，其畜彘⑦。其穀豆⑧。其應四時，上爲辰星⑨，是以知病之在骨也⑩。其音羽⑪，其數六⑫，其臭腐⑬，故善爲脈者，謹察五藏六府，一逆一從，陰陽、表裏、雌雄之紀，藏之心意，合心於精⑭，非其人勿敎，非其真勿授，是謂得道⑮。

序：廼其上音乃　蔵勅聿切　糅女救切，雜也　瀅音瑩

上古天眞論：徇徐閏切，病也　痹必至切　恬憺上啼廉切，下音淡　更齒上古行切，下齒更同　頄於葛切　俠口胡夾切，下同

---

①　商，金聲也。孟秋之月，律中夷則，大呂所生，三分減一，管率長五寸六〔守〕分。仲秋之月，律中南呂，太簇所生，三分減一，管率長五寸三分。季秋之月，律中無射，夾鍾所生，三分減一，管率長五寸。凡是三管，皆金氣應之。

②　金生數四，成數九。《尚書·洪範》曰：四曰金。

③　凡氣因金變，則爲腥羶之氣也。

④　水精之氣其神志，腎藏精，陰泄注，故開竅於二陰也。

⑤　谿，謂肉之小會也。《氣穴論》曰：肉之大會爲谷，肉之小會爲谿。

⑥　性潤下而滲灌。

⑦　彘，豕也。

⑧　豆，黑色。

⑨　水之精氣，上爲辰星，三百六十五日一周天。

⑩　腎主幽暗，骨體內藏，以類相同，故病居骨也。

⑪　羽，水聲也。孟冬之月，律中應鍾，姑洗所生，三分減一，管率長四寸七分半。仲冬之月，律中黃鍾，仲呂所生，三分益一，管率長九寸。季冬之月，律中太呂，㽔賓所生，三分益一，管率長八寸四分。凡是三管，皆水氣應之。

⑫　水生數一，成數六。《尚書·洪範》曰：一曰水。

⑬　凡氣因水變，則爲腐朽之氣也。

⑭　心合精微，則深知通變。

⑮　隨其所能而與之，是謂得師資敎授之道也。《靈樞經》曰：明目者，可使視色。耳聰者，可使聽音。捷疾辭語者，可使論語。徐而安靜，手巧而心審諦者，可使行針艾，理血氣而調諸逆順，察陰陽而兼諸方論。緩節柔筋而心和調者，可使導引行氣。痛毒言語輕人者，可使唾癰呪病。爪苦手毒，爲事善傷者，可使按積抑痹。由是則各得其能，方廼可行，其名廼彰，故曰非其人勿敎，非其眞勿授也。

額顱落胡切　滲灌上所禁切　解墮上上聲　壽敝毗祭切　眉睫
音接　恚嗔上於桂切　愉音俞

　　四氣調神大論：予而上音與　獺他達切　鷙音如，鶯也
蕃秀上音煩　蔞蕥上音樓，下古獲切，蛙也　蚯蚓上音丘，下以志切
鵙古聞切，博勞鳥也　蜩音條　溽暑上音辱　痎音皆，瘦瘧也　欲
熾尺志切　坏户上步回切　始涸胡各切　豺音柴　呕奪上去吏切
鶡苦割切　荔挺上力計切，下大頂切　北鄉音向　雛古豆切，雉鳴
爲否符鄙切，下不交否同　燠熱上於六切

　　生氣通天論：分上聲　暴卒倉没切　荒佚音逸　躁則到切
喝呼葛切　瘵衣倨切　裹攘汝陽切　緛音軟，縮也　潰潰古没切，
煩悶不止也　胜在計切，又前計切　奔並下去聲　偏沮子魚切，潤也
痤昨禾切　痱方味切　怫符弗切　皴織加切　稸許竹切　瘈尺制
切　炳而劣切　大僂力主切　痿力門切，癃痿　瘍音陽，下並同
俞音庶　否隔符鄙切，塞也　粗千胡切　淖奴教切，下並同　腸澼
普擊切　決憤蒲拜切　癃音隆

　　金匱真言論：軌音求　按蹻音脚　燔灼上音煩　俞直利切

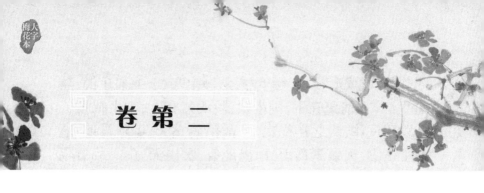

卷第二

陰陽應象大論篇第五

新校正云：按全元起本在第九卷。

黃帝曰：陰陽者，天地之道也①，萬物之綱紀②，變化之父母③，生殺之本始④，神明之府也⑤，治病必求於本⑥。故積陽爲天，積陰爲地⑦。陰靜陽躁⑧，陽生陰長，陽殺陰藏⑨。

① 謂變化生成之道也。《老子》曰：萬物負陰而抱陽，衝氣以爲和。《易·繫辭》曰：一陰一陽之謂道。此之謂也。

② 滋生之用也。陽與之正氣以生，陰爲之主持以立，故爲萬物之綱紀也。《陰陽離合論》曰：陽與之正，陰爲之主。則謂此也。

③ 異類之用也。何者？然，鷹化爲鳩，田鼠化爲鴽，腐草化爲螢，雀入大水爲蛤，雉入大水爲蜃，如此皆異類因變化而成有也。

④ 寒暑之用也。萬物假陽氣溫而生，因陰氣寒而死，故知生殺本始，是陰陽之所運爲也。

⑤ 府，宮府也。言所以生殺變化之多端者，何哉？以神明居其中也。下文曰：天地之動靜，神明爲之綱紀。故《易·繫辭》曰：陰陽不測之謂神。亦謂居其中也。（新校正云：詳陰陽至神明之府，與《天元紀大論》同，注頗異。）

⑥ 陰陽與萬類生殺變化，猶然在於人身，同相參合，故治病之道，必先求之。

⑦ 言陰陽爲天地之道者何？以此。

⑧ 言應物類運用之標格也。

⑨ 明前天地殺生之殊用也。神農曰：天以陽生陰長，地以陽殺陰藏。（新校正云：詳陰長陽殺之義，或者疑之。按《周易》八卦布四方之義，則可見矣。坤者陰也，位西南隅，時在六月七月之交，萬物之所盛長也，安謂陰無長之理。乾者陽也，位戌亥之分，時在九月十月之交，萬物之所收殺也，孰謂陽無殺之理。以是明之，陰長陽殺之理可見矣。此語又見《天元紀大論》，其說自異。）

陽化氣,陰成形①。寒極生熱,熱極生寒②。寒氣生濁,熱氣生清③。清氣在下,則生飧泄;濁氣在上,則生䐜脹④。此陰陽反作,病之逆從也⑤。故清陽爲天,濁陰爲地;地氣上爲雲,天氣下爲雨;雨出地氣,雲出天氣⑥。故清陽出上竅,濁陰出下竅⑦;清陽發腠理,濁陰走五藏⑧;清陽實四支,濁陰歸六府⑨。水爲陰,火爲陽⑩,陽爲氣,陰爲味⑪。味歸形,形歸氣,氣歸精,精歸化⑫,精食氣,形食味⑬,化生精,氣生形⑭。味傷形,氣傷精⑮,精化爲氣,氣傷於味⑯。陰味出下竅,陽氣出上竅⑰。味厚者爲陰,薄

　　① 明前萬物滋生之綱紀也。
　　② 明前之大體也。
　　③ 言正氣也。
　　④ 熱氣在下則穀不化,故飧泄。寒氣在上則氣不散,故䐜脹。何者?以陰靜而陽躁也。
　　⑤ 反,謂反覆。作,謂作務。反覆作務,則病如是。
　　⑥ 陰凝上結,則合以成雲;陽散下流,則注而爲雨。雨從雲以施化,故言雨出地;雲憑氣以交合,故言雲出天。天地之理且然,人身清濁亦如是也。
　　⑦ 氣本乎天者親上,氣本乎地者親下,各從其類也。上竅,謂耳目鼻口。下竅,謂前陰後陰。
　　⑧ 腠理謂滲泄之門,故清陽可以散發;五藏爲包藏之所,故濁陰可以走之。
　　⑨ 四支外動,故清陽實之;六府内化,故濁陰歸之。
　　⑩ 水寒而靜,故爲陰;火熱而躁,故爲陽。
　　⑪ 氣惟散布,故陽爲之;味曰從形,故陰爲之。
　　⑫ 形食味故味歸形,氣生〔守〕形故形歸氣,精食氣故氣歸精,化生精故精歸化,故下文曰。
　　⑬ 氣化則精生,味和則形長,故云食之也。
　　⑭ 精微之液,惟血化而成,形質之有,資氣行營〔疑而。守〕立,故斯二者各奉生乎。
　　⑮ 過其節也。
　　⑯ 精承化養則食氣,精若化生則不食氣,精血内結,鬱爲穢腐攻胃,則五味倨然不得入也。女人重身,精化百日,皆傷於味也。
　　⑰ 味有質,故下流於便瀉之竅;氣無形,故上出於呼吸之門。

爲陰之陽。氣厚者爲陽,薄爲陽之陰①。味厚則泄,薄則通。氣薄則發泄,厚則發熱②。壯火之氣衰,少火之氣壯③。壯火食氣,氣食少火。壯火散氣,少火生氣④。氣味,辛甘發散爲陽,酸苦涌泄爲陰⑤。陰勝則陽病,陽勝則陰病⑥。陽勝則熱,陰勝則寒⑦。重寒則熱,重熱則寒⑧。寒傷形,熱傷氣⑨。氣傷痛,形傷腫⑩。故先痛而後腫者,氣傷形也;先腫而後痛者,形傷氣也⑪。風勝則動⑫,熱勝則腫⑬,燥勝則乾⑭,寒勝則浮⑮,濕勝則濡瀉⑯。

---

① 陽爲氣,氣厚者爲純陽;陰爲味,味厚者爲純陰。故味薄者爲陰中之陽,氣薄者爲陽中之陰。

② 陰氣潤下,故味厚則泄利;陽氣炎上,故氣厚則發熱。味薄爲陰少,故通泄;氣薄爲陽少,故汗出。發泄,謂汗出也。

③ 火之壯者,壯已必衰;火之少者,少已則壯。

④ 氣生壯火,故云壯火食氣;少火滋氣,故云氣食少火。以壯火食氣,故氣得壯火則耗散;以少火益氣,故氣得少火則生長。人之陽氣,壯少亦然。

⑤ 非惟氣味分正陰陽,然辛甘酸苦之中,復有陰陽之殊氣爾。何者?辛散甘緩,故發散爲陽;酸收苦泄,故涌泄爲陰。

⑥ 勝則不病,不勝則病。

⑦ 是則太過而致也。(新校正云:按《甲乙經》作陰病則熱,陽病則寒。文異意同。)

⑧ 物極則反,亦猶壯火之氣衰,少火之氣壯也。

⑨ 寒則衞氣不利,故傷形;熱則榮氣內消,故傷氣。雖陰成形,陽化氣,一過其節,則形氣被傷。

⑩ 氣傷則熱結於肉分,故痛;形傷則寒薄於皮腠,故腫。

⑪ 先氣證而病形,故曰氣傷形;先形證而病氣,故曰形傷氣。

⑫ 風勝則庶物皆搖,故爲動。(新校正云:按《左傳》曰:風淫末疾。即此義也。)

⑬ 熱勝則陽氣內鬱,故洪腫暴作,甚則榮氣逆於肉理,聚爲癰膿之腫。

⑭ 燥勝則津液竭涸,故皮膚乾燥。

⑮ 寒勝則陰氣結於玄府,玄府閉密,陽氣內攻,故爲浮。

⑯ 濕勝則內攻於脾胃,脾胃受濕則水穀不分,水穀相和故大腸傳道而注瀉也。以濕內盛而瀉,故謂之濡瀉。(新校正云:按《左傳》曰:雨淫腹疾。則其義也。風勝則動至此五句,與《天元紀大論》文重,彼注頗詳矣。)

天有四時五行,以生長收藏,以生寒暑燥濕風①。人有五藏,化五氣,以生喜怒悲憂恐②。故喜怒傷氣,寒暑傷形③。暴怒傷陰,暴喜傷陽④。厥氣上行,滿脈去形⑤。喜怒不節,寒暑過度,生廼不固⑥。故重陰必陽,重陽必陰⑦。故曰:冬傷於寒,春必溫病⑧;春傷於風,夏生飧泄⑨;夏傷於暑,秋必痎瘧⑩;秋傷於濕,冬生咳嗽⑪。

帝曰:余聞上古聖人,論理人形,列別藏府,端絡經脈,會通六合,各從其經,氣穴所發,各有處名,谿谷屬骨,皆有所起,分部逆從,各有條理,四時陰陽,盡有經紀,外

---

① 春生夏長,秋收冬藏,謂四時之生長收藏。冬水寒,夏火暑,秋金燥,春木風,長夏土濕,謂五行之寒暑濕燥風也。然四時之氣,土雖寄王,原其所主,則濕屬中央,故云五行以生寒暑濕燥風五氣也。

② 五藏,謂肝心脾肺腎。五氣,謂喜怒悲憂恐。然是五氣更傷五藏之和氣矣。(新校正云:按《天元紀大論》悲作思,又本篇下文肝在志爲怒,心在志爲喜,脾在志爲思,肺在志爲憂,腎在志爲恐,《玉機真藏論》作悲,諸論不同。皇甫士安《甲乙經·精神五藏篇》具有其說。蓋言悲者,以悲能勝怒,取五志迭相勝而爲言也。舉思者,以思爲脾之志也。各舉一,則義俱不足;兩見之,則互相成義也。)

③ 喜怒之所生,皆生於氣,故云喜怒傷氣。寒暑之所勝,皆勝於形,故云寒暑傷形。近取舉凡,則如斯矣;細而言者,則熱傷於氣,寒傷於形。

④ 怒則氣上,喜則氣下,故暴卒氣上則傷陰,暴卒氣下則傷陽。

⑤ 厥,氣逆也。逆氣上行,滿於經絡,則神氣浮越,去離形骸矣。

⑥ 《靈樞經》曰:智者之養生也,必順四時而適寒暑,和喜怒而安居處。然喜怒不恒,寒暑過度,天真之氣,何可久長。

⑦ 言傷寒、傷暑亦如是。

⑧ 夫傷於四時之氣,皆能爲病,以傷寒爲毒者,最爲殺厲之氣,中而即病,故曰傷寒;不即病者,寒毒藏於肌膚,至春變爲溫病,至夏變爲暑病。故養生者,必慎傷於邪也。

⑨ 風中於表,則内應於肝,肝氣乘脾故飧泄。(新校正云:按《生氣通天論》云:春傷於風,邪氣留連,廼爲洞泄。)

⑩ 夏暑已甚,秋熱復壯,兩熱相攻,故爲痎瘧。痎,瘦也。

⑪ 秋濕既多,冬水復王,水濕相得,肺氣又衰,故冬寒甚則爲嗽。(新校正云:按《生氣通天論》云:秋傷於濕,上逆而咳,發爲痿厥。)

内之應,皆有表裏,其信然乎①? 岐伯對曰:東方生風②,風生木③,木生酸④,酸生肝⑤,肝生筋⑥,筋生心⑦,肝主目⑧。其在天爲玄⑨,在人爲道⑩,在地爲化⑪。化生五味⑫,道生智⑬,玄生神⑭,神在天爲風⑮,在地爲木⑯,在體爲筋⑰,在藏爲肝⑱,在色爲蒼⑲,在音爲角⑳,在聲爲呼㉑,

---

① 六合,謂十二經脈之合也。《靈樞經》曰:太陰陽明爲一合,少陰太陽爲一合,厥陰少陽爲一合,手足之脈各三,則爲六合也。手厥陰,則心包絡脈也。《氣穴論》曰:肉之大會爲谷,肉之小會爲谿,肉分之間,谿谷之會,以行榮衛,以會大氣。屬骨者,爲骨相連屬處。表裏者,諸陽經脈皆爲表,諸陰經脈皆爲裏。(新校正云:詳帝曰至其信然乎,全元起本及《太素》在上古聖人之教也上。)

② 陽氣上騰,散爲風也。風者天之號令,風爲教始,故生自東方。

③ 風鼓木榮,則風生木也。

④ 凡物之味酸者,皆木氣之所生也。《尚書·洪範》曰:曲直作酸。

⑤ 生,謂生長也。凡味之酸者,皆先生長於肝。

⑥ 肝之精氣,生養筋也。

⑦ 《陰陽書》曰:木生火。然肝之木氣,內養筋已,迺生心也。

⑧ 目見日明,類齊同也。

⑨ 玄謂玄冥,言天色高遠,尚未盛明也。

⑩ 道謂道化,以道而化,人則歸從。

⑪ 化謂造化也,庶類時育,皆造化者也。

⑫ 萬物生,五味具,皆變化爲母,而使生成也。

⑬ 智從正化而有,故曰道生智。

⑭ 玄冥之內,神處其中,故曰玄生神。

⑮ 飛揚鼓坼,風之用也。然發而周遠,無所不通,信乎神化而能爾。

⑯ 柔軟曲直,木之性也。(新校正云:詳其在天至爲木,與《天元紀大論》同,注頗異。)

⑰ 束絡連綴,而爲力也。

⑱ 其神,魂也。《道經義》曰:魂居肝,魂靜則至道不亂。

⑲ 蒼謂薄青色,象木色也。

⑳ 角謂木音,調而直也。《樂記》曰:角亂則憂,其民怨。

㉑ 呼謂叫呼,亦謂之嘯。

在變動爲握①,在竅爲目②,在味爲酸③,在志爲怒④。怒傷肝⑤,悲勝怒⑥;風傷筋⑦,燥勝風⑧;酸傷筋⑨,辛勝酸⑩。

南方生熱⑪,熱生火⑫,火生苦⑬,苦生心⑭,心生血⑮,血生脾⑯,心主舌⑰。其在天爲熱⑱,在地爲火⑲,在體爲脈⑳,在藏爲心㉑,在色爲赤㉒,在音爲徵㉓,在聲爲笑㉔,在

---

① 握所以牽就也。(新校正云:按楊上善云:握憂噦咳慄五者,改志而有,名曰變動也。)

② 目所以司見形色。

③ 酸可用收斂也。

④ 怒所以禁非也。

⑤ 雖志爲怒,甚則自傷。

⑥ 悲則肺金並於肝木,故勝怒也。《宣明五藏篇》曰:精氣並於肺則悲。(新校正云:詳五志云怒喜思憂恐,悲當云憂,今變憂爲悲者,蓋以悲憂而不解則傷意,悲哀而動中則傷魂,故不云憂也。)

⑦ 風勝則筋絡拘急。(新校正云:按《五運行大論》曰:風傷肝。)

⑧ 燥爲金氣,故勝木風。

⑨ 過節也。

⑩ 辛金味,故勝木酸。

⑪ 陽氣炎燥故生熱。

⑫ 鑽燧改火,惟熱是生。

⑬ 凡物之味苦者,皆火氣之所生也。《尚書・洪範》曰:炎上作苦。

⑭ 凡味之苦者,皆先生長於心。

⑮ 心之精氣,生養血也。

⑯ 《陰陽書》曰:火生土。然心火之氣,內養血已,迺生脾土。(新校正云:按《太素》血作脈。)

⑰ 心別是非,舌以言事,故主舌。

⑱ 暄暑熾燠,熱之用也。

⑲ 炎上翕炰,火之性也。

⑳ 通行榮衛而養血也。

㉑ 其神,心也。《道經義》曰:神處心,神守則血氣流通。

㉒ 象火色。

㉓ 徵謂火音,和而美也。《樂記》曰:徵亂則哀,其事勤。

㉔ 笑,喜聲也。

變動爲憂①,在竅爲舌②,在味爲苦③,在志爲喜④。喜傷心⑤,恐勝喜⑥;熱傷氣⑦,寒勝熱⑧;苦傷氣⑨,鹹勝苦⑩。

中央生濕⑪,濕生土⑫,土生甘⑬,甘生脾⑭,脾生肉⑮,肉生肺⑯,脾主口⑰。其在天爲濕⑱,在地爲土⑲,在體爲肉⑳,在藏爲脾㉑,在色爲黃㉒,在音爲宮㉓,在聲爲歌㉔,在

---

① 憂可以成務。(新校正云:按楊上善云:心之憂在心變動,肺之憂在肺之志,是則肺主於秋,憂爲正也,心主於夏,變而生憂也。)

② 舌所以司辨五味也。《金匱真言論》曰:南方赤色,入通於心,開竅於耳。尋其爲竅,則舌義便乖,以其主味,故云舌也。

③ 苦可用燥泄也。

④ 喜所以和樂也。

⑤ 雖志爲喜,甚則自傷。

⑥ 恐則腎水並於心火,故勝喜也。《宣明五氣篇》曰:精氣並於腎則恐。

⑦ 熱勝則喘息促急。

⑧ 寒爲水氣,故勝火熱。

⑨ 以火生也。(新校正云:詳此篇論所傷之旨,其例有三:東方云風傷筋酸傷筋,中央云濕傷肉甘傷肉,是自傷者也。南方云熱傷氣苦傷氣,北方云寒傷血鹹傷血,是傷己所勝。西方云熱傷皮毛,是被勝傷己,辛傷皮毛,是自傷者也。凡此五方所傷,有此三例不同,《太素》則俱云自傷。)

⑩ 鹹水味,故勝火苦。

⑪ 陽氣盛薄,陰氣固昇,昇薄相合,故生濕也。《易義》曰:陽上薄陰,陰能固之,然後蒸而爲雨,明濕生於固陰之氣也。(新校正云:按楊上善云:六月四陽二陰合蒸,以生濕氣也。)

⑫ 土濕則固,明濕生也。(新校正云:按楊上善云:四陽二陰,合而爲濕,蒸腐萬物成土也。)

⑬ 凡物之味甘者,皆土氣之所生也。《尚書·洪範》曰:稼穡作甘。

⑭ 凡味之甘者,皆先生長於脾。

⑮ 脾之精氣,生養肉也。

⑯ 《陰陽書》曰:土生金。然脾土之氣,內養肉已,廼生肺金。

⑰ 脾受水穀,口納五味,故主口。

⑱ 霧露雲雨,濕之用也。

⑲ 安靜稼穡,土之德也。

⑳ 覆裏筋骨,充其形也。

㉑ 其神,意也。《道經義》曰:意托脾,意寧則智無散越。

㉒ 象土色也。

㉓ 宮謂土音,大而和也。《樂記》曰:宮亂則荒,其君驕。

㉔ 歌,嘆聲也。

變動爲噦①,在竅爲口②,在味爲甘③,在志爲思④。思傷脾⑤,怒勝思⑥;濕傷肉⑦,風勝濕⑧;甘傷肉⑨,酸勝甘⑩。

　　西方生燥⑪,燥生金⑫,金生辛⑬,辛生肺⑭,肺生皮毛⑮,皮毛生腎⑯,肺主鼻⑰。其在天爲燥⑱,在地爲金⑲,在體爲皮毛⑳,在藏爲肺㉑,在色爲白㉒,在音爲商㉓,在聲爲哭㉔,在變動爲咳㉕,在竅爲鼻㉖,在味爲辛㉗,在志爲

---

① 噦謂噦噫,胃寒所生。(新校正云:詳王謂噦爲噦噫,噫非噦也。按楊上善云:噦,氣忤也。)

② 口所以司納水穀。

③ 甘可用寬緩也。

④ 思所以知遠也。

⑤ 雖志爲思,甚則自傷。

⑥ 怒則不思,勝可知矣。

⑦ 脾主肉而惡濕,故濕勝則肉傷。

⑧ 風爲木氣,故勝土濕。

⑨ 亦過節也。(新校正云:按《五運行大論》云:甘傷脾。)

⑩ 酸木味,故勝土甘。

⑪ 天氣急切故生燥。

⑫ 金燥有聲,則生金也。

⑬ 凡物之味辛者,皆金氣之所生也。《尚書·洪範》曰:從革作辛。

⑭ 凡味之辛者,皆先生長於肺。

⑮ 肺之精氣,生養皮毛。

⑯ 《陰陽書》曰:金生水。然肺金之氣,養皮毛已,廼生腎水。

⑰ 肺藏氣,鼻通息,故主鼻。

⑱ 輕急勁强,燥之用也。

⑲ 堅勁從革,金之性也。

⑳ 包藏膚腠,扞其邪也。

㉑ 其神,魄也。《道經義》曰:魄在肺,魄安則德修壽延。

㉒ 象金色。

㉓ 商謂金聲,輕而勁也。《樂記》曰:商亂則陂,其宮壞。

㉔ 哭,哀聲也。

㉕ 咳謂咳嗽,所以利咽喉也。

㉖ 鼻所以司嗅呼吸。

㉗ 辛可用散潤也。

憂①。憂傷肺②,喜勝憂③;熱傷皮毛④,寒勝熱⑤;辛傷皮毛⑥,苦勝辛⑦。

北方生寒⑧,寒生水⑨,水生鹹⑩,鹹生腎⑪,腎生骨髓⑫,髓生肝⑬,腎主耳⑭。其在天爲寒⑮,在地爲水⑯,在體爲骨⑰,在藏爲腎⑱,在色爲黑⑲,在音爲羽⑳,在聲爲呻㉑,在變動爲慄㉒,在竅爲耳㉓,在味爲鹹㉔,在志爲恐㉕。

---

① 憂,深慮也。

② 雖志爲憂,過則損也。

③ 喜則心火並於肺金,故勝憂也。《宣明五氣篇》曰:精氣並於心則喜。

④ 熱從火生,耗津液故。

⑤ 陰制陽也。(新校正云:按《太素》作燥傷皮毛,熱勝燥。又按王注《五運行大論》云:火有二別。故此再舉熱傷之形證。)

⑥ 過而招損。

⑦ 苦火味,故勝金辛。

⑧ 陰氣凝冽,故生寒也。

⑨ 寒氣盛凝變爲水。

⑩ 凡物之味鹹者,皆水氣之所生也。《尚書·洪範》曰:潤下作鹹。

⑪ 凡味之鹹者,皆生長於腎。

⑫ 腎之精氣,生養骨髓。

⑬ 《陰陽書》曰:水生木。然腎水之氣,養骨髓已,廼生肝木。

⑭ 腎屬北方,位居幽暗,聲入故主耳。

⑮ 凝清慘冽,寒之用也。

⑯ 清潔潤下,水之用也。

⑰ 端直貞幹,以立身也。

⑱ 其神,志也。《道經義》曰:志藏腎,志營則骨髓滿實。

⑲ 象水色。

⑳ 羽謂水音,沉而深。《樂記》曰:羽亂則危,其財匱。

㉑ 呻,吟聲也。

㉒ 慄謂戰慄,甚寒大恐而悉有之。

㉓ 耳所以司聽五音。(新校正云:按《金匱真言論》云:開竅於二陰。蓋以心寄竅於耳,故與此不同。)

㉔ 鹹可用柔耎也。

㉕ 恐所以懼惡也。

恐傷腎①,思勝恐②;寒傷血③,燥勝寒④;鹹傷血⑤,甘
勝鹹⑥。

　　故曰:天地者,萬物之上下也⑦;陰陽者,血氣之男女
也⑧;左右者,陰陽之道路也⑨;水火者,陰陽之徵兆也⑩;
陰陽者,萬物之能始也⑪。故曰:陰在內,陽之守也;陽在
外,陰之使也⑫。帝曰:法陰陽奈何? 岐伯曰:陽勝則身
熱,腠理閉,喘粗爲之俯仰,汗不出而熱,齒乾以煩冤腹滿
死,能冬不能夏⑬。陰勝則身寒汗出,身常清,數慄而寒,
寒則厥,厥則腹滿死⑭,能夏不能冬⑮。此陰陽更勝之變,
病之形能也。帝曰:調此二者奈何⑯? 岐伯曰:能知七損

----

　　①　恐而不已,則內感於腎,故傷也。《靈樞經》曰:恐懼而不解則傷精。
明感腎也。
　　②　思深慮遠,則見事源,故勝恐也。
　　③　寒則血凝,傷可知也。(新校正云:按《太素》血作骨。)
　　④　燥從熱生,故勝寒也。(新校正云:按《太素》燥作濕。)
　　⑤　食鹹而渴,傷血可知。(新校正云:按《太素》血作骨。)
　　⑥　甘土味,故勝水鹹。(新校正云:詳自前岐伯對曰至此,與《五運行
論》同,兩注頗異,當並用之。)
　　⑦　觀其覆載而萬物之上下可見矣。
　　⑧　陰主血,陽主氣。陰生女,陽生男。
　　⑨　陰陽間氣,左右循環,故左右爲陰陽之道路也。(新校正云:詳間氣
之說,具《六微旨大論》中。楊上善云:陰氣右行,陽氣左行。)
　　⑩　觀水火之氣,則陰陽徵兆可明矣。
　　⑪　謂能爲變化生成之元始。(新校正云:詳天地者至萬物之能始,與
《天元紀大論》同,注頗異,彼無陰陽者血氣之男女一句,又以金木者生成之
終始代陰陽者萬物之能始。)
　　⑫　陰靜,故爲陽之鎮守;陽動,故爲陰之役使。
　　⑬　陽勝故能冬,熱甚故不能夏。
　　⑭　厥謂氣逆。
　　⑮　陰勝故能夏,寒甚故不能冬。
　　⑯　調謂順天癸性,而治身之血氣精氣也。

八益，則二者可調，不知用此，則早衰之節也①。年四十，而陰氣自半也，起居衰矣②。年五十，體重，耳目不聰明矣③。年六十，陰痿，氣大衰，九竅不利，下虛上實，涕泣俱出矣④。故曰：知之則強，不知則老⑤，故同出而名異耳⑥。智者察同，愚者察異⑦，愚者不足，智者有餘⑧，有餘則耳目聰明，身體輕強，老者復壯，壯者益治⑨。是以聖人爲無爲之事，樂恬憺之能，從欲快志於虛無之守，故壽命無窮，與天地終，此聖人之治身也⑩。

天不足西北，故西北方陰也，而人右耳目不如左明也⑪。地不滿東南，故東南方陽也，而人左手足不如右強也⑫。帝曰：何以然？岐伯曰：東方陽也，陽者其精並於上，並於上則上明而下虛，故使耳目聰明而手足不便也。

---

① 用，謂房色也。女子以七七爲天癸之終，丈夫以八八爲天癸之極。然知八可益，知七可損，則各隨氣分，修養天真，終其天年，以度百歲。《上古天真論》曰：女子二七天癸至，月事以時下。丈夫二八天癸至，精氣溢瀉。然陰七可損，則海滿而血自下；陽八宜益，交會而泄精。由此則七損八益，理可知矣。

② 内耗故陰減，中乾故氣力始衰。《靈樞經》曰：人年四十，腠理始疏，榮華稍落，髮斑白。由此之節言之，亦起居衰之次也。

③ 衰之漸也。

④ 衰之甚矣。

⑤ 知，謂知七損八益，全形保性之道也。

⑥ 同謂同於好欲，異謂異其老壯之名。

⑦ 智者察同欲之間，而能性道；愚者見形容別異，方廼效之。自性則道益有餘，放效則治生不足。故下文曰：

⑧ 先行故有餘，後學故不足。

⑨ 夫保性全形，蓋由知道之所致也。故曰：道者不可斯須離，可離非道。此之謂也。

⑩ 聖人不爲無益以害有益，不爲害性而順性，故壽命長遠，與天地終。《庚桑楚》曰：聖人之於聲色滋味也，利於性則取之，害於性則損之，此全性之道也。《書》曰：不作無益害有益也。

⑪ 在上故法天。

⑫ 在下故法地。

西方陰也,陰者其精並於下,並於下則下盛而上虛,故其耳目不聰明而手足便也。故俱感於邪,其在上則右甚,在下則左甚,此天地陰陽所不能全也,故邪居之①。故天有精,地有形,天有八紀,地有五里②,故能爲萬物之父母③。清陽上天,濁陰歸地④,是故天地之動靜,神明爲之綱紀⑤,故能以生長收藏,終而復始⑥。惟賢人上配天以養頭,下象地以養足,中傍人事以養五藏⑦。天氣通於肺⑧,地氣通於嗌⑨,風氣通於肝⑩,雷氣通於心⑪,谷氣通於脾⑫,雨氣通於腎⑬。六經爲川⑭,腸胃爲海⑮,九竅爲水注之氣⑯。以天地爲之陰陽⑰,陽之汗,以天地之雨名

---

① 夫陰陽之應天地,猶水之在器也,器圓則水圓,器曲則水曲。人之血氣亦如是,故隨不足則邪氣留居之。

② 陽爲天,降精氣以施化;陰爲地,布和氣以成形。五行爲生育之井里,八風爲變化之綱紀。八紀,謂八節之紀。五里,謂五行化育之里。

③ 陽天化氣,陰地成形,五里運行,八風鼓拆,收藏生長,無替時宜,夫如是故能爲萬物變化之父母也。

④ 所以能爲萬物之父母者何? 以有是之昇降也。

⑤ 清陽上天,濁陰歸地,然其動靜,誰所主司? 蓋由神明之綱紀爾。上文曰:神明之府。此之謂也。

⑥ 神明之運爲,迺能如是。

⑦ 頭圓故配天,足方故象地,人事更易,五藏遞遷,故從而養也。

⑧ 居高故。

⑨ 次下故。

⑩ 風生木故。

⑪ 雷象火之有聲故。

⑫ 谷空虛,脾受納故。

⑬ 腎主水故。(新校正云:按《千金方》云:風氣應於肝,雷氣動於心,谷氣感於脾,雨氣潤於腎。)

⑭ 流注不息故。

⑮ 以皆受納也。《靈樞經》曰:胃爲水穀之海。

⑯ 清明者,象水之內明。流注者,象水之流注。

⑰ 以人事配象,則近指天地,以爲陰陽。

之^①；陽之氣，以天地之疾風名之^②。暴氣象雷^③，逆氣象陽^④。故治不法天之紀，不用地之理，則灾害至矣^⑤。

故邪風之至，疾如風雨^⑥，故善治者治皮毛^⑦，其次治肌膚^⑧，其次治筋脈^⑨，其次治六府^⑩，其次治五藏。治五藏者，半死半生也^⑪。故天之邪氣，感則害人五藏^⑫；水穀之寒熱，感則害於六府^⑬；地之濕氣，感則害皮肉筋脈^⑭。故善用針者，從陰引陽，從陽引陰，以右治左，以左治右，以我知彼，以表知裏，以觀過與不及之理，見微得過，用之不殆^⑮。善診者，察色按脈，先別陰陽^⑯；審清濁，而知部分^⑰；視喘息，聽音聲，而知所苦^⑱；觀權衡規矩，而

陰陽應象大論篇第五

---

① 夫人汗泄於皮腠者，是陽氣之發泄爾。然其取類於天地之間，則雲騰雨降而相似也，故曰陽之汗以天地之雨名之。
② 陽氣散發，疾風飛揚，故以應之。舊經無名之二字，尋前類例故加之。
③ 暴氣鼓擊，鳴轉有聲故。
④ 逆氣陵上，陽氣亦然。
⑤ 背天之紀，違地之理，則六經反作，五氣更傷，真氣既傷，則灾害之至可知矣。（新校正云：按上文天有八紀，地有五里，此文注中理字當作里。）
⑥ 至謂至於身形。
⑦ 止於萌也。
⑧ 救其已生。
⑨ 攻其已病。
⑩ 治其已甚。
⑪ 治其已成。神農曰：病勢已成，可得半愈。然初成者獲愈，固久者伐形，故治五藏者半生半死也。
⑫ 四時之氣，八正之風，皆天邪也。《金匱真言論》曰：八風發邪，以為經風，觸五藏，邪氣發病。故天之邪氣，感則害人五藏。
⑬ 熱傷胃及膀胱，寒傷腸及膽氣。
⑭ 濕氣勝，則榮衛之氣不行，故感則害於皮肉筋脈。
⑮ 深明故也。
⑯ 別於陽者，則知病處；別於陰者，則知死生之期。
⑰ 謂察色之青赤黃白黑也。部分，謂藏府之位，可占候處。
⑱ 謂聽聲之宮商角徵羽也。視喘息，謂候呼吸之長短也。

37

知病所主①。按尺寸,觀浮沉滑濇,而知病所生以治②;無過以診,則不失矣③。故曰:病之始起也,可刺而已④;其盛,可待衰而已⑤。故因其輕而揚之⑥,因其重而減之⑦,因其衰而彰之⑧。形不足者,溫之以氣;精不足者,補之以味⑨。其高者,因而越之⑩;其下者,引而竭之⑪;中滿者,瀉之於內⑫;其有邪者,漬形以爲汗⑬;其在皮者,汗而發之⑭;其慓悍者,按而收之⑮;其實者,散而瀉之⑯。審其

---

① 權謂秤權,衡謂星衡,規謂圓形,矩謂方象。然權也者,所以察中外;衡也者,所以定高卑;規也者,所以表柔虛;矩也者,所以明强盛。《脈要精微論》曰:以春應中規,言陽氣柔軟;以夏應中矩,言陽氣盛强;以秋應中衡,言陰昇陽降,氣有高下;以冬應中權,言陽氣居下也。故善診之用,必備見焉。所主者,謂應四時之氣所主,生病之在高下中外也。

② 浮沉滑濇,皆脈象也。浮脈者,浮於手下也;沉脈者,按之廼得也;滑脈者,往來易;濇脈者,往來難。故審尺寸,觀浮沉,而知病之所生以治之也。(新校正云:按《甲乙經》作知病所在,以治則無過。下無過二字,續此爲句。)

③ 有過無過,皆以診知,則所主治,無誤失也。

④ 以輕微也。

⑤ 病盛取之,毀傷真氣,故其盛者,必可待衰。

⑥ 輕者發揚則邪去。

⑦ 重者節減去之。

⑧ 因病氣衰,攻令邪去,則真氣堅固,血色彰明。

⑨ 氣,謂衛氣。味,謂五藏之味也。《靈樞經》曰:衛氣者,所以溫分肉而充皮膚,肥腠理而司開闔。故衛氣溫則形分足矣。《上古天真論》曰:腎者主水,受五藏六府之精而藏之,故五藏盛,廼能瀉。由此則精不足者,補五藏之味也。

⑩ 越,謂越揚也。

⑪ 引,謂泄引也。

⑫ 內謂腹內。

⑬ 邪,謂風邪之氣。風中於表,則汗而發之。

⑭ 在外,故以汗發泄也。

⑮ 慓,疾也。悍,利也。氣候疾利,則按之以收斂也。

⑯ 陽實則發散,陰實則宣瀉,故下文曰。

陰陽，以別柔剛①，陽病治陰，陰病治陽②，定其血氣，各守其鄉③，血實宜決之④，氣虛宜掣引之⑤。

陰陽離合論篇第六

新校正云：按全元起本在第三卷。

黃帝問曰：余聞天爲陽，地爲陰，日爲陽，月爲陰，大小月三百六十日成一歲，人亦應之⑥。今三陰三陽，不應陰陽，其故何也？岐伯對曰：陰陽者，數之可十，推之可百，數之可千，推之可萬，萬之大不可勝數，然其要一也⑦。天覆地載，萬物方生，未出地者，命曰陰處，名曰陰中之陰⑧；則出地者，命曰陰中之陽⑨。陽予之正，陰爲之主⑩。故生因春，長因夏，收因秋，藏因冬，失常則天地四塞⑪。陰陽之變，其在人者，亦數之可數⑫。帝曰：願聞三陰三陽之離合也。岐伯曰：聖人南面而立，前曰廣明，後

① 陰曰柔，陽曰剛。
② 所謂從陰引陽，從陽引陰，以右治左，以左治右者也。
③ 鄉謂本經之氣位。
④ 決，謂決破其血。
⑤ 掣讀爲導，導引則氣行條暢。（新校正云：按《甲乙經》掣作掣。）
⑥ 以四時五行運用於內，故人亦應之。（新校正云：詳天爲陽至成一歲，與《六節藏象篇》重。）
⑦ 一，謂離合也。雖不可勝數，然其要妙，以離合推步，悉可知之。
⑧ 處陰之中，故曰陰處。形未動出，亦是爲陰。以陰居陰，故曰陰中之陰。
⑨ 形動出者，是則爲陽。以陽居陰，故曰陰中之陽。
⑩ 陽施正氣，萬物方生；陰爲主持，群形廼立。
⑪ 春夏爲陽，故生長也。秋冬爲陰，故收藏也。若失其常道，則春不生，夏不長，秋不收，冬不藏。夫如是則四時之氣閉塞，陰陽之氣無所運行矣。
⑫ 天地陰陽，雖不可勝數，在於人形之用者，則數可知之。

曰太衝①，太衝之地，名曰少陰②，少陰之上，名曰太陽③，太陽根起於至陰，結於命門，名曰陰中之陽④。中身而上，名曰廣明，廣明之下，名曰太陰⑤，太陰之前，名曰陽明⑥，陽明根起於厲兌，名曰陰中之陽⑦。厥陰之表，名曰少陽⑧，少陽根起於竅陰，名曰陰中之少陽⑨。是故三陽之離合也，太陽爲開，陽明爲闔，少陽爲樞⑩。三經者，不

----

① 廣，大也。南方丙丁，火位主之，陽氣盛明，故曰大明也。嚮明治物，故聖人南面而立。《易》曰：相見乎離。蓋謂此也。然在人身中，則心藏在南，故謂前曰廣明；衝脈在北，故謂後曰太衝。然太衝者，腎脈與衝脈合而盛大，故曰太衝，是以下文云。

② 此正明兩脈相合而爲表裏也。

③ 腎藏爲陰，膀胱府爲陽，陰氣在下，陽氣在上，此爲一合之經氣也。《靈樞經》曰：足少陰之脈者，腎也，起於小指之下，邪趣足心。又曰：足太陽之脈者，膀胱脈也，循京骨至小指外側。由此故少陰之上，名太陽，是以下文曰。

④ 至陰，穴名，在足小指外側。命門者，藏精光照之所，則兩目也。太陽之脈，起於目而下至於足，故根於指端，結於目。《靈樞經》曰：命門者，目也。此與《靈樞》義合。以太陽居少陰之地，故曰陰中之陽。（新校正云：按《素問》太陽言根結，餘經不言結。《甲乙》今具。）

⑤ 《靈樞經》曰：天爲陽，地爲陰。腰以上爲天，腰以下爲地。分身之旨，則中身之上屬於廣明，廣明之下屬太陰也。又心廣明藏，下則太陰脾藏也。

⑥ 人身之中，胃爲陽明脈，行在脾脈之前；脾爲太陰脈，行於胃脈之後。《靈樞經》曰：足太陰之脈者，脾脈也，起於大指之端，循指內側白肉際，過核骨後上內踝前廉，上腨內，循胻骨之後。足陽明之脈者，胃脈也，下膝三寸而別，以下入中指外間。由此故太陰之前，名陽明也，是以下文曰。

⑦ 厲兌，穴名，在足大指次指之端。以陽明居太陰之前，故曰陰中之陽。

⑧ 人身之中，膽少陽脈，行肝脈之分外；肝厥陰脈，行膽脈之位內。《靈樞經》曰：足厥陰之脈者，肝脈也，起於足大指聚毛之際，上循足跗上廉。足少陽之脈者，膽脈也，循足跗上，出小指次指之端。由此則厥陰之表，名少陽也，故下文曰。

⑨ 竅陰，穴名，在足小指次指之端。以少陽居厥陰之表，故曰陰中之少陽。

⑩ 離，謂別離應用。合，謂配合於陰。別離則正位於三陽，配合則表裏而爲藏府矣。開闔樞者，言三陽之氣，多少不等，動用殊也。夫開者所以司動靜之基，闔者所以執禁固之權，樞者所以主動轉之微。由斯殊氣之用，故此三變之也。（新校正云：按《九墟》太陽爲關，陽明爲闔，少陽爲樞。故關折則肉節瀆緩而暴病起矣，故候暴病者取之太陽。闔折則氣無所止息，悸病起，故悸者皆取之陽明。樞折則骨搖而不能安於地，故骨搖者取之少陽。《甲乙經》同。）

得相失也，搏而勿浮，命曰一陽①。帝曰：願聞三陰。岐伯曰：外者爲陽，内者爲陰②，然則中爲陰，其衝在下，名曰太陰③，太陰根起於隱白，名曰陰中之陰④。太陰之後，名曰少陰⑤，少陰根起於涌泉，名曰陰中之少陰⑥。少陰之前，名曰厥陰⑦，厥陰根起於大敦，陰之絶陽，名曰陰之絶陰⑧。是故三陰之離合也，太陰爲開，厥陰爲闔，少陰爲樞⑨。三經者，不得相失也，搏而勿沉，名曰一陰⑩。陰陽靁靁，積傳爲一周，氣裏形表而爲相成也⑪。

———————————————

① 三經之至，搏擊於手，而無輕重之異，則正可謂一陽之氣，無復有三陽差降之爲用也。

② 言三陽爲外運之離合，三陰爲内用之離合也。

③ 衝脈在脾之下，故言其衝在下也。《靈樞經》曰：衝脈者，與足少陰之絡皆起於腎下，上行者過於胞中。由此則其衝之上，太陰位也。

④ 隱白，穴名，在足大指端。以太陰居陰，故曰陰中之陰。

⑤ 藏位及經脈之次也。太陰，脾。少陰，腎也。脾藏之下近後，則腎之位也。《靈樞經》曰：足太陰之脈，起於大指之端，循指内側，及上内踝前廉，上腨内，循骱骨後。足少陰之脈，起於小指之下，斜趣足心，出於然骨之下，循内踝之後，以上腨内。由此則太陰之下，名少陰也。

⑥ 涌泉，穴名，在足心下跼指宛宛中。

⑦ 亦藏位及經脈之次也。少陰，腎也。厥陰，肝也。腎藏之前近上，則肝之位也。《靈樞經》曰：足少陰脈，循内踝之後，上腨内廉。足厥陰脈，循足跗上廉，去内踝一寸，上踝八寸，交出太陰之後，上膕内。由此故少陰之前，名厥陰也。

⑧ 大敦，穴名，在足大指之端，三毛之中也。兩陰相合，故曰陰之絶陽。厥，盡也。陰氣至此而盡，故名曰陰之絶陰。

⑨ 亦氣之不等也。（新校正云：按《九墟》云：關折則倉廩無所輸隔洞，隔洞〔守〕者取之太陰。闔折則氣弛而善悲，悲者取之厥陰。樞折則脈有所結而不通，不通者取之少陰。《甲乙經》同。）

⑩ 沉，言殊見也。陽浮亦然。若經氣應至，無沉浮之異，則悉可謂一陰之氣，非復有三陰差降之殊用也。

⑪ 靁靁，言氣之往來也。積，謂積脈之動也。傳，謂陰陽之氣流傳也。夫脈氣往來，動而不止，積其所動，氣血循環，應水下二刻而一周於身，故曰積傳爲一周也。然榮衛之氣，因息游布，周流形表，拒捍虛邪，中外主司，互相成立，故言氣裏形表而爲相成也。（新校正云：按別本靁靁作衝衝。）

陰陽別論篇第七

新校正云：按全元起本在第四卷。

黃帝問曰：人有四經十二從，何謂①？岐伯對曰：四經應四時，十二從應十二月，十二月應十二脈②。脈有陰陽，知陽者知陰，知陰者知陽③。凡陽有五，五五二十五陽④。所謂陰者，真藏也，見則爲敗，敗必死也⑤。所謂陽者，胃脘之陽也⑥。別於陽者，知病處也；別於陰者，知死生之期⑦。三陽在頭，三陰在手，所謂一也⑧。別於陽者，

---

① 經，謂經脈。從，謂順從。

② 春脈弦，夏脈洪，秋脈浮，冬脈沉，謂四時之經脈也。從，謂天氣順行十二辰之分，故應十二月也。十二月，謂春建寅卯辰，夏建巳午未，秋建申酉戌，冬建亥子丑之月也。十二脈，謂手三陰三陽、足三陰三陽之脈也。以氣數相應，故參合之。

③ 深知則備識其變易。

④ 五陽，謂五藏之陽氣也。五藏應時，各形一脈，一脈之內，包總五藏之陽，五五相乘，故二十五陽也。（新校正云：按《玉機真藏論》云：故病有五變，五五二十五變。義與此通。）

⑤ 五藏爲陰，故曰陰者真藏也。然見者，謂肝脈至，中外急如循刀刃責責然，如按琴瑟弦。心脈至，堅而搏，如循薏苡子纍纍然。肺脈至，大而虛，如以毛羽中人膚。腎脈至，搏而絕，如以指彈石辟辟然。脾脈至，弱而乍數乍疏。夫如是脈見者，皆爲藏敗神去，故必死也。

⑥ 胃脘之陽，謂人迎之氣也，察其氣脈動靜小大與脈口應否也。胃爲水穀之海，故候其氣而知病處。人迎在結喉兩傍脈動應手，其脈之動常左小而右大，左小常以候藏，右大常以候府。一云胃胞之陽，非也。

⑦ 陽者衛外而爲固，然外邪所中，別於陽則知病處。陰者藏神而內守，若考真正成敗，別於陰則知病者死生之期。（新校正云：按《玉機真藏論》云：別於陽者，知病從來；別於陰者，知死生之期。）

⑧ 頭，謂人迎。手，謂氣口。兩者相應，俱往俱來，若引繩小大齊等者，名曰平人，故言所謂一也。氣口在手魚際之後一寸，人迎在結喉兩傍一寸五分，皆可以候藏府之氣。

知病忌時；別於陰者，知死生之期①。謹熟陰陽，無與眾謀②。所謂陰陽者，去者爲陰，至者爲陽；靜者爲陰，動者爲陽；遲者爲陰，數者爲陽③。凡持真脈之藏脈者，肝至懸絕急，十八日死；心至懸絕，九日死；肺至懸絕，十二日死；腎至懸絕，七日死；脾至懸絕，四日死④。曰：二陽之病發心脾，有不得隱曲，女子不月⑤；其傳爲風消，其傳爲息賁者，死不治⑥。曰：三陽爲病發寒熱，下爲癰腫，及爲痿厥腨痛⑦；其傳爲索澤，其傳爲癲疝⑧。曰：一陽發病，

---

① 識氣定期，故知病忌。審明成敗，故知死生之期。

② 謹量氣候，精熟陰陽，病忌之準可知，生死之疑自決，正行無惑，何用眾謀議也。

③ 言脈動之中也。

④ 真脈之藏脈者，謂真藏之脈也。十八日者，金木成數之餘也。九日者，水火生成數之餘也。十二日者，金火生成數之餘也。七日者，水土生數之餘也。四日者，木生數之餘也。故《平人氣象論》曰：肝見庚辛死，心見壬癸死，肺見丙丁死，腎見戊己死，脾見甲乙死者，以此。如是者，皆至所期，不勝而死。何者？以不勝克賊之氣也。

⑤ 二陽，謂陽明大腸及胃之脈也。隱曲，謂隱蔽委曲之事也。夫腸胃發病，心脾受之，心受之則血不流，脾受之則味不化，血不流故女子不月，味不化則男子少精，是以隱蔽委曲之事，不能爲也。《陰陽應象大論》曰：精不足者，補之以味。由是則味不化而精氣少也。《奇病論》曰：胞胎〔據《奇病論》當作“絡”〕者，繫於腎。又《評熱病論》曰：月事不來者，胞脈閉，胞脈者，屬於心而絡於胞中，今氣上迫肺，心氣不得下通，故月事不來。則其義也。又《上古天真論》曰：女子二七天癸至，任脈通，太衝脈盛，月事以時下。丈夫二八天癸至，精氣溢瀉。由此則在女子爲不月，在男子爲少精。

⑥ 言其深久者也。胃病深久，傳入於脾，故爲風熱以消削。大腸病甚，傳入於肺，爲喘息而上賁。然腸胃脾肺，兼及於心，三藏二府，互相克薄，故死不治。

⑦ 三陽，謂太陽小腸及膀胱之脈也。小腸之脈，起於手，循臂繞肩髆上頭。膀胱之脈，從頭別下背，貫臀入膕中循腨。故在上爲病，則發寒熱；在下爲病，則爲癰腫腨痛，及爲痿厥。痛，痠疼也。痿，無力也。厥，足冷即氣逆也。

⑧ 熱甚則精血枯涸，故皮膚潤澤之氣皆散盡也。然陽氣下墜，陰脈上爭，上爭則寒多，下墜則筋緩，故睪垂縱緩，內作癲疝。

少氣善咳善泄①；其傳爲心掣，其傳爲隔②。二陽一陰發病，主驚駭背痛，善噫善欠，名曰風厥③。二陰一陽發病，善脹心滿善氣④。三陽三陰發病，爲偏枯痿易，四支不舉⑤。鼓一陽曰鉤，鼓一陰曰毛，鼓陽勝急曰弦，鼓陽至而絶曰石，陰陽相過曰溜⑥。陰爭於內，陽擾於外，魄汗未藏，四逆而起，起則熏肺，使人喘鳴⑦。陰之所生，和本曰和⑧。是故剛與剛，陽氣破散，陰氣迺消亡⑨。淖則剛柔不和，經氣迺絕⑩。死陰之屬，不過三日而死⑪；生陽之

①　一陽，謂少陽膽及三焦之脈也。膽氣乘胃故善泄，三焦內病故少氣，陽土熏肺故善咳。何故？火火內應也。

②　隔氣乘心，心熱故陽氣內掣。三焦內結，中熱故膈塞不便。

③　一陰，謂厥陰心主及肝之脈也。心主之脈，起於胸中，出屬心。經云：心病膺背肩胛間痛。又在氣爲噫，故背痛善噫。心氣不足，則腎氣乘之，肝主驚駭，故驚駭善欠。夫肝氣爲風，腎氣陵逆，既風又厥，故名風厥。

④　二陰，謂少陰心腎之脈也。腎膽同逆，三焦不行，氣稸於上故心滿，下虛上盛故氣泄出也。

⑤　三陰不足，則發偏枯；三陽有餘，則爲痿易。易，謂變易常用，而痿弱無力也。

⑥　言何以知陰陽之病脈邪？一陽鼓動，脈見鉤也。何以然？一陽謂三焦，心脈之府。然一陽鼓動者，則鉤脈當之，鉤脈則心脈也，此言正見者也。一陰，厥陰肝木氣也。毛，肺金脈也。金來鼓木，其脈則毛，金氣內乘，木陽尚勝，急而內見，脈則爲弦也。若陽氣至而急，脈名曰弦，屬肝。陽氣至而或如斷絕，脈名曰石，屬腎。陰陽之氣相過，無能勝負，則脈如水溜也。

⑦　若金鼓不已，陽氣大勝，兩氣相持，內爭外擾，則流汗不止，手足反寒，甚則陽氣內燔，流汗不藏，則熱攻於肺，故起則熏肺，使人喘鳴也。

⑧　陰，謂五神藏也。言五藏之所以能生，而全天真和氣者，以各得自從其和性而安靜爾。苟乖所適則爲他氣所乘，百端之病由斯而起，奉生之道可不慎哉。

⑨　剛，謂陽也。言陽氣內蒸，外爲流汗，灼而不已，則陽勝又陽，故盛不久存，而陽氣自散。陽已破敗，陰不獨存，故陽氣破散，陰氣亦消亡。此迺爭勝招敗矣。

⑩　血淖者，陽常勝。視人之血淖者，宜謹和其氣，常使流通。若不能深思寡欲，使氣序乖衰，陽爲重陽，內燔藏府，則死且可待，生其能久乎。

⑪　火乘金也。

屬,不過四日而死①。所謂生陽死陰者,肝之心謂之生陽②,心之肺謂之死陰③,肺之腎謂之重陰④,腎之脾謂之辟陰,死不治⑤。結陽者,腫四支⑥。結陰者,便血一升⑦,再結二升,三結三升⑧。陰陽結斜,多陰少陽曰石水,少腹腫⑨。二陽結謂之消⑩,三陽結謂之隔⑪,三陰結謂之水⑫,一陰一陽結謂之喉痹⑬。陰搏陽別謂之有子⑭。陰陽虛腸辟死⑮。陽加於陰謂之汗⑯。陰虛陽搏謂之崩⑰。三陰俱搏,二十日夜半死⑱。二陰俱搏,十三日夕時死⑲。

---

① 木乘火也。(新校正云:按別本作四日而生,全元起注本作四日而已,俱通。詳上下文義,作死者非。)

② 母來親子,故曰生陽,匪惟以木生火,亦自陽氣主生爾。

③ 陰主刑殺,火復乘金,金得火亡故云死。

④ 亦母子也。以俱爲陰氣,故曰重陰。

⑤ 土氣辟並,水廼可昇,土辟水昇,故云辟陰。

⑥ 以四支爲諸陽之本故。

⑦ 陰主血故。

⑧ 二盛謂之再結,三盛謂之三結。

⑨ 所謂重陰〔守〕。

⑩ 二陽結,謂胃及大腸俱熱結也。腸胃藏熱,則喜消水穀。(新校正云:詳此少二陰結。)

⑪ 三陽結,謂小腸膀胱熱結也。小腸結熱則血脈燥,膀胱熱則津液涸,故膈塞而不便瀉。

⑫ 三陰結,謂脾肺之脈俱寒結也。脾肺寒結,則氣化爲水。

⑬ 一陰謂心主之脈,一陽謂三焦之脈也。三焦心主脈並絡喉,氣熱內結故爲喉痹。

⑭ 陰,謂尺中也。搏,謂搏觸於手也。尺脈搏擊,與寸口殊別,陽氣挺然,則爲有妊之兆。何者?陰中有別陽故。

⑮ 辟陰也。然胃氣不留,腸開勿禁,陰中不凜,是真氣竭絕故死。(新校正云:按全元起本辟作澼。)

⑯ 陽在下,陰在上,陽氣上搏,陰能固之,則蒸而爲汗。

⑰ 陰脈不足,陽脈盛搏,則內崩而血流下。

⑱ 脾肺成數之餘也,搏謂伏鼓,異於常候也。陰氣盛極,故夜半死。

⑲ 心腎之成數也,陰氣未極,故死在夕時。

一陰俱搏，十日死①。三陽俱搏且鼓，三日死②。三陰三陽俱搏，心腹滿。發盡不得隱曲，五日死③。二陽俱搏，其病溫，死不治，不過十日死④。

陰陽應象大論：䐜脹上昌真切,肉脹起也　滲泄上所禁切翁䐡下許極切　噦噫上乙劣切,下烏界切　能冬上奴代切,下能夏、形能並同　放效上妃兩切　並於上去聲　嗌伊者切　滑澀下音色漬即賜切

陰陽離合論：予猶與也

陰陽別論：膈音喘,腓腸也　痛音淵,疼也　淖音淘,水朝宗于海

---

① 肝心生成之數也。
② 陽氣速急故。
③ 兼陰氣也。隱曲,謂便瀉也。
④ 腸胃之王數也。（新校正云:詳此闕一陽搏。）

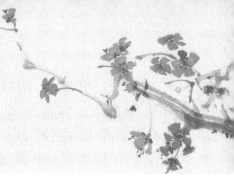

卷 第 三

靈蘭秘典論篇第八

新校正云:按全元起本名十二藏相使,在第三卷。

黃帝問曰:願聞十二藏之相使,貴賤何如①?岐伯對曰:悉乎哉問也,請遂言之。心者,君主之官也,神明出焉②。肺者,相傳之官,治節出焉③。肝者,將軍之官,謀慮出焉④。膽者,中正之官,決斷出焉⑤。膻中者,臣使之官,喜樂出焉⑥。脾胃者,倉廩之官,五味出焉⑦。大腸者,傳道之官,變化出焉⑧。小腸者,受盛之官,化物出焉⑨。腎者,作强之官,伎巧出焉⑩。三焦者,決瀆之官,

---

① 藏,藏也。言腹中之所藏者,非復有十二形神之藏也。
② 任治於物,故爲君主之官。清静栖靈,故曰神明出焉。
③ 位高非君,故官爲相傳。主行榮衛,故治節由之。
④ 勇而能斷,故曰將軍。潛發未萌,故謀慮出焉。
⑤ 剛正果決,故官爲中正。直而不疑,故決斷出焉。
⑥ 膻中者,在胸中兩乳間,爲氣之海。然心主爲君,以敷宣教令,膻中主氣,以分〔守〕布陰陽。氣和志適,則喜樂由生;分布陰陽,故官爲臣使也。
⑦ 包容五穀,是爲倉廩之官。營養四傍,故云五味出焉。
⑧ 傳道,謂傳不潔之道。變化,謂變化物之形。故云傳道之官,變化出焉。
⑨ 承奉胃司,受盛糟粕,受已復化,傳入大腸,故云受盛之官,化物出焉。
⑩ 强於作用,故曰作强。造化形容,故云伎巧。在女則當其伎巧,在男則正曰作强。

47

水道出焉①。膀胱者，州都之官，津液藏焉，氣化則能出矣②。凡此十二官者，不得相失也③。故主明則下安，以此養生則壽，殁世不殆，以爲天下則大昌④。主不明則十二官危，使道閉塞而不通，形迺大傷，以此養生則殃，以爲天下者，其宗大危，戒之戒之⑤！至道在微，變化無窮，孰知其原⑥！窘乎哉，消者瞿瞿⑦，孰知其要！閔閔之當，孰者爲良⑧！恍惚之數，生於毫氂⑨，毫氂之數，起於度量，

① 引導陰陽，開通閉塞，故官司決瀆，水道出焉。

② 位當孤府，故謂都官。居下內空，故藏津液。若得氣海之氣施化，則溲便注泄；氣海之氣不及，則閟隱不通。故曰氣化則能出矣。《靈樞經》曰：腎上連肺，故將兩藏。膀胱是孤府。則此之謂也。

③ 失則灾害至，故不得相失。（新校正云：詳此迺十一官，脾胃二藏共一官故也。）

④ 主謂君主，心之官也。夫主賢明則刑賞一，刑賞一則吏奉法，吏奉法則民不獲罪於枉濫矣，故主明則天下安也。夫心內明則銓善惡，銓善惡則察安危，察安危則身不夭傷於非道矣，故以此養生則壽，沒世不至於危殆矣。然施之於養生，沒世不殆，施之於君主，天下獲安，以其爲天下主，則國祚昌盛矣。

⑤ 使道，謂神氣行使之道也。夫心不明則邪正一，邪正一則損益不分，損益不分則動之兇咎，陷身於羸瘵矣，故形迺大傷，以此養生則殃也。夫主不明則委於左右，委於左右則權勢妄行，權勢妄行則吏不得奉法，吏不得奉法則人民失所而皆受枉曲矣。且人惟邦本，本固邦寧，本不獲安，國將何有，宗廟之立，安可不至於傾危乎！故曰戒之戒之者，言深慎也。

⑥ 孰，誰也。言至道之用也，小之則微妙而細無不入，大之則廣遠而變化無窮，然其淵原，誰所知察。

⑦ （新校正云：按《太素》作肖者濯濯。）

⑧ 窘，要也。瞿瞿，勤勤也。人身之要者，道也，然以消息異同，求諸物理，而欲以此知變化之原本者，雖瞿瞿勤勤以求明悟，然其要妙誰得知乎！既未得知，轉成深遠，閔閔玄妙，復不知誰者爲善。知要妙哉玄妙深遠，固不以理求而可得，近取諸身則十二官粗可探尋，而爲治身之道爾。閔閔，深遠也。良，善也。（新校正云：詳此四句與《氣交變大論》文重，彼消字作肖。）

⑨ 恍惚者，謂似有似無也，忽亦微也，似無似有，而毫氂之數生其中。《老子》曰：恍恍惚惚，其中有物。此之謂也。《筭書》曰：似有似無爲忽。

千之萬之，可以益大，推之大之，其形迺制①。黃帝曰：善哉，余聞精光之道，大聖之業，而宣明大道，非齋戒擇吉日，不敢受也②。黃帝迺擇吉日良兆，而藏靈蘭之室，以傳保焉③。

六節藏象論篇第九

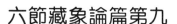

新校正云：按全元起注本在第三卷。

黃帝問曰：余聞天以六六之節，以成一歲，人以九九制會④，計人亦有三百六十五節以爲天地，久矣。不知其所謂也⑤？岐伯對曰：昭乎哉問也，請遂言之。夫六六之節，九九制會者，所以正天之度、氣之數也⑥。天度者，所

---

①　毫氂雖小，積而不已，命數乘之，則起至於尺度斗量之繩準。千之萬之，亦可增益而至載之大數。推引其大，則應通人形之制度也。

②　深敬故也。韓康伯曰：洗心曰齋，防患曰戒。

③　秘之至也。

④　（新校正云：詳下文云：地以九九制會。）

⑤　六六之節，謂六竟於六甲之日，以成一歲之節限。九九制會，謂九周於九野之數，以制人形之會通也。言人之三百六十五節，以應天之六六之節久矣。若復以九九爲紀法，則兩歲太半，迺日一周，不知其法真原安謂也。（新校正云：詳王注云兩歲太半，迺日一周。按九九制會，當云兩歲四分歲之一，迺日一周也。）

⑥　六六之節，天之度也。九九制會，氣之數也。所謂氣數者，生成之氣也。周天之分，凡三百六十五度四分度之一，以十二節氣均之，則歲有三百六十日而終，兼之小月，日又不足其數矣，是以六十四氣而常置閏焉。何者？以其積差分故也。天地之生育，本阯於陰陽，人神之運爲，始終於九氣，然九之爲用，豈不大哉！《律書》曰：黃鍾之律，管長九寸，冬至之日，氣應灰飛。由此則萬物之生，咸因於九氣矣。古之九寸，即今之七寸三分，大小不同，以其先秬黍之制而有異也。（新校正云：按別本三分作二分。）

以制日月之行也；氣數者，所以紀化生之用也①。天爲陽，地爲陰；日爲陽，月爲陰；行有分紀，周有道理，日行一度，月行十三度而有奇焉，故大小月三百六十五日而成歲，積氣餘而盈閏矣②。立端於始，表正於中，推餘於終，而天度畢矣③。帝曰：余已聞天度矣，願聞氣數何以合之？岐伯曰：天以六六爲節，地以九九制會④，天有十日，日六

① 制，謂準度。紀，謂綱紀。準日月之行度者，所以明日月之行遲速也。紀化生之爲用者，所以彰氣至而斯應也。氣應無差，則生成之理不替；遲速以度，而大小之月生焉。故日異長短，月移寒暑，收藏生長，無失時宜也。

② 日行遲，故晝夜行天之一度，而三百六十五日一周天，而猶有度之奇分矣。月行速，故晝夜行天之十三度餘，而二十九日一周天也。言有奇者，謂十三度外，復行十九分度之七，故云月行十三度而有奇也。《禮義》及漢《律歷志》云：二十八宿及諸星，皆從東而循天西行。日月及五星，皆從西而循天東行。今太史説云：並循天而東行，從東而西轉也。諸歷家説：月一日至四日，月行最疾，日夜行十四度餘；自五日至八日，行次疾，日夜行十三度餘；自九日至十九日，其行遲，日夜行十二度餘；二十日至二十三日，行又小疾，日夜行十三度餘；二十四日至晦日，行又大疾，日夜行十四度餘。今太史説月行之率不如此矣，月行有十五日前疾，有十五日後遲者，有十五日前遲，有十五日後疾者，大率一月四分之，而皆有遲疾，遲速之度固無常準矣。雖爾，終以二十七日月行一周天，凡行三百六十一度。二十九日日行二十九度，月行三百八十七度，少七度而不及日也。至三十日日復遷，計率至十三分日之八，月方及日矣，此大盡之月也。大率其計率至十三分日之半者，亦大盡法也。其計率至十三分日之五之六而及日者，小盡之月也。故云大小月三百六十五日而成歲也。正言之者，三百六十五日四分日之一迺一歲，法以奇不成日，故舉大以言之。若通以六小爲法，則歲止有三百五十四日，歲少十一日餘矣。取月所少之辰，加歲外餘之日，故從閏後三十二月而盈閏焉。《尚書》曰：朞三百有六旬有六日，以閏月定四時成歲。則其義也。積餘盈閏者，蓋以月之大小，不盡天度故也。

③ 端，首也。始，初也。表，彰示也。正，斗建也。中，月半也。推，退位也。言立首氣於初節之日，示斗建於月半之辰，退餘閏於相望之後。是以閏之前，則氣不及月；閏之後，則月不及氣。故常月之制，建初立中；閏月之紀，無初無中。縱歷有之，皆他節氣也。故歷無云某候閏某月節閏某月中也，推終之義斷可知乎。故曰立端於始，表正於中，推餘於終也。由斯推日成閏，故能令天度畢焉。

④ （新校正云：詳篇首云：人以九九制會。）

竟而周甲,甲六復而終歲,三百六十日法也①。夫自古通天者,生之本,本於陰陽,其氣九州九竅,皆通乎天氣②。故其生五,其氣三③,三而成天,三而成地,三而成人④,三而三之,合則爲九,九分爲九野,九野爲九藏⑤,故形藏四,神藏五,合爲九藏以應之也⑥。帝曰:余已聞六六九九之會也,夫子言積氣盈閏,願聞何謂氣? 請夫子發蒙解惑焉⑦。

---

① 十日,謂甲乙丙丁戊己庚辛壬癸之日也。十者,天地之至數也。《易·繫辭》曰:天九地十。則其義也。六十日而周甲子之數,甲子六周而復始,則終一歲之日,是三百六十日之歲法,非天度之數也。此蓋十二月各三十日者,若除小月,其日又差也。

② 通天,謂元氣,即天真也。然形假地生,命惟天賦,故奉生之氣,通繫於天,禀於陰陽,而爲根本也。《寶命全形論》曰:人生於地,懸命於天,天地合氣,命之曰人。《四氣調神大論》曰:陰陽四時者,萬物之終始也,死生之本也。又曰:逆其根,則伐其本,壞其真矣。此其義也。九州,謂冀兗青徐楊荆豫梁雍。然地列九州,人施九竅,精神往復,氣與參同,故曰九州九竅。《靈樞經》曰:地有九州,人有九竅。則其義也。先言其氣者,謂天真之氣,常繫屬於中也。天氣不絶,真靈内屬,行藏動静,悉與天通,故曰皆通乎天氣也。

③ 形之所存,假五行而運用,徵其本始,從三氣以生成,故云其生五其氣三也。氣之三者,亦副三元,故下文曰:(新校正云:詳夫自古通天者至此,與《生氣通天論》同,注頗異,當兩觀之。)

④ 非唯人獨由三氣以生,天地之道亦如是矣,故易乾坤諸卦皆三矣。

⑤ 九野者,應九藏而爲義也。《爾雅》曰:邑外爲郊,郊外爲甸,甸外爲牧,牧外爲林,林外爲坰,坰外爲野。則此之謂也。(新校正云:按今《爾雅》云:邑外謂之郊,郊外謂之牧,牧外謂之野,野外謂之林,林外謂之坰。與王氏所引有異。)

⑥ 形藏四者:一頭角,二耳目,三口齒,四胸中也。形分爲藏,故以名焉。神藏五者:一肝,二心,三脾,四肺,五腎也。神藏於内,故以名焉。所謂神藏者,肝藏魂,心藏神,脾藏意,肺藏魄,腎藏志也。故此二別爾。(新校正云:詳此迺《宣明五氣篇》文,與《生氣通天》注重,又與《三部九候論》注重。所以名神藏,形藏之説,具《三部九候論》注。)

⑦ 請宣揚旨要,啓所未聞,解疑惑者之心,開蒙昧者之耳,令其曉達,咸使深明。

岐伯曰：此上帝所秘，先師傳之也①。帝曰：請遂聞之②。岐伯曰：五日謂之候，三候謂之氣，六氣謂之時，四時謂之歲，而各從其主治焉③。五運相襲，而皆治之，終朞之日，周而復始，時立氣布，如環無端，候亦同法。故曰：不知年之所加，氣之盛衰，虛實之所起，不可以爲工矣④。帝曰：五運之始，如環無端，其太過不及何如？岐伯曰：五氣更立，各有所勝，盛虛之變，此其常也⑤。帝曰：平氣何如？岐伯曰：無過者也⑥。帝曰：太過不及奈何？岐伯曰：在經有也⑦。帝曰：何謂所勝？岐伯曰：春勝長夏，長夏勝冬，冬勝夏，夏勝秋，秋勝春，所謂得五行時之勝，各以氣

---

① 上帝，謂上古帝君也。先師，岐伯祖之師僦貸季，上古之理色脈者也。《移精變氣論》曰：上古使僦貸季，理色脈而通神明。《八素經》序云：天師對黃帝曰：我於僦貸季理色脈已三世矣，言可知乎。（新校正云：詳素一作索，或以八爲太，按今《太素》無此文。）

② 遂，盡也。

③ 日行天之五度，則五日也。三候，正十五日也。六氣凡九十日，正三月也，設其多之矣，故十八候爲六氣，六氣謂之時也。四時凡三百六十日，故曰四時謂之歲也。各從主治，謂一歲之日，各歸從五行之一氣，而爲之主以王也。故下文曰。

④ 五運，謂五行之氣，應天之運而主化者也。襲，謂承襲，如嫡之承襲也。言五行之氣，父子相承，主統一周之日，常如是無已，周而復始也。時，謂立春之前當至時也。氣，謂當王之脈氣也。春前氣至，脈氣亦至，故曰時立氣布也。候，謂日行五度之候。言一候之日，亦五氣相生而直之，差則病矣。《移精變氣論》曰：上古使僦貸季，理色脈而通神明，合之金木水火土四時八風六合，不離其常。此之謂也。工，謂工於修養者也。言必明於此，迺可橫行天下矣。（新校正云：詳王注時立氣布，謂立春前當至時，當王之脈氣也。按此正謂歲立四時，時布六氣，如環之無端，故又曰候亦同法。）

⑤ 言盛虛之變，見此迺天之常道爾。

⑥ 不愆常候，則無過也。

⑦ 言《玉機真藏論》篇，已具言五氣平和太過不及之旨也。（新校正云：詳王注言《玉機真藏論》已具，按本篇言脈之太過不及，即不論運氣之太過不及與平氣，當云《氣交變大論》《五常政大論》篇已具言也。）

命其藏①。帝曰：何以知其勝？岐伯曰：求其至也，皆歸始春②，未至而至，此謂太過，則薄所不勝，而乘所勝也，命曰氣淫。不分邪僻內生工不能禁③。至而不至，此謂不及，則所勝妄行，而所生受病，所不勝薄之也，命曰氣迫。所謂求其至者，氣至之時也④。謹候其時，氣可與期，失時反候，五治不分，邪僻內生，工不能禁也⑤。帝曰：有不襲乎⑥？岐伯曰：蒼天之氣，不得無常也。氣之不襲，是謂非常，非常則變矣⑦。帝曰：非常而變奈何？岐伯曰：變至則病，所勝則微，所不勝則甚，因而重感於

---

① 春應木，木勝土；長夏應土，土勝水；冬應水，水勝火；夏應火，火勝金；秋應金，金勝木，常如是矣。四時之中，加之長夏，故謂得五行時之勝也。所謂長夏者，六月也，土生於火，長在夏中，既長而王，故云長夏也。以氣命藏者，春之木，內合肝；長夏土，內合脾；冬之水，內合腎；夏之火，內合心；秋之金，內合肺。故曰各以氣命其藏也。命，名也。

② 始春，謂立春之日也。春為四時之長，故候氣皆歸於立春前之日也。

③ 此上十字，文義不倫，應古人錯簡，次後五治下，廼其義也，今朱書之。

④ 凡氣之至，皆謂立春前十五日，廼候之初也。未至而至，謂所直之氣，未應至而先期至也。先期而至，是氣有餘，故曰太過。至而不至，謂所直之氣，應至不至而後期至。後期而至，是氣不足，故曰不及。太過則薄所不勝而乘所勝，不及則所勝妄行而所生受病所不勝薄之者，凡五行之氣，我克者為所勝，克我者為所不勝，生我者為所生。假令肝木有餘，是肺金不足，金不制木故木太過，木氣既餘則反薄肺金而乘於脾土矣，故曰太過則薄所不勝而乘所勝。此皆五藏之氣內相淫並爲疾，故命曰氣淫也。餘太過例同之。又如肝木氣少不能制土，土氣無畏而遂妄行，水〔守〕被土凌，故云所勝妄行而所生受病也。肝木之氣不平，肺金之氣自薄，故曰所不勝薄之。然木氣不平，土金交薄，相迫爲疾，故曰氣迫也。餘不及例皆同。

⑤ 時，謂氣至時也。候其年則始於立春之日，候其氣則始於四氣定期，候其日隨於候日，故曰謹候其時氣可與期也。反，謂反背也。五治，謂五行所治，主統一歲之氣。然不分五治，謬引八邪，天真氣運，尚未該通，人病之由，安能精達，故曰工不能禁也。

⑥ 言五行之氣，有不相承襲者乎？

⑦ 變，謂變易天常也。

邪，則死矣。故非其時則微，當其時則甚也①。帝曰：善。余聞氣合而有形，因變以正名。天地之運，陰陽之化，其於萬物，孰少孰多，可得聞乎②?

　　岐伯曰：悉哉問也，天至廣不可度，地至大不可量，大神靈問，請陳其方③。草生五色，五色之變，不可勝視，草生五味，五味之美，不可勝極④，嗜慾不同，各有所通⑤。天食人以五氣，地食人以五味⑥。五氣入鼻，藏於心肺，上使五色修明，音聲能彰。五味入口，藏於腸胃，味有所藏，以養五氣，氣和而生，津液相成，神迺自生⑦。帝曰：藏象何如⑧? 岐伯曰：心者，生之本，神之變也，其華在

――――――――――

　　① 言蒼天布氣，尚不越於五行；人在氣中，豈不應於天道。夫人之氣亂不順天常，故有病死之徵矣。《左傳》曰：違天不祥。此其類也。假令木直之年，有火氣至，後二歲病矣；土氣至，後三歲病矣；金氣至，後四歲病矣；水氣至，後五歲病矣。真氣不足，復重感邪，真氣內微，故重感於邪則死也。假令非主直年而氣相干者，且爲微病，不必內傷於神藏，故非其時則微而且持。若當所直之歲，則易中邪氣，故當其直時則病疾甚也。諸氣當其王者皆必受邪，故曰非其時則微，當其時則甚也。《通評虛實論》曰：非其時則生，當其時則死。當，謂正直之年也。

　　② （新校正云：詳從前岐伯曰昭乎哉問也至此，全元起注本及《太素》並無，疑王氏之所補也。）

　　③ 言天地廣大，不可度量而得之；造化玄微，豈可以人心而遍悉。大神靈問，讚聖深明，舉大說凡，粗言綱紀，故曰請陳其方。

　　④ 言物生之衆，禀化各殊，目視口味，尚無能盡之，況於人心，迺能包括耶。

　　⑤ 言色味之衆，雖不可遍盡所由；然人所嗜所欲，則自隨己心之所愛耳。故曰嗜慾不同，各有所通。

　　⑥ 天以五氣食人者，臊氣湊肝，焦氣湊心，香氣湊脾，腥氣湊肺，腐氣湊腎也。地以五味食人者，酸味入肝，苦味入心，甘味入脾，辛味入肺，鹹味入腎也。清陽化氣而上爲天，濁陰成味而下爲地，故天食人以氣，地食人以味也。《陰陽應象大論》曰：清陽爲天，濁陰爲地。又曰：陽爲氣，陰爲味。

　　⑦ 心榮面色，肺主音聲，故氣藏於心肺，上使五色修潔分明，音聲彰著。氣爲水母，故味藏於腸胃，內養五氣，五氣和化，津液方生，津液與氣，相副化成，神氣迺能生而宣化也。

　　⑧ 象謂所見於外，可閱者也。

面,其充在血脈,爲陽中之太陽,通於夏氣①。肺者,氣之本,魄之處也,其華在毛,其充在皮,爲陽中之太陰,通於秋氣②。腎者,主蟄封藏之本,精之處也,其華在髮,其充在骨,爲陰中之少陰,通於冬氣③。肝者,罷極之本,魂之居也,其華在爪,其充在筋,以生血氣,其味酸,其色蒼④,此爲陽中之少陽,通於春氣⑤。脾胃大腸小腸三焦膀胱

---

① 心者,君主之官,神明出焉。然君主者,萬物繫之以興亡。故曰心者生之本,神之變也。火氣炎上,故華在面也。心養血,其主脈,故充在血脈也。心主於夏,氣合太陽,以太陽居夏火之中,故曰陽中之太陽,通於夏氣也。《金匱真言論》曰:平旦至日中,天之陽,陽中之陽也。(新校正云:詳神之變,全元起本並《太素》作神之處。)

② 肺藏氣,其神魄,其養皮毛,故曰肺者氣之本,魄之處,華在毛,充在皮也。肺藏爲太陰之氣,主王於秋,晝日爲陽氣所行,位非陰處,以太陰居於陽分,故曰陽中之太陰,通於秋氣也。《金匱真言論》曰:日中至黃昏,天之陽,陽中之陰也。(新校正云:按太陰《甲乙經》並《太素》作少陰,當作少陰,肺在十二經雖爲太陰,然在陽分之中當爲少陰也。)

③ 地户封閉,蟄蟲深藏,腎又主水,受五藏六府之精而藏之,故曰腎者主蟄封藏之本,精之處也。腦者髓之海,腎主骨髓,髮者腦之所養,故華在髮充在骨也。以盛陰居冬陰之分,故曰陰中之少陰,通於冬氣也。《金匱真言論》曰:合夜至雞鳴,天之陰,陰中之陰也。(新校正云:按全元起本並《甲乙經》《太素》少陰作太陰,當作太陰,腎在十二經雖爲少陰,然在陰分之中當爲太陰。)

④ (新校正云:詳此六字當去。按《太素》:心,其味苦,其色赤;肺,其味辛,其色白;腎,其味鹹,其色黑。今惟肝脾二藏載其味其色,據《陰陽應象大論》已著色味詳矣,此不當出。今更不添心肺腎三藏之色味,只去肝脾二藏之色味可矣。其注中所引《陰陽應象大論》文四十一字,亦當去之。)

⑤ 夫人之運動者,皆筋力之所爲也,肝主筋,其神魂,故曰肝者罷極之本,魂之居也。爪者筋之餘,筋者肝之養,故華在爪,充在筋也。東方爲發生之始,故以生血氣也。《陰陽應象大論》曰:東方生風,風生木,木生酸。肝合木,故其味酸。又曰:神在藏爲肝,在色爲蒼。故其色蒼也。以少陽居於陽位,而王於春,故曰陽中之少陽,通於春氣也。《金匱真言論》曰:平旦至日中,天之陽,陽中之陽也。(新校正云:按全元起本並《甲乙經》《太素》作陰中之少陽,當作陰中之少陽。詳王氏引《金匱真言論》云:平旦至日中天之陽陽中之陽也以爲證,則王意以爲陽中之少陽也。再詳上文心藏爲陽中之太陽,王氏以引平旦至日中之説爲證,今肝藏又引爲證,反不引雞鳴至平旦天之陰陰中之陽爲證,則王注之失可見,當從全元起本及《甲乙經》《太素》作陰中之少陽爲得。)

者,倉廩之本,營之居也,名曰器,能化糟粕,轉味而入出
者也①,其華在脣四白,其充在肌,其味甘,其色黃②,此至
陰之類,通於土氣③。凡十一藏,取決於膽也④。故人迎
一盛病在少陽,二盛病在太陽,三盛病在陽明,四盛已上
爲格陽⑤。寸口一盛病在厥陰,二盛病在少陰,三盛病在
太陰,四盛已上爲關陰⑥。人迎與寸口俱盛四倍已上爲
關格,關格之脈嬴,不能極於天地之精氣,則死矣⑦。

---

① 皆可受盛,轉運不息,故爲倉廩之本,名曰器也。營起於中焦,中焦
爲脾胃之位,故云營之居也。然水穀滋味入於脾胃,脾胃糟粕轉化其味,出
於三焦膀胱,故曰轉味而入出者也。

② (新校正云:詳此六字當去,並注中引《陰陽應象大論》文四十字亦
當去,已解在前條。)

③ 口爲脾官,脾主肌肉,故曰華在脣四白,充在肌也。四白,謂脣四際
之白色肉也。《陰陽應象大論》曰:中央生濕,濕生土,土生甘。脾合土,故
其味甘也。又曰:在藏爲脾,在色爲黃。故其色黃也。脾藏土氣,土合至陰,
故曰此至陰之類,通於土氣。《金匱真言論》曰:陰中之至陰,脾也。

④ 上從心藏,下至於膽,爲十一也。然膽者,中正剛斷無私偏,故十一
藏取決於膽也。

⑤ 陽脈法也。少陽,膽脈也。太陽,膀胱脈也。陽明,胃脈也。《靈樞
經》曰:一盛而躁在手少陽,二盛而躁在手太陽,三盛而躁在手陽明。手少
陽,三焦脈。手太陽,小腸脈。手陽明,大腸脈。一盛者,謂人迎之脈大於寸
口一倍也。餘盛同法。四倍已上,陽盛之極,故格拒而食不得入也。《正理
論》曰:格則吐逆。

⑥ 陰脈法也。厥陰,肝脈也。少陰,腎脈也。太陰,脾脈也。《靈樞
經》曰:一盛而躁在手厥陰,二盛而躁在手少陰,三盛而躁在手太陰。手厥
陰,心包脈也。手少陰,心脈也。手太陰,肺脈也。盛法同焉。四倍已上,陰
盛之極,故關閉而溲不得通也。《正理論》曰:閉則不得溺。

⑦ 俱盛,謂俱大於平常之脈四倍也。物不可以久盛,極則衰敗,故不
能極於天地之精氣則死矣。《靈樞經》曰:陰陽俱盛,不得相營,故曰關格。
關格者,不得盡期而死矣。此之謂也。(新校正云:詳嬴當作嬴,脈盛四倍
已上,非嬴也,廼盛極也,古文嬴與盈通用。)

五藏生成篇第十

新校正云:詳全元起本在第九卷。按此篇云《五藏生成篇》而不云論者,蓋此篇直記五藏生成之事,而無問答論議之辭,故不云論。後不言論者,義皆仿此。

心之合脈也①,其榮色也②,其主腎也③。肺之合皮也④,其榮毛也⑤,其主心也⑥。肝之合筋也⑦,其榮爪也⑧,其主肺也⑨。脾之合肉也⑩,其榮唇也⑪,其主肝也⑫。腎之合骨也⑬,其榮髮也⑭,其主脾也⑮。是故多食鹹,則脈凝泣而變色⑯;多食苦,則皮槁而毛拔⑰;多食辛,則筋急而爪枯⑱;多食酸,則肉胝胎而唇揭⑲;多食甘,則

---

① 火氣動躁,脈類齊同,心藏應火,故合脈也。
② 火炎上而色赤,故榮美於面而赤色。(新校正云:詳王以赤色爲面榮美未通,大抵發見於面之色,皆心之榮也,豈專爲赤哉。)
③ 主,謂主與腎相畏也。火畏於水,水與爲官,故畏於腎。
④ 金氣堅定,皮象亦然,肺藏應金,故合皮也。
⑤ 毛附皮革,故外榮。
⑥ 金畏於火,火與爲官,故主畏於心也。
⑦ 木性曲直,筋體亦然,肝藏應木,故合筋也。
⑧ 爪者筋之餘,故外榮也。
⑨ 木畏於金,金與爲官,故主畏於肺也。
⑩ 土性柔厚,肉體亦然,脾藏應土,故合肉也。
⑪ 口爲脾之官,故榮於唇,唇謂四際白色之處,非赤色也。
⑫ 土畏於木,木與爲官,故主畏於肝也。
⑬ 水性流濕,精氣亦然,骨通精髓,故合骨也。
⑭ 腦爲髓海,腎氣主之,故外榮發也。
⑮ 水畏於土,土與爲官,故主畏於脾也。
⑯ 心合脈,其榮色,鹹益腎,勝於心,心不勝,故脈凝泣而顏色變易也。
⑰ 肺合皮,其榮毛,苦益心,勝於肺,肺不勝,故皮枯槁而毛拔去也。
⑱ 肝合筋,其榮爪,辛益肺,勝於肝,肝不勝,故筋急而爪乾枯也。
⑲ 脾合肉,其榮唇,酸益肝,勝於脾,脾不勝,故肉胝胎而唇皮揭舉也。

骨痛而髮落①，此五味之所傷也②。故心欲苦③，肺欲辛④，肝欲酸⑤，脾欲甘⑥，腎欲鹹⑦，此五味之所合也⑧。五藏之氣⑨，故色見青如草茲者死⑩，黃如枳實者死⑪，黑如炲者死⑫，赤如衃血者死⑬，白如枯骨者死⑭，此五色之見死也⑮。青如翠羽者生，赤如鷄冠者生，黃如蟹腹者生，白如豕膏者生，黑如烏羽者生，此五色之見生也⑯。生於心，如以縞裹朱；生於肺，如以縞裹紅；生於肝，如以縞裹紺；生於脾，如以縞裹栝樓實；生於腎，如以縞裹紫⑰，此五藏所生之外榮也⑱。色味當五藏：白當肺、辛，赤當心、苦，青當肝、酸，黃當脾、甘，黑當腎、鹹⑲。故白

---

① 腎合骨，其榮髮，甘益脾，勝於腎，腎不勝，故骨痛而髮墮落。

② 五味入口，輸於腸胃而內養五藏，各有所養，有所欲，欲則互有所傷，故下文曰。

③ 合火故也。

④ 合金故也。

⑤ 合木故也。

⑥ 合土故也。

⑦ 合水故也。

⑧ 各隨其欲而歸湊之。

⑨ （新校正云：按全元起本云：此五味之合，五藏之氣也。連上文。《太素》同。）

⑩ 茲，滋也，言如草初生之青色也。

⑪ 色青黃也。

⑫ 炲謂炲煤也。

⑬ 衃血，謂敗惡凝聚之血，色赤黑也。

⑭ 白而枯槁，如乾骨之白也。

⑮ 藏敗故見死色也。《三部九候論》曰：五藏已敗，其色必夭，夭必死矣。此之謂也。

⑯ 此謂光潤也。色雖可愛，若見朦朧尤善矣，故下文曰。

⑰ 是廼真見生色也。縞，白色。紺，薄青色。

⑱ 榮，美色也。

⑲ 各當其所應而爲色味也。

當皮,赤當脈,青當筋,黃當肉,黑當骨①。

　　諸脈者皆屬於目②,諸髓者皆屬於腦③,諸筋者皆屬於節④,諸血者皆屬於心⑤,諸氣者皆屬於肺⑥,此四支八谿之朝夕也⑦。故人臥血歸於肝⑧,肝受血而能視⑨,足受血而能步⑩,掌受血而能握⑪,指受血而能攝⑫。臥出而風吹之,血凝於膚者爲痹⑬,凝於脈者爲泣⑭,凝於足者爲厥⑮,此三者,血行而不得反其空,故爲痹厥也⑯。人有大谷十二分⑰,小谿三百五十四名,少十二俞⑱,此皆衛氣之

---

① 各歸其所養之藏氣也。
② 脈者血之府,《宣明五氣篇》曰:久視傷血。由此明諸脈皆屬於目也。(新校正云:按皇甫士安云:《九卷》曰:心藏脈,脈舍神。神明通體,故云屬目。)
③ 腦爲髓海,故諸髓屬之。
④ 筋氣之堅結者,皆絡於骨節之間也。《宣明五氣篇》曰:久行傷筋。由此明諸筋皆屬於節也。
⑤ 血居脈內,屬於心也。《八正神明論》曰:血氣者,人之神。然神者心之主,由此故諸血皆屬於心也。
⑥ 肺藏主氣故也。
⑦ 谿者,肉之小會名也。八谿,謂肘膝腕也。如是氣血筋脈,互有盛衰,故爲朝夕矣。
⑧ 肝藏血,心行之,人動則血運於諸經,人靜則血歸於肝藏。何者?肝主血海故也。
⑨ 言其用也。目爲肝之官,故肝受血而能視。
⑩ 氣行廼血流,故足受血而能行步也。
⑪ 以當把握之用。
⑫ 以當攝受之用也。血氣者,人之神,故所以受血者,皆能運用。
⑬ 謂癢痹也。
⑭ 泣,謂血行不利。
⑮ 厥,謂足逆冷也。
⑯ 空者,血流之道,大經隧也。
⑰ 大經所會,謂之大谷也。十二分者,謂十二經脈之部分。
⑱ 小絡所會,謂之小谿。然以三百六十五小絡言之者,除十二俞外,則當三百五十三名,經言三百五十四者,傳寫行書誤以三爲四也。(新校正云:按別本及全元起本、《太素》俞作關。)

所留止，邪氣之所客也①，針石緣而去之②。診病之始，五決爲紀③，欲知其始，先建其母④。所謂五決者，五脈也⑤。是以頭痛巔疾，下虛上實，過在足少陰、巨陽，甚則入腎⑥。徇蒙招尤，目冥耳聾，下實上虛，過在足少陽、厥陰，甚則入肝⑦。腹滿䐜脹，支膈胠脅，下厥上冒，過在足太陰、陽明⑧。咳嗽上氣，厥在胸中，過在手陽明、太陰⑨。

---

① 衛氣滿填以行，邪氣不得居止，衛氣虧缺留止，則爲邪氣所客，故言邪氣所客。

② 緣，謂夤緣行去之貌。言邪氣所客，衛氣留止，針其谿谷，則邪氣夤緣隨脈而行去也。

③ 五決，謂以五藏之脈爲決生死之綱紀也。

④ 建，立也。母謂應時之王氣也。先立應時王氣，而後廼求邪正之氣也。

⑤ 謂五藏脈也。

⑥ 足少陰，腎脈。巨陽，膀胱脈。膀胱之脈者，起於目內眥，上額交巔上；其支別者，從巔至耳上角；其直行者，從巔入絡腦，還出別下項，循肩髆內俠脊抵腰中，入循膂絡腎屬膀胱。然腎虛而不能引巨陽之氣，故頭痛而爲上巔之疾。經病甚已，則入於藏矣。

⑦ 徇，疾也。蒙，不明也。言目暴疾而不明。招，謂掉也，搖掉不定也。尤，甚也。目疾不明，首掉尤甚，謂暴病也。目冥耳聾，謂漸病也。足少陽，膽脈；厥陰，肝脈也。厥陰之脈，從少腹上俠胃屬肝絡膽，貫膈布脅肋，循喉嚨之後入頏顙，上出額與督脈會於巔；其支別者，從目系下頰裏。足少陽之脈，起於目銳眥，上抵頭角，下耳後，循頸入缺盆；其支別者，從耳後入耳中；又支別者，別目銳眥，下䐓加頰車，下頸合缺盆以下胸中，貫膈絡肝屬膽。今氣不足，故爲是病。（新校正云：按王注徇蒙言目暴疾而不明，義未甚顯。徇蒙者，蓋謂目瞤瞑動疾數而蒙暗也。又少陽之脈下頰，《甲乙經》作下頄。

⑧ 胠，謂脅上也。下厥上冒者，謂氣從下逆上而冒於目也。足太陰，脾脈；陽明，胃脈也。足太陰脈，自股內前廉入腹屬脾絡胃上膈。足陽明脈，起於鼻，交於頰，下循鼻外，下絡頤頷，從喉嚨入缺盆屬胃絡脾；其直行者，從缺盆下乳內廉，下俠齊入氣街中；其支別者，起胃下口，循腹裏至氣街中而合以下髀。故爲是病。

⑨ 手陽明，大腸脈；太陰，肺脈也。手陽明脈，自肩髃前廉，上出於柱骨之會上，下入缺盆絡肺，下鬲屬大腸。手太陰脈，起於中焦，下絡大腸，還循胃口上膈屬肺，從肺系橫出掖下。故爲咳嗽上氣，厥在胸中也。（新校正云：按《甲乙經》厥作病。）

心煩頭痛，病在膈中，過在手巨陽、少陰①。夫脈之小大滑澀浮沉，可以指別②；五藏之象，可以類推③；五藏相音，可以意識④；五色微診，可以目察⑤。能合脈色，可以萬全⑥。赤脈之至也，喘而堅，診曰有積氣在中，時害於食，名曰心痹⑦，得之外疾，思慮而心虛，故邪從之⑧。白脈之至也，喘而浮，上虛下實，驚，有積氣在胸中，喘而虛，名曰肺痹，寒熱⑨，得之醉而使內也⑩。青脈之至也，長而左右

---

① 手巨陽，小腸脈；少陰，心脈也。巨陽之脈，從肩上入缺盆絡心，循咽下膈抵胃屬小腸；其支別者，從缺盆循頸上頰至目銳眥。手少陰之脈，起於心中，出屬心系，下膈絡小腸。故心煩頭痛，病在膈中也。（新校正云：按《甲乙經》云：胸中痛支滿，腰背相引而痛，過在手少陰、太陽也。）

② 夫脈，小者細小，大者滿大，滑者往來流利，澀者往來蹇難，浮者浮於手下，沉者按之迺得也。如是雖衆狀不同，然手巧心諦，而指可分別也。

③ 象，謂氣象也。言五藏雖隱而不見，然其氣象性用，猶可以物類推之。何者？肝象木而曲直，心象火而炎上，脾象土而安靜，肺象金而剛決，腎象水而潤下。夫如是皆大舉宗兆，其中隨事變化，象法傍通者，可以同類而推之爾。

④ 音，謂五音也。夫肝音角，心音徵，脾音宮，肺音商，腎音羽，此其常應也。然其互相勝負，聲見否藏，則耳聰心敏者，猶可以意識而知之。

⑤ 色，謂顏色也。夫肝色青，心色赤，脾色黃，肺色白，腎色黑，此其常色也。然其氣象交互，微見吉凶，則目明智遠者，可以占視而知之。

⑥ 色青者其脈弦，色赤者其脈鈎，色黃者其脈代，色白者其脈毛，色黑者其脈堅，此其常色脈也。然其參校異同，斷言成敗，則審而不惑，萬舉萬全。色脈之病，例如下說。

⑦ 喘，謂脈至如卒喘狀。藏居高，病則脈爲喘狀，故肺二藏而獨言之爾。喘爲心氣不足，堅則病氣有餘。心脈起於心胸之中，故積氣在中，時害於食也。積，謂病氣積聚。痹，謂藏氣不宣行也。

⑧ 思慮心虛，故外邪因之而居止矣。

⑨ 喘爲不足，浮者肺虛，肺不足是謂上虛，上虛則下當滿實矣。以其不足，故善驚而氣積胸中矣。然脈喘而浮，是肺自不足；喘而虛者，是心氣上乘。肺受熱而氣不得營，故名肺痹，而外爲寒熱也。

⑩ 酒味苦燥，內益於心，醉甚入房，故心氣上勝於肺矣。

61

彈，有積氣在心下支胠，名曰肝痹①，得之寒濕，與疝同法，腰痛足清頭痛②。黃脈之至也，大而虛，有積氣在腹中，有厥氣，名曰厥疝③，女子同法，得之疾使四支汗出當風④。黑脈之至也，上堅而大，有積氣在小腹與陰，名曰腎痹⑤，得之沐浴清水而臥⑥。凡相五色之奇脈，面黃目青，面黃目赤，面黃目白，面黃目黑者，皆不死也⑦。面青目赤，面赤目白，面青目黑，面黑目白，面赤目青，皆死也⑧。

五藏別論篇第十一

新校正云：按全元起本在第五卷。

黃帝問曰：余聞方士，或以腦髓爲藏，或以腸胃爲藏，

---

① 脈長而彈，是爲弦緊，緊爲寒氣，中濕廼弦，肝主胠脅近於心，故氣積心下又支胠也。《正理論·脈名例》曰：緊脈者如切繩狀。言左右彈人手也。

② 脈緊爲寒，脈長爲濕，疝之爲病，亦寒濕所生，故言與疝同法也。寒濕在下，故腰痛。肝脈者，起於足，上行至頭，出額與督脈會於巔。故病則足冷而頭痛也。清，亦冷也。

③ 脈大爲氣，脈虛爲虛，既氣又虛，故脾氣積於腹中也。若腎氣逆上，則是厥疝；腎氣不上，則但虛而脾氣積也。

④ 女子同法，言同其候也。風氣通於肝，故汗出當風，則脾氣積滿於腹中。

⑤ 上，謂寸口也。腎主下焦，故氣積聚於小腹與陰也。

⑥ 濕氣傷下，自歸於腎，況沐浴而臥，得無病乎！《靈樞經》曰：身半以下，濕中之〔守〕也。

⑦ 奇脈，謂與色不相偶合也。凡色見黃，皆爲有胃氣，故不死也。（新校正云：按《甲乙經》無之奇脈三字。）

⑧ 無黃色而皆死者，以無胃氣也。五藏以胃氣爲本，故無黃色，皆曰死焉。

或以爲府，故問更相反，皆自謂是，不知其道，願聞其說①。岐伯對曰：腦髓骨脈膽女子胞，此六者地氣之所生也，皆藏於陰而象於地，故藏而不瀉，名曰奇恒之府②。夫胃大腸小腸三焦膀胱，此五者，天氣之所生也，其氣象天，故瀉而不藏，此受五藏濁氣，名曰傳化之府，此不能久留輸瀉者也③。魄門亦爲五藏使，水穀不得久藏④。所謂五藏者，藏精氣而不瀉也，故滿而不能實⑤。六府者，傳化物而不藏，故實而不能滿也⑥。所以然者，水穀入口，則胃實而腸虛⑦；食下，則腸實而胃虛⑧。故曰實而不滿，滿而不實也。帝曰：氣口何以獨爲五藏主⑨？岐伯曰：胃者，水穀之海，六府之大源也⑩。五味入口，藏於胃以養

---

① 方士，謂明悟方術之士也。言互爲藏府之差異者，經中猶有之矣，《靈蘭秘典論》以腸胃爲十二藏相使之次，《六節藏象論》云十一藏取決於膽，《五藏生成篇》云五藏之象可以類推，五藏相音可以意識，此則互相矛盾爾。腦髓爲藏，應在別經。

② 腦髓骨脈雖名爲府，不正與神藏爲表裏。膽與肝合，而不同六府之傳瀉。胞雖出納，納則受納精氣，出則化出形容、形容之謂化極而生。然出納之用有殊於六府，故言藏而不瀉，名曰奇恒之府也。

③ 言水穀入已，糟粕變化而泄出，不能久久留住於中，但當化已輸瀉令去而已，傳瀉諸化，故曰傳化之府也。

④ 謂肛之門也。內通於肺，故曰魄門。受已化物，則爲五藏行使。然水穀亦不得久藏於中。

⑤ 精氣爲滿，水穀爲實，但藏精氣，故滿而不能實。（新校正云：按全元起本及《甲乙經》《太素》精氣作精神。）

⑥ 以不藏精氣，但受水穀故也。

⑦ 以未下也。

⑧ 水穀下也。

⑨ 氣口，則寸口也，亦謂脈口。以寸口可候氣之盛衰，故云氣口。可以切脈之動靜，故云脈口。皆同取於手魚際之後同身寸之一寸，是則寸口也。

⑩ 人有四海，水穀之海則其一也。受水穀已，榮養四傍，以其當運化之源，故爲六府之大源也。

五藏氣，氣口亦太陰也①。是以五藏六府之氣味，皆出於胃，變見於氣口②。故五氣入鼻，藏於心肺，心肺有病，而鼻爲之不利也。凡治病必察其下，適其脈，觀其志意，與其病也③。拘於鬼神者，不可與言至德④。惡於針石者，不可與言至巧⑤。病不許治者，病必不治，治之無功矣⑥。

靈蘭秘典論：膻徒旱切　廩力稔切　瘠音籍　瞿音劬

六節藏象論：僦即就切　溲所鳩切,小便也

五藏生成論：衃胎上丁尼切,下側救切　炲音苔　胚芳杯切

瘝音頑,又音君　隧音遂　頷胡浪切　顙蘇朗切　系奚帝切　顴音權　胠去魚切　髃音虞

五藏別論：楯音巡　惡音污

---

① 氣口在手魚際之後同身寸之一寸，氣口之所候，脈動者是手太陰脈氣所行，故言氣口亦太陰也。

② 榮氣之道，内穀爲實。（新校正云：詳此注出《靈樞》，實作寶）穀入於胃，氣傳與肺，精專者循肺氣行於氣口，故云變見於氣口也。（新校正云：按全元起本出作入。）

③ 下，謂目下所見可否也。調適其脈之盈虛，觀量志意之邪正，及病深淺成敗之宜，廼守法以治之也。（新校正云：按《太素》作必察其上下，適其脈候，觀其志意，與其病能。）

④ 志意邪則好祈禱，言至德則事必違，故不可與言至德也。

⑤ 惡於針石，則巧不得施，故不可與言至巧。

⑥ 心不許人治之，是其必死，强爲治者，功亦不成，故曰治之無功矣。

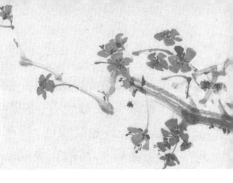

卷第四

異法方宜論篇第十二

新校正云：按全元起本在第九卷。

黃帝問曰：醫之治病也，一病而治各不同，皆愈何也[1]？岐伯對曰：地勢使然也[2]。故東方之域，天地之所始生也[3]，魚鹽之地，海濱傍水[4]，其民食魚而嗜鹹，皆安其處，美其食[5]，魚者使人熱中，鹽者勝血[6]，故其民皆黑色疏理，其病皆爲癰瘍[7]，其治宜砭石[8]，故砭石者，亦從東方來[9]。西方者，金玉之域，沙石之處，天地之所收引也[10]，其民陵居而多風，水土剛强[11]，其民不衣而褐薦，其

---

① 不同，謂針石灸焫毒藥導引按蹻也。
② 謂法天地生長收藏及高下燥濕之勢。
③ 法春氣也。
④ 魚鹽之地，海之利也。濱，水際也。隨業近之。
⑤ 豐其利，故居安。恣其味，故食美。
⑥ 魚發瘡，則熱中之信。鹽發渴，則勝血之徵。
⑦ 血弱而熱，故喜爲癰瘍。
⑧ 砭石，謂以石爲針也。《山海經》曰：高氏之山，有石如玉，可以爲針。則砭石也。（新校正云：按氏一作伐。）
⑨ 東人今用之。
⑩ 法秋氣也。引謂牽引，使收斂也。
⑪ 居室如陵，故曰陵居。金氣肅殺，故水土剛强也。（新校正云：詳大抵西方地高，民居高陵，故多風也，不必室如陵矣。）

卷
第
四

民華食而脂肥①,故邪不能傷其形體,其病生於內②,其治宜毒藥③,故毒藥者,亦從西方來④。北方者,天地所閉藏之域也,其地高陵居,風寒冰冽⑤,其民樂野處而乳食,藏寒生滿病⑥,其治宜灸焫⑦。故灸焫者,亦從北方來⑧。南方者,天地所長養,陽之所盛處也,其地下,水土弱,霧露之所聚也⑨,其民嗜酸而食胕⑩。故其民皆緻理而赤色,其病攣痹⑪,其治宜微針⑫。故九針者,亦從南方來⑬。中央者,其地平以濕,天地所以生萬物也衆⑭,其民食雜而不勞⑮,故其病多痿厥寒熱⑯,其治宜導引按蹻⑰,故導引

----

①　不衣絲綿,故曰不衣。褐,謂毛布也。薦,謂細草也。華,謂鮮美,酥酪骨肉之類也。以食鮮美,故人體脂肥。

②　水土剛強,飲食脂肥,膚腠閉封,血氣充實,故邪不能傷也。內,謂喜怒悲憂恐及飲食男女之過甚也。(新校正云:詳悲一作思,當作思,已具《陰陽應象大論》注中。)

③　能攻其病,則謂之毒藥。以其血氣盛,肌肉堅,飲食華,水土強,故病宜毒藥,方制御之。藥,謂草木蟲魚鳥獸之類,皆能除病者也。

④　西人方術今奉之。

⑤　法冬氣也。

⑥　水寒冰冽,故生病於藏寒也。(新校正云:按《甲乙經》無滿字。)

⑦　火艾燒灼,謂之灸焫。

⑧　北人正行其法。

⑨　法夏氣也。地下則水流歸之,水多故土弱而霧露聚。

⑩　言其所食不芬香。(新校正云:按全元起云:食魚也。)

⑪　酸味收斂,故人皆肉理密緻。陽盛之處,故色赤。濕氣內滿,熱氣內薄,故筋攣脈痹也。

⑫　微,細小也。細小之針,調脈衰盛也。

⑬　南人盛崇之。

⑭　法土德之用,故生物衆。然東方海,南方下,西方北方高,中央之地平以濕,則地形斯異,生病殊焉。

⑮　四方輻輳而萬物交歸,故人食紛雜而不勞也。

⑯　濕氣在下,故多病痿弱、氣逆及寒熱也。《陰陽應象大論》曰:地之濕氣,感則害皮肉筋脈。居近於濕故爾。

⑰　導引,謂搖筋骨,動支節。按,謂抑按皮肉。蹻,謂捷舉手足。

按蹻者,亦從中央出也①。故聖人雜合以治,各得其所宜②,故治所以異而病皆愈者,得病之情,知治之大體也③。

移精變氣論篇第十三

新校正云:按全元起本在第二卷。

黃帝問曰:余聞古之治病,惟其移精變氣,可祝由而已。今世治病,毒藥治其內,針石治其外,或愈或不愈,何也④?岐伯對曰:往古人居禽獸之間,動作以避寒,陰居以避暑,內無眷慕之累,外無伸宦之形⑤,此恬惔之世,邪不能深入也。故毒藥不能治其內,針石不能治其外,故可移精祝由而已⑥。當今之世不然⑦,憂患緣其內,苦形傷其外,又失四時之從,逆寒暑之宜,賊風數至,虛邪朝夕,內至五藏骨髓,外傷空竅肌膚,所以小病必甚,大病必死,故祝由不能已也。帝曰:善。余欲臨病人,觀死生,決嫌疑,欲知其要,如日月光,可得聞乎?岐伯曰:色脈者,上

---

① 中人用爲養神調氣之正道也。

② 隨方而用,各得其宜,唯聖人法,廼能然矣。

③ 達性懷故然。

④ 移謂移易,變謂變改,皆使邪不傷正,精神復强而內守也。《生氣通天論》曰:聖人傳精神,服天氣。《上古天真論》曰:精神內守,病安從來。

⑤ (新校正云:按全元起本伸作伸。)

⑥ 古者巢居穴處,夕隱朝游,禽獸之間,斷可知矣。然動躁陽盛,故身熱足以禦寒;凉氣生寒,故陰居可以避暑矣。夫志捐思想,則內無眷慕之累,心亡願欲,故外無伸宦之形,静保天真,自無邪勝,是以移精變氣,無假毒藥,祝說病由,不勞針石而已。(新校正云:按全元起云:祝由南方神。)

⑦ 情慕云爲,遠於道也。

帝之所貴也,先師之所傳也①。上古使僦貸季,理色脈而通神明,合之金木水火土四時八風六合,不離其常②,變化相移,以觀其妙,以知其要,欲知其要,則色脈是矣③。色以應日,脈以應月,常求其要,則其要也④。夫色之變化,以應四時之脈,此上帝之所貴,以合於神明也,所以遠死而近生⑤。生道以長,命曰聖王⑥。中古之治病,至而治之,湯液十日,以去八風五痹之病⑦,十日不已,治以草

---

　　① 上帝,謂上古之帝。先師,謂岐伯祖世之師僦貸季也。
　　② 先師以色白脈毛而合金應秋,以色青脈弦而合木應春,以色黑脈石而合水應冬,以色赤脈洪而合火應夏,以色黃脈代而合土應長夏及四季。然以是色脈,下合五行之休王,上副四時之往來,故六合之間,八風鼓坼,不離常候,盡可與期。何者?以見其變化而知之也。故下文曰:
　　③ 言所以知四時五行之氣變化相移之要妙者何?以色脈故也。
　　④ 言脈應月色應日者,占候之期準也。常求色脈之差忒,是則平人之診要也。
　　⑤ 觀色脈之臧否,曉死生之徵兆,故能常遠於死而近於生也。
　　⑥ 上帝聞道,勤而行之,生道以長,惟聖王廼爾而常用也。
　　⑦ 八風,謂八方之風。五痹,謂皮肉筋骨脈之痹也。《靈樞經》曰:風從東方來,名曰嬰兒風,其傷人也,外在筋紐,內舍於肝。風從東南來者,名曰弱風,其傷人也,外在於肌,內舍於胃。風從南方來,名曰大弱風,其傷人也,外在於脈,內舍於心。風從西南來,名曰謀風,其傷人也,外在於肉,內舍於脾。風從西方來,名曰剛風,其傷人也,外在於皮,內舍於肺。風從西北來,名曰折風,其傷人也,外在於手太陽之脈,內舍於小腸。風從北方來,名曰大剛風,其傷人也,外在於骨,內舍於腎。風從東北來,名曰兇風,其傷人也,外在於掖脅,內舍於大腸。又《痹論》曰:以春甲乙傷於風者為筋痹,以夏丙丁傷於風者為脈痹,以秋庚辛傷於風者為皮痹,以冬壬癸傷於邪者為骨痹,以至陰遇此者為肉痹。是所謂八風五痹之病也。(新校正云:按此注引《痹論》,今經中《痹論》不如此,當云《風論》曰:以春甲乙傷於風者為肝風,以夏丙丁傷於風者為心風,以季夏戊己傷於邪者為脾風,以秋庚辛中於邪者為肺風,以冬壬癸中於邪者為腎風。《痹論》曰:風寒濕三氣雜至合而為痹,以冬遇此者為骨痹,以春遇此者為筋痹,以夏遇此者為脈痹,以至陰遇此者為肌痹,以秋遇此者為皮痹。)

蘇草荄之枝，本末爲助，標本已得，邪氣廼服①。暮世之治病也則不然，治不本四時，不知日月，不審逆從②，病形已成，廼欲微針治其外，湯液治其內③，粗工兇兇，以爲可攻，故病未已，新病復起④。帝曰：願聞要道。岐伯曰：治之要極，無失色脈，用之不惑，治之大則⑤。逆從倒行，標本不得，亡神失國⑥。去故就新，廼得真人⑦。帝曰：余聞

---

① 草蘇，謂藥煎也。草荄，謂草根也。枝，謂莖也。言以諸藥根苗，合成其煎，俾相佐助，而以服之。凡藥有用根者，有用莖者，有用枝者，有用華實者，有用根莖枝華實者，湯液不去則盡用之，故云本末爲助也。標本已得邪氣廼服者，言工人與病主療相應，則邪氣率服而隨時順也。《湯液醪醴論》曰：病爲本，工爲標，標本不得，邪氣不服。此之謂主療不相應也。或謂取《標本論》末云針也。（新校正云：按全元起本又云：得其標本，邪氣廼散矣。）

② 四時之氣各有所在，不本其處而即妄攻，是反古也。《四時刺逆從論》曰：春氣在經脈，夏氣在孫絡，長夏氣在肌肉，秋氣在皮膚，冬氣在骨髓。工當各隨所在而辟伏其邪爾。不知日月者，謂日有寒溫明暗，月有空滿虧盈也。《八正神明論》曰：凡刺之法，必候日月星辰四時八正之氣，氣定廼刺之。是故天溫日明，則人血淖液而衛氣浮，故血易瀉，氣易行。天寒日陰，則人血凝泣而衛氣沉。月始生，則血氣始精，衛氣始行。月郭滿，則血氣盛，肌肉堅。月郭空，則肌肉減，經絡虛，衛氣去，形獨居。是以因天時而調血氣也。是故天寒無刺，天溫無凝〔《八正神明論》作"疑"〕，月生無瀉，月滿無補，月郭空無治，是謂得時而調之。因天之序，盛虛之時，移光定位，正立而待之。故曰：月生而瀉，是謂藏虛。月滿而補，血氣盈溢，絡有留血，命曰重實。月郭空而治，是謂亂經。陰陽相錯，真邪不別，沉以留止，外虛內亂，淫邪廼起。此之謂也。不審逆從者，謂不審量其病可治與不可治，故下文曰。

③ 言心意粗略，不精審也。

④ 粗，謂粗略也。兇兇，謂不料事宜之可否也。何以言之？假令飢人，形氣羸劣，食令極飽，能不霍乎！豈其與食而爲惡乎？蓋爲失時復過節也。非病逆，針石湯液失時過節，則其害反增矣。（新校正云：按別本霍一作害。）

⑤ 惑，謂惑亂。則，謂法則也。言色脈之應，昭然不欺，但順用而不亂紀綱，則治病審當之大法也。

⑥ 逆從倒行，謂反順爲逆。標本不得，謂工病失宜。夫以反理倒行，所爲非順，豈唯治人而神氣受害，若使之輔佐君主，亦令國祚不保康寧矣。

⑦ 標本不得，工病失宜，則當去故逆理之人，就新明悟之士，廼得至真精曉之人以全已也。

其要於夫子矣,夫子言不離色脈,此余之所知也。岐伯曰:治之極於一。帝曰:何謂一? 岐伯曰:一者因得之①。帝曰:奈何? 岐伯曰:閉户塞牖,繫之病者,數問其情,以從其意②,得神者昌,失神者亡。帝曰:善。

湯液醪醴論篇第十四

新校正云:按全元起本在第五卷。

黃帝問曰:爲五穀湯液及醪醴奈何③? 岐伯對曰:必以稻米,炊之稻薪,稻米者完,稻薪者堅④。帝曰:何以然⑤? 岐伯曰:此得天地之和,高下之宜,故能至完,伐取得時,故能至堅也⑥。帝曰:上古聖人作湯液醪醴,爲而不用何也? 岐伯曰:自古聖人之作湯液醪醴者,以爲備耳⑦,夫上古作湯液,故爲而弗服也⑧。中古之世,道德稍衰,邪氣時至,服之萬全⑨。帝曰:今之世不必已何也⑩? 岐伯曰:當今之世,必齊毒藥攻其中,鑱石針艾治其外

---

① 因問而得之也。
② 問其所欲而察是非也。
③ 液,謂清液。醪醴,謂酒之屬也。
④ 堅,謂資其堅勁。完,謂取其完全。完全則酒清冷,堅勁則氣迅疾而效速也。
⑤ 言何以能完堅邪?
⑥ 夫稻者,生於陰水之精,首戴天陽之氣,二者和合,然廼化成,故云得天地之和而能至完。秋氣勁切,霜露凝結,稻以冬採,故云伐取得時而能至堅。
⑦ 言聖人慇念生靈,先防萌漸,陳其法制,以備不虞耳。
⑧ 聖人不治已病治未病,故但爲備用而不服也。
⑨ 雖道德稍衰,邪氣時至,以心猶近道,故服用萬全也。
⑩ 言不必如中古之世何也?

也①。帝曰：形弊血盡而功不立者何？岐伯曰：神不使也。帝曰：何謂神不使？岐伯曰：針石，道也②。精神不進，志意不治，故病不可愈③。今精壞神去，榮衛不可復收。何者？嗜慾無窮，而憂患不止，精氣弛壞，榮泣衛除，故神去之而病不愈也④。帝曰：夫病之始生也，極微極精，必先入結於皮膚。今良工皆稱曰：病成名曰逆，則針石不能治，良藥不能及也。今良工皆得其法，守其數，親戚兄弟遠近音聲日聞於耳，五色日見於目，而病不愈者，亦何暇不早乎⑤？岐伯曰：病爲本，工爲標，標本不得，邪氣不服，此之謂也⑥。帝曰：其有不從毫毛而生，五藏陽以竭也⑦，津液充郭，其魄獨居，精孤〔守〕於內，氣耗於外，形不可與衣相保，此四極急而動中，是氣拒於內，而形施

---

① 言法殊於往古也。

② 言神不能使針石之妙用也。何者？志意違背於師示故也。

③ 動離於道，耗散天真故爾。（新校正云：按全元起本云：精神進，志意定，故病可愈。《太素》云：精神越，志意散，故病不可愈。）

④ 精神者生之源，榮衛者氣之主，氣主不輔，生源復消，神不內居，病何能愈哉！

⑤ （新校正云：按別本暇一作謂。）

⑥ 言醫與病不相得也。然工人或親戚兄弟該明，情疑勿用，工先備識，不謂知方，針艾之妙靡容，藥石之攻匪預，如是則道雖昭著，萬舉萬全，病不許治，欲奚爲療！《五藏別論》曰：拘於鬼神者，不可與言至德。惡於針石者，不可與言至巧。病不許治者，病必不治，治之無功。此皆謂工病不相得，邪氣不賓服也。豈惟針艾之有惡哉，藥石亦有之矣。（新校正云：按《移精變氣論》曰：標本已得，邪氣廼服。）

⑦ （新校正云：按全元起本及《太素》陽作傷，義亦通。）

於外,治之奈何①?岐伯曰:平治於權衡,去宛陳莝②,微動四極,温衣,繆刺其處,以復其形。開鬼門,潔净府,精以時服,五陽已布,疏滌五藏,故精自生,形自盛,骨肉相保,巨氣迺平③。帝曰:善。

玉版論要篇第十五

新校正云:按全元起本在第二卷。

黄帝問曰:余聞揆度奇恒,所指不同,用之奈何?岐伯對曰:揆度者,度病之淺深也。奇恒者,言奇病也。請言道之至數,五色脈變,揆度奇恒,道在於一④。神轉不

---

① 不從毫毛,言生於内也。陰氣内盛,陽氣竭絶,不得入於腹中,故言五藏陽以竭也。津液者,水也。充,滿也。郭,皮也。陰積於中,水氣脈滿,上攻於肺,肺氣孤危,魄者肺神,腎爲水害,子不救母,故云其魄獨居也。夫陰精損削於内,陽氣耗減於外,則三焦閉溢,水道不通,水滿皮膚,身體否腫,故云形不可與衣相保也。凡此之類,皆四支脈數急而内鼓動於肺中也。肺動者,謂氣急而咳也。言如是者,皆水氣格拒於腹膜之内,浮腫施張於身形之外,欲窮標本,其可得乎?四極言四末,則四支也。《左傳》曰:風淫末疾。《靈樞經》曰:陽受氣於四末。(新校正云:詳形施於外,施字疑誤。)

② (新校正云:按《太素》莝作莖。)

③ 平治權衡,謂察脈浮沉也。脈浮爲在表,脈沉爲在裏,在裏者泄之,在外者汗之,故下次云開鬼門潔净府。去宛陳莝,謂去積久之水物,猶如草莝之不可久留於身中也。全本作草莖。微動四極,謂微動四支,令陽氣漸以宣行,故又曰温衣。經脈滿則絡脈溢,絡脈溢則繆刺之以調其絡脈,使形容如舊而不腫,故云繆刺其處以復其形也。開鬼門,是啓玄府遣氣也。五陽,是五藏之陽氣也。潔净府,謂瀉膀胱水去也。脈和,則五精之氣以時賓服於腎藏也。然五藏之陽,漸而宣布,五藏之外,氣穢復除也。如是故精髓自生,形肉自盛,藏府既和,則骨肉之氣更相保抱,大經脈氣然迺平復爾。

④ 一,謂色脈之應也。知色脈之應,則可以揆度奇恒矣。(新校正云:按全元起本請作謂。)

回，回則不轉，迺失其機①，至數之要，迫近以微②，著之玉版，命曰合玉機③。容色見上下左右，各在其要④。其色見淺者，湯液主治，十日已⑤。其見深者，必齊主治，二十一日已⑥。其見大深者，醪酒主治，百日已⑦。色夭面脫，不治⑧，百日盡已⑨。脈短氣絶死⑩，病温虛甚死⑪。色見上下左右，各在其要。上爲逆，下爲從⑫。女子右爲逆，左爲從；男子左爲逆，右爲從⑬。易，重陽死，重陰死⑭。

① 血氣者，神氣也。《八正神明論》曰：血氣者，人之神，不可不謹養也。夫血氣應順四時，遞遷囚王，循環五氣，無相奪倫，是則神轉不回也。回，謂却行也。然血氣隨王，不合却行，却行則反常，反常則回而不轉也。回而不轉，迺失生生氣之機矣。何以明之？夫木衰則火王，火衰則土王，土衰則金王，金衰則水王，水衰則木王，終而復始循環，此之謂神轉不回也。若木衰水王，水衰金王，金衰土王，土衰火王，火衰木王，此之謂回而不轉也。然反天常軌，生之何有耶！
② 言五色五脈變化之要道，迫近於天常而又微妙。
③ 《玉機》，篇名也。言以此回轉之要旨，著之玉版，合同於《玉機論》文也。（新校正云：詳道之至數至此，與《玉機真藏論》文相重，注頗不同。）
④ 容色者，他氣也。如肝木部内，見赤黄白黑色，皆謂他氣也。餘藏率如此例。所見皆在明堂上下左右要察候處，故云各在其要。（新校正云：按全元起本容作客。視色之法，具《甲乙經》中。）
⑤ 色淺則病輕，故十日迺已。
⑥ 色深則病甚，故必終齊迺已。
⑦ 病深甚，故日多。
⑧ 色見大深，兼之夭惡，面肉又脫，不可治也。
⑨ 色不夭，面不脫，治之百日盡，可已。（新校正云：詳色夭面脫雖不治，然期當百日迺已盡也。）
⑩ 脈短已虛，加之漸絶，真氣將竭，故必死。
⑪ 甚虛而病温，温氣内涸其精血故死。
⑫ 色見於下者，病生之氣也，故從。色見於上者，傷神之兆也，故逆。
⑬ 左爲陽，故男子右爲從而左爲逆；右爲陰，故女子右爲逆而左爲從。
⑭ 女子色見於左，男子色見於右，是變易也。男子色見於左，是曰重陽，女子色見於右，是曰重陰，氣極則反，故皆死也。

陰陽反他①，治在權衡相奪，奇恒事也，揆度事也②。搏脈痹躄，寒熱之交③。脈孤爲消氣，虛泄爲奪血④。孤爲逆，虛爲從⑤。行奇恒之法，以太陰始⑥。行所不勝曰逆，逆則死⑦；行所勝曰從，從則活⑧。八風四時之勝，終而復始⑨，逆行一過，不復可數，論要畢矣⑩。

診要經終論篇第十六

新校正云：按全元起本在第二卷。

黄帝問曰：診要何如？岐伯對曰：正月二月，天氣始方，地氣始發，人氣在肝⑪。三月四月，天氣正方，地氣定

---

① （新校正云：按《陰陽應象大論》云：陰陽反作。）
② 權衡相奪，謂陰陽二氣不得高下之宜，是奇於恒常之事，當揆度其氣，隨宜而處療之。
③ 脈擊搏於手而病痛痹及攣躄者，皆寒熱之氣交合所爲，非邪氣虛實之所生也。
④ 夫脈有表無裏，有裏無表，皆曰孤亡之氣也。若有表有裏而氣不足者，皆曰虛衰之氣也。
⑤ 孤無所依，故曰逆，虛衰可復，故曰從。
⑥ 凡揆度奇恒之法，先以氣口太陰之脈，定四時之正氣，然後度量奇恒之氣也。
⑦ 木見金脈，金見火脈，火見水脈，水見土脈，土見木脈，如是皆行所不勝也，故曰逆。賊勝不已，故逆則死焉。
⑧ 木見水火土脈，火見金土木脈，土見金水火脈，金見土木水脈，水見金火木脈，如是者皆可勝之脈，故曰從。從則無所克殺傷敗，故從則活也。
⑨ 以不越於五行，故雖相勝，猶循環終而復始也。
⑩ 過，謂遍也。然逆行一過，遍於五氣者，不復可數爲平和矣。
⑪ 方，正也，言天地氣正，發生其萬物也。木治東方，王七十二日，猶當三月節後一十二日，是木之用事。以月而取，則正月二月，人氣在肝。

發，人氣在脾①。五月六月，天氣盛，地氣高，人氣在頭②。七月八月，陰氣始殺，人氣在肺③。九月十月，陰氣始冰，地氣始閉，人氣在心④。十一月十二月，冰復，地氣合，人氣在腎⑤。故春刺散俞，及與分理，血出而止⑥。甚者傳氣，閒者環也⑦。夏刺絡俞，見血而止，盡氣閉環，痛病必下⑧。秋刺皮膚，循理，上下同法，神變而止⑨。冬刺俞竅於分理，甚者直下，閒者散下⑩。春夏秋冬，各有所刺，法其所在。春刺夏分，脈亂氣微，入淫骨髓，病不能愈，令人

---

① 天氣正方，以陽氣明盛，地氣定發，爲萬物華而欲實也。然季終土寄而王，土又生於丙，故人氣在脾。

② 天陽赫盛，地焰高昇，故言天氣盛，地氣高。火性炎上，故人氣在頭也。

③ 七月三陰爻〔守〕生，八月陰始肅殺，故云陰氣始殺也。然陰氣肅殺，類合於金，肺氣象金，故人氣在肺也。

④ 陰氣始凝，地氣始閉，隨陽而入，故人氣在心。

⑤ 陽氣深復，故在腎也。夫氣之變也，故發生於木，長茂於土，盛高而上，肅殺於金，避寒於火，伏藏於水，斯皆隨順陰陽氣之昇沉也。《五藏生成篇》曰：五藏之象，可以類推。此之謂氣類也。

⑥ 散俞，謂間穴。分理，謂肌肉分理。（新校正云：按《四時刺逆從論》云：春氣在經脈。此散俞即經脈之俞也。又《水熱穴論》云：春取絡脈分肉。）

⑦ 辨疾氣之間甚也。傳，謂相傳。環，謂循環也。相傳則傳所不勝，循環則周回於五氣也。（新校正云：按《太素》環作環已。）

⑧ 盡氣，謂出血而盡針下取所病脈盛邪之氣也。邪氣盡已，穴俞閉密，則經脈循環，而痛病之氣必下去矣。以陽氣大盛，故爲是法刺之。（新校正云：按《四時刺逆從論》云：夏氣在孫絡。此絡俞即孫絡之俞也。又《水熱穴論》云：夏取盛經分腠。）

⑨ 循理，謂循肌肉之分理也。上，謂手脈。下，謂足脈。神變，謂脈氣變易，與未刺時異也。脈者神之用，故爾言之。（新校正云：按《四時刺逆從論》云：秋氣在皮膚。義與此合。又《水熱穴論》云：取俞以瀉陰邪，取合以虛陽邪。皇甫士安云：是始秋之治變。）

⑩ 直下，謂直爾下之。散下，謂散布下之。（新校正云：按《四時刺逆從論》云：冬氣在骨髓。此俞竅即骨髓之俞竅也。又《水熱穴論》云：冬取井滎。皇甫士安云：是末冬之治變也。）

不嗜食，又且少氣①。春刺秋分，筋攣，逆氣環爲欬嗽，病不愈，令人時驚，又且哭②。春刺冬分，邪氣著藏，令人脹，病不愈，又且欲言語③。夏刺春分，病不愈，令人解墮④。夏刺秋分，病不愈，令人心中欲無言，惕惕如人將捕之⑤。夏刺冬分，病不愈，令人少氣，時欲怒⑥。秋刺春分，病不已，令人惕然欲有所爲，起而忘之⑦。秋刺夏分，病不已，令人益嗜臥，又且善夢⑧。秋刺冬分，病不已，令人灑灑時寒⑨。冬刺春分，病不已，令人欲臥不能眠，眠而有見⑩。冬刺夏分，病不愈，氣上，發爲諸痹⑪。冬刺秋

---

① 心主脈，故脈亂氣微。水受氣於夏，腎主骨，故入淫於骨髓也。心火微則胃土不足，故不嗜食而少氣也。（新校正云：按《四時刺逆從論》云：春刺絡脈，血氣外溢，令人少氣。）

② 木受氣於秋，肝主筋，故刺秋分則筋攣也。若氣逆環周，則爲欬嗽。肝主驚故時驚。肺主氣，故氣逆又且哭也。（新校正云：按《四時刺逆從論》云：春刺肌肉，血氣環逆，令人上氣也。）

③ 冬主陽氣伏藏，故邪氣著藏。腎實則脹，故刺冬分，則令人脹也。火受氣於冬，心主言，故欲言語也。（新校正云：按《四時刺逆從論》云：春刺筋骨，血氣内著，令人腹脹。）

④ 肝養筋，肝氣不足，故筋力解墮。（新校正云：按《四時刺逆從論》云：夏刺經脈，血氣廼竭，令人解墮。）

⑤ 肝木爲語，傷秋分則肝木虚，故恐如人將捕之。肝不足，故欲無言而復恐也。（新校正云：按《四時刺逆從論》云：夏刺肌肉，血氣内却，令人善恐。《甲乙經》欲〔守〕作悶。）

⑥ 夏傷於腎，肝肺勃之，志内不足，故令人少氣時欲怒也。（新校正云：按《四時刺逆從論》云：夏刺筋骨，血氣上逆，令人善怒。）

⑦ 肝虚故也。刺不當也。（新校正云：按《四時刺逆從論》云：秋刺經脈，血氣上逆，令人善忘。）

⑧ 心氣少則脾氣孤，故令嗜臥。心主夢，神爲之，故令善夢。（新校正云：按《四時刺逆從論》云：秋刺絡脈，氣不外行，令人臥，不欲〔守〕動。）

⑨ 陰氣上干，故時寒也。灑灑，寒貌。（新校正云：按《四時刺逆從論》云：秋刺筋骨，血氣内散〔守〕，令人寒慄。）

⑩ 肝氣少，故令欲臥不能眠。肝主目，故眠而如見有物之形狀也。（新校正云：按《四時刺逆從論》云：冬刺經脈，血氣皆脱，令人目不明。）

⑪ 泄脈氣故也。（新校正云：按《四時刺逆從論》云：冬刺絡脈，血氣外泄，留爲大痹。）

分,病不已,令人善渴①。凡刺胸腹者,必避五藏②。中心者環死③,中脾者五日死④,中腎者七日死⑤,中肺者五日死⑥,中膈者,皆爲傷中,其病雖愈,不過一歲必死⑦。刺避五藏者,知逆從也。所謂從者,膈與脾腎之處,不知者反之⑧。刺胸腹者,必以布憿著之,迺從單布上刺⑨,刺之不愈復刺⑩。刺針必肅⑪,刺腫搖針⑫,經刺勿搖⑬,此刺之道也。

帝曰:願聞十二經脈之終奈何⑭? 岐伯曰:太陽之

---

① 肺氣不足,故發渴。(新校正云:按《四時刺逆從論》云:冬刺肌肉,陽氣竭絕,令人善渴。)

② 心肺在膈上,腎肝在膈下,脾象土而居中,故刺胸腹必避之。五藏者,所以藏精神魂魄意志,損之則五神去,神去則死至,故不可不慎也。

③ 氣行如環之一周則死也。正謂周十二辰也。(新校正云:按《刺禁論》云:一日死,其動爲噫。《四時刺逆從論》同。此經闕刺中肝死日,《刺禁論》云:中肝五日死,其動爲語。《四時刺逆從論》同也。)

④ 土數五也。(新校正云:按《刺禁論》云:中脾十日死,其動爲吞。《四時刺逆從論》同。)

⑤ 水成數六,水數畢當至七日而死。一云十日死,字之誤也。(新校正云:按《刺禁論》云:中腎六日死,其動爲嚏。《四時刺逆從論》云:中腎六日死,其動爲嚏欠。)

⑥ 金生數四,金數畢當至五日而死。一云三日死,亦字誤也。(新校正云:按《刺禁論》云:中肺三日死,其動爲咳。《四時刺逆從論》同。王注《四時刺逆從論》云:此三論皆岐伯之言而不同者,傳之誤也。)

⑦ 五藏之氣,同主一年,膈傷則五藏之氣,互相克伐,故不過一歲必死。

⑧ 腎著於脊,脾藏居中,膈連於脅際,知者爲順,不知者反傷其藏。

⑨ 形定,則不誤中於五藏也。(新校正云:按別本憿一作幒,又作撒。)

⑩ 要以氣至爲效也。《針經》曰:刺之氣不至,無問其數;刺之氣至,去之勿復針。此之謂也。

⑪ 肅,謂靜肅,所以候氣之存亡。

⑫ 以出大膿血故。

⑬ 經氣不欲泄故。

⑭ 終,謂盡也。

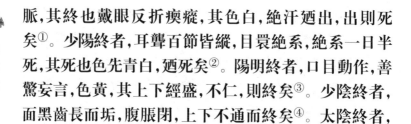

脈，其終也戴眼反折瘛瘲，其色白，絕汗迺出，出則死矣①。少陽終者，耳聾百節皆縱，目𥇦絕系，絕系一日半死，其死也色先青白，迺死矣②。陽明終者，口目動作，善驚妄言，色黃，其上下經盛，不仁，則終矣③。少陰終者，面黑齒長而垢，腹脹閉，上下不通而終矣④。太陰終者，

① 戴眼，謂睛不轉而仰視也。然足太陽脈，起於目內眥，上額交巔上，從巔入絡腦，還出別下項，循肩髆內俠脊抵腰中；其支別者，下循足至小指外側。手太陽脈，起於手小指之端，循臂上肩入缺盆；其支別者，上頰至目內眥，抵足太陽。（新校正云：按《甲乙經》作斜絡於顴）；又其支別者，從缺盆循頸上頰，至目外眥（新校正云：按《甲乙經》外作兌）。故戴眼反折瘛瘲色白絕汗迺出也。絕汗，謂汗暴出如珠而不流，旋復乾也。太陽極則汗出，故出則死。

② 足少陽脈，起於目銳眥，上抵頭角，下耳後；其支別者，從耳後入耳中，出走耳前。手少陽脈，其支別者，從耳後亦入耳中，出走耳前。故終則耳聾目𥇦絕系也。少陽主骨，故氣終則百節縱緩。色青白者，金木相薄也，故見死矣。𥇦，謂直視如驚貌。

③ 足陽明脈，起於鼻，交頞中，下循鼻外入上齒縫中，還出俠口環唇，下交承漿，却循頤後下廉，出大迎，循頰車，上耳前，過客主人，循髮際至額顱；其支別者，從大迎前下人迎，循喉嚨入缺盆下膈。手陽明脈，起於手，循臂至肩，上出於柱骨之會上，下入缺盆絡肺；其支別者，從缺盆上頸貫頰，入下齒中，還出挾口交人中，左之右，右之左，上俠鼻孔，抵足陽明（新校正云：按《甲乙經》孔作孔，無抵足陽明四字）。故終則口目動作也。口目動作，謂目睒睒而鼓頷也。胃病則惡人與火，聞木音則惕然而驚，又妄言罵詈而不避親疏，故善驚妄言也。黃者，土色也。上，謂手脈也；下，謂足脈也。經盛，謂面目頸頷足跗腕脛皆躁盛而動也。不仁，謂不知善惡。如是者，皆氣竭之徵也，故終矣。

④ 手少陰氣絕則血不流，足少陰氣絕則骨不柔，骨硬則齗上宣，故齒長而積垢污。血壞則皮色死，故面色如漆而不赤也。足少陰脈，從腎上貫肝膈入肺中。手少陰脈，起於心中，出屬心系，下膈絡小腹。故其終則腹脹閉，上下不通也。（新校正云：詳王注云骨不柔骨硬，按《難經》及《甲乙經》云：骨不濡則肉弗能著。當作骨不濡。手少陰脈絡小腹，《甲乙經》作絡小腸。）

腹脹閉不得息，善噫善嘔①，嘔則逆，逆則面赤②，不逆則上下不通，不通則面黑皮毛焦而終矣③。厥陰終者，中熱嗌乾，善溺心煩，甚則舌卷卵上縮而終矣④。此十二經之所敗也⑤。

異法方宜論：蹻巨嬌切　砭普廉切　緻直利切

移精變氣論：荄古哀切,草根也　標必堯切

湯液醪醴論：音勞　莝音剉,斬也　滌音迪　穢音畏

玉版論：度徒各切　躄必益切

診要經終論：憿古堯切　瘲音縱　睘音瓊　瞑音閔　跗音夫

----

　　①　足太陰脈行從股內前廉入腹，屬脾絡胃，上膈。手太陰脈，起於中焦，下絡大腸，還循胃口上膈屬肺。故終則如是也。《靈樞經》曰：足太陰之脈動，則病食則嘔，腹脹善噫也。

　　②　嘔則氣逆，故面赤。（新校正云：按《靈樞經》作善噫，噫則嘔，嘔則逆。）

　　③　嘔則上通，故但面赤。不嘔則下已閉，上復不通，心氣外燔，故皮毛焦而終矣。何者？足太陰脈支別者，復從胃別上膈注心中。由是則皮毛焦，廼心氣外燔而生也。

　　④　足厥陰絡，循脛上睪結於莖。其正經入毛中，下過陰器，上抵小腹，俠胃，上循喉嚨之後入頏顙。手厥陰脈，起於胸中，出屬心包。故終則中熱嗌乾善溺心煩矣。《靈樞經》曰：肝者，筋之合也。筋者，聚於陰器而脈絡於舌本。故甚則舌卷卵上縮也。又以厥陰之脈過陰器故爾。（新校正云：按《甲乙經》睪作睪，過作環。）

　　⑤　手三陰三陽，足三陰三陽，則十二經也。敗，謂氣終盡而敗壞也。（新校正云：詳十二經又出《靈樞經》，與《素問》重。）

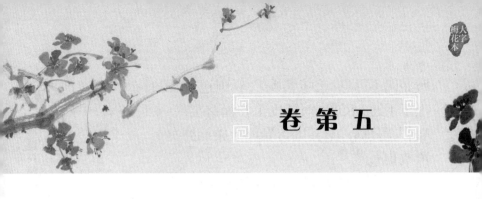

卷第五

脈要精微論篇第十七

新校正云：按全元起本在第六卷。

黃帝問曰：診法何如？岐伯對曰：診法常以平旦，陰氣未動，陽氣未散，飲食未進，經脈未盛，絡脈調勻，氣血未亂，故迺可診有過之脈①。切脈動靜而視精明，察五色，觀五藏有餘不足，六府強弱，形之盛衰，以此參伍，決死生之分②。夫脈者，血之府也③，長則氣治，短則氣病，數則煩心，大則病進④，上盛則氣高⑤，下盛則氣脹，代則

---

① 動，謂動而降卑。散，謂散布而出也。過，謂異於常候也。（新校正云：按《脈經》及《千金方》有過之脈作過此非也。王注陰氣未動動而降卑，按《金匱真言論》云：平旦至日中，天之陽，陽中之陽也。則平旦爲一日之中純陽之時，陰氣未動耳，何有降卑之義?!）

② 切，謂以指切近於脈也。精明，穴名也，在明堂左右兩目內眥也，以近於目，故曰精明。言以形氣盛衰，脈之多少，視精明之間氣色，觀藏府不足有餘，參其類伍，以決死生之分。

③ 府，聚也，言血之多少皆聚見於經脈之中也。故《刺志論》曰：脈實血實，脈虛血虛，此其常也，反此者病。由是故也。

④ 夫脈長爲氣和故治，短爲不足故病，數急爲熱故煩心，大爲邪盛故病進也。長脈者往來長，短脈者往來短，數脈者往來急速，大脈者往來滿大也。

⑤ （新校正云：按全元起本高作鬲。）

氣衰，細則氣少①，澀則心痛②，渾渾革至如涌泉，病進而色弊，綿綿其去如弦絕，死③。夫精明五色者，氣之華也④，赤欲如白裹朱，不欲如赭；白欲如鵝羽，不欲如鹽⑤；青欲如蒼璧之澤，不欲如藍；黃欲如羅裹雄黃，不欲如黃土；黑欲如重漆色，不欲如地蒼⑥。五色精微象見矣，其壽不久也⑦。夫精明者，所以視萬物，別白黑，審短長。以長爲短，以白爲黑，如是則精衰矣⑧。五藏者，中之守也⑨，中盛藏滿，氣勝傷恐者，聲如從室中言，是中氣之濕也⑩。言而微，終日迺復言者，此奪氣也⑪。衣被不斂，言語善惡，不避親疏者，此神明之亂也。倉廩不藏者，是門

---

① （新校正云：按《太素》細作滑。）

② 上，謂寸口。下，謂尺中。盛，謂盛滿。代脈者，動而中止，不能自還。細脈者，動如莠蓬。澀脈者，往來時不利而蹇澀也。

③ 渾渾，言脈氣濁亂也。革至者，謂脈來弦而大，實而長也。如涌泉者，言脈汩汩，但出而不返也。綿綿，言微微似有，而不甚應手也。如弦絕者，言脈卒斷，如弦之絕去也。若病候日進而色弊惡，如此之脈，皆必死也。（新校正云：按《甲乙經》及《脈經》作渾渾革革，至如涌泉，病進而危〔原作“色”，據《脈經》卷一第十三改〕，弊弊綽綽，其去如弦絕者死。）

④ 五氣之精華者，上見爲五色，變化於精明之間也。《六節藏象論》曰：天食人以五氣。五氣入鼻，藏於心肺，上使五色修明。此則明察五色也。

⑤ （新校正云：按《甲乙經》作白欲如白璧之澤，不欲如堊。《太素》兩出之。）

⑥ （新校正云：按《甲乙經》作炭色。）

⑦ 赭色鹽色藍色黃土色地蒼色見者，皆精微之敗象，故其壽不久。

⑧ 誡其誤也。夫如是者，皆精明衰迺誤也。

⑨ 身形之中，五神安守之所也。此則明觀五藏也。（新校正云：按《甲乙經》及《太素》〔守〕作府。）

⑩ 中，謂腹中。盛，謂氣盛。藏，謂肺藏。氣勝，謂勝於呼吸而喘息變易也。夫腹中氣盛，肺藏充滿，氣勝息變，善傷於恐，言聲不發，如在室中者，皆腹中有濕氣迺爾也。

⑪ 若言音微細，聲斷不續，其奪其氣迺如是也。

户不要也^①。水泉不止者，是膀胱不藏也^②。穀得守者生，失守者死^③。夫五藏者，身之强也^④，頭者精明之府，頭傾視深，精神將奪矣。背者胸中之府，背曲肩隨，府將壞矣。腰者腎之府，轉搖不能，腎將憊矣。膝者筋之府，屈伸不能，行則僂附^⑤，筋將憊矣。骨者髓之府，不能久立，行則振掉，骨將憊矣^⑥。得强則生，失强則死^⑦。岐伯曰^⑧：反四時者，有餘爲精，不足爲消。應太過，不足爲精；應不足，有餘爲消。陰陽不相應，病名曰關格^⑨。

帝曰：脈其四時動奈何？知病之所在奈何？知病之所變奈何？知病乍在内奈何？知病乍在外奈何？請問此五者，可得聞乎^⑩？岐伯曰^⑪：請言其與天運轉大也^⑫。萬物之外，六合之内，天地之變，陰陽之應，彼春之暖，爲夏

---

① 倉廩，謂脾胃。門户，謂魄門。《靈蘭秘典論》曰：脾胃者，倉廩之官也。《五藏別論》曰：魄門亦爲五藏使，水穀不得久藏也。魄門，則肛門也。要，謂禁要。

② 水泉，謂前陰之流注也。

③ 夫如是倉廩不藏，氣勝傷恐，衣被不斂，水泉不止者，皆神氣得居而守則生，失其所守則死也。夫何以知神氣之不守耶？衣被不斂，言語善惡，不避親疏，則亂之證也，亂甚則不守於藏也。

④ 藏安則神守，神守則身强，故曰身之强也。

⑤ （新校正云：按別本附一作俯，《太素》作跗。）

⑥ 皆以所居所由而爲之府也。

⑦ 强謂中氣强固以鎮守也。

⑧ （新校正云：詳此岐伯曰前無問。）

⑨ 廣陳其脈應也。夫反四時者，諸不足皆爲血氣消損，諸有餘皆爲邪氣勝精也。陰陽之氣不相應合，不得相營，故曰關格也。

⑩ 言欲順四時及陰陽相應之狀候也。

⑪ （新校正云：詳此對與問不甚相應。脈四時動，病之所在，病之所變，按文頗對。病在内在外之説，後文殊不相當。）

⑫ 指可見陰陽之運轉，以明陰陽之不可見也。

之暑,彼秋之忿,爲冬之怒,四變之動,脈與之上下①,以春應中規②,夏應中矩③,秋應中衡④,冬應中權⑤。是故冬至四十五日,陽氣微上,陰氣微下;夏至四十五日,陰氣微上,陽氣微下。陰陽有時,與脈爲期,期而相失,知脈所分,分之有期,故知死時⑥。微妙在脈,不可不察,察之有紀,從陰陽始⑦,始之有經,從五行生,生之有度,四時爲宜⑧,補瀉勿失,與天地如一⑨,得一之情,以知死生⑩。是故聲合五音,色合五行,脈合陰陽⑪。是知陰盛則夢涉大水恐懼⑫,陽盛則夢大火燔灼⑬,陰陽俱盛則夢相殺毀

---

① 六合,謂四方上下也。春暖爲夏暑,言陽生而至盛;秋忿而冬怒,言陰少而之壯也。忿一爲急,言秋氣勁急也。(新校正云:按全元起注本暖作緩。)

② 春脈奭弱,輕虛而滑,如規之象,中外皆然,故以春應中規。

③ 夏脈洪大,兼之滑數,如矩之象,可正平之,故以夏應中矩。

④ 秋脈浮毛,輕澀而散,如秤衡之象,高下必平,故以秋應中衡。

⑤ 冬脈如石,兼沉而滑,如秤權之象,下遠於衡,故以冬應中權也。以秋中衡冬中權者,言脈之高下異處如此爾。此則隨陰陽之氣,故有斯四應不同也。

⑥ 察陰陽昇降之準,則知經脈遞遷之象;審氣候遞遷之失,則知氣血分合之期。分期不差,故知人死之時節。

⑦ 推陰陽昇降,精微妙用,皆在經脈之氣候,是以不可不察,故始以陰陽爲察候之綱紀。

⑧ 言始所以知有經脈之察候司應者,何哉? 蓋從五行衰王而爲準度也。徵求太過不及之形診,皆以應四時者爲生氣所宜也。(新校正云:按《太素》宜作數。)

⑨ 有餘者瀉之,不足者補之,是則應天地之常道也。然天地之道,損有餘而補不足,是法天地之道也。瀉補之宜,工切審之,其治氣亦然。

⑩ 曉天地之道,補瀉不差,既得一情,亦可知生死之準的。

⑪ 聲表宮商角徵羽,故合五音。色見青黃赤白黑,故合五行。脈彰寒暑之休王,故合陰陽之氣也。

⑫ 陰爲水,故夢涉水而恐懼也。《陰陽應象大論》曰:水爲陰。

⑬ 陽爲火,故夢大火而燔灼也。《陰陽應象大論》曰:火爲陽。

傷①；上盛則夢飛，下盛則夢墮②；甚飽則夢予③，甚飢則夢取④；肝氣盛則夢怒⑤，肺氣盛則夢哭⑥；短蟲多則夢聚衆⑦，長蟲多則夢相擊毀傷⑧。是故持脈有道，虛靜爲保⑨。春日浮，如魚之游在波⑩；夏日在膚，泛泛乎萬物有餘⑪；秋日下膚，蟄蟲將去⑫；冬日在骨，蟄蟲周密，君子居室⑬。故曰：知內者按而紀之⑭，知外者終而始之⑮。此六者，持脈之大法⑯。心脈搏堅而長，當病舌卷不能言⑰；其耎而散者，當消環自已⑱。肺脈搏堅而長，當病唾血⑲；其

① 亦類交争之氣象也。

② 氣上則夢上，故飛。氣下則夢下，故墮。

③ 內有餘故。

④ 內不足故。

⑤ 肝在志爲怒。

⑥ 肺聲哀故爲哭。（新校正云：詳是知陰盛則夢涉大水恐懼至此，廼《靈樞》之文，誤置於斯，仍少心脾腎氣盛所夢，今具《甲乙經》中。）

⑦ 身中短蟲多，則夢聚衆。

⑧ 長蟲動則內不安，內不安則神躁擾，故夢是矣。（新校正云：詳此二句亦不當出此，應他經脫簡文也。）

⑨ 前明脈應，此舉持脈所由也。然持脈之道，必虛其心，靜其志，廼保定盈虛而不失。（新校正云：按《甲乙經》保作寶。）

⑩ 雖出，猶未全浮。

⑪ 泛泛，平貌。陽氣大盛，脈氣亦象萬物之有餘，易取而洪大也。

⑫ 隨陽氣之漸降，故曰下膚。何以明陽氣之漸降？蟄蟲將欲藏去也。

⑬ 在骨，言脈深沉也。蟄蟲周密，言陽氣伏藏。君子居室，此人事也。

⑭ 知內者，謂知脈氣也，故按而爲之綱紀。

⑮ 知外者，謂知色象，故以五色終而復始。

⑯ 見是六者，然後可以知脈之遷變也。（新校正云：詳此前，對帝問脈其四時動奈何之事。）

⑰ 搏，謂搏擊於手也。諸脈搏堅而長者，皆爲勞心而藏脈氣虛極也。心手少陰脈，從心系上俠咽喉。故令舌卷短而不能言也。

⑱ 諸脈耎散，皆爲氣實血虛也。消，謂消散。壞，謂環周。言其經氣，如環之周，當其火王，自消散也。（新校正云：按《甲乙經》環作渴。）

⑲ 肺虛極則絡逆，絡逆則血泄，故唾出也。

奕而散者，當病灌汗，至令不復散發也①。肝脈搏堅而長，色不青，當病墜若搏，因血在脅下，令人喘逆②；其奕而散色澤者，當病溢飲，溢飲者渴暴多飲，而易入肌皮腸胃之外也③。胃脈搏堅而長，其色赤，當病折髀④；其奕而散者，當病食痹⑤。脾脈搏堅而長，其色黃，當病少氣⑥；其奕而散色不澤者，當病足胻腫，若水狀也⑦。腎脈搏堅而長，其色黃而赤者，當病折腰⑧；其奕而散者，當病少血，至令不復也⑨。帝曰⑩：診得心脈而急，此爲何病？病形何如？岐伯曰：病名心疝，少腹當有形也⑪。帝曰：何以言之？岐伯曰：心爲牡藏，小腸爲之使，故曰少腹當有

① 汗泄玄府，津液奔湊，寒水灌洗，皮密汗藏，因灌汗藏，故言灌汗至令不復散發也。灌，謂灌洗，盛暑多爲此也。（新校正云：詳下文諸藏各言色，而心肺二藏不言色者，疑闕文也。）

② 諸脈見本經之氣而色不應者，皆非病從内生，是外病來勝也。夫肝藏之脈，端直以長，故言曰色不青，當病墜若搏。肝主兩脅，故曰因血在脅下也。肝厥陰脈，布脅肋，循喉嚨之後；其支別者，復從肝別貫膈，上注肺。今血在脅下，則血氣上熏於肺，故令人喘逆也。

③ 面色浮澤，是爲中濕，血虛中濕，水液不消，故言當病溢飲也。以水飲滿溢，故滲溢而易入肌皮腸胃之外也。（新校正云：按《甲乙經》易作溢。）

④ 胃虛色赤，火氣救之，心象於火，故色赤也。胃陽明脈，從氣衝下髀抵伏兔。故病則髀如折也。

⑤ 痹，痛也。胃陽明脈，其支別者，從大迎前下人迎，循喉嚨入缺盆，下膈屬胃絡脾。故食則痛悶而氣不散也。（新校正云：詳謂痹爲痛，義則未通。）

⑥ 脾虛則肺無所養，肺主氣，故少氣也。

⑦ 色氣浮澤，爲水之候，色不潤澤，故言若水狀也。脾太陰脈，自上内踝前廉，上腨〔守〕内，循胻骨後，交出厥陰之前，上循股内前廉入腹。故病足胻腫也。

⑧ 色氣黃赤，是心脾干腎，腎受客傷，故腰如折也。腰爲腎府，故病發於中。

⑨ 腎主水，以生化津液，今腎氣不化，故當病少血，至令不復也。

⑩ （新校正云：詳帝曰至以其勝治之愈，全元起本在《湯液篇》。）

⑪ 心爲牡藏，其氣應陽，今脈反寒，故爲疝也。諸脈勁急者，皆爲寒。形，謂病形也。

形也①。帝曰：診得胃脈，病形何如？岐伯曰：胃脈實則
脹，虛則泄②。帝曰：病成而變何謂？岐伯曰：風成爲寒
熱③，癉成爲消中④，厥成爲巓疾⑤，久風爲飧泄⑥，脈風成
爲癘⑦，病之變化，不可勝數⑧。帝曰：諸癰腫筋攣骨痛，
此皆安生⑨？岐伯曰：此寒氣之腫，八風之變也⑩。帝曰：
治之奈何？岐伯曰：此四時之病，以其勝治之愈也⑪。

　　帝曰：有故病五藏發動，因傷脈色，各何以知其久暴
至之病乎⑫？岐伯曰：悉乎哉問也！徵其脈小色不奪者，
新病也⑬；徵其脈不奪其色奪者，此久病也⑭；徵其脈與五

---

①　少腹，小腸也。《靈蘭秘典論》曰：小腸者，受盛之官。以其受盛，故
形居於內也。

②　脈實者氣有餘，故脹滿。脈虛者氣不足，故泄利。（新校正云：詳此
前，對帝問知病之所在。）

③　《生氣通天論》曰：因於露風，迺生寒熱。故風成爲寒熱也。

④　癉，謂濕熱也。熱積於內，故變爲消中也。消中之證，善食而瘦。
（新校正云：詳王注以善食而瘦爲消中，按本經多食數溲，爲之消中。善食
而瘦，迺是食㑊之證。當云善食而溲數。）

⑤　厥，謂氣逆也。氣逆上而不已，則變爲上巓之疾也。

⑥　久風不變，但在胃中，則食不化而泄利也。以肝氣內合而乘胃，故
爲是病焉。《陰陽應象大論》曰：風氣通於肝。故內應於肝也。

⑦　經《風論》曰：風寒客於脈而不去，名曰癘風。又曰：癘者，有榮氣熱
胕，其氣不清，故使其鼻柱壞而色敗，皮膚瘍潰。然此則癩也。夫如是者，皆
脈風成結變而爲也。

⑧　（新校正云：詳此前，對帝問知病之所變奈何。）

⑨　安，何也，言何以生之。

⑩　八風，八方之風也。然癰腫者，傷東南、西南風之變也。筋攣骨痛
者，傷東風、北風之變也。《靈樞經》曰：風從東方來，名曰嬰兒風，其傷人
也，外在筋紐。風從東南來，名曰弱風，其傷人也，外在於肌。風從西南來，
名曰謀風，其傷人也，外在於肉。風從北方來，名曰大剛風，其傷人也，外在
於骨。由此四風之變而三病迺生，故下問對是也。

⑪　勝，謂勝克。如金勝木，木勝土，土勝水，水勝火，火勝金，此則相
勝也。

⑫　重以色氣，明前五藏堅長之脈，有自病故病及因傷候也。

⑬　氣乏而神猶强也。

⑭　神持而邪凌其氣也。

色俱奪者,此久病也①;徵其脈與五色俱不奪者,新病
也②。肝與腎脈並至,其色蒼赤,當病毀傷不見血,已見
血,濕若中水也③。尺內兩傍,則季脅也④,尺外以候腎,
尺裏以候腹中〔中字應下屬。守〕⑤。附上,左外以候肝,內以
候膈⑥;右外以候胃,內以候脾⑦。上附上,右外以候肺,
內以候胸中⑧;左外以候心,內以候膻中⑨。前以候前,後
以候後⑩。上竟上者,胸喉中事也;下竟下者,少腹腰股
膝脛足中事也⑪。粗大者,陰不足陽有餘,爲熱中也⑫。
來疾去徐,上實下虛,爲厥巔疾;來徐去疾,上虛下實,爲
惡風也⑬。故中惡風者,陽氣受也⑭。有脈俱沉細數者,

---

① 神與氣俱衰也。

② 神與氣俱強也。

③ 肝色蒼,心色赤,赤色見當脈洪,腎脈見當色黑,今腎脈來,反見心色,故當因傷而血不見也。若已見血,則是濕氣及水在腹中也。何者?以心腎脈色,中外之候不相應也。

④ 尺內,謂尺澤之內也。兩傍,各謂尺之外側也。季脅近腎,尺主之,故尺內兩傍則季脅也。

⑤ 尺外,謂尺之外側。尺裏,謂尺之內側也。次尺外下兩傍則季脅之分,季脅之上腎之分,季脅之內則腹之分也。

⑥ 肝主膈。膈,膈也。

⑦ 脾居中,故以內候之。胃爲市,故以外候之。

⑧ 肺葉垂外,故以外候之。胸中主氣管,故以內候之。

⑨ 心,主膈中也。膻中,則氣海也,嗌也。(新校正云:詳王氏以膻中爲嗌也,疑誤。)

⑩ 上前,謂左寸口。下前,謂胸之前膺及氣海也。上後,謂右寸口。下後,謂胸之後背及氣管也。

⑪ 上竟上,至魚際也。下竟下,謂盡尺之脈動處也。少腹,胞。氣海在膀胱腰股膝脛足中之氣動靜,皆分其近遠及連接處所名目以候之,知其善惡也。

⑫ 粗大,謂脈洪大也。脈洪爲熱,故曰熱中。

⑬ 亦脈狀也。

⑭ 以上虛,故陽氣受也。

少陰厥也①；沉細數散者，寒熱也②；浮而散者爲眴仆③。
諸浮不躁者皆在陽，則爲熱；其有躁者在手④。諸細而沉
者皆在陰，則爲骨痛；其有静者在足⑤。數動一代者，病
在陽之脈也，泄及便膿血⑥。諸過者切之，澀者陽氣有餘
也，滑者陰氣有餘也⑦。陽氣有餘爲身熱無汗，陰氣有餘
爲多汗身寒⑧，陰陽有餘則無汗而寒⑨。推而外之，内而
不外，有心腹積也⑩。推而内之，外而不内，身有熱也⑪。
推而上之，上而不下，腰足清也⑫。推而下之，下而不上，
頭項痛也⑬。按之至骨，脈氣少者，腰脊痛而身有痹也⑭。

---

① 尺中之有脈沉細數者，是腎少陰氣逆也。何者？尺脈不當見數，有
數故言厥也。俱沉細數者，言左右尺中也。
② 陽干於陰，陰氣不足，故寒熱也。《正理論》曰：數爲陽。
③ 脈浮爲虚，散爲不足，氣虚而血不足，故爲頭眩而仆倒也。
④ 言大法也。但浮不躁，則病在足陽脈之中；躁者，病在手陽脈之中
也。故又言其有躁者在手也。陽爲火氣，故爲熱。
⑤ 細沉而躁，則病生於手陰脈之中；静者，病生於足陰脈之中也。故
又曰其有静者在足也。陰主骨，故骨痛。
⑥ 代，止也。數動一代，是陽氣之生病，故言病在陽之脈。所以然者，
以泄利及膿血，脈廼爾。
⑦ 陽有餘則血少，故脈澀。陰有餘則氣多，故脈滑也。（新校正云：詳
氣多疑誤，當是血多也。）
⑧ 血少氣多，斯可知也。
⑨ 陽餘無汗，陰餘身寒，若陰陽有餘，則當無汗而寒也。
⑩ 脈附臂筋，取之不審，推筋令遠，使脈外行内而不出外者，心腹中有
積廼爾。
⑪ 脈遠臂筋，推之令近，遠而不近，是陽氣有餘，故身有熱也。
⑫ 推筋按之，尋之而上，脈上涌盛，是陽氣有餘，故腰足冷也。（新校
正云：按《甲乙經》上而不下作下而不上。）
⑬ 推筋按之，尋之而下，脈沉下掣，是陰〔守〕氣有餘，故頭項痛也。
（新校正云：按《甲乙經》下而不上作上而不下。）
⑭ 陰氣大過故爾。

平人氣象論篇第十八

新校正云：按全元起本在第一卷。

黃帝問曰：平人何如①？岐伯對曰：人一呼脈再動，一吸脈亦再動，呼吸定息脈五動，閏以太息，命曰平人。平人者，不病也②。常以不病調病人，醫不病，故爲病人平息以調之爲法。人一呼脈一動，一吸脈一動，曰少氣③。人一呼脈三動，一吸脈三動而躁，尺熱曰病溫，尺不熱脈滑曰病風，脈濇曰痹④。人一呼脈四動以上曰死，脈絕不至曰死，乍疏乍數曰死⑤。平人之常氣稟於胃，胃者平人之常氣也⑥，人無胃氣曰逆，逆者死⑦。春胃微弦

---

① 平人，謂氣候平調之人也。

② 經脈一周於身，凡長十六丈二尺。呼吸脈各再動，定息脈又一動，則五動也，計二百七十定息，氣可環周。然盡五十營，以一萬三千五百定息，則氣都行八百一十丈。如是則應天常度，脈氣無不及太過，氣象平調，故曰平人也。

③ 呼吸脈各一動，準候減平人之半，計二百七十定息，氣凡行八丈一尺，以一萬三千五百定息，氣都行四百五丈，少氣之理，從此可知。

④ 呼吸脈各三動，準過平人之半，計二百七十息，氣凡行二十四丈三尺，病生之兆，由斯著矣。夫尺者，陰分位也；寸者，陽分位也。然陰陽俱熱，是則爲溫，陽獨躁盛，則風中陽也。《脈要精微論》曰：中惡風者，陽氣受也。滑爲陽盛，故病爲風。濇爲無血，故爲痛痹也。躁，謂煩躁〔四字衍〕。（新校正云：按《甲乙經》無脈濇曰痹一句，下文亦重。）

⑤ 呼吸脈各四動，準候過平人之倍，計二百七十息，氣凡行三十二丈四尺，況其以上耶。《脈法》曰：脈四至曰脫精，五至曰死。然四至以上，亦近五至也，故死矣。然脈絕不至，天真之氣已無，乍數乍疏，胃穀之精亦嘶，故皆死之候。是以下文曰。（新校正云：按别本嘶一作敗。）

⑥ 常平之氣，胃海致之。《靈樞經》曰：胃爲水穀之海也。《正理論》曰：穀入於胃，脈道迺行。

⑦ 逆，謂反平人之候也。（新校正云：按《甲乙經》云：人常稟氣於胃，脈以胃氣爲本，無胃氣曰逆，逆者死。）

曰平①,弦多胃少曰肝病,但弦無胃曰死②,胃而有毛曰秋病③,毛甚曰今病④。藏真散於肝,肝藏筋膜之氣也⑤。夏胃微鈎曰平,鈎多胃少曰心病,但鈎無胃曰死⑥,胃而有石曰冬病⑦,石甚曰今病⑧。藏真通於心,心藏血脈之氣也⑨。長夏胃微耎弱曰平,弱多胃少曰脾病,但代無胃曰死⑩,耎弱有石曰冬病⑪,弱甚曰今病⑫。藏真濡於脾,脾藏肌肉之氣也⑬。秋胃微毛曰平,毛多胃少曰肺病,但毛無胃曰死⑭,毛而有弦曰春病⑮,弦甚曰今病⑯。藏真高於肺,以行榮衛陰陽也⑰。冬胃微石曰平,石多胃少曰腎

　　① 言微似弦,不謂微而弦也。鈎及耎弱、毛、石義並同。
　　② 謂急而益勁,如新張弓弦也。
　　③ 毛,秋脈,金氣也。
　　④ 木受金邪,故今病。
　　⑤ 象陽氣之散發,故藏真散也。《藏氣法時論》曰:肝欲散,急食辛以散之。取其順氣。
　　⑥ 謂前曲後居,如操帶鈎也。
　　⑦ 石,冬脈,水氣也。
　　⑧ 火被水侵,故今病。
　　⑨ 象陽氣之炎盛也。《藏氣法時論》曰:心欲耎,急食鹹以耎之。取其順氣。
　　⑩ 謂動而中止,不能自還也。
　　⑪ 石,冬脈,水氣也。次其勝克,石當爲弦,長夏土絕,故云石也。
　　⑫ 弱甚爲土氣不足,故今病。(新校正云:按《甲乙經》弱作石。)
　　⑬ 以含藏水穀,故藏真濡也。
　　⑭ 謂如物之浮,如風吹毛也。
　　⑮ 弦,春脈,木氣也。次其乘克,弦當爲鈎,金氣逼肝則脈弦來見,故不鈎而反弦也。
　　⑯ 木氣逆來乘金,則今病。
　　⑰ 肺處上焦,故藏真高也。《靈樞經》曰:榮氣之道,內穀爲實。穀入於胃,氣傳與肺,流溢於中,而散於外,精專者行於經隧。以其自肺宣布,故云以行榮衛陰陽也。(新校正云:按別本實一作寶。)

病,但石無胃曰死①,石而有鈎曰夏病②,鈎甚曰今病③。藏真下於腎,腎藏骨髓之氣也④。胃之大絡,名曰虛里,貫膈絡肺,出於左乳下,其動應衣,脈宗氣也⑤。盛喘數絕者,則病在中⑥;結而橫,有積矣;絕不至曰死⑦。乳之下其動應衣,宗氣泄也⑧。

欲知寸口太過與不及,寸口之脈中手短者,曰頭痛。寸口脈中手長者,曰足脛痛⑨。寸口脈中手促上擊者,曰肩背痛⑩。寸口脈沉而堅者,曰病在中。寸口脈浮而盛者,曰病在外⑪。寸口脈沉而弱,曰寒熱及疝瘕少腹痛⑫。寸口脈沉而橫,曰脅下有積,腹中有橫積痛⑬。寸口脈沉而喘,曰寒熱⑭。脈盛滑堅者,曰病在外。脈小實而堅

---

① 謂如奪索,辟辟如彈石也。

② 鈎,夏脈,火兼土氣也。次其乘克,鈎當云弱,土王長夏,不見正形,故石而有鈎,兼其土也。

③ 水受火土之邪,故今病。

④ 腎居下焦,故云藏真下也。腎化骨髓,故藏骨髓之氣也。

⑤ 宗,尊也,主也,謂十二經脈之尊主也。貫膈絡肺出於左乳下者,自膈而出於乳下,廼絡肺也。

⑥ 絕,謂暫斷絕也。中,謂腹中也。

⑦ 皆左乳下脈動狀也。

⑧ 泄謂發泄。(新校正云:按全元起本無此十一字,《甲乙經》亦無,詳上下文義,多此十一字,當去。)

⑨ 短爲陽氣不及,故病於頭。長爲陰氣太過,故病於足。

⑩ 陽盛於上,故肩背痛。

⑪ 沉堅爲陰,故病在中。浮盛爲陽,故病在外也。

⑫ 沉爲寒,弱爲熱,故曰寒熱也。又沉爲陰盛,弱爲陽餘,餘盛相薄,正當寒熱,不當爲疝瘕而少腹痛,應古之錯簡爾。(新校正云:按《甲乙經》無此十五字,況下文已有寸口脈沉而喘曰寒熱,脈急者曰疝瘕少腹痛,此文衍,當去。)

⑬ 亦陰氣内結也。

⑭ 喘爲陽吸,沉爲陰爭,爭吸相薄,故寒熱也。

者,病在内①。脈小弱以澀,謂之久病②。脈滑浮而疾者,謂之新病③。脈急者,曰疝瘕少腹痛④。脈滑曰風。脈澀曰痹⑤。緩而滑曰熱中。盛而緊曰脹⑥。脈從陰陽,病易已;脈逆陰陽,病難已⑦。脈得四時之順,曰病無他;脈反四時及不間藏,曰難已⑧。臂多青脈,曰脫血⑨。尺脈緩澀,謂之解㑊⑩。安臥脈盛,謂之脫血⑪。尺澀脈滑,謂之多汗⑫。尺寒脈細,謂之後泄⑬。脈尺粗常熱者,謂之熱中⑭。肝見庚辛死⑮,心見壬癸死⑯,脾見甲乙死⑰,肺見

---

① 盛滑爲陽,小實爲陰,陰病病在内,陽病病在外也。

② 小爲氣虛,澀爲無血,血氣虛弱,故云久遠之病也。

③ 滑浮爲陽足,脈疾爲氣全,陽足氣全,故云新淺之病也。

④ 此復前疝瘕少腹痛之脈也。言沉弱不必爲疝瘕,沉急迺與診相應。

⑤ 滑爲陽,陽受病則爲風。澀爲陰,陰受病則爲痹。

⑥ 緩,謂縱緩之狀,非動之遲緩也。陽盛於中,故脈滑緩。寒氣否滿,故脈盛緊。盛緊,盛滿也。

⑦ 脈病相應謂之從。脈病相反謂之逆。

⑧ 春得秋脈,夏得冬脈,秋得夏脈,冬得四季脈,皆謂反四時,氣不相應,故難已也。

⑨ 血少脈空,客寒因入,寒凝血汁,故脈色青也。

⑩ 尺爲陰部,腹腎主之。緩爲熱中,澀爲無血,熱而無血,故解㑊,並不可名之。然寒不寒,熱不熱,弱不弱,壯不壯,㑊〔守〕不可名,謂之解㑊也。《脈要精微論》曰:尺外以候腎,尺裏以候腹中。則腹腎主尺之義也。

⑪ 臥久傷氣,氣傷則脈診應微,今脈盛而不微,則血去而氣無所主迺爾。盛,謂數急而大鼓也。

⑫ 謂尺膚澀而尺脈滑也,膚澀者榮血内涸,脈滑爲陽氣内餘,血涸而陽氣尚餘,多汗而脈迺如是也。

⑬ 尺主下焦,診應腸腹,故膚寒脈細,泄利迺然。《脈法》曰:陰微即下。言尺氣虛少。

⑭ 謂下焦中也。

⑮ 庚辛爲金,伐肝木也。

⑯ 壬癸爲水,滅心火也。

⑰ 甲乙爲木,克脾土也。

丙丁死①,腎見戊己死②,是謂真藏見皆死③。頸脈動喘疾咳,曰水④。目裹微腫如臥蠶起之狀,曰水⑤。溺黃赤安臥者,黃疸⑥。已食如飢者,胃疸⑦。面腫曰風⑧。足脛腫曰水⑨。目黃者曰黃疸⑩。婦人手少陰⑪脈動甚者,妊子也⑫。脈有逆從四時,未有藏形,春夏而脈瘦⑬,秋冬而脈浮大,命曰逆四時也⑭。風⑮熱而脈静,泄而脱血脈實⑯,

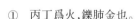

① 丙丁爲火,鑠肺金也。
② 戊己爲土,刑腎水也。
③ 此亦通明《三部九候論》中真藏脈見者勝死也。尺粗而藏見亦然。
④ 水氣上溢,則肺被熱熏,陽氣上逆,故頸脈盛鼓而咳喘也。頸脈,謂耳下及結喉傍人迎脈也。
⑤ 《評熱病論》曰:水者陰也,目下亦陰也,腹者至陰之所居,故水在腹中者,必使目下腫也。
⑥ 疸,勞也。腎勞胞熱,故溺黃赤也。《正理論》曰:謂之勞癉,以女勞得之也。(新校正云:詳王注以疸爲勞義非,若謂女勞得疸則可,若以疸爲勞非矣。)
⑦ 是則胃熱也。熱則消穀,故食已如飢也。
⑧ 加之面腫,則胃風之診也。何者?胃陽明脈,起於鼻,交頞中,下循鼻外,故爾。
⑨ 是謂下焦有水也。腎少陰脈,出於足心,上循脛過陰股,從腎上貫肝膈。故下焦有水,足脛腫也。
⑩ 陽怫於上,熱積胸中,陽氣上燔,故目黃也。《靈樞經》曰:目黃者病在胸。
⑪ (新校正云:按全元起本作足少陰。)
⑫ 手少陰脈,謂掌後銳骨中,當小指動而應手者也。《靈樞經》曰:少陰無輸,心不病乎?岐伯云:其外經病而藏不病,故獨取其經於掌後銳骨之端。此之謂也。動,謂動脈也。動脈者,大如豆,厥厥動搖也。《正理論》曰:脈陰陽相薄名曰動也。又《經脈別論》曰:陰搏〔守〕陽別,謂之有子。(新校正云:按《經脈別論》中無此文。)〔此陰陽別論文。守〕
⑬ (新校正云:按《玉機真藏論》瘦作沉濇。)
⑭ 春夏脈瘦,謂沉細也。秋冬浮大,不應時也。大法,春夏當浮大而反沉細,秋冬當沉細而反浮大,故曰不應時也。
⑮ (新校正云:按《玉機真藏論》風作病。)
⑯ (新校正云:按《玉機真藏論》作泄而脈大,脱血而脈實。)

病在中脈虛,病在外①脈澀堅者②,皆難治③,命曰反四時也④。人以水穀爲本,故人絕水穀則死,脈無胃氣亦死。所謂無胃氣者,但得眞藏脈不得胃氣也。所謂脈不得胃氣者,肝不弦腎不石也⑤。太陽脈至,洪大以長⑥;少陽脈至,乍數乍疏,乍短乍長⑦;陽明脈至,浮大而短⑧。

夫平心脈來,纍纍如連珠,如循琅玕,曰心平⑨,夏以胃氣爲本⑩。病心脈來,喘喘連屬,其中微曲,曰心病⑪。死心脈來,前曲後居,如操帶鈎,曰心死⑫。平肺脈來,厭

---

① (新校正云:按《玉機眞藏論》作脈實堅病在外。)

② (新校正云:按《玉機眞藏論》作脈不實堅者。)

③ 風熱當脈躁而反靜,泄利脫血當脈虛而反實,邪氣在內當脈實而反虛,病氣在外當脈虛滑而反堅澀,故皆難治也。

④ 皆反四時之氣,廼如是矣。(新校正云:詳命曰反四時也。此六字,應古錯簡,當去。自前未有藏形春夏至此五十三字,與後《玉機眞藏論》文相重。)

⑤ 不弦不石,皆謂不微似也。

⑥ 氣盛故能爾。(新校正云:按《扁鵲陰陽脈法》云:太陽之脈,洪大以長,其來浮於筋上,動搖九分,三月四月甲子王。呂廣云:太陽王五月六月,其氣大盛,故其脈洪大而長也。)

⑦ 以氣有暢未暢者也。(新校正云:按《扁鵲陰陽脈〔原脫〕法》云:少陽之脈,乍小乍大,乍長乍短,動搖六分,王十一月甲子夜半,正月二月甲子王。呂廣云:少陽王正月二月,其氣尚微,故其脈來進退無常。)

⑧ 穀氣滿盛故也。(新校正云:詳無三陰脈,應古文闕也。按《難經》云:太陰之至,緊大而長;少陰之至,緊細而微;厥陰之至,沉短以敦。呂廣云:陽明王三月四月,其氣始萌未盛,故其脈來浮大而短。《扁鵲陰陽脈法》云:少陰之脈緊細,動搖六分,王五月甲子日中,七月八月甲子〔上二字原脫〕王。太陰之脈,緊細以長,乘於筋上,動搖九分,九月十月甲子王。厥陰之脈,沉短以緊,動搖三分,十一月十二月甲子王。)

⑨ 言脈滿而盛,微似珠形之中手。琅玕,珠之類也。

⑩ 脈有胃氣,則纍纍而微似連珠也。

⑪ 曲,謂中手而偃曲也。(新校正云:詳越人云:啄啄連屬,其中微曲,曰腎病。與《素問》異。)

⑫ 居,不動也。操,執持也。鈎,謂革帶之鈎。

厭厭聶聶，如落榆莢，曰肺平①，秋以胃氣爲本②。病肺脈來，不上不下，如循雞羽，曰肺病③。死肺脈來，如物之浮，如風吹毛，曰肺死④。平肝脈來，耎弱招招，如揭長竿末梢，曰肝平⑤，春以胃氣爲本⑥。病肝脈來，盈實而滑，如循長竿，曰肝病⑦。死肝脈來，急益勁，如新張弓弦，曰肝死⑧。平脾脈來，和柔相離，如雞踐地，曰脾平⑨，長夏以胃氣爲本⑩。病脾脈來，實而盈數，如雞舉足，曰脾病⑪。死脾脈來，銳堅如鳥之喙⑫，如鳥之距，如屋之漏，如水之流，曰脾死⑬。平腎脈來，喘喘纍纍如鈎，按之而堅，曰腎平⑭，冬以胃氣爲本⑮。病腎脈來，如引葛，按之

平人氣象論篇第十八

① 浮薄而虛者也。（新校正云：詳越人云：厭厭聶聶，如循榆葉，曰春平脈。藹藹如車蓋，按之益大，曰秋平脈。與《素問》之説不同。張仲景云：秋脈藹藹如車蓋者，名曰陽結。春脈聶聶如吹榆莢者，名曰數。恐越人之説誤也。）
② 脈有胃氣，則微似榆莢之輕虛也。
③ 謂中央堅而兩傍虛。
④ 如物之浮瞥瞥然，如風吹毛紛紛然也。（新校正云：詳越人云：按之消索，如風吹毛，曰死。）
⑤ 如竿末梢，言長耎也。
⑥ 脈有胃氣，廼長耎如竿之末梢矣。
⑦ 長而不耎，故若循竿。
⑧ 勁謂勁強，急之甚也。
⑨ 言脈來動數相離，緩急和而調。
⑩ 胃少則脈實數。
⑪ 胃少故脈實急矣。舉足，謂如雞走之舉足也。（新校正云：詳越人以爲心病。）
⑫ （新校正云：按《千金方》作如雞之喙。）
⑬ 鳥喙鳥距，言銳堅也。水流屋漏，言其至也。水流，謂平至不鼓。屋漏，謂時動復住。
⑭ 謂如心脈而鈎，按之小堅爾。（新校正云：按越人云：其來上大下兌，濡滑如雀之喙，曰平。呂廣云：上大者足太陽，下兌者足少陰，陰陽得所，爲胃氣強，故謂之平。雀喙者，本大而末兌也。）
⑮ 胃少，則不按亦堅也。

95

益堅,曰腎病①。死腎脈來,發如奪索,辟辟如彈石,曰腎死②。

脈要精微論:荂音誘　汨古没切　瘅都賴切　眴音荀,又音舜

平人氣象論:疝音山　瘕音賈　侊音亦　儜女耕切　喙虛畏切

---

① 形如引葛,言不按且堅,明按之則尤甚也。
② 發如奪索,猶蛇之走。辟辟如彈石,言促又堅也。

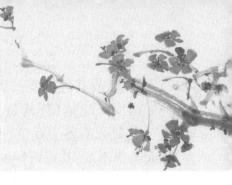

卷第六

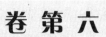

玉機真藏論篇第十九

新校正云：按全元起本在第六卷。

黄帝問曰：春脈如弦，何如而弦？岐伯對曰：春脈者肝也，東方木也，萬物之所以始生也，故其氣來，耎弱輕虛而滑，端直以長，故曰弦①，反此者病②。帝曰：何如而反？岐伯曰：其氣來實而强，此謂太過，病在外；其氣來不實而微，此謂不及，病在中③。帝曰：春脈太過與不及，其病皆何如？岐伯曰：太過則令人善忘，忽忽眩冒而巔疾；其不及則令人胸痛引背，下則兩脅胠滿④。帝曰：善。夏脈如鈎，何如而鈎？岐伯曰：夏脈者心也，南方火也，萬物之所

---

①　言端直而長，狀如弦也。（新校正云：按越人云：春脈弦者，東方木也，萬物始生，未有枝葉，故其脈來濡弱而長。《四時經》輕作寬。）

②　反爲反常平之候。

③　氣餘則病形於外，氣少則病在於中也。（新校正云：按吕廣云：實强者，陽氣盛也。少陽當微弱，今更實强，謂之太過，陽處表，故令病在外。厥陰之氣養於筋，其脈弦，今更虛微，故曰不及，陰處中，故令病在内。）

④　忽忽，不爽也。眩，謂目眩，視如轉也。冒，謂冒悶也。胠，謂腋下，脅也。忘當爲怒，字之誤也。《靈樞經》曰：肝氣實則怒。肝厥陰脈，自足而上入毛中，又上貫膈布脅肋，循喉嚨之後上入頏顙，上出額與督脈會於巔。故病如是。（新校正云：按《氣交變大論》云：木太過，甚則忽忽善怒，眩冒巔疾。則忘當作怒。）

以盛長也，故其氣來盛去衰，故曰鈎^①，反此者病。帝曰：何如而反？岐伯曰：其氣來盛去亦盛，此謂太過，病在外^②；其氣來不盛去反盛，此謂不及，病在中^③。帝曰：夏脈太過與不及，其病皆何如？岐伯曰：太過則令人身熱而膚痛，爲浸淫；其不及則令人煩心，上見咳唾，下爲氣泄^④。帝曰：善。秋脈如浮，何如而浮？岐伯曰：秋脈者肺也，西方金也，萬物之所以收成也，故其氣來，輕虛以浮，來急去散，故曰浮^⑤，反此者病。帝曰：何如而反？岐伯曰：其氣來，毛而中央堅，兩傍虛，此謂太過，病在外；其氣來，毛而微，此謂不及，病在中。帝曰：秋脈太過與不及，其病皆何如？岐伯曰：太過則令人逆氣而背痛，慍慍然；其不及則令人喘，呼吸少氣而咳，上氣見血，下聞病音^⑥。帝曰：善。冬脈如營，何如而營^⑦？岐伯曰：冬脈者腎也，北方水也，萬物之所以合藏也，故其氣來沉以搏，故

① 言其脈來盛去衰，如鈎之曲也。（新校正云：按越人云：夏脈鈎者，南方火也，萬物之所盛，垂枝布葉，皆下曲如鈎，故其脈來疾去遲。吕廣云：陽盛故來疾，陰虛故去遲，脈從下上至寸口疾，還尺中遲也。）

② 其脈來盛去盛，是陽之盛也。心氣有餘，是爲太過。

③ （新校正云：詳越人於肝心肺腎四藏脈，俱以強實爲太過，虛微爲不及，與《素問》不同。）

④ 心少陰脈，起於心中，出屬心系，下膈絡小腸，又從心系却上肺。故心太過則身熱膚痛而浸淫流布於形分，不及則心煩上見咳唾下爲氣泄。

⑤ 脈來輕虛，故名浮也。來急，以陽未沉下。去散，以陰氣上昇也。（新校正云：按越人云：秋脈毛者，西方金也，萬物之所終，草木華葉，皆秋而落，其枝獨在，若毫毛也，故其脈來，輕虛以浮，故曰毛。）

⑥ 肺太陰脈，起於中焦，下絡大腸，還循胃口上膈屬肺，從肺系橫出腋下。復藏氣爲咳，主喘息，故氣盛則肩背痛氣逆，不及則喘息變易，呼吸少氣而咳，上氣見血也。下聞病音，謂喘息則肺中有聲也。

⑦ 脈沉而深，如營動也。（新校正云：詳深一作濡，又作搏。按《本經》下文云其氣來沉以搏，則深字當爲搏。又按《甲乙經》搏字爲濡，當從《甲乙經》爲濡。何以言之？脈沉而濡，濡古軟字，廼冬脈之平調脈。若沉而搏擊於手，則冬脈之太過脈也。故言當從《甲乙經》濡字。）

曰營①,反此者病。帝曰:何如而反? 岐伯曰:其氣來如彈石者,此謂太過,病在外;其去如數者,此謂不及,病在中。帝曰:冬脈太過與不及,其病皆何如? 岐伯曰:太過則令人解㑊②,脊脈痛而少氣不欲言;其不及則令人心懸如病飢,䏚中清,脊中痛,少腹滿,小便變③。帝曰:善。

帝曰:四時之序,逆從之變異也④,然脾脈獨何主⑤? 岐伯曰:脾脈者土也,孤藏以灌四傍者也⑥。帝曰:然則脾善惡,可得見之乎? 岐伯曰:善者不可得見,惡者可見⑦。帝曰:惡者何如可見? 岐伯曰:其來如水之流者,此謂太過,病在外;如鳥之喙者,此謂不及,病在中⑧。帝曰:夫子言脾為孤藏,中央土以灌四傍,其太過與不及,其病皆何如? 岐伯曰:太過則令人四支不舉⑨;其不及,則令人九竅不通,名曰重強⑩。帝瞿然而起,再拜而稽首曰:善。吾得脈之大要,天下至數,五色脈變,揆度奇恒,

---

① 言沉而搏擊於手也。(新校正云:按《甲乙經》搏當作濡,義如前說。又越人云:冬脈石者,北方水也,萬物之所藏,盛冬之時,水凝如石,故其脈來,沉濡而滑,故曰石也。)

② (新校正云:按解㑊之義,具第五卷注。)

③ 腎少陰脈,自股内後廉貫脊屬腎絡膀胱;其直行者,從腎上貫肝膈入肺中,循喉嚨俠舌本;其支別者,從肺出絡心,注胸中。故病如是也。䏚者,季脅之下,俠脊兩傍空軟處也。腎外當䏚,故䏚中清冷也。

④ 脈春弦夏鈎秋浮冬營,為逆順之變見異狀也。

⑤ 主,謂主時月。

⑥ 納水穀,化津液,溉灌於肝心肺腎也。以不正主四時,故謂之孤藏。

⑦ 不正主時,寄王於四季,故善不可見,惡可見也。

⑧ (新校正云:按《平人氣象論》云:如鳥之喙。又別本喙作啄。)

⑨ 以主四支故病不舉。

⑩ 脾之孤藏,以灌四傍,今病則五藏不和,故九竅不通也。《八十一難經》曰:五藏不和則九竅不通。重,謂藏氣重疊。強,謂氣不和順。

道在於一①，神轉不回，回則不轉，迺失其機②，至數之要，迫近以微③，著之玉版，藏之藏府，每旦讀之，名曰《玉機》④。

五藏受氣於其所生，傳之於其所勝，氣舍於其所生，死於其所不勝。病之且死，必先傳行至其所不勝，病迺死⑤。此言氣之逆行也，故死⑥。肝受氣於心，傳之於脾，氣舍於腎，至肺而死。心受氣於脾，傳之於肺，氣舍於肝，至腎而死。脾受氣於肺，傳之於腎，氣舍於心，至肝而死。肺受氣於腎，傳之於肝，氣舍於脾，至心而死。腎受氣於肝，傳之於心，氣舍於肺，至脾而死。此皆逆死也。一日一夜五分之，此所以占死生之早暮也⑦。黃帝曰：五藏相通，移皆有次，五藏有病，則各傳其所勝⑧。不治，法三月

---

① 瞿然，忙貌也。言以太過不及而一貫之，揆度奇恒皆通也。

② 五氣循環，不愆時叙，是爲神氣流轉不回。若却行衰王，反天之常氣，是則却回而不轉，由是却回不轉，迺失生氣之機矣。

③ 得至數之要道，則應用切近以微妙也。迫，切也。

④ 著之玉版，故以爲名，言是玉版，生氣之機。（新校正云：詳至數至名曰《玉機》，與前《玉版論要》文相重，彼注頗詳。）

⑤ 受氣所生者，謂受病氣於己之所生者也。傳所勝者，謂傳於己之所克者也。氣舍所生者，謂舍於生己者也。死所不勝者，謂死於克己者之分位也。所傳不順，故必死焉。

⑥ 所爲逆者，次如下説。

⑦ 肝死於肺，位秋庚辛，餘四仿此。然朝主甲乙，晝主丙丁，四季上主戊己，晡主庚辛，夜主壬癸，由此則死生之早暮可知也。（新校正云：按《甲乙經》生作者字，云占死者之早暮，詳此經文專爲言氣之逆行也故死，即不言生之早暮，王氏改者作生，義不若《甲乙經》中《素問》本文。）

⑧ 以上文逆傳而死，故言是逆傳所勝之次也。（新校正云：詳逆傳所勝之次，逆當作順，上文既言逆傳，下文所言迺順傳之次也。）

若六月，若三日若六日，傳五藏而當死，是順傳所勝之次①。故曰：別於陽者，知病從來；別於陰者，知死生之期②。言知至其所困而死③。是故風者百病之長也④，今風寒客於人，使人毫毛畢直，皮膚閉而爲熱⑤，當是之時，可汗而發也⑥；或痹不仁腫痛⑦，當是之時，可湯熨及火灸刺而去之⑧。弗治，病入舍於肺，名曰肺痹，發咳上氣⑨。弗治，肺即傳而行之肝，病名曰肝痹，一名曰厥，脅痛出食⑩，當是之時，可按若刺耳。弗治，肝傳之脾，病名曰脾

---

① 三月者，謂一藏氣之遷移。六月者，謂至其所勝之位。三日者，三陽之數以合日也。六日者，謂兼三陰以數之爾。《熱論》曰：傷寒一日巨陽受，二日陽明受，三日少陽受，四日太陰受，五日少陰受，六日厥陰受。則其〔守〕義也。（新校正云：詳上文是順傳所勝之次七字，迺是次前注，誤在此經文之下，不惟無義，兼校之全元起本《素問》及《甲乙經》並無此七字，直去之，慮未達者致疑，今存於注。）

② 主辨三陰三陽之候，則知中風邪氣之所不勝矣。故下曰：（新校正云：詳舊此段注寫作經，合改爲注。又按《陰陽別論》云：別於陽者，知病處也；別於陰者，知死生之期。又云：別於陽者，知病忌時；別於陰者，知死生之期。義同此。）

③ 困，謂至所不勝也。上文曰死於其所不勝。

④ 言先百病而有之。（新校正云：按《生氣通天論》云：風者百病之始。）

⑤ 客，謂客止於人形也。風擊皮膚，寒勝腠理，故毫毛畢直，玄府閉密而熱生也。

⑥ 邪在皮毛，故可汗泄也。《陰陽應象大論》曰：善治者治皮毛。此之謂也。

⑦ 病生而變，故如是也。熱中血氣，則瘑痹不仁，寒氣傷形，故爲腫痛。《陰陽應象大論》云：寒傷形，熱傷氣，氣傷痛，形傷腫。

⑧ 皆謂釋散寒邪，宣揚正氣。

⑨ 邪入諸陰，則病而爲痹，故入於肺，名曰痹焉。《宣明五氣篇》曰：邪入於陽則狂，邪入於陰則痹。肺在變動爲咳，故咳。咳〔原脫〕則氣上，故上氣也。

⑩ 肺金伐木，氣下入肝，故曰弗治行之肝。肝氣通膽，膽善爲怒，怒者氣逆，故一名厥也。肝厥陰脈，從少腹屬肝絡膽，上貫膈布脅肋，循喉嚨之後上入頏顙。故脅痛。而食入腹則出，故曰出食。

風,發癉,腹中熱,煩心出黄①,當此之時,可按可藥可浴。弗治,脾傳之腎,病名曰疝瘕,少腹冤熱而痛,出白,一名曰蠱②,當此之時,可按可藥。弗治,腎傳之心,病筋脈相引而急,病名曰瘛③,當此之時,可灸可藥。弗治,滿十日,法當死④。腎因傳之心,心即復反傳而行之肺,發寒熱,法當三歲死⑤,此病之次也⑥。然其卒發者,不必治於傳⑦,或其傳化有不以次,不以次入者,憂恐悲喜怒,令不得以其次,故令人有大病矣⑧。因而喜大虛則腎氣乘矣⑨,怒則肝氣乘矣⑩,悲則肺氣乘矣⑪,恐則脾氣乘矣⑫,憂則心氣乘矣⑬,此其道也⑭。故病有五,五五二十五變,

① 肝氣應風,木勝脾土,土受風氣,故曰脾風,蓋爲風氣通肝而爲名也。脾之爲病,善發黄癉,故發癉也。脾太陰脈,入腹屬脾絡胃,上膈俠咽連舌本散舌下;其支别者,復從胃別上膈注心中,故腹中熱而煩心,出黄色於便瀉之所也。

② 腎少陰脈,自股内後廉貫脊屬腎絡膀胱。故少腹冤熱而痛,溲出白液也。冤熱内結,消鑠脂肉,如蟲之食,日内損削,故一名曰蠱。

③ 腎不足則水不生,水不生則筋燥急,故相引也。陰氣内弱,陽氣外燔,筋脈受熱而自跳掣,故名曰瘛。

④ 至心而氣極,則如是矣。若復傳行,當如下説。

⑤ 因腎傳心,心不受病,即而復反傳與肺金,肺已再傷,故寒熱也。三歲者,肺至腎一歲,腎至肝一歲,肝至心一歲,火又乘肺,故云三歲死。

⑥ 謂傳勝之次第。

⑦ 不必依傳之次,故不必以傳治之。

⑧ 憂恐悲喜怒,發無常分,觸遇則發,故令病氣亦不次而生。

⑨ 喜則心氣移於肺,心氣不守,故腎氣乘矣。《宣明五氣篇》曰:精氣並於心則喜。

⑩ 怒則氣逆,故肝氣乘脾。

⑪ 悲則肺氣移於肝,肝氣受邪,故肺氣乘矣。《宣明五氣篇》曰:精氣並於肺則悲。

⑫ 恐則腎氣移於心,腎氣不守,故脾氣乘矣。《宣明五氣篇》曰:精氣並於腎則恐。

⑬ 憂則肝氣移於脾,肝氣不守,故心氣乘矣。《宣明五氣篇》曰:精氣並於肝則憂。

⑭ 此其不次之常道。

及其傳化①。傳,乘之名也②。

大骨枯槁,大肉陷下,胸中氣滿,喘息不便,其氣動形,期六月死,真藏脈見,迺予之期日③。大骨枯槁,大肉陷下,胸中氣滿,喘息不便,內痛引肩項,期一月死,真藏見,迺予之期日④。大骨枯槁,大肉陷下,胸中氣滿,喘息不便,內痛引肩項,身熱脫肉破膕,真藏見,十月之內死⑤。大骨枯槁,大肉陷下,肩髓內消,動作益衰,真藏來見,期一歲死,見其真藏,迺予之期日⑥。大骨枯槁,大肉陷下,胸中氣滿,腹內痛,心中不便,肩項身熱,破膕脫肉,目眶陷,真藏見,目不見人,立死,其見人者,至其所不勝之時則死⑦。急虛身中卒至,五藏絕閉,脈道不通,氣不

---

① 五藏相並而各五之,五而乘之,則二十五變也。然其變化,以勝相傳,傳而不次,變化多端。(新校正云:按《陰陽別論》云:凡陽有五,五五二十五陽。義與此通。)

② 言傳者何? 相乘之異名爾。

③ 皮膚乾著,骨間肉陷,謂大骨枯槁,大肉陷下也。諸附骨際及空竅處,亦同其類也。胸中氣滿,喘息不便,是肺無主也。肺司治節,氣息由之,其氣動形,為無氣相接,故聳舉肩背,以遠求報氣矣。夫如是,皆形藏已敗,神藏亦傷,見是證者,期後一百八十日內死矣。候見真藏之脈,迺與死日之期爾。真藏脈診,下經備矣。此肺之藏也。

④ 火精外出,陽氣上燔,金受火災,故內痛肩項。如是者,期後三十日內死。此心之藏也。

⑤ 陰氣微弱,陽氣內燔,故身熱也。膕者肉之標,脾主肉,故肉如脫盡,膕如破敗也。見斯證者,期後三百日內死。膕,謂肘膝後肉如塊者。此脾之藏也。

⑥ 肩髓內消,謂缺盆深也。衰於動作,謂交接漸微,以餘藏尚全,故期後三百六十五日內死。此腎之藏也。(新校正云:按全元起本及《甲乙經》真藏來見作未見,來當作未,字之誤也。)

⑦ 木生其火,肝氣通心,脈抵少腹,上布脅肋,循喉嚨之後,上入頏顙,故腹痛心中不便,肩項身熱,破膕脫肉也。肝主目,故目眶陷及不見人,立死也。不勝之時,謂於庚辛之月。此肝之藏也。

往來，譬於墮溺，不可爲期①。其脈絕不來，若人一息五六至，其形肉不脫，真藏雖不見，猶死也②。真肝脈至，中外急，如循刀刃責責然，如按琴瑟弦，色青白不澤，毛折，迺死。真心脈至，堅而搏，如循薏苡子纍纍然，色赤黑不澤，毛折，迺死。真肺脈至，大而虛，如以毛羽中人膚，色白赤不澤，毛折，迺死。真腎脈至，搏而絕，如指彈石辟辟然，色黑黃不澤，毛折，迺死。真脾脈至，弱而乍數乍疏，色黃青不澤，毛折，迺死。諸真藏脈見者，皆死不治也③。黃帝曰：見真藏曰死，何也？岐伯曰：五藏者皆禀氣於胃，胃者五藏之本也④，藏氣者，不能自致於手太陰，必因於胃氣，迺至於手太陰也⑤，故五藏各以其時，自爲而至於手太陰也⑥。故邪氣勝者，精氣衰也，故病甚者，胃氣不能與之俱至於手太陰，故真藏之氣獨見，獨見者病勝藏

---

① 言五藏相移，傳其不勝，則可待真藏脈見，迺與死日之期。卒急虛邪，中於身內，則五藏絕閉，脈道不通，氣不往來，譬於墮墜沒溺，不可與爲死日之期也。

② 是則急虛卒至之脈。（新校正云：按人一息脈五六至，何得爲死？必息字誤，息當作呼迺是。）

③ （新校正云：按楊上善云：無餘物和雜，故名真也。五藏之氣，皆胃氣和之，不得獨用。如至剛不得獨用，獨用則折，和柔用之即固也。五藏之氣，和於胃氣，即得長生，若真獨見必死。欲知五藏真見爲死和胃爲生者，於寸口診即可知見者，如弦是肝脈也，微弦爲平和。微弦，謂二分胃氣一分弦氣俱動爲微弦。三分並是弦而無胃氣爲見真藏。餘四藏准此。）

④ 胃爲水穀之海，故五藏禀焉。

⑤ 平人之常，禀氣於胃，胃氣者平人之常氣，故藏氣因胃迺能至於手太陰也。（新校正云：詳平人之常至下平人之常氣，本《平人氣象論》文，王氏引注此經。按《甲乙經》云：人常禀氣於胃脈以胃氣爲本。與此小異，然《甲乙》之義爲得。）

⑥ 自爲其狀，至於手太陰也。

也,故曰死①。帝曰:善②。

　　黄帝曰:凡治病,察其形氣色澤,脈之盛衰,病之新故,迺治之無後其時③。形氣相得,謂之可治④;色澤以浮,謂之易已⑤;脈從四時,謂之可治⑥;脈弱以滑,是有胃氣,命曰易治,取之以時⑦。形氣相失,謂之難治⑧;色夭不澤,謂之難已⑨;脈實以堅,謂之益甚⑩;脈逆四時,爲不可治⑪。必察四難,而明告之⑫。所謂逆四時者,春得肺脈,夏得腎脈,秋得心脈,冬得脾脈,其至皆懸絕沉澀者,命曰逆四時⑬。未有藏形,於春夏而脈沉澀⑭,秋冬而脈浮大,名曰逆四時也⑮。病熱脈靜,泄而脈大,脫血而脈實,病在中脈實堅,病在外脈不實堅者,皆難治⑯。黄帝

---

① 是所謂脈無胃氣也。《平人氣象論》曰:人無胃氣曰逆,逆者死。

② (新校正云:詳自黄帝問至此一段,全元起本在第四卷《太陰陽明表裏篇》中,王冰移於此處。必言此者,欲明王氏之功於《素問》多矣。

③ 欲必先時而取之。

④ 氣盛形盛,氣虛形虛,是相得也。

⑤ 氣色浮潤,血氣相營,故易已。

⑥ 脈春弦夏鈎秋浮冬營,謂順四時。從,順也。

⑦ 候可取之時而取之,則萬舉萬全,當以四時血氣所在而爲療爾。(新校正云:詳取之以時,《甲乙經》作治之趨之,無後其時。與王氏之義兩通。)

⑧ 形盛氣虛,氣盛形虛,皆相失也。

⑨ 夭,謂不明而惡。不澤,謂枯燥也。

⑩ 脈實以堅,是邪氣盛,故益甚也。

⑪ 以氣逆故疾。上四句是謂四難,所以下文曰。

⑫ 此四,粗之所易語,工之所難爲。

⑬ 春得肺脈,秋來見也。夏得腎脈,冬來見也。秋得心脈,夏來見也。冬得脾脈,春來見也。懸絕,謂如懸物之絕去也。

⑭ (新校正云:按《平人氣象論》云:而脈瘦。義與此同。)

⑮ 未有,謂未有藏脈之形狀也。

⑯ 皆難治者,以其與證不相應也。(新校正云:按《平人氣象論》云:病在中脈虛,病在外脈澀堅。與此相反,此經誤,彼論爲得。自未有藏形春夏至此,與《平人氣象論》相重,注義備於彼。)

曰：餘聞虛實以決死生，願聞其情。岐伯曰：五實死，五虛死①。帝曰：願聞五實五虛。岐伯曰：脈盛，皮熱，腹脹，前後不通，悶瞀，此謂五實②。脈細，皮寒，氣少，泄利前後，飲食不入，此謂五虛③。帝曰：其時有生者何也？岐伯曰：漿粥入胃，泄注止，則虛者活；身汗得後利，則實者活。此其候也④。

三部九候論篇第二十

新校正云：按全元起本在第一卷，篇名《決死生》。

黃帝問曰：余聞九針於夫子，眾多博大，不可勝數。余願聞要道，以屬子孫，傳之後世，著之骨髓，藏之肝肺，歃血而受，不敢妄泄⑤，令合天道⑥，必有終始，上應天光星辰曆紀，下副四時五行，貴賤更立〔守〕，冬陰夏陽，以人應之奈何？願聞其方⑦。岐伯對曰：妙乎哉問也！此天地之至數⑧。帝曰：願聞天地之至數，合於人形血氣，

---

① 五實，謂五藏之實。五虛，謂五藏之虛。

② 實，謂邪氣盛實。然脈盛，心也；皮熱，肺也；腹脹，脾也；前後不通，腎也；悶瞀，肝也。

③ 虛，謂真氣不足也。然脈細，心也；皮寒，肺也；氣少，肝也；泄利前後，腎也；飲食不入，脾也。

④ 全注，飲粥得入於胃，胃氣和調，其利漸止，胃氣得實，虛者得活。言實者得汗外通，後得便利，自然調平。

⑤ 歃血，飲血也。

⑥ （新校正云：按全元起本云：令合天地。）

⑦ 天光，謂日月星也。曆紀，謂日月行歷於天二十八宿三百六十五度之分紀也。言以人形血氣榮衛周流，合時候之遷移，應日月之道度。然斗極旋運，黃赤道差。冬時日依黃道近南，故陰多；夏時日依黃道近北，故陽盛也。夫四時五行之氣，以王者爲貴，相者爲賤也。

⑧ 道貫精微，故云妙問。至數，謂至極之數也。

通決死生，爲之奈何？岐伯曰：天地之至數，始於一，終於九焉①。一者天，二者地，三者人，因而三之，三三者九，以應九野②。故人有三部，部有三候，以決死生，以處百病，以調虛實，而除邪疾③。帝曰：何謂三部？岐伯曰：有下部，有中部，有上部，部各有三候，三候者，有天有地有人也，必指而導之，迺以爲真④。上部天，兩額之動脈⑤；上部地，兩頰之動脈⑥；上部人，耳前之動脈⑦。中部天，手太陰也⑧；中部地，手陽明也⑨；中部人，手少陰也⑩。下

———————————

① 九，奇數也，故天地之數，斯爲極矣。

② 《爾雅》曰：邑外爲郊，郊外爲甸，甸外爲牧，牧外爲林，林外爲坰，坰外爲野，言其遠也。（新校正云：詳王引《爾雅》爲證，與今《爾雅》或不同，已具前《六節藏象論》注中。）

③ 所謂三部者，言身之上中下部，非謂寸關尺也。三部之內，經隧由之，故察候存亡，悉因於是，針之補瀉，邪疾可除也。

④ 言必當諮受於師也。《微四失論》曰：受師不卒，妄作雜術，謬言爲道，更名自功，妄用砭石，後遺身咎。此其誡也。《禮》曰：疑事無質。質，成也。

⑤ 在額兩傍，動應於手，足少陽脈氣所行也。

⑥ 在鼻孔下兩傍，近於巨髎之分，動應於手，足陽明脈氣之所行。

⑦ 在耳前陷者中，動應於手，手少陽脈氣之所行也。

⑧ 謂肺脈也。在掌後寸口中，是謂經渠，動應於手。

⑨ 謂大腸脈也。在手大指次指歧骨間，合谷之分，動應於手也。

⑩ 謂心脈也。在掌後銳骨之端，神門之分，動應於手也。《靈樞經·持針縱舍論》〔今本在《邪客》篇〕問曰：少陰無輸，心不病乎？對曰：其外經病而藏不病，故獨取其經於掌後銳骨之端。正謂此也。

部天,足厥陰也①;下部地,足少陰也②;下部人,足太陰
也③。故下部之天以候肝④,地以候腎⑤,人以候脾胃之
氣⑥。帝曰:中部之候奈何? 岐伯曰:亦有天,亦有地,亦
有人。天以候肺⑦,地以候胸中之氣⑧,人以候心⑨。帝
曰:上部以何候之? 岐伯曰:亦有天,亦有地,亦有人。天
以候頭角之氣⑩,地以候口齒之氣⑪,人以候耳目之氣⑫。
三部者,各有天,各有地,各有人。三而成天⑬,三而成
地,三而成人。三而三之,合則爲九,九分爲九野,九野爲

---

① 謂肝脈也。在毛際外,羊矢下一寸半陷中,五里之分,臥而取之,動
應於手也。女子取太衝,在足大指本節後二寸陷中是。
② 謂腎脈也。在足內踝後跟骨上陷中,大太之分,動應手。
③ 謂脾脈也。在魚腹上越〔原作"趨",據《甲乙》卷三第三十、《外臺》
卷三十九、《銅人》卷五、《資生》卷一及《發揮》卷中改從正統道藏本,《外
臺》《銅人》及《資生》均云一作"起"〕筋間,直五里下,箕門之分,寬鞏足單
衣,沉取廼得之,而動應於手也。候胃氣者,當取足跗之上,衝陽之分,穴中
脈動廼應手也。(新校正云:詳自上部天至此一段,舊在當篇之末,義不相
接,此正論三部九候,宜處於斯,今依皇甫謐《甲乙經》編次例,自篇末移置
此也。)
④ 足厥陰脈行其中也。
⑤ 足少陰脈行其中也。
⑥ 足太陰脈行其中也。脾藏與胃,以膜相連,故以候脾兼候胃也。
⑦ 手太陰脈當其處也。
⑧ 手陽明脈當其處也。經云:腸胃同候。故以候胸中也。
⑨ 手少陰脈當其處也。
⑩ 位在頭角之分,故以候頭角之氣也。
⑪ 位近口齒,故以候之。
⑫ 以位當耳前,脈抵於目外眥,故以候之。
⑬ (新校正云:詳三而成天至合爲九藏,與《六節藏象論》文重,注義
具彼篇。)

九藏①。故神藏五,形藏四,合爲九藏②。五藏已敗,其色必夭,夭必死矣③。

帝曰:以候奈何? 岐伯曰:必先度其形之肥瘦,以調其氣之虛實,實則瀉之,虛則補之④。必先去其血脈而後調之,無問其病,以平爲期⑤。帝曰:決死生奈何⑥? 岐伯曰:形盛脈細,少氣不足以息者危⑦。形瘦脈大,胸中多氣者死⑧。形氣相得者生。參伍不調者病⑨。三部九候皆相失者死⑩。上下左右之脈相應如參舂者病甚。上下

---

① 以是故應天地之至數。

② 所謂神藏者,肝藏魂,心藏神,脾藏意,肺藏魄,腎藏志也。以其皆神氣居之,故云神藏五也。所謂形藏者,皆如器外張,虛而不屈,含藏於物,故云形藏也。所謂形藏四者,一頭角,二耳目,三口齒,四胸中也。(新校正云:詳注說神藏,《宣明五氣篇》文。又與《生氣通天論》注、《六節藏象論》注重。)

③ 夭,謂死色,異常之候也。色者神之旗,藏者神之舍,故神去則藏敗,藏敗則色見異常之候,死也。

④ 度,謂量也。實瀉虛補,此所謂順天之道也。《老子》曰:天之道,損有餘,補不足也。

⑤ 血脈滿堅,謂邪留止,故刺去血,而後迺調之,不當詢問病者盈虛,要以脈氣平調爲之期準爾。

⑥ 度形肥瘦,調氣盈虛,不問病人,以平爲準,死生之證以決之也。

⑦ 形氣相反,故生氣至危。《玉機真藏論》曰:形氣相得,謂之可治。今脈氣不足,形盛有餘,證不相扶,故當危也。危者,言其近死,猶有生者也。《刺志論》曰:氣實形實,氣虛形虛,此其常也,反此者病。今脈細少氣,是爲氣弱,體壯盛,是爲形盛,形盛氣弱,故生氣傾危。(新校正云:按全元起注本及《甲乙經》《脈經》危作死。)

⑧ 是則形氣不足,脈氣有餘也,故死。形瘦脈大,胸中氣多,形藏已傷,故云死也。凡如是類,皆形氣不相得也。

⑨ 參,謂參校。伍,謂類伍。參校類伍,而有不調,謂不率其常,則病也。

⑩ 失,謂氣候不相類也。相失之候,診凡有七,七診之狀,如下文云。

109

左右相失不可數者死①。中部之候雖獨調，與衆藏相失者死。中部之候相減者死②。目內陷者死③。帝曰：何以知病之所在？岐伯曰：察九候獨小者病，獨大者病，獨疾者病，獨遲者病，獨熱者病，獨寒者病，獨陷下者病④。以左手足上，上去踝五寸按之，庶右手足當踝而彈之⑤，其應過五寸以上，蠕蠕然者不病⑥；其應疾，中手渾渾然者病；中手徐徐然者病⑦；其應上不能至五寸，彈之不應者死⑧。是以脫肉身不去者死⑨。中部乍疏乍數者死⑩。其

---

①　三部九候，上下左右，凡十八診也。如參舂者，謂大數而鼓，如參舂杵之上下也。《脈要精微論》曰：大則病進。故病甚也。不可數者，謂一息十至已上也。《脈法》曰：人一呼而脈再至，一吸脈亦再至，曰平。三至曰離經，四至曰脫精，五至曰死，六至曰命盡。今相失而不可數者，是過十至之外也。至五尚死，況至十者乎！

②　中部左右，凡六診也。上部下部已不相應，中部獨調，固非其久，減於上下，是亦氣衰，故皆死也。減，謂偏少也。（臣億等詳舊無中部之候相減者死八字，按全元起注本及《甲乙經》添之，且注有解減之說而經闕其文，此脫在王注之後也。）

③　言太陽也。太陽之脈，起於目內眥。目內陷者，太陽絕也，故死。所以言太陽者，太陽主諸陽之氣，故獨言之。

④　相失之候，診凡有七者，此之謂也。然脈見七診，謂參伍不調，隨其獨異，以言其病爾。

⑤　手足皆取之，然手踝之上，手太陰脈。足踝之上，足太陰脈。足太陰脈主肉，應於下部。手太陰脈主氣，應於中部。是以下文云脫肉身不去者死，中部乍疏乍數者死。（臣億等按：《甲乙經》及全元起注本並云：以左手足上去踝五寸而按之，右手當踝而彈之。全元起注云：內踝之上，陰交之出，通於膀胱，係於腎，腎爲命門，是以取之，以明吉凶。今文少一而字，多一庶字及足字。王注以手足皆取爲解，殊爲穿鑿。當從全元起注舊本及《甲乙經》爲正。）

⑥　氣和故也。

⑦　渾渾，亂也。徐徐，緩也。

⑧　氣絕，故不應也。

⑨　穀氣外衰，則肉如脫盡。天真內竭，故身不能行。真穀並衰，故死之至矣。去，猶行去也。

　⑩　乍疏乍數，氣之喪亂也，故死。

脈代而鈎者,病在絡脈①。九候之相應也,上下若一,不得相失②。一候後則病,二候後則病甚,三候後則病危。所謂後者,應不俱也③。察其府藏,以知死生之期④,必先知經脈,然後知病脈⑤,真藏脈見者勝死⑥。足太陽氣絶者,其足不可屈伸,死必戴眼⑦。帝曰:冬陰夏陽奈何⑧?岐伯曰:九候之脈,皆沉細懸絶者爲陰,主冬,故以夜半死。盛躁喘數者爲陽,主夏,故以日中死⑨。是故寒熱病者,以平旦死⑩。熱中及熱病者,以日中死⑪。病風者,以

① 鈎爲夏脈,又夏氣在絡,故病在絡脈也。絡脈受邪,則經脈滯否,故代止也。
② 上下若一,言遲速小大等也。
③ 俱,猶同也,一也。
④ 夫病入府則愈,入藏則死,故死生期準,察以知之矣。
⑤ 經脈,四時五藏之脈。
⑥ 所謂真藏脈者,真肝脈至,中外急,如循刀刃責責然,如按琴瑟弦。真心脈至,堅而搏,如循薏苡子纍纍然。真脾脈至,弱而乍數乍疏。真肺脈至,大而虚,如毛羽中人膚。真腎脈至,搏而絶。如指彈石辟辟然。凡此五者,皆謂得真藏脈而無胃氣也。《平人氣象論》曰:胃者平人之常氣也,人無胃氣曰逆,逆者死。此之謂也。勝死者,謂勝克己之時則死也。《平人氣象論》曰:肝見庚辛死,心見壬癸死,脾見甲乙死,肺見丙丁死,腎見戊己死。是謂勝死也。
⑦ 足太陽脈,起於目内眥,上額交巔上,從巔入絡腦,還出別下項,循肩髆内,俠脊抵腰中;其支者,復從肩髆別下貫臀,過髀樞,下合膕中,貫腨循踵至足外側。太陽氣絶,死如是矣。(新校正云:按《診要經終論》載三陽三陰脈終之證,此獨紀〔守〕足太陽氣絶一證,餘應闕文也。又注貫臀,《甲乙經》作貫胛,王氏注《厥論》《刺瘧論》各作貫胛,又注《刺腰痛》作貫臀,詳《甲乙經》注臀當作胛。)
⑧ 言死時也。
⑨ 位無常居,物極則反也。乾坤之義,陰極則龍戰於野,陽極則亢龍有悔,是以陰陽極脈,死於夜半日中也。
⑩ 亦物極則變也。平曉木王,木氣爲風,故木王之時,寒熱病死。《生氣通天論》曰:因於露風,迺生寒熱。由此則寒熱之病,風薄所爲也。
⑪ 陽之極也。

111

日夕死①。病水者,以夜半死②。其脈乍疏乍數乍遲乍疾者,日乘四季死③。形肉已脫,九候雖調,猶死④。七診雖見,九候皆從者不死⑤。所言不死者,風氣之病及經月之病,似七診之病而非也,故言不死⑥。若有七診之病,其脈候亦敗者死矣⑦,必發噦噫⑧。必審問其所始病,與今之所方病⑨,而後各切循其脈,視其經絡浮沉,以上下逆從循之,其脈疾者不病⑩,其脈遲者病⑪,脈不往來者死⑫,皮膚著者死⑬。帝曰:其可治者奈何?岐伯曰:經病者治其經⑭,孫絡病者治其孫絡血⑮,血病身有痛者治其經絡⑯。其病者在奇邪,奇邪之脈則繆刺之⑰。留瘦不移,

---

① 卯酉衝也。

② 水王故也。

③ 辰戌丑未,土寄王之,脾氣內絶,故日乘四季而死也。

④ 亦謂形氣不相得也。證前脫肉身不去者,九候雖平調,亦死也。

⑤ 但九候順四時之令,雖七診互見亦生矣。從,謂順從也。

⑥ 風病之脈,診大而數。月經之病,脈小以微。雖候與七診之狀略同,而死生之證廼異,故不死也。

⑦ 言雖七診見九候從者不死,若病同七診之狀而脈應敗亂,縱九候皆順猶不得生也。

⑧ 胃精內竭,神不守心,故死之時,發斯噦噫。《宣明五氣篇》曰:心爲噫,胃爲噦也。

⑨ 方,正也。言必當原其始而要終也。

⑩ 氣強盛故。

⑪ 氣不足故。

⑫ 精神去也。

⑬ 骨乾枯也。

⑭ 求有過者。

⑮ 有血留止,刺而去之。(新校正云:按《甲乙經》云:絡病者,治其絡血。無二孫字。)

⑯ 《靈樞經》曰:經脈爲裏,支而橫者爲絡,絡之別者爲孫絡。由是孫絡,則經之別支而橫也。(新校正云:按《甲乙經》無血病二字。)

⑰ 奇,謂奇繆不偶之氣,而與經脈繆處也,由是故繆刺之。繆刺者,刺絡脈左取右,右取左也。

節而刺之①。上實下虛，切而從之，索其結絡脈，刺出其血，以見通之②。瞳子高者太陽不足，戴眼者太陽已絶，此決死生之要，不可不察也③。手指及手外踝上五指留針④。

玉機真藏論：溉古代切　窋音愈　胭渠殞切　瞀莫候切

三部九候論：歃所甲切，飲血也　坰古營切　蠕而匀切

---

① 病氣淹留，形容減瘦，證不移易，則消息節級，養而刺之。此又重明前經無問其病以平爲期者也。

② 結，謂血結於絡中也。血去則經隧通矣。前經云先去血脈而後調之，明其結絡廼先去也。（新校正云：詳經文以見通之，《甲乙經》作以通其氣。）

③ 此復明前太陽氣欲絶及已絶之候也。

④ 錯簡文也。

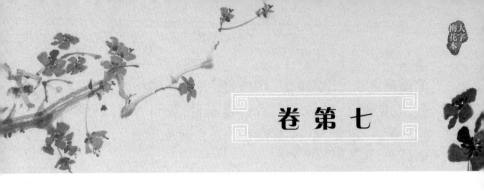

卷 第 七

經脈別論篇第二十一

新校正云：按全元起本在第四卷中。

黃帝問曰：人之居處動靜勇怯，脈亦爲之變乎？岐伯對曰：凡人之驚恐恚勞動靜，皆爲變也[1]。是以夜行則喘出於腎[2]，淫氣病肺[3]。有所墮恐，喘出於肝[4]，淫氣害脾[5]。有所驚恐，喘出於肺[6]，淫氣傷心[7]。度水跌仆，喘出於腎與骨[8]，當是之時，勇者氣行則已，怯者則着而爲病也[9]。故曰：診病之道，觀人勇怯骨肉皮膚，能知其情，以爲診法也[10]。故飲食飽甚，汗出於胃[11]。驚而奪精，汗

---

[1] 變，謂變易常候。
[2] 腎王於夜，氣合幽冥，故夜行則喘息內從腎出也。
[3] 夜行腎勞，因而喘息，氣淫不次，則病肺也。
[4] 恐生於肝，墮損筋血，因而奔喘，故出於肝也。
[5] 肝木妄淫，害脾土也。
[6] 驚則心無所倚，神無所歸，氣亂胸中，故喘出於肺也。
[7] 驚則神越，故氣淫反傷心矣。
[8] 濕氣通腎，骨，腎主之，故度水跌仆，喘出腎骨矣。跌，謂足跌。仆，謂身倒也。
[9] 氣有強弱，神有壯懦，故殊狀也。
[10] 通達性懷，得其情狀，廼爲深識，診契物宜也。
[11] 飽甚胃滿，故汗出於胃也。

114

出於心①。持重遠行，汗出於腎②。疾走恐懼，汗出於肝③。搖體勞苦，汗出於脾④。故春秋冬夏，四時陰陽，生病起於過用，此爲常也⑤。食氣入胃，散精於肝，淫氣於筋⑥。食氣入胃，濁氣歸心，淫精於脈⑦。脈氣流經，經氣歸於肺，肺朝百脈，輸精於皮毛⑧。毛脈合精，行氣於府⑨。府精神明，留於四藏，氣歸於權衡⑩。權衡以平，氣口成寸，以決死生⑪。飲入於胃，游溢精氣，上輸於脾⑫。脾氣散精，上歸於肺，通調水道，下輸膀胱⑬。水精四布，五經並行，合於四時五藏陰陽，揆度以爲常也⑭。太陽藏

---

① 驚奪心精，神氣浮越，陽內薄之，故汗出於心也。
② 骨勞氣越，腎復過疲，故持重遠行，汗出於腎也。
③ 暴役於筋，肝氣罷極，故疾走恐懼，汗出於肝也。
④ 搖體勞苦，謂動作施力，非疾走遠行也。然動作用力，則穀精四布，脾化水穀，故汗出於脾也。
⑤ 不適其性，而强云爲，過即病生，此其常理。五藏受氣，蓋有常分，用而過耗，是以病生。故下文曰。
⑥ 肝養筋，故胃散穀精之氣入於肝，則浸淫滋養於筋絡矣。
⑦ 濁氣，穀氣也。心居胃上，故穀氣歸心，淫溢精微入於脈也。何者？心主脈故。
⑧ 言脈氣流運，迺爲大經，經氣歸宗，上朝於肺，肺爲華蓋，位復居高，治節由之，故受百脈之朝會也。《平人氣象論》曰：藏真高於肺，以行榮衛陰陽。由此故肺朝百脈，然迺化精氣，輸於皮毛矣。
⑨ 府，謂氣之所聚處也，是謂氣海，在兩乳間，名曰膻中也。
⑩ 膻中之布氣者分爲三隧：其下者走於氣街，上者走於息道，宗氣留於海，積於胸中，命曰氣海也。如是分化，迺四藏安定，三焦平均，中外上下各得其所也。
⑪ 三世脈法，皆以三寸爲寸關尺之分，故中外高下，氣緒均平，則氣口之脈而成寸也。夫氣口者，脈之大要會也，百脈盡朝，故以其分決死生也。
⑫ 水飲流下，至於中焦，水化精微，上爲雲霧，雲霧散變，迺注於脾。《靈樞經》曰：上焦如霧，中焦如漚。此之謂也。
⑬ 水土合化，上滋肺金，金氣通腎，故調水道，轉注下焦，膀胱稟化，迺爲溲矣。《靈樞經》曰：下焦如瀆。此之謂也。
⑭ 從是水精布，經氣行，筋骨成，血氣順，配合四時寒暑，證符五藏陰陽，揆度盈虛，用爲常道。度，量也。以，用也。（新校正云：按一本云陰陽動靜。）

獨至,厥喘虛氣逆,是陰不足陽有餘也①,表裏當俱瀉,取之下俞②。陽明藏獨至,是陽氣重並也,當瀉陽補陰,取之下俞③。少陽藏獨至,是厥氣也,蹻前卒大,取之下俞④,少陽獨至者,一陽之過也⑤。太陰藏搏者,用心省真⑥,五脈氣少,胃氣不平,三陰也⑦,宜治其下俞,補陽瀉陰⑧。一陽獨嘯,少陽厥也⑨,陽並於上,四脈爭張,氣歸於腎⑩,宜治其經絡,瀉陽補陰⑪。一陰至,厥陰之治也,真虛痏心,厥氣留薄,發爲白汗,調食和藥,治在下俞⑫。帝曰:太陽藏何象? 岐伯曰:象三陽而浮也。帝曰:少陽藏何象? 岐伯曰:象一陽也,一陽藏者,滑而不實也。帝曰:陽明藏何象? 岐伯曰:象大浮也⑬。太陰藏搏,言伏

---

① 陰,謂腎。陽,謂膀胱也。故下文曰。

② 陽獨至,謂陽氣盛至也。陽獨至爲陽有餘,陰不足則陽邪入,故表裏俱瀉,取足六俞也。下俞,足俞也。(新校正云:詳六當爲穴字之誤也。按府有六俞,藏止五俞,今藏府俱瀉,不當言六俞,六俞則不能兼藏,言穴俞則藏府兼舉。)

③ 陽氣重並,故瀉陽補陰。

④ 蹻謂陽蹻脈,在足外踝下。足少陽脈,行抵絕骨之端,下出外踝之前,循足跗。然蹻前卒大,則少陽之氣盛也,故取足俞少陽也。

⑤ 一陽,少陽也。過,謂太過。以其太過,故蹻前卒大焉。

⑥ 見太陰之脈伏鼓,則當用心省察之,若是真藏之脈,不當治也。

⑦ 三陰,太陰脾之脈也。五藏脈少,胃氣不調,是亦太陰之過也。

⑧ 以陰氣太過故。

⑨ 嘯謂耳中鳴,如嘯聲也。膽及三焦脈皆入耳,故氣逆上則耳中鳴。(新校正云:詳此上明三陽,此言三陰,今此再言少陽而不及少陰者,疑此一陽廼二陰之誤也。又按全元超本此爲少陰厥,顯知此即二陰也。)

⑩ 心脾肝肺,四脈爭張,陽並於上者,是腎氣不足,故氣歸於腎也。

⑪ 陰氣足,則陽氣不復並於上矣。

⑫ 一或作二,誤也。厥陰,一陰也。上言二陰至則當少陰治,下言厥陰治則當一陰至也。然三墳之經,俗久淪墜,人少披習,字多傳寫誤。

⑬ (新校正云:按《太素》及全元起本云:象心之大浮也。)

鼓也。二陰搏至，腎沉不浮也①。

藏氣法時論篇第二十二

新校正云：按全元起本在第一卷，又於第六卷《脈要篇》末重出。

黃帝問曰：合人形以法四時五行而治，何如而從？何如而逆？得失之意，願聞其事。岐伯對曰：五行者，金木水火土也，更貴更賤，以知死生，以決成敗，而定五藏之氣，間甚之時，死生之期也。帝曰：願卒聞之。岐伯曰：肝主春②，足厥陰少陽主治③，其日甲乙④，肝苦急，急食甘以緩之⑤。心主夏⑥，手少陰太陽主治⑦，其日丙丁⑧，心苦緩，急食酸以收之⑨。脾主長夏⑩，足太陰陽明主治⑪，其日戊己⑫，脾苦濕，急食苦以燥之⑬。肺主秋⑭，手太陰陽

---

① 明前獨至之脈狀也。（新校正云：詳前脫二陰，此無一陰，闕文可知。）
② 以應木也。
③ 厥陰，肝脈。少陽，膽脈。肝與膽合，故治同。
④ 甲乙爲木，東方干也。
⑤ 甘性和緩。（新校正云：按全元起云：肝苦急，是其氣有餘。）
⑥ 以應火也。
⑦ 少陰，心脈。太陽，小腸脈。心與小腸合，故治同。
⑧ 丙丁爲火，南方干也。
⑨ 酸性收斂。（新校正云：按全元起本云：心苦緩，是心氣虛。）
⑩ 長夏，謂六月也。夏爲土母，土長干中，以長而治，故云長夏。（新校正云：按全元起云：脾王四季，六月是火王之處。蓋以脾主中央，六月是十二月之中，一年之半，故脾主六月也。）
⑪ 太陰，脾脈。陽明，胃脈。脾與胃合，故治同。
⑫ 戊己爲土，中央干也。
⑬ 苦性乾燥。
⑭ 以應金也。

117

明主治①,其日庚辛②,肺苦氣上逆,急食苦以泄之③。腎主冬④,足少陰太陽主治⑤,其日壬癸⑥,腎苦燥,急食辛以潤之,開腠理,致津液,通氣也⑦。病在肝,愈於夏⑧,夏不愈,甚於秋⑨,秋不死,持於冬⑩,起於春⑪,禁當風⑫。肝病者,愈在丙丁⑬,丙丁不愈,加於庚辛⑭,庚辛不死,持於壬癸⑮,起於甲乙⑯。肝病者,平旦慧,下晡甚,夜半靜⑰。肝欲散,急食辛以散之⑱,用辛補之,酸瀉之⑲。病在心,愈在長夏,長夏不愈,甚於冬,冬不死,持於春,起於夏⑳,

---

① 太陰,肺脈。陽明,大腸脈。肺與大腸合,故治同。

② 庚辛爲金,西方干也。

③ 苦性宣泄,故肺用之。(新校正云:按全元起云:肺氣上逆,是其氣有餘。)

④ 以應水也。

⑤ 少陰,腎脈。太陽,膀胱脈。腎與膀胱合,故治同。

⑥ 壬癸爲水,北方干也。

⑦ 辛性津潤也。然腠理開,津液達,則肺氣下流,腎與肺通,故云通氣也。

⑧ 子制其鬼也。餘愈同。

⑨ 子休,鬼復王也。餘甚同。

⑩ 鬼休而母養,故氣執持於父母之鄉也。餘持同。

⑪ 自得其位,故復起。餘起同。

⑫ 以風氣通於肝,故禁而勿犯。

⑬ 丙丁應夏。

⑭ 庚辛應秋。

⑮ 壬癸應冬。

⑯ 應春木也。

⑰ 木王之時,故爽慧也。金王之時,故加甚也。水王之時,故靜退也。餘慧甚同,其靜小異。

⑱ 以藏氣常散,故以辛發散也。《陰陽應象大論》曰:辛甘發散爲陽也。《平人氣象論》曰:藏真散於肝。言其常發散也。

⑲ 辛味散故補,酸味收故瀉。(新校正云:按全元起本云:用酸補之,辛瀉之。自爲一義。)

⑳ 如肝例也。

禁温食熱衣^①。心病者,愈在戊己^②,戊己不愈,加於壬癸^③,壬癸不死,持於甲乙^④,起於丙丁^⑤。心病者,日中慧,夜半甚,平旦静^⑥。心欲耎,急食鹹以耎之^⑦,用鹹補之,甘瀉之^⑧。病在脾,愈在秋,秋不愈,甚於春,春不死,持於夏,起於長夏,禁温食飽食濕地濡衣^⑨。脾病者,愈在庚辛^⑩,庚辛不愈,加於甲乙^⑪,甲乙不死,持於丙丁^⑫,起於戊己^⑬。脾病者,日昳慧,日出甚^⑭,下哺静^⑮。脾欲緩,急食甘以緩之^⑯,用苦瀉之,甘補之^⑰。病在肺,愈在冬,冬不愈,甚於夏,夏不死,持於長夏,起於秋^⑱,禁寒飲

---

① 熱則心躁,故禁止之。
② 戊己應長夏也。
③ 壬癸應冬。
④ 甲乙應春。
⑤ 應夏火也。
⑥ 亦休王之義也。
⑦ 以藏氣好耎,故以鹹柔耎也。《平人氣象論》曰:藏真通於心。言其常欲柔耎也。
⑧ 鹹補,取其柔耎。甘瀉,取其舒緩。
⑨ 温濕及飽,並傷脾氣,故禁止之。
⑩ 應秋氣也。
⑪ 應春氣也。
⑫ 應夏氣也。
⑬ 應長夏也。
⑭ (新校正云:按《甲乙經》日出作平旦,雖日出與平旦時等,按前文言木王之時皆云平旦而不云日出,蓋日出於冬夏之期有早晚,不若平旦之爲得也。)
⑮ 土王則爽慧,木克則增甚,金扶則静退,亦休王之義也。一本或云日中持者,謬也。爰五藏之病,皆以勝相加,至其所生而愈,至其所不勝而甚,至於所生而持,自得其位而起,由是故皆有間甚之時,死生之期也。
⑯ 甘性和緩,順其緩也。
⑰ 苦瀉,取其堅燥。甘補,取其安緩。
⑱ 例如肝也。

食寒衣①。肺病者,愈在壬癸②,壬癸不愈,加於丙丁③,丙丁不死,持於戊己④,起於庚辛⑤。肺病者,下晡慧,日中甚,夜半静⑥。肺欲收,急食酸以收之⑦,用酸補之,辛瀉之⑧。病在腎,愈在春,春不愈,甚於長夏,長夏不死,持於秋,起於冬⑨,禁犯淬焠熱食温炙衣⑩。腎病者,愈在甲乙⑪,甲乙不愈,甚於戊己⑫,戊己不死,持於庚辛⑬,起於壬癸⑭。腎病者,夜半慧,四季甚,下晡静⑮。腎欲堅,急食苦以堅之⑯,用苦補之,鹹瀉之⑰。夫邪氣之客於身也,以勝相加⑱,至其所生而愈⑲,至其所不勝而甚⑳,至於所生而持㉑,自得其位而起㉒。必先定五藏之脈,迺可言間

---

　　① 肺惡寒氣,故衣食禁之。《靈樞經》曰:形寒寒飲則傷肺。飲尚傷肺,其食甚焉。肺不獨惡寒,亦畏熱也。
　　② 應冬水也。
　　③ 應夏火也。
　　④ 長夏土也。
　　⑤ 應秋金也。
　　⑥ 金王則慧,水王則静,火王則甚。
　　⑦ 以酸性收斂故也。
　　⑧ 酸收斂,故補。辛發散,故瀉。
　　⑨ 例如肝也。
　　⑩ 腎性惡燥,故此禁之。(新校正云:按别本淬作焠。)
　　⑪ 應春木也。
　　⑫ 長夏土也。
　　⑬ 應秋金也。
　　⑭ 應冬水也。
　　⑮ 水王則慧,土王則甚,金王則静。
　　⑯ 以苦性堅燥也。
　　⑰ 苦補,取其堅也。鹹瀉,取其奭也。奭,濕土制也,故用瀉之。
　　⑱ 邪者,不正之目,風寒暑濕飢飽勞逸皆是邪也,非唯鬼毒疫癘也。
　　⑲ 謂至己所生也。
　　⑳ 謂至克己之氣也。
　　㉑ 謂至生己之氣也。
　　㉒ 居所王處,謂自得其位也。

甚之時,死生之期也①。

　肝病者,兩脅下痛引少腹,令人善怒②,虛則目䀮䀮無所見,耳無所聞,善恐如人將捕之③,取其經,厥陰與少陽④,氣逆,則頭痛耳聾不聰頰腫⑤。取血者⑥。心病者,胸中痛,脅支滿,脅下痛,膺背肩甲間痛,兩臂內痛⑦,虛則胸腹大,脅下與腰相引而痛⑧,取其經,少陰太陽,舌下血者⑨。其變病,刺郄中血者⑩。脾病者,身重善肌肉痿,

---

①　五藏之脈者,謂肝弦心鈎肺浮腎營脾代,知是則可言死生間甚矣。《三部九候論》曰:必先知經脈,然後知病脈。此之謂也。

②　肝厥陰脈,自足而上,環陰器,抵小腹,又上貫肝膈,布脅肋,故兩脅下痛引少腹也。其氣實則善怒。《靈樞經》曰:肝氣實則怒。

③　肝厥陰脈,自脅肋循喉嚨入頏顙連目系。膽少陽脈,其支者,從耳後入耳中出走耳前至目銳眥後。故病如是也。恐,謂恐懼,魂不安也。

④　經,謂經脈也。非其絡病,故取其經也。取厥陰以治肝氣,取少陽以調氣逆也。故下文曰。

⑤　肝厥陰脈,自目系上出額與督脈會於巔,故頭痛。膽少陽脈,支別者,從耳中出走耳前;又支別者,加頰車。又厥陰之脈,支別者,從目系下頰裏。故耳聾不聰頰腫也。是以上文兼取少陽也。

⑥　脈中血滿,獨異於常,廼氣逆之診,隨其左右,有則刺之。

⑦　心少陰脈,支別者,循胸出脅。又手心主厥陰之脈,起於胸中;其支別者,亦循胸出脅,下掖三寸,上抵掖下,下循臑內,行太陰少陰之間,入肘中,下循臂行兩筋之間。又心少陰之脈,直行者,復從心系却上肺,上出掖下,下循臑內後廉,行太陰心主之後,下肘內,循臂內後廉,抵掌後銳骨之端。又小腸太陽之脈,自臂臑上繞肩甲,交肩上。故病如是。

⑧　手心主厥陰之脈,從胸中出屬心包,下膈歷絡三焦;其支別者,循胸出脅。心少陰之脈,自心系下膈絡小腸。故病如是也。

⑨　少陰之脈,從心系上俠咽喉,故取舌本下及經脈血也。

⑩　其或嘔變,則刺少陰之郄血滿也。手少陰之郄,在掌後脈中,去腕半寸,當小指之後。

足不收行，善瘛脚下痛①，虛則腹滿腸鳴，飧泄食不化②，取其經，太陰陽明少陰血者③。肺病者，喘咳逆氣，肩背痛④，汗出尻陰股膝⑤髀腨胻足皆痛⑥，虛則少氣不能報息，耳聾嗌乾⑦，取其經，太陰足太陽之外厥陰內血者⑧。腎病者，腹大脛腫⑨，喘咳身重，寢汗出憎風⑩，虛則胸中

① 脾象土而主肉，故身重肉痿也。痿，謂萎無力也。脾太陰之脈，起於足大指之端，循指內側上內踝前廉，上腨內。腎少陰之脈，起於足小指之下，斜趣足心，上腨內，出膕內廉。故病則足不收行，善瘛脚下痛。故下取少陰。（新校正云：按《甲乙經》作善飢，肌肉痿。《千金方》云：善飢，足痿不收。《氣交變大論》云：肌肉萎，足痿不收，行善瘛。）

② 脾太陰脈，從股內前廉入腹屬脾絡胃，故病如是。《靈樞經》曰：中氣不足，則腹爲之善滿，腸爲之善鳴。

③ 少陰，腎脈也。以前病行善瘛脚下痛，故取之而出血。血滿者，出之。

④ （新校正云：按《千金方》作肩息背痛。）

⑤ （新校正云：按《甲乙經》《脈經》作膝攣。）

⑥ 肺藏氣而主喘息，在變動爲咳，故病則喘咳逆氣也。背爲胸中之府，肩接近之，故肩背痛也。肺養皮毛，邪盛則心液外泄，故汗出也。腎少陰之脈，從足下上循腨內出膕內廉，上股內後廉，貫脊屬腎絡膀胱。今肺病則腎脈受邪，故尻陰股膝髀腨胻足皆痛，故下取少陰也。

⑦ 氣虛少，故不足以報入息也。肺太陰之絡會於耳中，故聾也。腎少陰之脈，從腎上貫肝膈入肺中，循喉嚨俠舌本。今肺虛則腎氣不足以上潤於嗌，故嗌乾也。是以下文兼取少陰也。

⑧ 足太陽之外厥陰內者，正謂腨內側內踝後之直上，則少陰脈也。視左右足脈少陰部分有血滿異於常者，即而取之。

⑨ （新校正云：按《甲乙經》云：脛腫痛。）

⑩ 腎少陰脈，起於足而上循腨，復從橫骨中俠齊循腹裏上行而入肺，故腹大脛腫而喘咳也。腎病則骨不能用，故身重也。腎邪攻肺，心氣內微，心液爲汗，故寢汗出也。脛既腫矣，汗復津泄，陰凝玄府，陽爍上焦，內熱外寒，故憎風也。憎風，謂深惡之也。

痛,大腹小腹痛,清厥意不樂①,取其經,少陰太陽血者②。肝色青,宜食甘,粳米牛肉棗葵皆甘③。心色赤,宜食酸,小豆④犬肉李韭皆酸⑤。肺色白,宜食苦,麥羊肉杏薤皆苦⑥。脾色黃,宜食鹹,大豆豕肉栗藿皆鹹⑦。腎色黑,宜食辛,黃黍雞肉桃葱皆辛⑧。辛散,酸收,甘緩,苦堅,鹹耎⑨。毒藥攻邪⑩,五穀爲養⑪,五果爲助⑫,五畜爲益⑬,

① 腎少陰脈,從肺出絡心,注胸中。然腎氣既虛,心無所制,心氣熏肺,故痛聚胸中也。足太陽脈,從項下行而至足,腎虛則太陽之氣不能盛行於足,故足冷而氣逆也。清,謂氣清冷。厥,謂氣逆也。以清冷氣逆,故大腹小腹痛。志不足則神躁擾,故不樂也。(新校正云:按《甲乙經》大腹小腹作大腸小腸。)

② 凡刺之道,虛則補之,實則瀉之,不盛不虛,以經取之,是謂得道。經絡有血,刺而去之,是謂守法。猶當揣形定氣,先去血脈,而後迺平有餘不足焉。《三部九候論》曰:必先度其形之肥瘦,以調其氣之虛實,實則瀉之,虛則補之,必先去其血脈而後調之。此之謂也。

③ 肝性喜急,故食甘物而取其寬緩也。(新校正云:詳肝色青至篇末,全元起本在第六卷,王氏移於此。)

④ (新校正云:按《甲乙經》《太素》小豆作麻。)

⑤ 心性喜緩,故食酸物而取其收斂也。

⑥ 肺喜氣逆,故食苦物而取其宣泄也。

⑦ 究斯宜食,迺調利關機之義也。腎爲胃關,脾與胃合,故假鹹柔耎以利其關,關利而胃氣迺行,胃行而脾氣方化,故應脾宜味與衆不同也。(新校正云:按上文:肝苦急,急食甘以緩之。心苦緩,急食酸以收之。脾苦濕,急食苦以燥之。肺苦氣上逆,急食苦以泄之。腎苦燥,急食辛以潤之。此肝心肺腎食宜皆與前文合,獨脾食鹹,宜〔鹹宜二字似倒。守〕不用苦,故王氏特注其義。)

⑧ 腎性喜燥,故食辛物而取其津潤也。

⑨ 皆自然之氣也。然辛味苦味,匪唯堅散而已,辛亦能潤能散,苦亦能燥能泄,故上文曰脾苦濕急食苦以燥之,肺苦氣上逆急食苦以泄之,則其謂苦之燥泄也;又曰腎苦燥急食辛以潤之,則其謂辛之濡潤也。

⑩ 藥,謂金玉土石草木菜果蟲魚鳥獸之類,皆可以袪邪養正者也。然闢邪安正,惟毒迺能,以其能然,故通謂之毒藥也。(新校正云:按《本草》云:下藥爲佐使,主治病,以應地,多毒,不可久服,欲除寒熱邪氣破積聚愈疾者,本下經。故云毒藥攻邪。)

⑪ 謂粳米小豆麥大豆黃黍也。

⑫ 謂桃李杏栗棗也。

⑬ 謂牛羊豕犬雞也。

五菜爲充①，氣味合而服之，以補精益氣②。此五者，有辛酸甘苦鹹，各有所利，或散或收，或緩或急，或堅或耎，四時五藏，病隨五味所宜也③。

宣明五氣篇第二十三

新校正云：按全元起本在第一卷。

五味所入：酸入肝④，辛入肺⑤，苦入心⑥，鹹入腎⑦，甘入脾⑧，是謂五入⑨。

五氣所病：心爲噫⑩，肺爲咳⑪，肝爲語⑫，脾爲吞⑬，

---

① 謂葵藿薤葱韭也。（新校正云：按《五常政大論》曰：大毒治病十去其六，常毒治病十去其七，小毒治病十去其八，無毒治病十去其九，穀肉果菜食養盡之，無使過之傷其正也。）

② 氣爲陽化，味曰陰施，氣味合和，則補益精氣矣。《陰陽應象大論》曰：陽爲氣，陰爲味，味歸形，形歸氣，氣歸精，精歸化，精食氣，形食味。又曰：形不足者溫之以氣，精不足者補之以味。由是則補精益氣，其義可知。（新校正云：按孫思邈云：精以食氣，氣養精以榮色，形以食味，味養形以生力。精順五氣以爲靈也，若食氣相惡則傷精也；形受味以成也，若食味不調則損形也。是以聖人先用食禁以存性，後制藥以防命，氣味溫補以存精形。此之謂氣味合而服之，以補精益氣也。）

③ 用五味而調五藏，配肝以甘，心以酸，脾以鹹，肺以苦，腎以辛者，各隨其宜，欲緩、欲收、欲耎、欲泄、欲散、欲堅而爲用，非以相生相養而爲義也。

④ 肝合木而味酸也。

⑤ 肺合金而味辛也。

⑥ 心合火而味苦也。

⑦ 腎合水而味鹹也。

⑧ 脾合土而味甘也。（新校正云：按《太素》又云：淡入胃。）

⑨ （新校正云：按《至真要大論》云：夫五味入胃，各歸所喜，故酸先入肝，苦先入心，甘先入脾，辛先入肺，鹹先入腎。）

⑩ 象火炎上，煙隨焰出，心不受穢，故噫出之。

⑪ 象金堅勁，扣之有聲，邪擊於肺，故爲咳也。

⑫ 象木枝條，而形支別，語言委曲，故出於肝。

⑬ 象土包容，物歸於內，禽如皆受，故爲吞也。

腎爲欠爲嚏①，胃爲氣逆爲噦爲恐②，大腸小腸爲泄，下焦溢爲水③，膀胱不利爲癃，不約爲遺溺④，膽爲怒⑤，是謂五病。

五精所並：精氣並於心則喜⑥，並於肺則悲⑦，並於肝則憂⑧，並於脾則畏⑨，並於腎則恐⑩，是謂五並，虛而相並者也。

五藏所惡：心惡熱⑪，肺惡寒⑫，肝惡風⑬，脾惡濕⑭，

---

① 象水下流，上生雲霧，氣鬱於胃，故欠生焉。太陽之氣和利而滿於心，出於鼻則生嚏也。

② 以爲水穀之海，腎與爲關，關閉不利，則氣逆而上行也。以包容水穀，性喜受寒，寒穀相薄，故爲噦也。寒盛則噦起，熱盛則恐生。何者？胃熱則腎氣微弱，故爲恐也。下文曰：精氣並於腎則恐也。

③ 大腸爲傳道之府，小腸爲受盛之府，受盛之氣既虛，傳道之司不禁，故爲泄利也。下焦爲分注之所，氣窒不瀉，則溢而爲水。

④ 膀胱爲津液之府，水注由之。然足三焦脈實，約下焦而不通，則不得小便；足三焦脈虛，不約下焦，則遺溺也。《靈樞經》曰：足三焦者，太陽之別也，並太陽之正，入絡膀胱，約下焦，實則閉癃，虛則遺溺。

⑤ 中正決斷，無私無偏，其性剛決，故爲怒也。《六節藏象論》曰：凡十一藏，取決於膽也。

⑥ 精氣，謂火之精氣也。肺虛而心精並之，則爲喜。《靈樞經》曰：喜樂無極則傷魄。魄爲肺神，明心火並於肺金也。

⑦ 肝虛而肺氣並之，則爲悲。《靈樞經》曰：悲哀動中則傷魂。魂爲肝神，明肺金並於肝木也。

⑧ 脾虛而肝氣並之，則爲憂。《靈樞經》曰：愁憂不解則傷意。意爲脾神，明肝木並於脾土也。

⑨ 一經云飢也。腎虛而脾氣並之，則爲畏。畏，謂畏懼也。《靈樞經》曰：恐懼而不解則傷精。精爲腎神，明脾土並於腎水也。

⑩ 心虛而腎氣並之，則爲恐。《靈樞經》曰：怵惕思慮則傷神。神爲心主，明腎水並於心火也。怵惕驚懼也。此皆正氣不足而勝氣並之，廼爲是矣。故下文曰。

⑪ 熱則脈潰濁。

⑫ 寒則氣留滯。

⑬ 風則筋燥急。

⑭ 濕則肉痿腫。

腎惡燥①,是謂五惡。

五藏化液:心爲汗②,肺爲涕③,肝爲淚④,脾爲涎⑤,腎爲唾⑥,是謂五液。

五味所禁:辛走氣,氣病無多食辛⑦;鹹走血,血病無多食鹹;苦走骨,骨病無多食苦⑧;甘走肉,肉病無多食甘;酸走筋,筋病無多食酸⑨。是謂五禁,無令多食⑩。

五病所發:陰病發於骨,陽病發於血,陰病發於肉⑪,陽病發於冬,陰病發於夏⑫,是謂五發。

五邪所亂:邪入於陽則狂,邪入於陰則痹⑬,搏陽則

① 燥則精竭涸。(新校正云:按楊上善云:若爾〔原作"餘",據《太素》卷六《藏府氣液》楊注改〕則云肺惡燥,今此肺惡寒腎惡燥者,燥在於秋,寒之始也;寒在於冬,燥之終也。肺在於秋,以肺惡寒之甚,故言其終;腎在於冬,以〔原脱〕腎惡燥〔原脱〕不甚,故言其始也。)

② 泄於皮腠也。

③ 潤於鼻竅也。

④ 注於眼目也。

⑤ 溢於唇口也。

⑥ 生於牙齒也。

⑦ 病,謂力少不自勝也。

⑧ (新校正云:按皇甫士安云:鹹先走腎,此云走血者,腎合三焦,血脈雖屬肝心,而爲中焦之道,故鹹入而走血也。苦走心,此云走骨者,水火相濟,骨氣通於心也。)

⑨ 是皆爲行其氣速,故不欲多食,多食則病甚,故病者無多食也。

⑩ (新校正云:按《太素》五禁云:肝病禁辛,心病禁鹹,脾病禁酸,肺病禁苦,腎病禁甘,名此爲五裁。楊上善云:口嗜而欲食之,不可多也,必自裁之,命曰五裁。)〔《太素》卷二《調食》有五禁,與此文同,別有五裁,林氏誤混爲一。又楊説今本《太素》作正文。〕

⑪ 骨肉陰静,故陽氣從之。血脈陽動,故陰氣乘之。

⑫ 夏陽氣盛,故陰病發於夏,冬陰氣盛,故陽病發於冬,各隨其少也。

⑬ 邪居於陽脈之中,則四支熱盛,故爲狂。邪入於陰脈之内,則六經凝泣而不通,故爲痹。

爲巔疾①,搏陰則爲瘖②,陽入之陰則靜,陰出之陽則怒③,是謂五亂。

五邪所見:春得秋脈,夏得冬脈,長夏得春脈,秋得夏脈,冬得長夏脈,名曰陰出之陽,病善怒不治,是謂五邪,皆同命,死不治④。

五藏所藏:心藏神⑤,肺藏魄⑥,肝藏魂⑦,脾藏意⑧,腎藏志⑨,是謂五藏所藏。

五藏所主:心主脈⑩,肺主皮⑪,肝主筋⑫,脾主肉⑬,腎主骨⑭,是謂五主。

---

① 邪內搏於陽,則脈流薄疾,故爲上巔之疾。

② 邪內搏於陰,則脈不流,故令瘖不能言。(新校正云:按《難經》云:重陽者狂,重陰者癲。巢元方云:邪入於陽則爲癲。《脈經》云:陰附陽則狂,陽附陰則癲。孫思邈云:邪入於陽則爲狂,邪入於陰則爲血痹。邪入於陽,傳則爲癲痓;邪入於陰,傳則爲痛瘖。全元起云:邪已入陰,復傳於陽,邪氣盛,府藏受邪,使其氣不朝,榮氣不復周身,邪與正氣相擊,發動爲癲疾。邪已入陽,陽今復傳於陰,藏府受邪,故不能言,是勝正也。諸家之論不同,今具載之。)

③ 隨所之而爲疾也。之,往也。(新校正云:按全元起云:陽入陰則爲靜,出則爲恐。《千金方》云:陽入於陰病靜,陰出於陽病怒。)

④ (新校正云:按陰出之陽病善怒,已見前條,此再言之,文義不倫,必古文錯簡也。)

⑤ 精氣之化成也。《靈樞經》曰:兩精相薄謂之神。

⑥ 精氣之匡佐也。《靈樞經》曰:並精而出入者,謂之魄。

⑦ 神氣之輔弼也。《靈樞經》曰:隨神而往來者,謂之魂。

⑧ 記而不忘者也。《靈樞經》曰:心有所憶謂之意。

⑨ 專意而不移者也。《靈樞經》曰:意之所存謂之志。腎受五藏六府之精,元氣之本,生成之根,爲胃之關,是以志能則命通。(新校正云:按楊上善云:腎有二枚:左爲腎,藏志;右爲命門,藏精也。)

⑩ 壅遏榮氣,應息而動也。

⑪ 包裹筋肉,閉〔守〕拒諸邪也。

⑫ 束絡機關,隨神而運也。

⑬ 復藏筋骨,通行衛氣也。

⑭ 張筋化髓,幹以立身也。

五勞所傷：久視傷血①，久臥傷氣②，久坐傷肉③，久立傷骨④，久行傷筋⑤，是謂五勞所傷。

五脈應象：肝脈弦⑥，心脈鉤⑦，脾脈代⑧，肺脈毛⑨，腎脈石⑩，是謂五藏之脈。

血氣形志篇第二十四

新校正云：按全元起本，此篇並在前篇，王氏分出爲別篇。

夫人之常數，太陽常多血少氣，少陽常少血多氣，陽明常多氣多血，少陰常少血多氣，厥陰常多血少氣，太陰常多氣少血，此天之常數⑪。足太陽與少陰爲表裏，少陽與厥陰爲表裏，陽明與太陰爲表裏，是爲足陰陽也。手太陽與少陰爲表裏，少陽與心主爲表裏，陽明與太陰爲表裏，是爲手之陰陽也。今知手足陰陽所苦，凡治病必先去

---

① 勞於心也。
② 勞於肺也。
③ 勞於脾也。
④ 勞於腎也。
⑤ 勞於肝也。
⑥ 耎虛而滑，端直以長也。
⑦ 如鉤之偃，來盛去衰也。
⑧ 耎而弱也。
⑨ 輕浮而虛，如毛羽也。
⑩ 沉堅而搏，如石之投也。
⑪ 血氣多少，此天之常數，故用針之道，常瀉其多也。（新校正云：按《甲乙經·十二經水篇》云：陽明多血多氣，刺深六分，留十呼。太陽多血多氣，刺深五分，留七呼。少陽少血多氣，刺深四分，留五呼。太陰多血多氣，刺深三分，留四呼。少陰少血多氣，刺深二分，留三呼。厥陰多血少氣，刺深一分，留二呼。太陽太陰血氣多少，與《素問》不同。又《陰陽二十五人形性血氣不同篇》與《素問》同，蓋皇甫疑而兩存之也。）

其血,廼去其所苦,伺之所欲,然後瀉有餘,補不足①。欲知背俞,先度其兩乳間,中折之,更以他草度去半已,即以兩隅相拄也,廼舉以度其背,令其一隅居上,齊脊大椎,兩隅在下,當其下隅者,肺之俞也②。復下一度,心之俞也③。復下一度,左角肝之俞也,右角脾之俞也。復下一度,腎之俞也。是謂五藏之俞,灸刺之度也④。形樂志苦,病生於脈,治之以灸刺⑤。形樂志樂,病生於肉,治之以針石⑥。形苦志樂,病生於筋,治之以熨引⑦。形苦志苦,病生於咽嗌,治之以百藥⑧。形數驚恐,經絡不通,病

① 先去其血,謂見血脈盛滿獨異於常者廼去之,不謂常刺則先去其血也。

② 度,謂度量也,言以草量其乳間,四分去一,使斜與橫等,折爲三隅,以上隅齊脊大椎,則兩隅下當肺俞也。

③ 謂以上隅齊脊三椎也。

④ 《靈樞經》及《中誥》咸云:肺俞在三椎之傍,心俞在五椎之傍,肝俞在九椎之傍,脾俞在十一椎之傍,腎俞在十四椎之傍。尋此經草量之法,則合度之人,其初度兩隅之下約當肺俞,再度兩隅之下約當心俞,三度兩隅之下約當七椎,七椎之傍廼膈俞之位,此經云左角肝之俞、右角脾之俞,殊與《中誥》等經不同。又四度則兩隅之下約當九椎,九椎之傍廼肝俞也,經云腎俞,未究其源。

⑤ 形,謂身形。志,謂心志。細而言之,則七神殊守;通而論之,則約形志以爲中外爾。然形樂,謂不甚勞役。志苦,謂結慮深思。不甚勞役,則筋骨平調;結慮深思,則榮衛乖否,氣血不順,故病生於脈焉。夫盛瀉虛補,是灸刺之道,猶當去其血絡而後調之,故上文曰:凡治病必先去其血,廼去其所苦,伺之所欲,然後瀉有餘補不足。則其義也。

⑥ 志樂,謂悅懌忘憂也。然筋骨不勞,心神悅懌,則肉理相比,氣道滿填,衛氣怫結,故病生於肉也。夫衛氣留滿,以針瀉之;結聚膿血,石而破之。石,謂石針,則砭石也,今亦以鈹針代之。

⑦ 形苦,謂修業就役也。然修業以爲,就役而作,一過其用,則致勞傷,勞用以傷,故病生於筋。熨,謂藥熨。引,謂導引。

⑧ 修業就役,結慮深思,憂則肝氣並於脾,肝與膽合,嗌爲之使,故病生於嗌也。《宣明五氣篇》曰:精氣並於肝則憂。《奇病論》曰:肝者,中之將也,取決於膽,咽爲之使也。(新校正云:按《甲乙經》咽嗌作困竭,百藥作甘藥。)

生於不仁，治之以按摩醪藥①。是謂五形志也。刺陽明出血氣，刺太陽出血惡氣，刺少陽出氣惡血，刺太陰出氣惡血，刺少陰出氣惡血，刺厥陰出血惡氣也②。

經脈別論：跌仆_{音赴}　罷極_{上音疲}　如漚_{下音甌}

藏氣法時論：慧_{音惠}　淬_{七内切}　煨_{烏開切}　䁪䁪_{音荒}　臑内_{人朱切}

宣明五氣篇：翕_{音吸}　嚏_{音帝}　窒_{陟栗切}　凝泣澀　瘖_{讀作音}

血氣形志篇：相柱_{知庾切}　錍_{音鈚}

---

①　驚則脈氣並，恐則神不收，脈並神遊，故經絡不通而爲不仁之病矣。夫按摩者，所以開通閉塞，導引陰陽。醪藥者，所以養正祛邪，調中理氣。故方之爲用，宜以此焉。醪藥，謂酒藥也。不仁，謂不應其用，則痛痺矣。

②　明前三陽三陰血氣多少之刺約也。（新校正云：按《太素》云：刺陽明出血氣，刺太陰出血氣。楊上善注云：陽明太陰雖爲表裏，其血氣俱盛，故並瀉血氣。如是則太陰與陽明等，俱爲多血多氣，前文太陰一云多血少氣，一云多氣少血，莫可的知。詳《太素》血氣並瀉之旨，則二説俱未爲得，自與陽明同爾。又此刺陽明一節，宜續前瀉有餘補不足下，不當隔在草度法五形志後。）

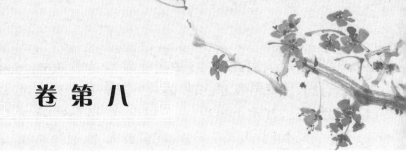

卷 第 八

寶命全形論篇第二十五

新校正云：按全元起本在第六卷，名《刺禁》。

黃帝問曰：天覆地載，萬物悉備，莫貴於人，人以天地之氣生，四時之法成①，君王衆庶，盡欲全形②，形之疾病，莫知其情，留淫日深，著於骨髓，心私慮之③。余欲針除其疾病，爲之奈何④？岐伯對曰：夫鹽之味鹹者，其氣令器津泄⑤；弦絶者，其音嘶敗⑥；木敷者，其葉發⑦；病深者，

---

① 天以德流，地以氣化，德氣相合而廼生焉。《易》曰：天地氤氳，萬物化醇。此之謂也。則假以温涼寒暑，生長收藏，四時運行而方成立。

② 貴賤雖殊，然其寶命一矣，故好生惡死者，貴賤之常情也。

③ （新校正云：按《太素》慮作患。）

④ 虛邪之中人微，先見於色，不知於身，有形無形，故莫知其情狀也。留而不去，淫衍日深，邪氣襲虛，故著於骨髓。帝矜不度，故請行其針。（新校正云：按別本不度作不庶。）

⑤ 鹹，謂鹽之味苦，浸淫而潤物者也。夫鹹爲苦，而生鹹從水而有，水也潤下而苦泄，故能令器中水津液潤滲泄焉。凡虛中而受物者皆謂之器，其於體外則謂陰囊，其於身中所同則謂膀胱矣。然以病配於五藏，則心氣伏於腎中而不去，廼爲是矣。何者？腎象水而味鹹，心合火而味苦，苦流汗液，鹹走胞囊，火爲水持，故陰囊之外津潤如汗而滲泄不止也。凡鹹之爲氣，天陰則潤，在土則浮，在人則囊濕而皮膚剥起。

⑥ 陰囊津泄而脈弦絶者，診當言音嘶嗄，敗易舊聲爾。何者？肝氣傷也，肝氣傷則金本缺，金本缺則肺氣不全，肺主音聲，故言音嘶嗄。

⑦ 敷，布也。言木氣散布外榮於所部者，其病當發於肺葉之中也。何者？以木氣發散故也。《平人氣象論》曰：藏真散於肝。肝又合木也。

其聲嘶①。人有此三者，是謂壞府②，毒藥無治，短針無取，此皆絕皮傷肉，血氣爭黑③。帝曰：余念其痛，心爲之亂惑反甚，其病不可更代，百姓聞之，以爲殘賊，爲之奈何④？岐伯曰：夫人生於地，懸命於天，天地合氣，命之曰人⑤。人能應四時者，天地爲之父母⑥；知萬物者，謂之天子⑦。天有陰陽，人有十二節⑧；天有寒暑，人有虛實⑨。能經天地陰陽之化者，不失四時；知十二節之理者，聖智

---

① 嘶，謂聲濁惡也。肺藏惡血，故如是。

② 府，謂胸也，以肺處胸中故也。壞，謂損壞其府而取病也。《抱樸子》云：仲景開胸以納赤餅。由此則胸可啟之而取病矣。三者，謂脈弦絕，肺葉發，聲濁嘶。

③ 病內潰於肺中，故毒藥無治。外不在於經絡，故短針無取。是以絕皮傷肉，迺可攻之。以惡血久與肺氣交爭，故當血見而色黑也。（新校正云：詳岐伯之對，與黃帝所問不相當。別按《太素》云：夫鹽之味鹹者，其氣令器津泄；弦絕者，其音嘶敗；木陳者，其葉落；病深者，其聲嘶。人有此三者，是謂壞府，毒藥無治，短針無取，此皆絕皮傷肉，血氣爭黑。三字與此經不同，而注意大異。楊上善注云：言欲知病微者，須知其候。鹽之在於器中，津液泄於外，見津而知鹽之有鹹也。聲嘶，知琴瑟之弦將絕。葉落者，知陳木之已盡。舉此三物衰壞之徵，以比聲嘶識病深之候。人有聲嘶同三譬者，是爲府壞之候。中府壞者，病之深也。其病既深，故針藥不能取，以其皮肉血氣各不相得故也。再詳上善作此等注義，方與黃帝上下問答義相貫穿。王氏解鹽鹹器津，義雖淵微，至於注弦絕音嘶，木敷葉發，殊不與帝問相協，考之不若楊義之得多也。）

④ 殘，謂殘害。賊，謂損劫。言恐涉於不仁，致慊於黎庶也。

⑤ 形假物成，故生於地。命惟天賦，故懸於天。德氣同歸，故謂之人也。《靈樞經》曰：天之在我者德，地之在我者氣，德流氣薄而生者也。然德者道之用，氣者生之母也。

⑥ 人能應四時和氣而養生者，天地恒畜養之，故爲父母。《四氣調神大論》曰：夫四時陰陽者，萬物之根本也，所以聖人春夏養陽秋多養陰，以從其根，故與萬物沉浮於生長之門也。

⑦ 知萬物之根本者，天地常育養之，故謂曰天之子。

⑧ 節，謂節氣。外所以應十二月，內所以主十二經脈也。

⑨ 寒暑有盛衰之紀，虛實表多少之殊，故人以虛實應天寒暑也。

不能欺也①；能存八動之變，五勝更立；能達虛實之數者，獨出獨入，呿吟至微，秋毫在目②。帝曰：人生有形，不離陰陽，天地合氣，別爲九野，分爲四時，月有小大，日有短長，萬物並至，不可勝量，虛實呿吟，敢問其方③？岐伯曰：木得金而伐，火得水而滅，土得木而達，金得火而缺，水得土而絶，萬物盡然，不可勝竭④。故針有懸布天下者五，黔首共餘食，莫知之也⑤。一曰治神⑥，二

寶命全形論篇第二十五

---

①　經，常也。言能常應順天地陰陽之道而修養者，則合四時生長之宜。能知十二節氣之所遷至者，雖聖智亦不欺侮而奉行之也。

②　存，謂心存。達，謂明達。呿，謂欠呿。吟，謂吟嘆。秋毫在目，言細必察也。八動，謂八節之風變動。五勝，謂五行之氣相勝。立，謂當其王時。變，謂氣至而變易。知是三者，則應效明著，速猶影響，皆神之獨出獨入，亦非鬼靈能召遣也。（新校正云：按楊上善云：呿謂露齒出氣。）

③　請説用針之意。

④　達，通也。言物類雖不可竭盡而數，要之，皆如五行之氣，而有勝負之性分爾。

⑤　言針之道，有若高懸示人，彰布於天下者五矣。而百姓共知餘食，咸棄蔑之，不務於本而崇乎末，莫知真要深在其中。所謂五者，次如下句。（新校正云：按全元起本餘食作飽食。注云：人愚不解陰陽，不知針之妙，飽食終日，莫能知其妙益。又《太素》作飲食，楊上善注云：黔首共服用此道；然不能得其意。）

⑥　專精其心，不妄動亂也。所以云手如握虎，神無營於衆物。蓋欲調治精神，專其心也。（新校正云：按楊上善云：存生之道，知此五者以爲攝養，可得長生也。魂神意魄志，以神爲〔原作“爲神”，據《太素》卷十九《知針石》楊注改〕主，故皆名神。欲爲針者，先須治神。故人無悲哀動中，則魂不傷，肝得無病，秋無難也。無忧惕思慮，則神不傷，心得無病，冬無難也。無愁憂不解，則意不傷，脾得無病，春無難也。無喜樂不極，則魄不傷，肺得無病，夏無難也。無盛怒者，則志不傷，腎得無病，季夏無難也。是以五過不起於心，則神清性明；五神各安其藏，則壽延遐算也。）

133

曰知養身①,三曰知毒藥爲真②,四曰制砭石小大③,五曰知府藏血氣之診④。五法俱立,各有所先⑤。今末世之刺也,虛者實之,滿者泄之,此皆衆工所共知也。若夫法天則地,隨應而動,和之者若響,隨之者若影,道無鬼神,獨來獨往⑥。帝曰:願聞其道。岐伯曰:凡刺之真,必先治神⑦,五藏已定,九候已備,後迺存針⑧,衆脈不見,衆兇弗聞,外內相得,無以形先⑨,可玩往來,迺施於人⑩。人有

----

① 知養己身之法,亦如養人之道矣。《陰陽應象大論》曰:用針者,以我知彼,用之不殆。此之謂也。(新校正云:按《太素》身作形,楊上善云:飲食男女,節之以限,風寒暑濕,攝之以時,有異單豹外凋之害,即內養形也。實慈恕以愛人,和塵勞而不迹,有殊張毅高門之傷,即外養形也。內外之養周備,則不求生而久生,無期壽而長壽,此則針布養形之極也。玄元皇帝曰:太上養神,其次養形。詳王氏之注,專治神養身於用針之際,其説甚狹,不若上善之説爲優。若必以此五者解爲用針之際,則下文知毒藥爲真,王氏亦不專用針爲解也。)

② 毒藥攻邪,順宜而用,正真之道,其在兹乎。

③ 古者以砭石爲針,故不舉九針,但言砭石爾。當制其大小者,隨病所宜而用之。(新校正云:按全元起云:砭石者,是古外治之法,有三名,一針石,二砭石,三鑱石,其實一也。古來未能鑄鐵,故用石爲針,故名之針石。言工必砥礪鋒利,制其小大之形,與病相當。黃帝造九針以代鑱石。上古之治者,各隨方所宜,東方之人多癰腫聚結,故砭石生於東方。)

④ 諸陽爲府,諸陰爲藏,故《血氣形志篇》曰:太陽多血少氣,少陽少血多氣,陽明多氣多血,少陰少血多氣,厥陰多血少氣,太陰多氣少血。是以刺陽明出血氣,刺太陽出血惡氣,刺少陽出氣惡血,刺太陰出血惡氣,刺少陰出氣惡血,刺厥陰出血惡氣也。精知多少,則補瀉萬全。

⑤ 事宜則應者先用。

⑥ 隨應而動,言其效也。若影若響,言其近也。夫如影之隨形,響之應聲,豈復有鬼神之召遣耶? 蓋由隨應而動之自得爾。

⑦ 專其精神,寂無動亂,刺之真要,其在斯焉。

⑧ 先定五藏之脈,備循九候之診,而有太過不及者,然後迺存意於用針之法。

⑨ 衆脈,謂七診之脈。衆兇,謂五藏相乘。外內相得,言形氣相得也。無以形先,言不以己形之衰盛寒溫,料病人之形氣使同於己也。故下文曰:

⑩ 玩,謂玩弄,言精熟也。《標本病傳論》曰:謹熟陰陽、無與衆謀。此其類也。(新校正云:按此文出《陰陽別論》,此云《標本病傳論》者,誤也。)

虛實，五虛勿近，五實勿遠，至其當發，間不容瞚①。手動若務，針耀而勻②，静意視義，觀適之變，是謂冥冥，莫知其形③，見其烏烏，見其稷稷，從見其飛，不知其誰④，伏如橫弩，起如發機⑤。帝曰：何如而虛？何如而實⑥？岐伯曰：刺實者須其虛，刺虛者須其實〔守〕⑦，經氣已至，慎守勿失⑧，深淺在志，遠近若一，如臨深淵，手如握虎，神無營於眾物⑨。

① 人之虛實，非其遠近而有之，蓋由血氣一時之盈縮爾。然其未發，則如云垂而視之可久；至其發也，則如電滅而指所不及。遲速之殊，有如此矣。（新校正云：按《甲乙經》瞚作瞋，全元起本及《太素》作眴。）

② 手動用針，心如專務於一事也。《針經》曰：一其形，聽其動静，而知邪正。此之謂也。針耀而勻，謂針形光净而上下勻平。

③ 冥冥，言血氣變化之不可見。故静意視息，以義斟酌，觀所調適經脈之變易爾。雖且針下，用意精微而測量之，猶不知變易形容誰爲其象也。（新校正云：按《八正神明論》云：觀其冥冥者，言形氣榮衛之不形於外，而工獨知之，以日之寒温，月之虛盛，四時氣之浮沉，参伍相合而調之，工常先見之，然而不形於外，故曰觀於冥冥焉。）

④ 烏烏，嘆其氣至。稷稷，嗟其已應。言所針得失，如從空中見飛鳥之往來，豈復知其所使之元主耶！是但見經脈盈虛而爲信，亦不知其誰之所召遣爾。

⑤ 血氣之未應針，則伏如橫弩之安静；其應針也，則起如機發之迅疾。

⑥ 言血氣既伏如橫弩，起如發機，然其虛實，豈留呼而可爲準定耶？虛實之形，何如而約之？

⑦ 言要以氣至有效而爲約，不必守息數而爲定法也。

⑧ 無變法而失經氣也。

⑨ 言精心專一也。所針經脈，雖深淺不同，然其補瀉，皆如一俞之專意，故手如握虎，神不外營焉。（新校正云：按《針解論》云：刺實須；其虛者，留針陰氣隆至，迺去針也。刺虛須其實者，陽氣隆至，針下熱，迺去針也。經氣已至慎守勿失者，勿變更也。深淺在志者，知病之內外也。遠近如一者，深淺其候等也。如臨深淵者，不敢堕也。手如握虎者，欲其壯也。神無營於眾物者，静志觀病人，無左右視也。）

八正神明論篇第二十六

新校正云：按全元起本在第二卷。又與《太素·知官能篇》大意同，文勢小異。

黃帝問曰：用針之服，必有法則焉，今何法何則①？岐伯對曰：法天則地，合以天光②。帝曰：願卒聞之。岐伯曰：凡刺之法，必候日月星辰，四時八正之氣，氣定迺刺之③。是故天溫日明，則人血淖液而衛氣浮，故血易瀉，氣易行；天寒日陰，則人血凝泣而衛氣沉④。月始生，則血氣始精，衛氣始行；月郭滿，則血氣實，肌肉堅；月郭空，則肌肉減，經絡虛，衛氣去，形獨居。是以因天時而調血

---

① 服，事也。法，象也。則，準也，約也。

② 謂合日月星辰之行度。

③ 候日月者，謂候日之寒溫，月之空滿也。星辰者，謂先知二十八宿之分，應水漏刻者也。略而言之：常以日之加〔守〕於宿上，則知人氣在太陽否，日行一舍，人氣在三陽與陰分矣。細而言之：從房至畢十四宿，水下五十刻，半日之度也。從昴至心亦十四宿，水下五十刻，終日之度也。是故從房至畢者爲陽，從昴至心者爲陰；陽主晝，陰主夜。凡日行一舍，故水下三刻與七分刻之四也。《靈樞經》曰：水下一刻，人氣在太陽；水下二刻，人氣在少陽；水下三刻，人氣在陽明，水下四刻，人氣在陰分。水下不止，氣行亦爾。又曰：日行一舍，人氣行於身一周與十分身之八；日行二舍，人氣行於身三周與十分身之六；日行三舍，人氣行於身五周與十分身之四；日行四舍，人氣行於身七周與十分身之二；日行五舍，人氣行於身九周。然日行二十八舍，人氣亦行於身五十周與十分身之四。由是故必候日月星辰也。四時八正之氣者，謂四時正氣八節之風來朝於太一者也。謹候其氣之所在而刺之氣定迺刺之者，謂八節之風氣靜定，迺可以刺經脈，調虛實也。故《歷忌》云：八節前後各五日，不可刺灸兆。是則謂氣未定故不可灸刺也。（新校正云：按八節風朝太一，具《天元玉冊》中。）

④ 泣，謂如水中居雪也。

氣也。是以天寒無刺①，天溫無疑②。月生無瀉，月滿無補，月郭空無治，是謂得時而調之③。因天之序，盛虛之時，移光定位，正立而待之④。故曰月生而瀉，是謂藏虛⑤；月滿而補，血氣揚溢，絡有留血，命曰重實⑥；月郭空而治，是謂亂經。陰陽相錯，真邪不別，沉以留止，外虛內亂，淫邪廼起⑦。帝曰：星辰八正何候？岐伯曰：星辰者，所以制日月之行也⑧。八正者，所以候八風之虛邪以時至者也⑨。四時者，所以分春秋冬夏之氣所在，以時調之，也〔疑"候"〕八正之虛邪，而避之勿犯也⑩。以身之虛，而逢天之虛，兩虛相感，其氣至骨，入則傷五藏⑪，工候救

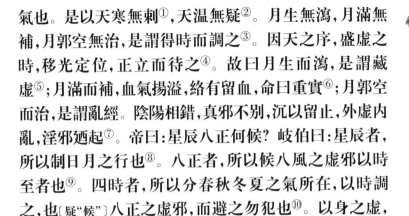

① 血凝泣而衛氣沉也。
② 血淖液而氣易行也。
③ 謂得天時也。
④ 候日遷移，定氣所在，南面正立，待氣至而調之也。
⑤ 血氣弱也。（新校正云：按全元起本藏作減，藏當作減。）
⑥ 絡一爲經，誤。血氣盛也。留一爲流，非也。
⑦ 氣失紀，故淫邪起。
⑧ 制，謂制度，定星辰則可知日月行之制度矣。略而言之，周天二十八宿，宿〔守〕三十六分，人氣行一周天，凡一千八分。周身十六丈二尺，以應二十八宿，合漏水百刻，都行八百一十丈，以分晝夜也。故人十息，氣行六尺，日行二分。二百七十息，氣行十六丈二尺，一周於身，水下二刻，日行二十分。五百四十息，氣行再周於身，水下四刻，日行四十分。二千七百息，氣行十周於身，水下二十刻，日行五宿二十分。一萬三千五百息，氣行五十周於身，水下百刻，日行二十八宿。細而言之：則常以一十周加之一分又十分分之六，廼奇分盡矣。是故星辰所以制日月之行度也。（新校正云：詳周天二十八宿至日行二十八宿也，本《靈樞》文，今具《甲乙經》中。）
⑨ 八正，謂八節之正邪也。八風者，東方嬰兒風，南方大弱風，西方剛風，北方大剛風，東北方兇風，東南方弱風，西南方謀風，西北方折風也。虛邪，謂乘人之虛而爲病者也。以時至，謂天應太一移居，以八節之前後，風朝中宮而至者也。（新校正云：詳太一移居風朝中宮義，具《天元玉冊》。）
⑩ 四時之氣所在者，謂春氣在經脈，夏氣在孫絡，秋氣在皮膚，冬氣在骨髓。然觸冒虛邪，動傷真氣，避而勿犯，廼不病焉。《靈樞經》曰：聖人避邪，如避矢石。蓋以其能傷真氣也。
⑪ 以虛感虛，同氣而相應也。

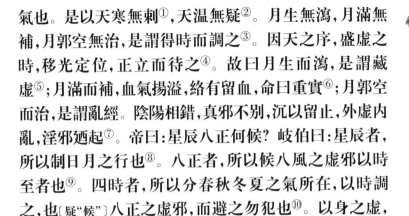

之,弗能傷也①,故曰:天忌不可不知也②。帝曰:善。其法星辰者,余聞之矣,願聞法往古者。岐伯曰:法往古者,先知針經也。驗於來今者,先知日之寒溫,月之虛盛,以候氣之浮沉,而調之於身,觀其立有驗也③。觀於〔守〕冥冥者,言形氣榮衛之不形於外,而工獨知之④,以日之寒溫,月之虛盛,四時氣之浮沉,參伍相合而調之,工常先見之,然而不形於外,故曰觀於冥冥焉⑤。通於無窮者,可以傳於後世也,是故工之所以異也⑥,然而不形見於外,故俱不能見也⑦。視之無形,嘗之無味,故謂冥冥,若神仿佛⑧。虛邪者,八正之虛邪氣也⑨。正邪者,身形若用力汗出,腠理開,逢虛風,其中人也微,故莫知其情,莫見其形⑩。上工救其萌牙,必先見三部九候之氣,盡調不敗而救之,故曰上工。下工救其已成,救其已敗。救其已成者,言不知三部九候之相失,因病而敗之也⑪。知其所在者,知診三部九候之病脈處而治之,故曰守其門戶焉,莫

---

① 候知而止,故弗能傷之。救,止也。
② 人忌於天,故云天忌,犯之則病,故不可不知也。
③ 候氣不差,故立有驗。
④ 明前篇静意視義,觀適之變,是謂冥冥莫知其形也。雖形氣榮衛,不形見於外,而工以心神明悟,獨得知其衰盛焉,善惡悉可明之。(新校正云:按前篇廼《寶命全形論》。)
⑤ 工所以常先見者,何哉? 以守法而神通明也。
⑥ 法著故可傳後世,後世不絕則應用通於無窮矣。以獨見知,故工所以異於人也。
⑦ 工異於粗者,以粗俱不能見也。
⑧ 言形氣榮衛不形於外,以不可見,故視無形,嘗無味。伏如橫弩,起如發機,窈窈冥冥,莫知元主,謂如神運仿佛焉。若,如也。
⑨ 八正之虛邪,謂八節之虛邪也。以從虛之鄉來,襲虛而入爲病,故謂之八正虛邪。
⑩ 正邪者,不從虛之鄉來也。以中人微,故莫知其情意,莫見其形狀。
⑪ 義備《離合真邪論》中。

知其情而見邪形也①。帝曰:余聞補瀉,未得其意。岐伯曰:瀉必用方,方者,以氣方盛也,以月方滿也,以日方溫也,以身方定也,以息方吸而內針,廼復候其方吸而轉針,廼復候其方呼而徐引針,故曰瀉必用方,其氣廼〔守〕行焉②。補必用員,員者行也,行者移也③,刺必中其榮,復以吸排針也④。故員與方,非針也⑤。故養神者,必知形之肥瘦,榮衛血氣之盛衰。血氣者,人之神,不可不謹養⑥。帝曰:妙乎哉論也! 合人形於陰陽四時,虛實之應,冥冥之期,其非夫子孰能通之。然夫子數言形與神,何謂形? 何謂神? 願卒聞之⑦。岐伯曰:請言形,形乎形,目冥冥,問其所病⑧,索之於經,慧然在前,按之不得,不知其情,故曰形⑨。帝曰:何謂神? 岐伯曰:請言神,神乎神,耳不聞,目明心開而志先,慧然獨悟,口弗能言,俱

---

① 三部九候,爲候邪之門戶也。守門戶,故見邪形。以中人微,故莫知其情狀也。

② 方,猶正也。瀉邪氣出,則真氣流行矣。

③ 行,謂宣不行之氣,令必宣行。移,謂移未復之脈,俾其平復。

④ 針入至血,謂之中榮。

⑤ 所言方員者,非謂針形,正謂行移之義也。

⑥ 神安則壽延,神去則形弊,故不可不謹養也。

⑦ 神,謂神智通悟。形,謂形診可觀。

⑧ (新校正云:按《甲乙經》作捫其所痛,義亦通。)

⑨ 外隱其無形,故目冥冥而不見。內藏其有象,故以診而可索於經也。慧然在前,按之不得,言三部九候之中,卒然逢之,不可爲之期準也。《離合真邪論》曰:在陰與陽,不可爲度,從而察之,三部九候,卒然逢之,早遏其路。此其義也。

視獨見,適若昏,昭然獨明,若風吹云,故曰神①。三部九候爲之原,九針之論不必存也②。

離合真邪論篇第二十七

新校正云:按全元起本在第一卷,名《經合》,第二卷重出,名《真邪論》。

黃帝問曰:余聞九針九篇,夫子迺因而九之,九九八十一篇,余盡通其意矣。經言氣之盛衰,左右傾移,以上調下,以左調右,有餘不足,補瀉於滎輸,余知之矣。此皆榮衛之傾移,虛實之所生,非邪氣從外入於經也。余願聞邪氣之在經也,其病人何如? 取之奈何? 岐伯對曰:夫聖人之起度數,必應於天地,故天有宿度,地有經水,人有經

---

① 耳不聞,言神用之微密也。目明心開而志先者,言心之通如昏昧開卷,目之見如氛翳辟明,神雖內融,志已先往矣。慧然,謂清爽也。悟,猶了達也。慧然獨悟口弗能言者,謂心中清爽而了達,口不能宣吐以寫心也。俱視獨見適若昏者,歎見之異速也,言與衆俱視,我忽獨見,適猶若昏昧爾。既獨見了,心眼昭然,獨能明察,若雲隨風卷,日麗天明,至哉神乎! 妙用如是,不可得而言也。
② 以三部九候經脈爲之本原,則可通神悟之妙用,若以九針之論僉議,則其旨惟博,其知彌遠矣,故曰三部九候爲之原,九針之論不必存也。

脈①。天地温和，則經水安靜；天寒地凍，則經水凝泣；天暑地熱，則經水沸溢；卒風暴起，則經水波涌而隴起②。夫邪之入於脈也，寒則血凝泣，暑則氣淖澤，虛邪因而入客，亦如經水之得風也，經之動脈，其至也亦時隴起，其行於脈中循循然③，其至寸口中手也，時大時小，大則邪至，小則平，其行無常處④，在陰與陽，不可爲度⑤，從而察之，三部九候，卒然逢之，早遏其路⑥。吸則內針，無令氣忤，靜以久留，無令邪布，吸則轉針，以得氣爲故，候呼引針，

---

① 宿，謂二十八宿。度，謂天之三百六十五度也。經水者，謂海水、清〔原作"瀆"，非水名，據《靈樞·經水篇》、《甲乙》卷一第七及《太素》卷五《十二水》改，下同〕水、渭水、湖水、沔水、汝水、江水、淮水、漯水、河水、漳水、濟水也，以其內合經脈，故名之經水焉。經脈者，謂手足三陰三陽之脈。所以言者，以內外參合，人氣應通，故言之也。（新校正云：按《甲乙經》云：足陽明外合於海水，內屬於胃。足太陽外合於清〔同上〕水，內屬膀胱。足少陽外合於渭水，內屬於膽。足太陰外合於湖水，內屬於脾。足厥陰外合於沔水，內屬於肝。足少陰外合於汝水，內屬於腎。手陽明外合於江水，內屬於大腸。手太陽外合於淮水，內屬於小腸。手少陽外合於漯水，內屬於三焦。手太陰外合於河水，內屬於肺。手心主外合於漳水，內屬於心包。手少陰外合於濟水，內屬於心。）

② 人經脈亦應之。

③ 循循然，順動貌。言隨順經脈之動息，因循呼吸之往來，但形狀或異耳。循循一爲輶輶。

④ 大，謂大常平之形診。小者，非細小之謂也，以其比大，則謂之小，若無大以比，則自是平常之經氣爾。然邪氣者，因其陰氣則入陰經，因其陽氣則入陽脈，故其行無常處也。

⑤ 以隨經脈之流運也。

⑥ 逢，謂逢遇。遏，謂遏絕。三部之中，九候之位，卒然逢遇，當按而止之，即而瀉之，逕路既絕，則大邪之氣無能爲也。所謂瀉者，如下文云。

呼盡廼去，大氣皆出，故命曰瀉①。帝曰：不足者補之奈何？岐伯曰：必先捫而循之，切而散之，推而按之，彈而怒之，抓而下之，通而取之，外引其門，以閉其神②，呼盡內針，靜以久留，以氣至爲故③，如待所貴，不知日暮④，其氣以至，適而自護⑤，候吸引針，氣不得出，各在其處，推闔其門，令神氣存，大氣留止，故命曰補⑥。帝曰：候氣奈

---

① 按經之旨，先補真氣，廼瀉其邪也。何以言之？下文補法，呼盡內針，靜以久留。此段瀉法，吸則內針，又靜以久留。然呼盡則次其吸，吸至則不兼呼，內針之候既同，久留之理復一，則先補之義，昭然可知。《針經》云：瀉曰迎之，迎之意，必持而內之，放而出之，排陽出針，疾氣得泄。補曰隨之，隨之意，若忘之，若行若悔、如蚊虻止，如留如還。則補之必久留也。所以先補者，真氣不足，針廼瀉之，則經脈不滿，邪氣無所排遣，故先補真氣令足，後廼瀉出其邪矣。引，謂引出。去，謂離穴。候呼而引至其門，呼盡而廼離穴戶，則經氣審以平定，邪氣無所勾留，故大邪之氣，隨針而出也。呼，謂氣出。吸，謂氣入。轉，謂轉動也。大氣，謂大邪之氣，錯亂陰陽者也。

② 捫循，謂手摸。切，謂指按也。捫而循之，欲氣舒緩。切而散之，使經脈宣散。推而按之，排蹙其皮。彈而怒之，使脈氣䐜滿也。抓而下之，置針準也。通而取之，以常法也。外引其門，以閉其神，則推而按之者也，謂蹙按穴外之皮，令當應針之處，針已放去，則不破之皮，蓋其所刺之門，門不開則神氣內守，故云以閉其神也。《調經論》曰：外引其皮，令當其門戶。又曰：推合其門，令神氣存。此之謂也。（新校正云：按王引《調經論》文，今詳非本論之文，傍見《甲乙經・針道篇》。又曰已下，廼當篇之文也。）

③ 呼盡內針，亦同吸也。言必以氣至而爲爲針之故，不以息之多數而便去針也。《針經》曰：刺之而氣不至，無問其數；刺之氣至，去之勿復針。此之謂也。無問息數以爲遲速之約，要當以氣至而針去，不當以針下氣未至而針出廼更爲也。

④ 諭人事於候氣也。暮，晚也。

⑤ 適，調適也。護，慎守也。言氣已平調，則當慎守，勿令改變，使疾更生也。《針經》曰：經氣已至，慎守勿失。此其義也。所謂慎守，當如下說。（新校正云：詳王引《針經》之言，廼《素問・寶命全形論》文，兼見於《針解論》耳。）

⑥ 正言也。外門已閉，神氣復存，候吸引針，大氣不泄，補之爲義，斷可知焉。然此大氣，謂大經之氣流行榮衛者。

何^①？岐伯曰：夫邪去絡入於經也，舍於血脈之中^②，其寒溫未相得，如涌波之起也，時來時去，故不常在^③。故曰方其來也，必按而止之，止而取之，無逢其衝而瀉之^④。真氣者，經氣也，經氣太虛，故曰其來不可逢，此之謂也^⑤。故曰候邪不審，大氣已過，瀉之則真氣脫，脫則不復，邪氣復至，而病益蓄^⑥，故曰其往不可追，此之謂也^⑦。不可掛以發者，待邪之至時而發針瀉矣^⑧，若先若後者，血氣已盡，其病不可下^⑨，故曰知其可取如發機，不知其取如扣椎，故曰知機道者不可掛以發，不知機者扣之不發，此之謂也^⑩。帝曰：補瀉奈何？岐伯曰：此攻邪也，疾出以去盛血，而復其真氣^⑪，此邪新客，溶溶未有定處也，推之則前，引之則止，逆而刺之，溫血也^⑫。刺出其血，其病立已。帝曰：善。然真邪以合，波隴不起，候之奈何？

---

① 謂候可取之氣也。

② 《繆刺論》曰：邪之客於形也，必先舍於皮毛，留而不去，入舍於孫脈，留而不去，入舍於絡脈，留而不去，入舍於經脈。故云去絡入於經也。

③ 以周遊於十六丈二尺經脈之分，故不常在所候之處。

④ 衝，謂應水刻數之平氣也。《靈樞經》曰：水下一刻，人氣在太陽；水下二刻，人氣在少陽；水下三刻，人氣在陽明；水下四刻，人氣在陰分。然氣在太陽，則太陽獨盛；氣在少陽，則少陽獨盛。夫見獨盛者，便謂邪來，以針瀉之，則反傷真氣。故下文曰。

⑤ 經氣應刻，迺謂爲邪，工若瀉之，則深誤也，故曰其來不可逢。

⑥ 不悟其邪，反誅無罪，則真氣泄脫，邪氣復侵，經氣大虛，故病彌蓄積。

⑦ 已隨經脈之流去，不可復追召使還。

⑧ 言輕微而有，尚且知之，況若涌波，不知其至也。

⑨ 言不可取而取，失時也。（新校正云：按全元起本作血氣已虛，盡字當作虛字，此字之誤也。）

⑩ 機者動之微，言貴知其微也。

⑪ 視有血者迺取之。

⑫ 言邪之新客，未有定居，推針補之，則隨補而前進，若引針致之，則隨引而留止也。若不出盛血而反溫之，則邪氣內勝，反增其害，故下文曰。

岐伯曰：審捫循三部九候之盛虛而調之①，察其左右上下相失及相減者，審其病藏以期之②。不知三部者，陰陽不別，天地不分。地以候地，天以候天，人以候人，調之中府，以定三部，故曰刺不知三部九候病脈之處，雖有大過且至，工不能禁也③。誅罰無過，命曰大惑，反亂大經，真不可復，用實爲虛，以邪爲真，用針無義，反爲氣賊，奪人正氣，以從爲逆，榮衛散亂，真氣已失，邪獨內著，絕人長命，予人夭殃，不知三部九候，故不能久長④。因不知合之四時五行，因加相勝，釋邪攻正，絕人長命⑤。邪之新客來也，未有定處，推之則前，引之則止，逢而瀉之，其病立已⑥。

通評虛實論篇第二十八

新校正云：按全元起本在第四卷。

黃帝問曰：何謂虛實？岐伯對曰：邪氣盛則實，精氣奪則虛⑦。帝曰：虛實何如⑧？岐伯曰：氣虛者肺虛也，氣

---

① 盛者瀉之，虛者補之，不盛不虛，以經取之，則其法也。
② 氣之在陰，則候其氣之在於陰分而刺之，氣之在陽，則候其氣之在於陽分而刺之，是謂逢時。《靈樞經》曰：水下一刻，人氣在太陽；水下四刻，人氣在陰分也。積刻不已，氣亦隨在，周而復始，故審其病藏，以期其氣而刺之。
③ 禁，謂禁止也。然候邪之處尚未能知，豈復能禁止其邪氣耶！
④ 識非精辨，學未該明，且亂大經，又爲氣賊，動爲殘害，安可久乎！
⑤ 非惟昧三部九候之爲弊，若不知四時五行之氣序，亦足以殞絕其生靈也。
⑥ 再言之者，其法必然。
⑦ 奪，謂精氣減少，如奪去也。
⑧ 言五藏虛實之大體也。

逆者足寒也，非其時則生，當其時則死①。餘藏皆如此②。帝曰：何謂重實？岐伯曰：所謂重實者，言大熱病，氣熱脈滿，是謂重實。帝曰：經絡俱實何如？何以治之？岐伯曰：經絡皆實，是寸脈急而尺緩也，皆當治之，故曰滑則從，濇則逆也③。夫虛實者，皆從其物類始，故五藏骨肉滑利，可以長久也④。帝曰：絡氣不足，經氣有餘，何如？岐伯曰：絡氣不足，經氣有餘者，脈口熱而尺寒也，秋冬爲逆，春夏爲從，治主病者⑤。帝曰：經虛絡滿何如？岐伯曰：經虛絡滿者，尺熱滿脈口寒濇也，此春夏死秋冬生也⑥。帝曰：治此者奈何？岐伯曰：絡滿經虛，灸陰刺陽；經滿絡虛，刺陰灸陽⑦。帝曰：何謂重虛⑧？岐伯曰：脈氣上虛尺虛，是謂重虛⑨。帝曰：何以治之？岐伯曰：所謂氣虛者，言無常也。尺虛者，行步恇然⑩。脈虛者，不象陰也⑪。如此者，滑則生，濇則死也。帝曰：寒氣暴上，脈

通評虛實論篇第二十八

---

① 非時，謂年直之前後也。當時，謂正直之年也。

② 五藏同。

③ 脈急，謂脈口也。

④ 物之生則滑利，物之死則枯濇，故濇爲逆，滑爲從。從，謂順也。

⑤ 春夏陽氣高，故脈口熱尺中寒爲順也。十二經十五絡，各隨左右而有太過不足，工當尋其至應以施針艾，故云治主其病者也。

⑥ 秋冬陽氣下，故尺中熱脈口寒爲順也。

⑦ 以陰分主絡，陽分主經故爾。

⑧ 此反問前重實也。

⑨ 言尺寸脈俱虛。（新校正云：按《甲乙經》作脈虛氣虛尺虛，是謂重虛。此少一虛字，多一上字。王注言尺寸脈俱虛，則不兼氣虛也。詳前熱病氣熱脈滿爲重實，此脈虛氣虛尺虛爲重虛，是脈與氣俱實爲重實，俱虛爲重虛，不但尺寸俱虛爲重虛也。）

⑩ 寸虛則脈動無常，尺虛則行步恇然不足。（新校正云：按楊上善云：氣虛者，膻中氣不定〔疑足〕也。王謂寸虛則脈動無常，非也。）

⑪ 不象太陰之候也。何以言之？氣口者，脈之要會，手太陰之動也。

145

滿而實何如①？岐伯曰：實而滑則生，實而逆則死②。帝曰：脈實滿，手足寒，頭熱，何如？岐伯曰：春秋則生，冬夏則死③。脈浮而濇，濇而身有熱者死④。帝曰：其形盡滿何如？岐伯曰：其形盡滿者，脈急大堅，尺濇而不應也⑤，如是者，故從則生，逆則死。帝曰：何謂從則生，逆則死？岐伯曰：所謂從者，手足溫也。所謂逆者，手足寒也。帝曰：乳子而病熱，脈懸小者何如⑥？岐伯曰：手足溫則生，寒則死⑦。帝曰：乳子中風熱，喘鳴肩息者，脈何如？岐伯曰：喘鳴肩息者，脈實大也，緩則生，急則死⑧。帝曰：腸澼便血何如？岐伯曰：身熱則死，寒則生⑨。帝曰：腸澼下白沫何如？岐伯曰：脈沉則生，脈浮則死⑩。帝曰：腸澼下膿血何如？岐伯曰：脈懸絕則死，滑大則生。帝曰：腸澼之屬，身不熱，脈不懸絕何如？岐伯曰：滑大者曰

---

① 言氣熱脈滿，已謂重實，滑則從，濇則逆。今氣寒脈滿，亦可謂重實乎？其於滑濇生死逆從何如？

② 逆，謂濇也。（新校正云：詳王氏以逆爲濇，大非。古文簡略，辭多互文，上言滑而下言逆，舉滑則從可知，言逆則濇可見，非謂逆爲濇也。）

③ 大略言之，夏手足寒，非病也，是夏行冬令，夏得則冬死。冬脈實滿頭熱，亦非病也，是冬行夏令，冬得則夏亡。反多夏以言之，則皆不死。春秋得之，是病故生。死皆在時之孟月也。

④ （新校正云：按《甲乙經》移續於此，舊在后帝曰形度骨度脈度筋度何以知其度也下，對問義不相類，王氏頗知其錯簡，而不知皇甫士安嘗移附此也，今去後條，移從於此。）

⑤ 形盡滿，謂四形藏盡滿也。（新校正云：按《甲乙經》《太素》濇作滿。）

⑥ 懸，謂如懸物之動也。

⑦ （新校正云：按《太素》無手字，楊上善云：足溫氣下，故生；足寒氣不下者，逆而致死。）

⑧ 緩，謂如縱緩。急，謂如弦張之急。非往來之緩急也。《正理傷寒論》曰：緩則中風。故乳子中風，脈緩則生，急則死。

⑨ 熱爲血敗，故死。寒爲榮氣在，故生也。

⑩ 陰病而見陽脈，與證相反，故死。

生,懸澀者曰死,以藏期之①。帝曰:癲疾何如? 岐伯曰:脈搏大滑,久自已;脈小堅急,死不治②。帝曰:癲疾之脈,虛實何如? 岐伯曰:虛則可治,實則死③,帝曰:消癉虛實何如? 岐伯曰:脈實大,病久可治;脈懸小堅,病久不可治④。帝曰:形度骨度脈度筋度,何以知其度也⑤? 帝曰:春亟治經絡,夏亟治經俞,秋亟治六府,冬則閉塞。閉塞者,用藥而少針石也⑥。所謂少針石者,非癰疽之謂也⑦,癰疽不得頃時回⑧。癰不知所,按之不應手,乍來乍已,刺手太陰傍三痏與纓脈各二⑨。掖癰大熱,刺足少陽五,刺而熱不止,刺手心主三,刺手太陰經絡者大骨之會各三⑩。暴癰筋緛,隨分而痛,魄汗不盡,胞氣不足,治在

---

① 肝見庚辛死,心見壬癸死,肺見丙丁死,腎見戊己死,脾見甲乙死,是謂以藏期之。

② 脈小堅急爲陰,陽病而見陰脈,故死不治。(新校正云:按巢元方云:脈沉小急實死不治,小牢急亦不可治。)

③ 以反證故。

④ 久病血氣衰,脈不當實大,故不可治。(新校正云:詳經言實大病久可治,注意以爲不可治,按《甲乙經》《太素》、全元起本並云可治。又按巢元方云:脈數大者生,細小浮者死。又云:沉小者生,實牢大者死。)

⑤ 形度,具《三備經》。筋度脈度骨度,並具在《靈樞經》中。此問亦合在彼經篇首,錯簡也。一經以此問爲《逆從論》首,非也。

⑥ 亟,猶急也。閉塞,謂氣之門戶閉塞也。

⑦ 冬月雖氣門閉塞,然癰疽氣烈,内作大膿,不急瀉之,則爛筋腐骨,故雖冬月,亦宜針石以開除之。

⑧ 所以癰疽之病,冬月猶得用針石者何? 此病頃時回轉之間,過而不瀉,則内爛筋骨,穿通藏府。

⑨ 但覺似有癰疽之候,不的知發在何處,故按之不應手也。乍來乍已,言不定痏於一處也。手太陰傍,足陽明脈,謂胃部氣户等六穴之分也。纓脈,亦足陽明脈也,近纓之脈,故曰纓脈,纓謂冠帶也。以有左右,故云各二。

⑩ 大骨會,肩也。謂肩貞穴,在肩髃後骨解間陷者中。

經俞①。腹暴滿，按之不下，取手太陽經絡者，胃之募也②，少陰俞去脊椎三寸傍五，用員利針③。霍亂，刺俞傍五④，足陽明及上傍三⑤。刺癇驚脈五⑥，針手太陰各五，刺經太陽五，刺手少陰經絡傍者一，足陽明一，上踝五寸刺三針⑦。凡治消癉仆擊，偏枯痿厥，氣滿發逆，甘〔守〕肥貴人，則膏梁之疾也。隔塞閉絕，上下不通，則暴憂之病也。暴厥而聾，偏塞閉不通，內氣暴薄也。不從內外中風

---

① 癰若暴發，隨脈所過，筋怒䐜急，肉分中痛，汗液滲泄如不盡，兼胞氣不足者，悉可以本經脈穴俞補瀉之。（新校正云：按此二條，舊散在篇中，今移使相從。）

② 太陽，為手太陽也。手太陽少〔原作“太”，據下文改〕陽經絡之所生，故取中脘穴，即胃之募也。《中誥》曰：中脘，胃募也，居蔽骨與齊中，手太陽少陽足陽明脈所生。故云經絡者，胃募也。（新校正云：按《甲乙經》云：取太陽經絡血者則已。無胃之募也等字。又楊上善注云：足太陽。其説各不同，未知孰是。）

③ 謂取足少陰俞，外去脊椎三寸，兩傍穴各五痏也。少陰俞，謂第十四椎下兩傍，腎之俞也。（新校正云：按《甲乙經》云：用員利針，刺已如食頃久立已，必視其經之過於陽者數刺之。）

④ 霍亂者，取少陰俞傍志室穴。（新校正云：按楊上善云：刺主霍亂輸傍五取之。）

⑤ 足陽明，言胃俞也。取胃俞，兼取少陰俞外兩傍向上第三穴，則胃倉穴也。

⑥ 謂陽陵泉，在膝上外陷者中也。

⑦ 經太陽，謂足太陽也。手太陰五，謂魚際穴，在手大指本節後內側散脈。經太陽五，謂承山穴，在足腨腸下分肉間陷者中也。手少陰經絡傍者，謂支正穴，在腕後同身寸之五寸，骨上廉肉分間，手太陽絡別走少陰者。足陽明一者，謂解谿穴，在足腕上陷者中也。上踝五寸，謂足少陽絡光明穴。按《內經明堂》《中誥圖經》悉主霍亂，各具明文。（新校正云：按別本注云：悉不主霍亂，未詳所謂。又按《甲乙經》《太素》刺癇驚脈五至此為刺驚癇，王注為刺霍亂者，王注非也。）

之病，故瘦留著也。蹠跛，寒風濕之病也①。黃帝曰：黃疸暴痛，癲疾厥狂，久逆之所生也。五藏不平，六府閉塞之所生也。頭痛耳鳴，九竅不利，腸胃之所生也②。

太陰陽明論篇第二十九

新校正云：按全元起本在第四卷。

黃帝問曰：太陰陽明爲表裏，脾胃脈也，生病而異者何也③？岐伯對曰：陰陽異位，更虛更實，更逆更從，或從內，或從外，所從不同，故病異名也④。帝曰：願聞其異狀也。岐伯曰：陽者，天氣也，主外；陰者，地氣也，主內⑤。故陽道實，陰道虛⑥。故犯賊風虛邪者，陽受之；食飲不

---

① 消，謂內消。癉，謂伏熱。厥，謂氣逆。高，膏也。梁，粱字也。跗，謂足也。夫肥者令人熱中，甘者令人中滿，故熱氣內薄，發爲消渴偏枯氣滿逆也。逆者，謂違背常候，與平人異也。然愁憂者，氣閉塞而不行，故隔塞否閉，氣脈斷絶，而上下不通也。氣固於內，則大小便道偏不得通泄也。何者？藏府氣不化，禁固而不宣散，故爾也。外風中人，伏藏不去，則陽氣內受，爲熱外爍，肌肉消爍，故留薄肉分消瘦，而皮膚著於筋骨也。濕勝於足則筋不利，寒勝於足則攣急，風濕寒勝則衞氣結聚，衞氣結聚則肉痛，故足跛而不可履也。

② 足之三陽，從頭走足，然久厥逆而不下行，則氣怫積於上焦，故爲黃疸暴痛，癲狂氣逆矣。食飲失宜，吐利過節，故六府閉塞，而令五藏之氣不和平也。腸胃否塞則氣不順序，氣不順序則上下中外，互相勝負，故頭痛耳鳴，九竅不利也。

③ 脾胃藏府，皆合於土，病生而異，故問不同。

④ 脾藏爲陰，胃府爲陽，陽脈下行，陰脈上行，陽脈從外，陰脈從內，故言所從不同，病異名也。（新校正云：按楊上善云：春夏陽明爲實，太陰爲虛，秋冬太陰爲實，陽明爲虛，即更實更虛也。春夏太陰爲逆，陽明爲從，秋冬陽明爲逆，太陰爲從，即更逆更從也。）

⑤ 是所謂陰陽異位也。

⑥ 是所謂更實更虛也。

149

節起居不時者,陰受之①。陽受之則入六府,陰受之則入五藏。入六府則身熱不時臥,上爲喘呼;入五藏則䐜滿閉塞,下爲飱泄,久爲腸澼②。故喉主天氣,咽主地氣。故陽受風氣,陰受濕氣③。故陰氣從足上行至頭,而下行循臂至指端;陽氣從手上行至頭,而下行至足④。故曰陽病者上行極而下,陰病者下行極而上⑤。故傷於風者,上先受之;傷於濕者,下先受之⑥。帝曰:脾病而四支不用何也? 岐伯曰:四支皆禀氣於胃,而不得至經⑦,必因於脾,廼得禀也⑧。今脾病不能爲胃行其津液,四支不得禀水穀氣,氣日以衰,脈道不利,筋骨肌肉,皆無氣以生,故不用焉。帝曰:脾不主時何也⑨? 岐伯曰:脾者土也,治中央,常以四時長四藏,各十八日寄治,不得獨主於時也。脾藏者常著胃土之精也,土者生萬物而法天地,故上下至頭足,不得主時也⑩。帝曰:脾與胃以膜相連耳⑪,而能爲

---

① 是所謂或從内,或從外也。
② 是所謂所從不同,病異名也。
③ 同氣相求爾。
④ 是所謂更逆更從也。《靈樞經》曰:手之三陰,從藏走手;手之三陽,從手走頭。足之三陽,從頭走足;足之三陰,從足走腹。所行而異,故更逆更從也。
⑤ 此言其大凡爾。然足少陰脈下行,則不同諸陰之氣也。
⑥ 陽氣炎上故受風,陰氣潤下故受濕,蓋同氣相合爾。
⑦ (新校正云:按《太素》至經作徑至,楊上善云:胃以水穀資四支,不能徑至四支,要因於脾,得水穀津液,營衛於四支。)
⑧ 脾氣布化水穀精液,四支廼得以禀受也。
⑨ 肝主春,心主夏,肺主秋,腎主冬,四藏皆有正應,而脾無正主也。
⑩ 治,主也。著,謂常約著於胃也。土氣於四時之中,各於季終寄王十八日,則五行之氣各王七十二日,以終一歲之日矣。外主四季,則在人内應於手足也。
⑪ (新校正云:按《太素》作以募相逆,楊上善云:脾陰胃陽,脾内胃外,其位各異,故相逆也。)

之行其津液何也？岐伯曰：足太陰者三陰也，其脈貫胃屬脾絡嗌，故太陰爲之行氣於三陰。陽明者表也①，五藏六府之海也，亦爲之行氣於三陽。藏府各因其經而受氣於陽明，故爲胃行其津液。四支不得稟水穀氣，日以益衰，陰道不利，筋骨肌肉無氣以生，故不用焉②。

陽明脈解篇第三十

新校正云：按全元起本在第三卷。

黃帝問曰：足陽明之脈病，惡人與火，聞木音則惕然而驚，鐘鼓不爲動，聞木音而驚何也？願聞其故③。岐伯對曰：陽明者胃脈也，胃者土也，故聞木音而驚者，土惡木也④。帝曰：善。其惡火何也？岐伯曰：陽明主肉，其脈⑤血氣盛，邪客之則熱，熱甚則惡火。帝曰：其惡人何也？岐伯曰：陽明厥則喘而惋，惋則惡人⑥。帝曰：或喘而死者，或喘而生者，何也？岐伯曰：厥逆連藏則死，連經則生⑦。帝曰：善。病甚則棄衣而走，登高而歌，或至不食數日，踰垣上屋，所上之處，皆非其素所能也，病反能者何也⑧？岐伯曰：四支者諸陽之本也，陽盛則四支實，實則

---

① 胃是脾之表也。

② 又復明脾主四支之義也。

③ 前篇言入六府則身熱不時臥，上爲喘呼。然陽明者胃脈也，今病不如前篇之旨，而反聞木音而驚，故問其異也。

④ 《陰陽書》曰：木克土。故土惡木也。

⑤ （新校正云：按《甲乙經》脈作肌。）

⑥ 惋熱內鬱，故惡人耳。（新校正云：按《脈解》云：欲獨閉戶牖而處何也？陰陽相搏，陽盡陰盛，故獨閉戶牖而處。）

⑦ 經，謂經脈。藏，謂五神藏。所以連藏則死者，神去故也。

⑧ 素，本也。踰垣，謂蘙墻也。怪其稍異於常。

151

能登高也①。帝曰：其棄衣而走者何也②？岐伯曰：熱盛於身，故棄衣欲走也。帝曰：其妄言罵詈不避親疏而歌者何也？岐伯曰：陽盛則使人妄言罵詈不避親疏而不欲食，不欲食故妄走也③。

寶命全形論：嗄所嫁切　呿吟上丘伽切　黔音鉗　棄蔑音滅　容瞋音舜

八正神明論：仿佛上音仿，下音弗

離合真邪論：輴徐倫切　蚊虻武庚切　捫音門　抓側交切　溶音容

通評虛實論：恇去王切　痏榮美切　躃之石切

太陰陽明論：閉塞蘇則切

陽明脈解篇：悗烏貫切　逾音于

---

①　陽受氣於四支，故四支爲諸陽之本也。（新校正云：按《脈解》云：陰陽爭而外並於陽。）

②　棄，不用也。

③　足陽明胃脈，下膈屬胃絡脾。足太陰脾脈，入腹屬脾絡胃，上膈俠咽連舌本，散舌下，故病如是。

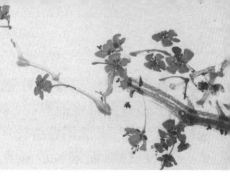

卷 第 九

熱論篇第三十一

新校正云:按全元起本在第五卷。

黃帝問曰:今夫熱病者,皆傷寒之類也,或愈或死,其死皆以六七日之間,其愈皆以十日以上者何也? 不知其解,願聞其故①。岐伯對曰:巨陽者,諸陽之屬也②,其脈連於風府③,故爲諸陽主氣也④。人之傷於寒也,則爲病熱,熱雖甚不死⑤;其兩感於寒而病者,必不免於死⑥。帝曰:願聞其狀⑦。岐伯曰:傷寒一日,巨陽受之⑧,故頭項

---

① 寒者冬氣也,冬時嚴寒,萬類深藏,君子固密,不傷於寒,觸冒之者迺名傷寒。其傷於四時之氣皆能爲病,以傷寒爲毒者,最乘殺厲之氣,中而即病,名曰傷寒,不即病者,寒毒藏於肌膚,至夏至前變爲温病,夏至後變爲熱病。然其發起,皆爲傷寒致之,故曰熱病者皆傷寒之類也。(新校正云:按《傷寒論》云:至春變爲温病,至夏變爲暑病。與王注異。王注本《素問》爲説,《傷寒論》本《陰陽大論》爲説,故此不同。)

② 巨,大也。太陽之氣,經絡榮衛於身,故諸陽氣皆所宗屬。

③ 風府,穴名也,在項上入髮際同身寸之一寸宛宛中是。

④ 足太陽〔守〕脈浮氣之在頭中者凡五行,故統主諸陽之氣。

⑤ 寒毒薄於肌膚,陽氣不得散發而内怫結,故傷寒者反爲病熱。

⑥ 藏府相應而俱受寒,謂之兩感。

⑦ 謂非兩感者之形證。

⑧ 三陽之氣,太陽脈浮,脈浮者外在於皮毛,故傷寒一日太陽先受之。

痛腰脊强①。二日陽明受之②，陽明主肉，其脈俠鼻絡於
目，故身熱目疼而鼻乾，不得臥也③。三日少陽受之，少
陽主膽④，其脈循脅絡於耳，故胸脅痛而耳聾。三陽經絡
皆受其病，而未入於藏者，故可汗而已⑤。四日太陰受
之⑥，太陰脈布胃中絡於嗌，故腹滿而嗌乾。五日少陰受
之，少陰脈貫腎絡於肺，繫舌本，故口燥舌乾而渴。六日
厥陰受之，厥陰脈循陰器而絡於肝，故煩滿而囊縮。三陰
三陽？五藏六府皆受病，榮衛不行，五藏不通，則死矣⑦。
其不兩感於寒者，七日巨陽病衰，頭痛少愈⑧；八日陽明
病衰；身熱少愈；九日少陽病衰，耳聾微聞；十日太陰病
衰，腹減如故，則思飲食；十一日少陰病衰，渴止不滿，舌
乾已而嚏；十二日厥陰病衰，囊縱少腹微下，大氣皆去，病
日已矣⑨。帝曰：治之奈何？岐伯曰：治之各通其藏脈，
病日衰已矣。其未滿三日者，可汗而已；其滿三日者，可

---

　①　上文云其脈連於風府，略言也。細而言之者，足太陽脈，從巔入絡
腦，還出別下項，循肩髆內俠脊抵腰中。故頭項痛，腰脊强。（新校正云：按
《甲乙經》及《太素》作頭項與腰脊皆痛。）

　②　以陽感熱，同氣相求，故自太陽入陽明也。

　③　身熱者，以肉受邪。胃中熱煩，故不得臥。餘隨脈絡之所生也。

　④　（新校正云：按全元起本膽作骨，元起注云：少陽者肝之表，肝候筋，
筋會於骨，是少陽之氣所榮，故言主於骨。《甲乙經》《太素》等並作骨。）

　⑤　以病在表，故可汗也。（新校正云：按全元起本藏作府，元起注云：
傷寒之病始入於皮膚之腠理，漸勝於諸陽而未入府，故須汗發其寒熱而散
之。《太素》亦作府。）

　⑥　陽極而陰受之也。

　⑦　死，猶斃也，言精氣皆斃也。是故其死皆病六七日間者，以此也。

　⑧　邪氣漸退，經氣漸和，故少愈。

　⑨　大氣，謂大邪之氣也。是故其愈皆病十日已上者，以此也。

泄而已①。帝曰：熱病已愈，時有所遺者何也②？岐伯曰：諸遺者，熱甚而強食之，故有所遺也。若此者，皆病已衰而熱有所藏，因其穀氣相薄，兩熱相合，故有所遺也。帝曰：善。治遺奈何？岐伯曰：視其虛實，調其逆從，可使必已矣③。帝曰：病熱當何禁之？岐伯曰：病熱少愈，食肉則復，多食則遺，此其禁也④。帝曰：其病兩感於寒者，其脈應與其病形何如？岐伯曰：兩感於寒者，病一日則巨陽與少陰俱病，則頭痛口乾而煩滿⑤；二日則陽明與太陰俱病，則腹滿身熱，不欲食譫言⑥；三日則少陽與厥陰俱病，則耳聾囊縮而厥，水漿不入，不知人，六日死⑦。帝曰：五藏已傷，六府不通，榮衛不行，如是之後，三日迺死何也？岐伯曰：陽明者，十二經脈之長也，其血氣盛，故不知人，三日其氣迺盡，故死矣⑧。凡病傷寒而成溫者，先夏至日者為病溫，後夏至日者為病暑，暑當與汗皆出，勿止⑨。

---

① 此言表裏之大體也。《正理傷寒論》曰：脈大浮數，病為在表，可發其汗；脈細沉數，病在裏，可下之。由此則雖日過多，但有表證而脈大浮數，猶宜發汗；日數雖少，即有裏證而脈沉細數，猶宜下之。正應隨脈證以汗下之。

② 邪氣衰去不盡，如遺之在人也。

③ 審其虛實而補瀉之，則必已。

④ 是所謂戒食勞也。熱雖少愈，猶未盡除，脾胃氣虛，故未能消化，肉堅食駐，故熱復生。復，謂復舊病也。

⑤ （新校正云：按《傷寒論》云：煩滿而渴。）

⑥ 譫言，謂妄謬而不次也。（新校正云：按楊上善云：多言也。）

⑦ 巨陽與少陰為表裏，陽明與太陰為表裏，少陽與厥陰為表裏，故兩感寒氣，同受其邪。

⑧ 以上承氣海，故三日氣盡迺死。

⑨ 此以熱多少盛衰而為義也。陽熱未盛，為寒所制，故為病曰溫。陽熱大盛，寒不能制，故為病曰暑。然暑病者，當與汗之令愈，勿反止之，令其甚也。（新校正云：按凡病傷寒已下，全元起本在《奇病論》中，王氏移於此。楊上善云：冬傷於寒，輕者，夏至以前發為溫病；冬傷於寒甚者，夏至以後發為暑病。）

刺熱篇第三十二

新校正云：按全元起本在第五卷。

肝熱病者，小便先黃，腹痛多臥身熱①，熱爭則狂言及驚，脅滿痛，手足躁，不得安臥②，庚辛甚，甲乙大汗，氣逆則庚辛死③，刺足厥陰少陽④，其逆則頭痛員員，脈引衝頭也⑤。心熱病者，先不樂，數日迺熱⑥，熱爭則卒心痛，煩悶善嘔，頭痛面赤無汗⑦，壬癸甚，丙丁大汗，氣逆則壬癸死⑧，刺手少陰太陽⑨。脾熱病者，先頭重顏痛，煩心顏

---

① 肝之脈，環陰器，抵少腹而上，故小便不通先黃，腹痛多臥也。寒薄生熱，身故熱焉。

② 經絡雖已受熱，而神藏猶未納邪，邪正相薄，故云爭也。餘爭同之。又肝之脈，從少腹上俠胃，貫膈布脅肋，循喉嚨之後絡舌本，故狂言脅滿痛也。肝性靜而主驚駭，故病則驚，手足躁擾，臥不得安。

③ 肝主木，庚辛爲金，金克木，故甚，死於庚辛也。甲乙爲木，故大汗於甲乙。

④ 厥陰，肝脈。少陽，膽脈。

⑤ 肝之脈，自舌本循喉嚨之後上出額，與督脈會於巔，故頭痛員員然，脈引衝於頭中也。員員，謂似急也。

⑥ 夫所以任治於物者，謂心。病氣入於經絡，則神不安治，故先不樂，數日迺熱也。

⑦ 心手少陰脈，起於心中；其支別者，從心系上俠咽。小腸之脈，直行者，循咽下膈抵胃；其支別者，從缺盆循頸上頰至目外眥。故卒心痛，煩悶善嘔，頭痛面赤也。心在液爲汗，今病熱，故無汗以出。（新校正云：按《甲乙經》外眥作兌眥，王注《厥論》亦作兌眥，外當作兌。）

⑧ 心主火，壬癸爲水，水滅火，故甚，死於壬癸也。丙丁爲火，故大汗於丙丁。氣逆之證，經闕其文。

⑨ 少陰，心脈。太陽，小腸脈。

青,欲嘔身熱①,熱爭則腰痛不可用俯仰,腹滿泄,兩頷痛②,甲乙甚,戊己大汗,氣逆則甲乙死③,刺足太陰陽明④。肺熱病者,先淅然厥,起毫毛,惡風寒,舌上黃身熱⑤。熱爭則喘咳,痛走胸膺背,不得大息,頭痛不堪,汗出而寒⑥,丙丁甚,庚辛大汗,氣逆則丙丁死⑦,刺手太陰陽明,出血如大豆,立已⑧。腎熱病者,先腰痛䯒痠,苦渴

① 胃之脈,起於鼻,交頞中,下循鼻外入上齒中,還出俠口環唇,下交承漿,卻循頤後下廉出大迎,循頰車上耳前,過客主人,循髮際至額顱。故先頭重煩痛顏青也。脾之脈,支別者,復從胃別上膈,注心中;其直行者,上膈俠咽。故煩心欲嘔而身熱也。(新校正云:按《甲乙經》《太素》云:脾熱病者,先頭重顏痛。無顏青二字也。)

② 胃之脈,支別者,起胃下口,循腹裏,下至氣街中而合,以下髀。氣街者,腰之前,故腰痛也。脾之脈,入腹屬脾絡胃。又胃之脈,自交承漿,卻循頤後下廉出大迎,循頰車。故腹滿泄而兩頷痛。

③ 脾主土,甲乙為木,木伐土,故甚,死於甲乙也。戊己為土,故大汗已於戊己。氣逆之證,經所未論。

④ 太陰,脾脈。陽明,胃脈。(新校正云:按《甲乙經·熱病下篇》云:熱〔原脫〕病先頭重顏痛,煩心身熱,熱爭則腰痛不可用俯仰,腹滿,兩頷痛甚〔守〕,暴泄善飢而不欲食,善噫,熱中足清,腹脹食不化,善嘔泄有膿血,苦嘔無所出,先取三里,後取太白、章門。)

⑤ 肺主皮膚,外養於毛,故熱中之,則先淅然,惡風寒,起毫毛也。肺之脈,起於中焦,下絡大腸,還循胃口。今肺熱入胃,胃熱上昇,故舌上黃而身熱。

⑥ 肺居膈上,氣主胸膺,復在變動為咳,又藏氣而主呼吸,背復為胸中之府,故喘咳,痛走胸膺背,不得大息也。肺之絡脈,上會耳中,今熱氣上熏,故頭痛不堪,汗出而寒。

⑦ 肺主金,丙丁為火,火爍金,故甚,死於丙丁也。庚辛為金,故大汗於庚辛也。氣逆之證,經闕未書。

⑧ 太陰,肺脈。陽明,大腸脈。當視其絡脈盛者,酒刺而出之。

數飲身熱①，熱爭則項痛而强，胻寒且痠，足下熱，不欲言②，其逆則項痛員員淡淡然③，戊己甚，壬癸大汗，氣逆則戊己死④，刺足少陰太陽⑤，諸汗者，至其所勝日汗出也⑥。肝熱病者左頰先赤⑦，心熱病者顏先赤⑧，脾熱病者鼻先赤⑨，肺熱病者右頰先赤⑩，腎熱病者頤先赤⑪，病雖未發，見赤色者刺之，名曰治未病⑫。熱病從部所起者，至期而已⑬；其刺之反者，三周而已⑭；重逆則死⑮。諸當

①　膀胱之脈，從肩髆內俠脊抵腰中。又腰爲腎之府。故先腰痛也。又腎之脈，自循內踝之後上腨內，出膕內廉；又直行者，從腎上貫肝膈入肺中，循喉嚨俠舌本。故胻痠苦渴數飲身熱。

②　膀胱之脈，從腦出別下項。又腎之脈，起於小指之下，斜趨足心，出於然骨之下，循內踝之後別入跟中，以上腨內；又其直行者，從腎上貫肝膈入肺中，循喉嚨俠舌本。故項痛而强，胻寒且痠，足下熱，不欲言也。（新校正云：按《甲乙經》然骨作然谷。）

③　腎之筋，循脊內俠膂上至項，結於枕骨，與膀胱之筋合。膀胱之脈，又並下於項。故項痛員然也。淡淡，爲似欲不定也。

④　腎主水，戊己爲土，土刑水，故甚死於戊己也。壬癸爲水，故大汗於壬癸也。

⑤　少陰，腎脈。太陽，膀胱脈。

⑥　氣王日爲所勝，王則勝邪，故各當其王日汗。

⑦　肝氣合木，木氣應春，南面正理之，則其左頰也。

⑧　心氣合火，火氣炎上，指象明候，故候於顏。顏，額也。

⑨　脾氣合土，土王於中，鼻處面中，故占鼻也。

⑩　肺氣合金，金氣應秋，南面正理之，則其右頰也。

⑪　腎氣合水，水惟潤下，指象明候，故候於頤也。

⑫　聖人不治已病治未病，不治已亂治未亂，此之謂也。

⑬　期，爲大汗日也。如肝甲乙，心丙丁，脾戊己，肺庚辛，腎壬癸，是爲期日也。

⑭　反，謂反取其氣。如肝病刺脾，脾病刺腎，腎病刺心，心病刺肺，肺病刺肝者，皆是反刺五藏之氣也。三周，謂三周於三陰三陽之脈狀也。又太陽病而刺瀉陽明，陽明病而刺瀉少陽，少陽病而刺瀉太陰，太陰病而刺瀉少陰，少陰病而刺瀉厥陰，如此是爲反取三陰三陽之脈氣也。

⑮　先刺已反，病氣流傳，又反刺之，是爲重逆。一逆刺之，尚至三周廼已，況其重逆而得生邪！

汗者，至其所勝日，汗大出也①。

諸治熱病，以飲之寒水廼刺之，必寒衣之，居止寒處，身寒而止也②。熱病先胸脅痛，手足躁，刺足少陽，補足太陰③，病甚者爲五十九刺④。

① 王則勝邪，故各當其王日汗。（新校正云：按此條文注二十四字，與前文重復，當從刪去，《甲乙經》《太素》亦不重出。）

② 寒水在胃，陽氣外盛，故飲寒廼刺。熱退則凉生，故身寒而止針。

③ 此則舉正取之例。然足少陽木病，而瀉足少陽之木氣，補足太陰之土氣者，恐木傳於土也。胸脅痛，丘虛主之，丘虛在足外踝下如前陷者中，足少陽脈之所過也，刺可入同身寸之五分，留七呼，若灸者可灸三壯。熱病手足躁，經無所主治之旨，然補足太陰之脈，當於井滎取之也。（新校正云：詳足太陰全元起本及《太素》作手太陰，楊上善云：手太陰上屬肺，從肺出腋下，故胸脅痛。又按《靈樞經》云：熱病而胸脅痛，手足躁，取之筋間，以第四針，索筋於肝，不得索之於金。金，肺也。以此決知作手太陰者爲是。）

④ 五十九刺者，謂頭上五行行五者，以越諸陽之熱逆也；大杼、膺俞、缺盆、背俞，此八者以瀉胸中之熱也；氣街、三里、巨虛上下廉，此八者以瀉胃中之熱也；云門、髃骨、委中、髓空，此八者以瀉四支之熱也；五藏俞傍五，此十者以瀉五藏之熱。凡此五十九穴者，皆熱之左右也，故病甚則爾刺之。然頭上五行者，當中行謂上星、囟會、前頂、百會、後頂，次兩傍謂五處、承光、通天、絡却、玉枕，又次兩傍謂臨泣、目窗、正營、承靈、腦空也。上星在顚上直鼻中央，入髮際同身寸之一寸陷者中容豆，刺可入同身寸之四分（新校正云：按《甲乙經》四分作三分，《水熱穴論》注亦作三分，詳此注下文云：刺如上星法。又云：刺如囟會法。既有二法，則當依《甲乙經》及《水熱穴論》注，上星刺入三分，囟會刺入四分）。囟會在上星後同身寸之一寸陷者，刺如上星法。前頂在囟會後同身寸之一寸五分骨間陷者中，刺如囟會法。百會在前頂後同身寸之一寸五分，頂中央旋毛中陷容指，督脈足太陽脈之交會，刺如上星法。後頂在百會後同身寸之一寸五分枕骨上，刺如囟會法。然是五者，皆督脈氣所發也。上星留六呼，若灸者並灸五壯。次兩傍：五處在上星兩傍同身寸之一寸五分，承光在五處後同身寸之一寸，通天在承光後同身寸之一寸五分，絡却在通天後同身寸之一寸五分，玉枕在絡却後同身寸之七分。然是五者，並足太陽脈氣所發，刺可入同身寸之三分，五處通天各留七呼，絡却留五呼，玉枕留三呼，若灸者可灸三壯（新校正云：按《甲乙經》承光不可灸，玉枕刺入二分）。又次兩傍：臨泣在頭直目上入髮際同身寸之五分，足太陽少陽陽維三脈之會。目窗、正營遞相去同身寸之一寸，承靈、腦空遞相去同身寸之一寸五分。然是五者，並足少陽陽維二脈之會，腦空一穴，刺可入同身寸之四分，餘並可刺入同身寸之三分，臨泣留七呼，若灸者可灸五壯。大杼在項第一椎下兩傍，相去各同身寸之一寸半陷者中，督脈別絡足

熱病始手臂痛者，刺手陽明太陰而汗出止①。熱病

太陽手太陽三脈氣之會，刺可入同身寸之三分，留七呼，若灸者可灸五壯（新校正云：按《甲乙經》作七壯，《氣穴》注作七壯，《刺瘧》注、《熱穴》注作五壯）。膺俞者，膺中俞也，正名中府，在胸中行兩傍，相去同身寸之六寸，云門下一寸，乳上三肋間動脈應手者中，仰而取之，手足太陰脈之會，刺可入同身寸之三分，留五呼，若灸者可灸五壯。缺盆在眉上橫骨陷者中，手陽明脈氣所發，刺可入同身寸之二分，留七呼，若灸者可灸三壯。背俞當是風門熱府，在第二椎下兩傍，各同身寸之一寸半，督脈足太陽之會，刺可入同身寸之五分，留七呼，若灸者可灸五壯。驗今《明堂》《中誥圖經》不言背俞，未詳果何處也（新校正云：按王注《水熱穴論》以風門熱府爲背俞，又注《氣穴論》以大杼爲背俞，此注云未詳，三注不同，蓋疑之也）。氣街在腹齊下橫骨兩端鼠鼷上同身寸之一寸動應手，足陽明脈氣所發，刺可入同身寸之三分，留七呼，若灸者可灸五壯。三里在膝下同身寸之三寸，胻外廉兩筋肉分間，足陽明脈之所入也，刺可入同身寸之一寸，留七呼，若灸者可灸三壯。巨虛上廉，足陽明與大腸合，在三里下同身寸之三寸，足陽明脈氣所發，刺可入同身寸之八分，若灸者可灸三壯。巨虛下廉，足陽明與小腸合，在上廉下同身寸之三寸，足陽明脈氣所發，刺可入同身寸之三分，若灸者可灸三壯。云門在巨骨下，胸中行兩傍（新校正云：按《氣穴論》注胸中行兩傍作俠任脈傍橫去任脈，文雖異，穴之處所則同），相去同身寸之六寸動脈應手。中府當其下同身寸之一寸。云門手太陰脈氣所發，舉臂取之，刺可入同身寸之七分，若灸者可灸五壯。驗今《明堂》《中誥圖經》不載髃骨穴，尋其穴以瀉四支之熱，恐是肩髃穴，穴在肩端兩骨間，手陽明蹻脈之會，刺可入同身寸之六分，留六呼，若灸者可灸三壯。委中在足膝後屈處膕中央約文中動脈（新校正云：詳委中穴與《氣穴》注、《骨空》注、《刺瘧論》注並此，王氏四處注之，彼三注無足膝後屈處五字，與此注異者，非實有異，蓋注有詳略爾），足太陽脈之所入也，刺可入同身寸之五分，留七呼，若灸者可灸三壯。髓空者，正名腰俞，在脊中第二十一椎節下間，督脈氣所發，刺可入同身寸之二分（新校正云：按《甲乙經》作二寸，《水熱穴論》注亦作二寸，《氣府論》注、《骨空論》注作一分），留七呼，若灸者可灸三壯。五藏俞傍五者，謂魄户、神堂、魂門、意舍、志室五穴也。在俠脊兩傍，各相去同身寸之三寸，並足太陽脈氣所發也。魄户在第三椎下兩傍，正坐取之，刺可入同身寸之五分，若灸者可灸五壯。神堂在第五椎下兩傍，刺可入同身寸之三分，若灸者可灸五壯。魂門在第九椎下兩傍，正坐取之，刺可入同身寸之五分，若灸者可灸三壯。意舍在第十一椎下兩傍，正坐取之，刺可入同身寸之五分，若灸者可灸三壯。志室在第十四椎下兩傍，正坐取之，刺可入同身寸之五分，若灸者可灸三壯。是所謂此經之五十九刺法也。若《針經》所指五十九刺，則殊與此經不同，雖俱治熱病之要穴，然合用之理全向背，猶當以病候形證所應經法，即隨別證而刺之。

①　手臂痛，列缺主之。列缺者，手太陰之絡，去腕上同身寸之一寸半，別走陽明者也，刺可入同身寸之三分，留三呼，若灸者可灸五壯。欲出汗，商陽主之。商陽者，手陽明脈之井，在手大指次指內側去爪甲角如韭葉，手陽明脈之所出也，刺可入同身寸之一分，留一呼，若灸者可灸三壯。

始於頭首者,刺項太陽而汗出止①。熱病始於足脛者,刺足陽明而汗出止②。熱病先身重骨痛,耳聾好瞑,刺足少陰③,病甚爲五十九刺④。熱病先眩冒而熱,胸脅滿,刺足少陰少陽⑤。太陽之脈,色榮顴骨,熱病也⑥,榮未交⑦,曰今且得汗,待時而已⑧。與厥陰脈爭見者,死期不過三日⑨,其熱病内連腎,少陽之脈色也⑩。少陽之脈,色榮頰前,熱病也⑪,榮未交,曰今且得汗,待時而已,與少陰

---

① 天柱主之。天柱在俠項後髮際大筋外廉陷者中,足太陽脈氣所發,刺可入同身寸之二分,留六呼,若灸者可灸三壯。

② (新校正云:按此條《素問》本無,《太素》亦無,今按《甲乙經》添入。)

③ 據經無正主穴,當補瀉井榮爾。(新校正云:按《靈樞經》云:熱病而身重骨痛,耳聾而好瞑,取之骨,以第四針,索骨於腎,不得索之土。土,脾也。)

④ 如右〔守〕法。

⑤ 亦井榮也。

⑥ 榮,飾也,謂赤色見於顴骨如榮飾也。顴骨,謂目下當外眥也。太陽合火,故見色赤。(新校正云:按楊上善云:赤色榮顴者,骨熱病也。與王氏之注不同。)

⑦ (新校正云:按《甲乙經》《太素》作榮未夭,下文榮未交亦作夭。)

⑧ 榮一爲營,字之誤也。曰者,引古經法之端由也。言色雖明盛,但陰陽之氣不交錯者,故法云今且得汗之而已。待時者,謂肝病待甲乙,心病待丙丁,脾病待戊己,肺病待庚辛,腎病待壬癸,是謂待時而已。所謂交者,次如下句。

⑨ 外見太陽之赤色,内應厥陰之弦脈,然太陽受病,當傳入陽明,今反厥陰之脈來見者,是土敗而木賊之也,故死。然土氣已敗,木復狂行,木生數三,故期不過三日。

⑩ 病或爲氣,恐字誤也。若赤色氣内連鼻兩傍者,是少陽之脈色,非厥陰色。何者?腎部近於鼻也。(新校正云:詳或者欲改腎作鼻,按《甲乙經》《太素》並作腎,楊上善云:太陽,水也。厥陰,木也。水以生木,木盛水衰,故太陽水色見時,有木爭見者,水死。以其熱病内連於腎,腎爲熱傷,故死。舊本〔守〕無少陽之脈色也六字,迺王氏所添,王注非,當從上善之義。)

⑪ 頰前,即顴骨下近鼻兩傍也。(新校正云:按《甲乙經》《太素》前字作筋,楊上善云:足少陽部在頰,赤色榮之,即知筋熱病也。)

脈爭見者,死期不過三日①。熱病氣穴:三椎下間主胸中熱,四椎下間主膈中熱,五椎下間主肝熱,六椎下間主脾熱,七椎下間主腎熱,榮在骶也②。項上三椎,陷者中也③。頰下逆顴爲大瘕,下牙車爲腹滿,顴後爲脅痛,頰上者膈上也④。

評熱病論篇第三十三

新校正云:按全元起本在第五卷。

黄帝問曰:有病温者,汗出輒復熱,而脈躁疾不爲汗衰,狂言不能食,病名爲何? 岐伯對曰:病名陰陽交,交者死也⑤。帝曰:願聞其説。岐伯曰:人所以汗出者,皆生於穀,穀生於精⑥,今邪氣交爭於骨肉而得汗者,是邪却而精勝也⑦,精勝則當能食而不復熱。復熱者邪氣也,汗者精氣也,今汗出而輒復熱者,是邪勝也,不能食者,精無

---

① 少陽受病,當傳入於太陰,今反少陰脈來見,亦土敗而木賊之也,故死不過三日,亦木之數然。(新校正云:詳或者欲改少陰作厥陰,按《甲乙經》《太素》作少陰,楊上善云:少陽爲木,少陰爲水,少陽色見之時,有少陰爭見者,是母勝子,故木死。王作此注亦非。舊本及《甲乙經》《太素》並無期不過三日五〔守〕字,此是王氏足成此文也。)
② 脊節之謂椎,脊窮之謂骶,言腎熱之氣,外通尾骶也。尋此文椎間所主神藏之熱,又不正當其藏俞,而云主療,在理未詳。
③ 此舉數脊椎大法也。言三椎下間主胸中熱者,何以數之? 言皆當以陷者中爲氣發之所。
④ 此所以候面部之色發,明腹中之病診。
⑤ 交,謂交合,陰陽之氣不分别也。
⑥ 言穀氣化爲精,精氣勝廼爲汗。
⑦ 言初汗也。

俾也①,病而留者,其壽可立而傾也②。且夫《熱論》曰:汗出而脈尚躁盛者死③。今脈不與汗相應,此不勝其病也,其死明矣④。狂言者是失志,失志者死⑤。今見三死,不見一生,雖愈必死也⑥。帝曰:有病身熱汗出煩滿,煩滿不爲汗解,此爲何病?岐伯曰:汗出而身熱者風也,汗出而煩滿不解者厥也,病名曰風厥。帝曰:願卒聞之。岐伯曰:巨陽主氣,故先受邪,少陰與其爲表裏也,得熱則上從之,從之則厥也⑦。帝曰:治之奈何?岐伯曰:表裏刺之,飲之服湯⑧。帝曰:勞風爲病何如?岐伯曰:勞風法在肺下⑨,其爲病也,使人强上冥視⑩,唾出若涕,惡風而振寒,此爲勞風之病⑪。帝曰:治之奈何?岐伯曰:以救俯仰⑫。巨陽引精者三日,中年者五日,不精者七日⑬,咳出青黃

① 無俾,言無可使爲汗也。穀不化則精不生,精不化流,故無可使。
② 如是者,若汗出疾速留著而不去,則其人壽命立至傾危也。(新校正云:詳病而留者,按王注病當作疾。又按《甲乙經》作而熱留者。)
③ 《熱論》,謂上古《熱論》也。凡汗後脈當遲靜,而反躁急以盛滿者,是真氣竭而邪盛,故知必死也。
④ 脈不靜而躁盛,是不相應。
⑤ 志舍於精,今精無可使,是志無所居,志不留居則失志也。
⑥ 汗出脈躁盛,一死;不勝其病,二死;狂言失志者,三死也。
⑦ 上從之,謂少陰隨從於太陽而上也。
⑧ 謂瀉太陽,補少陰。飲之湯者,謂止逆上之腎氣也。
⑨ 從勞風生,故曰勞風。勞,謂腎勞也。腎脈者,從腎上貫肝膈,入肺中。故腎勞風生,上居肺下也。
⑩ (新校正云:按楊上善云:强上,好仰也。冥視,謂合眼視不明也。又《千金方》冥視作目眩。)
⑪ 膀胱脈,起於目内眦,上額交巔上,入絡腦,還出別下項,循肩髆内俠脊抵腰中,入循膂絡腎。今腎精不足,外吸膀胱,膀胱脈不能上營,故使人頭項强而視不明也。肺被風薄,勞氣上熏,故令唾出若鼻涕狀。腎氣不足,陽氣内攻,勞熱相合,故惡風而振寒。
⑫ 救,猶止也。俯仰,謂屈伸也。言止屈伸於動作,不使勞氣滋蔓。
⑬ (新校正云:按《甲乙經》作三日中若五日。《千金方》作候之三日及五日中不精明者是也。與此不同。)

卷
第
九

涕，其狀如膿，大如彈丸，從口中若鼻中出，不出則傷肺，傷肺則死也①。帝曰：有病腎風者，面胕痝然壅，害於言，可刺不②？岐伯曰：虛不當刺，不當刺而刺，後五日其氣必至③。帝曰：其至何如？岐伯曰：至必少氣時熱，時熱從胸背上至頭，汗出手熱，口乾苦渴，小便黃，目下腫，腹中鳴，身重難以行，月事不來，煩而不能食，不能正偃，正偃則咳甚〔原脱，據《甲乙》卷八第五補，與下文合〕，病名曰風水，論在《刺法》中④。帝曰：願聞其說。岐伯曰：邪之所湊，其氣必虛，陰虛者陽必湊之，故少氣時熱而汗出也。小便黃者，少腹中有熱也。不能正偃者，胃中不和也。正偃則咳甚，上迫肺也。諸有水氣者，微腫先見於目下也。帝曰：何以言？岐伯曰：水者陰也，目下亦陰也，腹者至陰之所居，故水在腹者，必使目下腫也。真氣上逆，故口苦舌乾，臥不得正偃，正偃則咳出清水也。諸水病者，故不得臥，臥則驚，驚則咳甚也。腹中鳴者，病本於胃也。薄脾則煩不能食，食不下者，胃脘隔也。身重難以行者，胃脈在足

---

① 巨陽者，膀胱之脈也。膀胱與腎爲表裏，故巨陽引精也。巨，大也。然太陽之脈吸引精氣上攻於肺者三日，中年者五日，素不以精氣用事者七日，當咳出稠涕，其色青黃如膿狀。平調咳者，從咽而上出於口，暴卒咳者，氣衝突於蓄門而出於鼻。夫如是者，皆腎氣勞竭，肺氣内虛，陽氣奔迫之所爲，故不出則傷肺也。肺傷則榮衛散解，魄不内治，故死。（新校正云：按王氏云：卒暴咳者，氣衝突於蓄門，而出於鼻。按《難經》七衝門無蓄門之名，疑是賁門。楊操云：賁者膈也，胃氣之所出，胃出穀氣以傳於肺，肺在膈上，故胃爲賁門。）

② 痝然，腫起貌。壅，謂目下壅，如臥蠶形也。腎之脈，從腎上貫肝膈，入肺中，循喉嚨俠舌本，故妨害於言語。

③ 至，謂病氣來至也。然謂藏配一日，而五日至腎。夫腎已不足，風内薄之，謂腫爲實，以針大泄，反傷藏氣，真氣不足，不可復，故刺後五日其氣必至也。

164　　④ 《刺法》，篇名，今經亡。

也。月事不來者,胞脈閉也,胞脈者屬心而絡於胞中,今氣上迫肺,心氣不得下通,故月事不來也①。帝曰:善。

逆調論篇第三十四

新校正云:按全元起本在第四卷。

黃帝問曰:人身非常溫也,非常熱也,爲之熱而煩滿者何也②?岐伯對曰:陰氣少而陽氣勝,故熱而煩滿也。帝曰:人身非衣寒也,中非有寒氣也,寒從中生者何③?岐伯曰:是人多痹氣也,陽氣少,陰氣多,故身寒如從水中出④。帝曰:人有四支熱,逢風寒如炙如火者何也⑤?岐伯曰:是人者陰氣虛,陽氣盛,四支者陽也,兩陽相得而陰氣虛少,少水不能滅盛火,而陽獨治,獨治者不能生長也,獨勝而止耳⑥,逢風而如炙如火者,是人當肉爍也⑦。帝曰:人有身寒,湯火不能熱,厚衣不能溫,然不凍慄,是爲

---

① 考上文所釋之義,未解熱從胸背上至頭汗出手熱口乾苦渴之義,應古論簡脱,而此差謬之爾。如是者何?腎少陰之脈,從腎上貫肝膈,入肺中,循喉嚨俠舌本。又膀胱太陽之脈,從目內眦上額交巔上;其支者,從巔至耳上角;其直者,從巔入絡腦,還出別下項,循肩髆內俠脊抵腰中,入循膂。今陰不足而陽有餘,故熱從胸背上至頭,而汗出口乾苦渴也。然心者陽藏也,其脈行於臂手。腎者陰藏也,其脈循於胸足。腎不足則心氣有餘,故手熱矣。又以心腎之脈,俱是少陰脈也。

② 異於常候,故曰非常。(新校正云:按《甲乙經》無爲之熱三字。)

③ 言不知誰爲元主邪?

④ 言自由形氣陰陽之爲是,非衣寒而中有寒也。

⑤ (新校正云:按全元起本無如火二字,《太素》云:如炙於火。當從《太素》之文。)

⑥ 水爲陰,火爲陽,今陽氣有餘,陰氣不足,故云少水不能滅盛火也。治者,王也。勝者,盛也。故云獨勝而止。

⑦ 爍,言消也,言久久此人當肉消削也。(新校正云:詳如炙如火,當從《太素》作如炙於火。)

何病？岐伯曰：是人者，素腎氣勝，以水爲事，太陽氣衰，腎脂枯不長，一水不能勝兩火，腎者水也，而生於骨，腎不生則髓不能滿，故寒甚至骨也①。所以不能凍慄者，肝一陽也，心二陽也，腎孤藏也，一水不能勝二火，故不能凍慄，病名曰骨痹，是人當攣節也②。帝曰：人之肉苛者，雖近衣絮，猶尚苛也，是謂何疾③？岐伯曰：榮氣虛，衛氣實也，榮氣虛則不仁，衛氣虛則不用，榮衛俱虛，則不仁且不用，肉如故也，人身與志不相有，曰死④。帝曰：人有逆氣不得臥而息有音者，有不得臥而息無音者，有起居如故而息有音者，有得臥行而喘者，有不得臥不能行而喘者，有不得臥臥而喘者，皆何藏使然？願聞其故。岐伯曰：不得臥而息有音者，是陽明之逆也，足三陽者下行，今逆而上行，故息有音也。陽明者胃脈也，胃者六府之海⑤，其氣亦下行，陽明逆不得從其道，故不得臥也。《下經》曰：胃不和則臥不安。此之謂也⑥。夫起居如故而息有音者，此肺之絡脈逆也，絡脈不得隨經上下，故留經而不行，絡脈之病人也微，故起居如故而息有音也。夫不得臥臥則喘者，是水氣之客也，夫水者循津液而流也，腎者水藏，主津液，主臥與喘也。帝曰：善⑦。

----

① 以水爲事，言盛欲也。
② 腎不生則髓不滿，髓不滿則筋乾縮，故節攣拘。
③ 苛謂瘩重。
④ 身用志不應，志爲身不親，兩者似不相有也。（新校正云：按《甲乙經》曰死作三十日死也。）
⑤ 水穀海也。
⑥ 《下經》，上古經也。
⑦ 尋經所解之旨，有不得臥而息無音，有得臥行而喘，有不得臥不能行而喘，此三義悉闕而未論，亦古之脱簡也。

熱論：怫音弗　譫之閻切，多言也

刺熱論：頷胡感切　灑淅上先禮切，下先歷切　痠音酸　跟音根　胝音氏

評熱病論：胕胿下莫江切　髆音博

逆調論：苛胡歌切

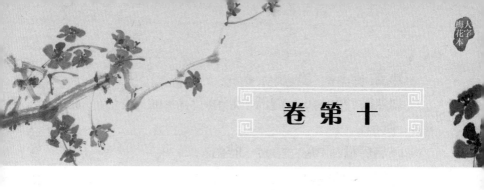

卷 第 十

瘧論篇第三十五

新校正云：按全元起本在第五卷。

黃帝問曰：夫痎瘧皆生於風，其蓄作有時者何也①？岐伯對曰：瘧之始發也，先起於毫毛，伸欠迺作，寒慄鼓頷②，腰脊俱痛，寒去則內外皆熱，頭痛如破，渴欲冷飲。帝曰：何氣使然？願聞其道。岐伯曰：陰陽上下交爭，虛實更作，陰陽相移也③。陽並於陰，則陰實而陽虛，陽明虛則寒慄鼓頷也④；巨陽虛則腰背頭項痛⑤；三陽俱虛則

---

① 痎，猶老也，亦瘦也。（新校正云：按《甲乙經》云：夫瘧疾皆生於風，其以日作以時發何也？與此文異。《太素》同今文，楊上善云：瘧，有云二日一發名痎瘧，此經但夏傷於暑至秋為病，或云痎瘧，或但云瘧，不必以日發間日以定瘧也，但應四時其形有異以為瘧爾。）

② 慄，謂戰慄。鼓，謂振動。

③ 陽氣者下行極而上，陰氣者上行極而下，故曰陰陽上下交爭。陽虛則外寒，陰虛則內熱，陽盛則外熱，陰虛則內寒，由此寒去熱生，則虛實更作，陰陽之氣相移易也。

④ 陽並於陰，言陽氣入於陰分也。陽明，胃脈也。胃之脈，自交承漿，却分行循頤後下廉出大迎；其支別者；從大迎前下人迎。故氣不足，則惡寒戰慄而頤頷振動也。

⑤ 巨陽者，膀胱脈。其脈從頭別下項，循肩髆內俠背抵腰中。故氣不足，則腰背頭項痛也。

陰氣勝，陰氣勝則骨寒而痛；寒生於內，故中外皆寒；陽盛則外熱，陰虛則內熱，外內皆熱則喘而渴，故欲冷飲也[①]。此皆得之夏傷於暑，熱氣盛，藏於皮膚之內，腸胃之外，此榮氣之所舍也[②]。此令人汗空疏[③]，腠理開，因得秋氣，汗出遇風，及得之以浴，水氣舍於皮膚之內，與衛氣並居。衛氣者，晝日行於陽，夜行於陰，此氣得陽而外出，得陰而內薄，內外相薄，是以日作[④]。帝曰：其間日而作者何也[⑤]？岐伯曰：其氣之舍深，內薄於陰，陽氣獨發，陰邪內著，陰與陽爭不得出，是以間日而作也[⑥]。帝曰：善。其作日晏與其日早者，何氣使然[⑦]？岐伯曰：邪氣客於風府，循膂而下[⑧]，衛氣一日一夜大會於風府，其明日日下一節，故其作也晏，此先客於脊背也，每至於風府則腠理開，腠理開則邪氣入，邪氣入則病作，以此日作稍益晏也[⑨]。其出於風府，日下一節，二十五日下至骶骨，二十六日入於脊內，注於伏膂之脈[⑩]，其氣上行，九日出於缺

① 熱傷氣，故內外皆熱，則喘而渴。
② 腸胃之外，榮氣所主，故云榮氣所舍也。舍，猶居也。
③ （新校正云：按全元起本作汗出空疏，《甲乙經》《太素》並同。）
④ 作，發作也。
⑤ 間日，謂隔日。
⑥ 不與衛氣相逢會，故隔日發也。
⑦ 晏，猶日暮也。
⑧ 風府，穴名，在項上入髮際同身寸之二寸，大筋內宛宛中也。膂，謂脊兩傍。
⑨ 節，謂脊骨之節。然邪氣遠則逢會遲，故發暮也。
⑩ 項已下至尾骶凡二十四節，故日下一節，二十五日下至骶骨，二十六日入於脊內，注於伏膂之脈也。伏膂之脈者，謂脊筋之間，腎脈之伏行者也。腎之脈，循股內後廉貫脊屬腎；其直行者，從腎上貫肝膈入肺中。以其貫脊，又不正應行穴，但循膂伏行，故謂之伏膂脈。（新校正云：按全元起本二十五日作二十一日，二十六日作二十二日，《甲乙經》《太素》並同。伏膂之脈，《甲乙經》作太衝之脈，巢元方作伏衝。）

盆之中，其氣日高，故作日益早也①。其間日發者，由邪氣內薄於五藏，橫連募原也，其道遠，其氣深，其行遲，不能與衛氣俱行，不得皆出，故間日廼作也②。帝曰：夫子言衛氣每至於風府，腠理廼發，發則邪氣入，入則病作。今衛氣日下一節，其氣之發也不當風府，其日作者奈何？岐伯曰③：此邪氣客於頭項循膂而下者也，故虛實不同，邪中異所，則不得當其風府也。故邪中於頭項者，氣至頭項而病；中於背者，氣至背而病；中於腰脊者，氣至腰脊而病；中於手足者，氣至手足而病④。衛氣之所在，與邪氣相合，則病作。故風無常府，衛氣之所發，必開其腠理，邪氣之所合，則其府也⑤。帝曰：善。夫風之與瘧也，相似同類，而風獨常在，瘧得有時而休者何也⑥？岐伯曰：風氣留其處，故常在；瘧氣隨經絡沉以內薄⑦，故衛氣應廼作⑧。帝曰：瘧先寒而後熱者何也？岐伯曰：夏傷於大暑，其汗大出，腠理開發，因遇夏氣凄滄之水寒⑨，藏於腠理皮膚之中，秋傷於風，則病成矣⑩。夫寒者陰氣也，風

---

① 以腎脈貫脊屬腎，上入肺中。肺者，缺盆爲之道。陰氣之行速，故其氣上行，九日出於缺盆之中。

② 募原，謂膈募之原系。（新校正云：按全元起本募作膜，《太素》、巢元方並同，《舉痛論》亦作膜原。）

③ （新校正云：按全元起本及《甲乙經》《太素》自此邪氣客於頭項至下則病作故，八十八字並無。）

④ 故下篇各以居邪之所而刺之。

⑤ 虛實不同，邪中異所，衛邪相合，病則發焉，不必悉當風府而發作也。（新校正云：按《甲乙經》、巢元方則其府也作則〔原脫，據《甲乙》卷七第五及《巢源》卷十一《瘧病候》補〕其病作。）

⑥ 風瘧皆有盛衰，故云相似同類。

⑦ （新校正云：按《甲乙經》作次以內傳。）

⑧ 留，謂留止。隨，謂隨從。

⑨ （新校正云：按《甲乙經》《太素》水寒作小寒迫之。）

⑩ 暑爲陽氣，中風者陽氣受之，故秋傷於風則病成矣。

者陽氣也，先傷於寒而後傷於風，故先寒而後熱也，病以時作，名曰寒瘧①。帝曰：先熱而後寒者何也？岐伯曰：此先傷於風而後傷於寒，故先熱而後寒也：亦以時作，名曰溫瘧②。其但熱而不寒者，陰氣先絕，陽氣獨發，則少氣煩冤，手足熱而欲嘔，名曰癉瘧③。

帝曰：夫經言有餘者瀉之，不足者補之。今熱爲有餘，寒爲不足。夫瘧者之寒，湯火不能溫也，及其熱，冰水不能寒也，此皆有餘不足之類。當此之時，良工不能止，必須其自衰迺刺之，其故何也？願聞其說④。岐伯曰：經言無刺熇熇之熱⑤，無刺渾渾之脈，無刺漉漉之汗，故爲其病逆未可治也⑥。夫瘧之始發也，陽氣並於陰，當是之時，陽虛而陰盛，外無氣，故先寒慄也？陰氣逆極，則復出之陽，陽與陰復並於外，則陰虛而陽實，故先熱而渴⑦。夫瘧氣者，並於陽則陽勝，並於陰則陰勝，陰勝則寒，陽勝則熱。瘧者，風寒之氣不常也，病極則復⑧。至⑨病之發也，如火之熱，如風雨不可當也⑩。故經言曰：方其盛時

---

① 露形觸冒，則風寒傷之。
② 以其先熱，故謂之溫。
③ 癉，熱也，極熱爲之也。
④ 言何暇不早使其盛極而自止乎？
⑤ （新校正云：按全元起本及《太素》熱作氣。）
⑥ 熇熇，盛熱也。渾渾，言無端緒也。漉漉，言汗大出也。
⑦ 陰盛則胃寒，故先寒戰慄。陽盛則胃熱，故先熱欲飲也。
⑧ 復，謂復舊也。言其氣發至極，還復如舊。
⑨ （新校正云：按《甲乙經》作瘧者，風寒之暴氣不常，病極則復至。全元起本及《太素》作瘧，風寒氣也，不常，病極則復至。至字連上句，與王氏之意異。）
⑩ 以其盛熾，故不可當也。

必毀①,因其衰也,事必大昌。此之謂也②。夫瘧之未發也,陰未並陽,陽未並陰,因而調之,真氣得安,邪氣廼亡③,故工不能治其已發,爲其氣逆也④。帝曰:善。攻之奈何? 早晏何如? 岐伯曰:瘧之且發也,陰陽之且移也,必從四末始也,陽已傷,陰從之,故先其時堅束其處,令邪氣不得入,陰氣不得出,審候見之在孫絡盛堅而血者皆取之,此真往而未得並者也⑤。帝曰:瘧不發,其應何如? 岐伯曰:瘧氣者,必更盛更虛,當氣之所在也,病在陽,則熱而脈躁;在陰,則寒而脈靜⑥;極則陰陽俱衰,衛氣相離,故病得休;衛氣集,則復病也⑦。帝曰:時有間二日或至數日發,或渴或不渴,其故何也? 岐伯曰:其間日者,邪氣與衛氣客於六府,而有時相失,不能相得,故休數日廼作也⑧。瘧者,陰陽更勝也,或甚或不甚,故或渴或不渴⑨。帝曰:論言夏傷於暑,秋必病瘧⑩,今瘧不必應者何也⑪? 岐伯曰:此應四時者也。其病異形者,反四時也。

---

① (新校正云:按《太素》云:勿敢必毀。)

② 方,正也。正盛瀉之,或傷真氣,故必毀。病氣衰已,補其經氣,則邪氣弸退,正氣安平,故必大昌也。

③ 所瀉必中,所補必當,故真氣得安,邪氣廼亡也。

④ 真氣浸息,邪氣大行,真不勝邪,是爲逆也。

⑤ 言牢縛四支,令氣各在其處,則邪所居處必自見之,既見之則刺出其血爾。往,猶去也。(新校正云:按《甲乙經》真往作其往,《太素》作直往。)

⑥ 陰靜陽躁,故脈亦隨之。

⑦ 相薄至極,物極則反,故極則陰陽俱衰。

⑧ 氣不相會,故數日不能發也。

⑨ 陽勝陰甚則渴,陽勝陰不甚則不渴也。勝,謂强盛於彼之氣也。

⑩ (新校正云:按《生氣通天論》並《陰陽應象大論》二論俱云:夏傷於暑,秋必痎瘧。)

⑪ 言不必皆然。

其以秋病者寒甚①,以冬病者寒不甚②,以春病者惡風③,以夏病者多汗④。帝曰:夫病溫瘧與寒瘧而皆安舍?舍於何藏⑤?岐伯曰:溫瘧者,得之冬中於風,寒氣藏於骨髓之中,至春則陽氣大發,邪氣不能自出,因遇大暑,腦髓爍,肌肉消,腠理發泄,或有所用力,邪氣與汗皆出,此病藏於腎,其氣先從內出之於外也⑥。如是者,陰虛而陽盛,陽盛則熱矣⑦,衰則氣復反入,入則陽虛,陽虛則寒矣,故先熱而後寒,名曰溫瘧⑧。帝曰:癉瘧何如?岐伯曰:癉瘧者,肺素有熱氣盛於身,厥逆上衝,中氣實而不外泄,因有所用力,腠理開,風寒舍於皮膚之內、分肉之間而發,發則陽氣盛,陽氣盛而不衰則病矣。其氣不及於陰⑨,故但熱而不寒,氣內藏於心,而外舍於分肉之間,令人消爍脫肉,故命曰癉瘧。帝曰:善。

刺瘧篇第三十六

新校正云:按全元起本在第六卷。

---

① 秋氣清涼,陽氣下降,熱藏肌肉,故寒甚也。

② 冬氣嚴冽,陽氣伏藏,不與寒爭,故寒不甚。

③ 春氣溫和,陽氣外泄,肉〔守〕腠開發,故惡於風。

④ 夏氣暑熱,津液充盈,外泄皮膚,故多汗也。

⑤ 安,何也。舍,居止也。藏,謂五神藏也。

⑥ 腎主於冬,冬主骨髓,腦爲髓海,上下相應,厥熱上熏,故腦髓銷爍,銷爍則熱氣外薄,故肌肉減削而病藏於腎也。

⑦ 陰虛,謂腎藏氣虛。陽盛,謂膀胱太陽氣盛。

⑧ 衰,謂病衰退也。復反入,謂入腎陰脈中。

⑨ (新校正云:按全元起本及《太素》作不反之陰,巢元方作不及之陰。)

足太陽之瘧,令人腰痛頭重,寒從背起①,先寒後熱,熇熇喝喝然②,熱止汗出,難已③,刺郄中出血④。足少陽之瘧,令人身體解㑊⑤,寒不甚,熱不甚⑥,惡見人,見人心惕惕然⑦,熱多汗出甚⑧,刺足少陽⑨。足陽明之瘧,令人先寒,灑淅灑淅,寒甚久迺熱,熱去汗出,喜見日月光火氣迺快然⑩,刺足陽明跗上⑪。足太陰之瘧,令人不樂,好大

---

① 足太陽脈,從巔入絡腦,還出別下項,循肩髆內俠脊抵腰中;其支別者,從髆內左右別下貫胛過髀樞。故令腰痛頭重,寒從背起。(新校正云:按《三部九候論》注貫胛作貫臀,《刺腰痛》注亦作貫臀,《厥論》注作貫胛。《甲乙經》作貫胛。)

② 熇熇,甚熱狀。喝喝;亦熱盛也。太陽不足,故先寒。寒極則生熱,故後熱也。

③ 熱生是爲氣虛,熱止則爲氣復,氣復而汗反出,此爲邪氣盛而真不勝,故難已。(新校正云:按全元起本並《甲乙經》《太素》、巢元方並作先寒後熱渴,渴止汗出。與此文異。)

④ 太陽之郄,是謂金門。金門在足外踝下,一名曰關梁,陽維所別屬也,刺可入同身寸之三分,若灸者可灸三壯。《黃帝中誥圖經》云:委中主之。則古法以委中爲郄中也。委中在膕中央約文中動脈,足太陽脈之所入也,刺可入同身寸之五分,留七呼,若灸者可灸三壯。(新校正云:詳刺郄中《甲乙經》作膕中,今王氏兩注之,當以膕中爲正。)

⑤ 身體解㑊,次如下句。

⑥ 陽氣未盛,故令其然。

⑦ 膽與肝合,肝虛則恐,邪薄其氣,故惡見人,見人心惕惕然也。

⑧ 邪盛則熱多,中風故汗出。

⑨ 俠谿主之。俠谿在足小指次指歧骨間本節前陷者中,少陽之滎,刺可入同身寸之三分,留三呼,若灸者可灸三壯。

⑩ 陽虛則外先寒,陽虛極則復盛,故寒甚久迺熱也。熱去汗已,陰又內強,陽不勝陰,故喜見日月光火氣迺快然也。

⑪ 衝陽穴也。在足跗上同身寸之五寸骨間動脈,上去陷谷同身寸之三寸,陽明之原,刺可入同身寸之三分,留十呼,若灸者可灸三壯。

息①，不嗜食，多寒熱汗出②，病至則善嘔，嘔已迺衰③，即取之④。足少陰之瘧，令人嘔吐甚，多寒熱，熱多寒少⑤；欲閉戶牖而處，其病難已⑥。足厥陰之瘧，令人腰痛少腹滿，小便不利如癃狀，非癃也，數便，意恐懼氣不足，腹中悒悒⑦，刺足厥陰⑧。肺瘧者，令人心寒，寒甚熱，熱間善驚，如有所見者，刺手太陰陽明⑨。心瘧者，令人煩心甚，

① 心氣流於肺則喜，今脾藏受病，心母救之，火氣下入於脾，不上行於肺。又太陰脈支別者，復從胃上膈注心中。故令人不樂好大息也。

② 脾主化穀，營助四傍，今邪薄之，諸藏無稟，土寄四季，王則邪氣交爭，故不嗜食多寒熱而汗出。（新校正云：按《甲乙經》云：多寒少熱。）

③ 足太陰脈，入腹屬脾絡胃，上膈俠咽。故病氣來至則嘔，嘔已迺衰退也。

④ 待病衰去，即而取之，言其衰即取之井俞及公孫也。公孫在足大指本節後同身寸之一寸，太陰絡也，刺可入同身寸之四分，留七呼，若灸者可灸三壯。

⑤ 足少陰脈，貫肝膈入肺中，循喉嚨。故嘔吐甚，多寒熱也。腎爲陰藏，陰氣生寒，今陰氣不足，故熱多寒少。（新校正云：按《甲乙經》云：嘔吐甚，多寒少熱。）

⑥ 胃陽明脈病，欲獨閉戶牖而處，今謂胃土病證，反見腎水之中，土刑於水，故其病難已也。太鐘、太谿悉主之。太鐘在足內踝後街中，少陰絡也，刺可入同身寸之二分，留七呼，若灸者可灸三壯。太谿在足內踝後跟骨上動脈陷者中，少陰俞也，刺可入同身寸之三分，留七呼，若灸者可灸三壯也。（新校正云：按《甲乙經》云：其病難已，取太谿。又按太鐘穴《甲乙經》作跟後衝中，《刺腰痛篇》注作跟後街中動脈，《水穴》注云在內踝後，此注云內踝後街中，諸注不同，當以《甲乙經》爲正。）

⑦ 足厥陰脈，循股陰入毛中，環陰器抵少腹，故病如是。癃，謂不得小便也。悒悒，不暢之貌。（新校正云：按《甲乙經》數便意三字作數噫二字。）

⑧ 太衝主之。在足大指本節後同身寸之二寸陷者中，厥陰俞也，刺可入同身寸之三分，留十呼，若灸者可灸三壯也。（新校正云：按《刺腰痛篇》注云：在本節後內間動脈應手。）

⑨ 列缺主之。列缺在手腕後同身寸之一寸半，手太陰絡也，刺可入同身寸之三分，留三呼，若灸者可灸五壯。陽明穴，合谷主之。合谷在手大指次指歧骨間，手陽明脈之所過也，刺可入同身寸之三分，留六呼，若灸者可灸三壯。

欲得清水,反寒多,不甚熱,刺手少陰①。肝瘧者,令人色
蒼蒼然,太息,其狀若死者,刺足厥陰見血②。脾瘧者,令
人寒,腹中痛,熱則腸中鳴,鳴已汗出,刺足太陰③。腎瘧
者,令人灑灑然,腰脊痛宛轉,大便難,目眴眴然,手足寒,
刺足太陽少陰④。胃瘧者,令人且病也,善飢而不能食,
食而支滿腹大⑤,刺足陽明太陰橫脈出血⑥。瘧發身方
熱,刺跗上動脈⑦,開其空,出其血,立寒⑧。瘧方欲寒,刺
手陽明太陰、足陽明太陰⑨。瘧脈滿大,急刺背俞,用中
針傍伍胠俞各一,適肥瘦出其血也⑩。瘧脈小實,急灸脛

---

　　①　神門主之。神門在掌後銳骨之端陷者中,手少陰俞也,刺可入同身
寸之三分,留七呼,若灸者可灸三壯。(新校正云:按《太素》云:欲得清水及
寒多,寒不甚熱甚也。)
　　②　中封主之。中封在足內踝前同身寸之一寸半陷者中,仰足而取之,
伸足迺得之,足厥陰經也,刺出血止,常刺者可入同身寸之四分,留七呼,若
灸者可灸三壯。
　　③　商丘主之。商丘在足內踝下微前陷者中,足太陰經也,刺可入同身
寸之三分,留七呼,若灸者可灸三壯。
　　④　太鐘主之。取如前足少陰瘧中法。
　　⑤　胃熱脾虛,故善飢而不能食,食而支滿腹大也。是以下文兼刺太
陰。(新校正云:按《太素》且病作疸病。)
　　⑥　厲兌、解谿、三里主之。厲兌在足大指次指之端,去爪甲如韭葉,陽
明井也,刺可入同身寸之一分,留一呼,若灸者可灸一壯。解谿在衝陽後同
身寸之三寸半腕上陷者中,陽明經也,刺可入同身寸之五分,留五呼,若灸者
可灸三壯。三里在膝下同身寸之三寸,胻骨外廉兩筋肉分間,陽明合也,刺
可入同身寸之一寸,留七呼,若灸者可灸三壯。然足陽明取此三穴,足太陰
刺共橫脈出血也。橫脈,謂足內踝前斜過大脈,則太陰之經脈也。(新校正
云:詳解谿在衝陽後三寸半,按《甲乙經》一寸半,《氣穴論》注二寸半。)
　　⑦　則陽明之脈也。
　　⑧　陽明之脈,多血多氣,熱盛氣壯,故出其血而立可寒也。
　　⑨　亦謂開穴而出其血也,當隨井俞而刺之也。
　　⑩　瘦者淺刺少出血,肥者深刺多出血。背俞,謂大杼。五胠俞謂
　譩譆。

少陰,刺指井①。瘧脈滿大,急刺背俞,用五胠俞背俞各一,適行至於血也②。瘧脈緩大虛,便宜用藥,不宜用針③。凡治瘧先發,如食頃迺可以治,過之則失時也④。諸瘧而脈不見,刺十指間出血,血去必已,先視身之赤如小豆者盡取之。十二瘧者,其發各不同時,察其病形,以知其何脈之病也⑤。先其發時如食頃而刺之,一刺則衰,二刺則知,三刺則已,不已刺舌下兩脈出血⑥,不已刺郄中盛經出血,又刺項已下俠脊者必已⑦。舌下兩脈者,廉泉也⑧。刺瘧者,必先問其病之所先發者,先刺之。先頭痛及重者,先刺頭上及兩額兩眉間出血⑨。先項背痛者,

① 灸胻少陰,是謂復溜。復溜在内踝上同身寸之二寸陷者中,足少陰經也,刺可入同身寸之三分,留三呼,若灸者可灸五壯。刺指井,謂刺至陰。至陰在足小指外側去爪甲角如韭葉,足太陽井也,刺可入同身寸之一分,留五呼,若灸者可灸三壯。
② 謂調適肥瘦,穴度深淺,循《三備》法而行針,令至於血脈也。背俞,謂大杼。五胠俞,謂譩譆主之。(新校正云:詳此條從瘧脈滿大至此注終,文注共五十五字,當從刪削,經文與次前經文重復,王氏隨而注之,別無義例,不若士安之精審不復出也。)
③ 緩者中風,大爲氣實,虛者血虛,血虛氣實,風又攻之,故宜藥治以遣其邪,不宜針瀉而出血也。
④ 先其發時,真邪異居,波隴不起,故可治。過時則真邪相合,攻之則反傷真氣,故曰失時。(新校正云:詳從前瘧脈滿大至此,全元起本在第四卷中,王氏移續於此也。)
⑤ 隨其形證而病脈可知。
⑥ 釋具下文。
⑦ 並足太陽之脈氣也。郄中,則委中也。俠脊者,謂大杼、風門熱府穴也。大杼在項第一椎下兩傍,相去各同身寸之一寸半陷者中,刺可入同身寸之三分,留七呼,若灸者可灸五壯。風門熱府在第二椎下兩傍,各同身寸之一寸半,刺可入同身寸之五分,留七呼,若灸者可灸五壯。(新校正云:詳大杼穴灸五壯,按《甲乙經》作七壯,《氣穴論》注作七壯,《刺熱》注及《熱穴》注並作五壯。)
⑧ 廉泉,穴名,在頷下結喉上舌本下,陰維任脈之會,刺可入同身寸之三分,留三呼,若灸者可灸三壯。
⑨ 頭上,謂上星、百會。兩額,謂懸顱。兩眉間,謂攢竹等穴也。

先刺之①。先腰脊痛者，先刺郄中出血。先手臂痛者，先刺手少陰陽明十指間②。先足脛痠痛者，先刺足陽明十指間出血③。風瘧，瘧發則汗出惡風，刺三陽經背俞之血者④。骭痠痛甚，按之不可，名曰胕髓病，以鑱針針絕骨出血，立已⑤。身體小痛，刺至陰⑥。諸陰之井無出血，間日一刺⑦。瘧不渴，間日而作，刺足太陽⑧。渴而間日作，刺足少陽⑨。溫瘧汗不出，爲五十九刺⑩。

氣厥論篇第三十七

新校正云：按全元起本在第九卷，與《厥論》相並。

黃帝問曰：五藏六府，寒熱相移者何？**岐伯曰**：腎移寒於肝，癰腫少氣⑪。脾移寒於肝，癰腫筋攣⑫。肝移寒

---

① 項，風池、風府主之。背，大杼、神道主之。

② （新校正云：按別本作手陰陽，全本亦作手陰陽。）

③ 各以邪居之所而脫瀉之。

④ 三陽，太陽也。（新校正云：按《甲乙經》云：足三陽。）

⑤ 陽輔穴也。取如《氣穴論》中府俞法。

⑥ （新校正云：按《甲乙經》無至陰二字。）

⑦ 諸井皆在指端，足少陰井在足心宛宛中。

⑧ （新校正云：按《九卷》云：《足陽明》。《太素》同。）

⑨ （新校正云：按《九卷》云：手少陽。《太素》同。）

⑩ 自胃瘧下至此，尋《黃帝中誥圖經》所主，或有不與此文同，應古之別法也。

⑪ 肝藏血，然寒入則陽氣不散，陽氣不散則血聚氣濇，故爲癰腫，又爲少氣也。（新校正云：按全元起本云：腎移寒於脾。元起注云：腎傷於寒而傳於脾，脾主肉，寒生於肉則結爲堅，堅化爲膿，故爲癰也。血傷氣少，故曰少氣。《甲乙經》亦作移寒於脾。王因誤本，遂解爲肝，亦智者之一失也。）

⑫ 脾藏主肉，肝藏主筋，肉溫則筋舒，肉冷則筋急，故筋攣也。肉寒則衛氣結聚，故爲癰腫。

於心,狂隔中①。心移寒於肺,肺消,肺消者飲一溲二,死不治②。肺移寒於腎,爲涌水,涌水者,按腹不堅,水氣客於大腸,疾行則鳴濯濯如囊裹漿,水之病也③。脾移熱於肝,則爲驚衄④。肝移熱於心,則死⑤。心移熱於肺,傳爲膈消⑥。肺移熱於腎,傳爲柔痓⑦。腎移熱於脾,傳爲虛,腸澼死,不可治⑧。胞移熱於膀胱,則癃溺血⑨。膀胱移熱於小腸,膈腸不便,上爲口糜⑩。小腸移熱於大腸,爲

---

① 心爲陽藏,神處其中,寒薄之則神亂離,故狂也。陽氣與寒相薄,故隔塞而中不通也。
② 心爲陽藏,反受諸寒,寒氣不消,廼移於肺,寒隨心火,内鑠金精,金受火邪,故中消也。然肺藏消鑠,氣無所持,故令飲一而溲二也。金火相賊,故死不能治。
③ 肺藏氣,腎主水,夫肺寒入腎,腎氣有餘,腎氣有餘則上奔於肺,故云涌水也。大腸爲肺之府,然肺腎俱爲寒薄,上下皆無所之,故水氣客於大腸也。腎受凝寒,不能化液,大腸積水,而不流通,故其疾行,則腸鳴而濯濯有聲,如囊裹漿而爲水病也。(新校正云:按《甲乙經》水之病也作治主肺者。)
④ 肝藏血,又主驚,故熱薄之,則驚而鼻中血出。
⑤ 兩陽和合,火木相燔,故肝熱入心,則當死也。《陰陽別論》曰:肝之心謂之生陽,生陽之屬不過四日而死。(新校正云:按《陰陽別論》之文,義與此殊,王氏不當引彼誤文,附會此義。)
⑥ 心肺兩間,中有斜膈膜,膈膜下際,内連於橫膈膜,故心熱入肺,久久傳化,内爲膈熱消渴而多飲也。
⑦ 柔,謂筋柔而無力。痓,謂骨痓而不隨。氣骨皆熱,髓不内充,故骨痓强而不舉,筋柔緩而無力也。
⑧ 脾土制水,腎反移熱以與之,是脾土不能制水而受病,故久久傳爲虛損也。腸澼死者,腎主下焦,象水而冷,今廼移熱,是精氣内消,下焦無主以守持,故腸澼除而氣不禁止。
⑨ 膀胱爲津液之府,胞爲受納之司,故熱入膀胱,胞中外熱,陰絡内溢,故不得小便而溺血也。《正理論》曰:熱在下焦則溺血。此之謂也。
⑩ 小腸脈,絡心,循咽下膈抵胃屬小腸。故受熱已,下令腸隔塞而不便,上則口生瘡而糜爛也。糜,謂爛也。

虙瘕,爲沉①。大腸移熱於胃,善食而瘦入,謂之食亦②。胃移熱於膽,亦曰食亦③。膽移熱於腦,則辛頞鼻淵,鼻淵者,濁涕下不止也④,傳爲衄衊瞑目⑤,故得之氣厥也⑥。

咳論篇第三十八

新校正云:按全元起本在第九卷。

黃帝問曰:肺之令人咳何也? 岐伯對曰:五藏六府皆令人咳,非獨肺也。帝曰:願聞其狀。岐伯曰:皮毛者肺之合也,皮毛先受邪氣,邪氣以從其合也⑦。其寒飲食入胃,從肺脈上至於肺則肺寒,肺寒則外內合邪因而客之,則爲肺咳⑧。五藏各以其時受病,非其時各傳以與之⑨。人與天地相參,故五藏各以治時感於寒則受病,微則爲

----

① 小腸熱已,移入大腸,兩熱相薄,則血溢而爲伏瘕也。血澀不利,則月事沉滯而不行,故云爲虙瘕爲沉也。虙與伏同。瘕一爲疝,傳寫誤也。

② 胃爲水穀之海,其氣外養肌肉,熱消水穀,又鑠肌肉,故善食而瘦入也。食亦者,謂食入移易而過,不生肌膚也。亦,易也。(新校正云:按《甲乙經》入作又。王氏注云善食而瘦入也,殊爲無義,不若《甲乙經》作又,讀連下文。)

③ 義同上。

④ 腦液下滲,則爲濁涕,涕下不止,如彼水泉,故曰鼻淵也。頞,謂鼻頞也。足太陽脈,起於目內眥,上額交巔上,入絡腦。足陽明脈,起於鼻,交頞中,傍約太陽之脈。今腦熱則足太陽逆,與陽明之脈俱盛,薄於頞中,故鼻頞辛也。辛謂酸痛,故下文曰。

⑤ 以足陽明脈,交頞中,傍約太陽之脈,故耳熱盛則陽絡溢,陽絡溢則衄出汗血也。衊,謂汗血也。血出甚,陽明太陽脈衰,不能榮養於目,故目瞑。瞑,暗也。

⑥ 厥者,氣逆也。皆由氣逆而得之。

⑦ 邪謂寒氣。

⑧ 肺脈起於中焦,下絡大腸,還循胃口上膈屬肺,故云從肺脈上至於肺也。

⑨ 時,謂王月也。非王月則不受邪,故各傳以與之。

咳,甚者爲泄爲痛①。乘秋則肺先受邪,乘春則肝先受之,乘夏則心先受之,乘至陰則脾先受之,乘冬則腎先受之②。帝曰:何以異之③?岐伯曰:肺咳之狀,咳而喘息有音,甚則唾血④。心咳之狀,咳則心痛,喉中介介如梗狀,甚則咽腫喉痺⑤。肝咳之狀,咳則兩脅下痛,甚則不可以轉,轉則兩胠下滿⑥。脾咳之狀,咳則右脅下痛陰陰引肩背,甚則不可以動,動則咳劇⑦。腎咳之狀,咳則腰背相引而痛,甚則咳涎⑧。帝曰:六府之咳奈何?安所受病?岐伯曰:五藏之久咳,廼移於六府。脾咳不已,則胃受之,胃咳之狀,咳而嘔,嘔甚則長蟲出⑨。肝咳不已,則膽受之,膽咳之狀,咳嘔膽汁⑩。肺咳不已,則大腸受之,大腸咳狀,咳而遺失⑪。心咳不已,則小腸受之,小腸咳狀,咳

---

① 寒氣微則外應皮毛,內通肺,故咳。寒氣甚則入於內,內裂則痛,入於腸胃則泄痢。

② 以當用事之時,故先受邪氣。(新校正云:按全元起本及《太素》無乘秋則三字,疑此文誤多也。)

③ 欲明其證也。

④ 肺藏氣而應息,故咳則喘息而喉中有聲,甚則肺絡逆,故唾血也。

⑤ 手心主脈,起於胸中,出屬心包。少陰之脈,起於心中,出屬心系;其支別者,從心系上俠咽喉,故病如是。(新校正云:按《甲乙經》介介如梗狀作喝喝。又少陰之脈上俠咽,不言俠喉。)

⑥ 足厥陰脈,上貫膈布脅肋,循喉嚨之後,故如是。胠,亦脅也。

⑦ 足太陰脈,上貫膈俠咽;其支別者,復從胃別上膈。故病如是也。脾氣連肺,故痛引肩背也。脾氣主右,故右胠下陰然深慢痛也。

⑧ 足少陰脈,上股內後廉,貫脊屬腎絡膀胱;其直行者,從腎上貫肝膈入肺中,循喉嚨俠舌本。又膀胱脈,從肩髆內別下俠脊抵腰中,入循膂絡腎。故病如是。

⑨ 脾與胃合,又胃之脈循喉嚨入缺盆,下膈屬胃絡脾,故脾咳不已,胃受之也。胃寒則嘔,嘔甚則腸氣逆上,故蚘出。

⑩ 肝與膽合,又膽之脈從缺盆以下胸中,貫膈絡肝,故肝咳不已,膽受之也。膽氣好逆,故嘔出〔守〕苦汁也。

⑪ 肺與大腸合,又大腸脈入缺盆絡肺,故肺咳不已,大腸受之。大腸爲傳送之府,故寒入則氣不禁焉。(新校正云:按《甲乙經》遺失作遺矢。)

而失氣,氣與咳俱失①。腎咳不已,則膀胱受之,膀胱咳狀,咳而遺溺②。久咳不已,則三焦受之,三焦咳狀,咳而腹滿,不欲食飲,此皆聚於胃,關於肺,使人多涕唾而面浮腫氣逆也③。帝曰:治之奈何? 岐伯曰:治藏者治其俞,治府者治其合,浮腫者治其經④。帝曰:善。

瘧論:熇火沃切　漉音鹿　弨綿婢切

刺瘧論:喝音謁　愊於急切　眴音舜

氣厥論:痤音痍　廲武悲切　慮音復　蟻莫結切

咳論:蚘音回

①　心與小腸合,又小腸脈入缺盆絡心,故心咳不已,小腸受之。小腸寒盛,氣入大腸,咳則小腸氣下奔,故失氣也。

②　腎與膀胱合,又膀胱脈從肩髆內俠脊抵腰中,入循膂絡腎屬膀胱,故腎咳不已,膀胱受之。膀胱爲津液之府,是故遺溺。

③　三焦者,非謂手少陽也,正謂上焦中焦耳。何者? 上焦者,出於胃上口,並咽以上貫膈,布胸中走腋。中焦者,亦並〔原作"至",據《靈樞·營衛生會篇》、《甲乙》卷一第十一、《巢源》卷十五、《三焦病候》及《太素》卷十二首篇改〕於胃口,出上焦之後。此所受氣者,泌糟粕,蒸津液,化其精微,上注於肺脈,迺化而爲血,故言皆聚於胃,關於肺也。兩焦受病,則邪氣熏肺而肺氣滿,故使人多涕唾而面浮腫氣逆也。腹滿不欲食者,胃寒故也。胃脈者,從缺盆下乳內廉,下循臍至氣街;其支者,復從胃下口循腹裏至氣街中而合。今胃受邪,故病如是也。何以明其不謂下焦? 然下焦者,別於迴腸,注於膀胱,故水穀者常並居於胃中,成〔原作"盛"據《靈樞·營衛生會篇》、《甲乙》卷一第十一、《巢源》卷十五、《三焦病候》及《太素》卷十二首篇改〕糟粕而俱下於大腸,泌別汁循下焦而滲入膀胱。尋此行化,迺與胃口懸遠,故不謂此也。(新校正云:按《甲乙經》胃脈下循腹作下俠臍。)

④　諸藏俞者,皆脈之所起第三穴。諸府合者,皆脈之所起第六穴也。經者,藏脈之所起第四穴,府脈之所起第五穴。《靈樞經》曰:脈之所注爲俞,所行爲經,所入爲合。此之謂也。

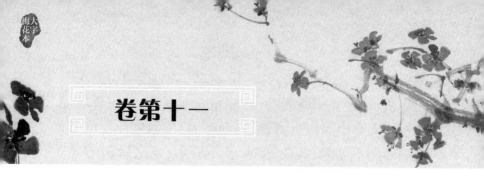

卷第十一

舉痛論篇第三十九

新校正云:按全元起本在第三卷,名《五藏舉痛》。所以名舉痛之義未詳,按本篇迺黃帝問五藏卒痛之疾,疑舉迺卒字之誤也。

黃帝問曰:余聞善言天者,必有驗於人;善言古者,必有合於今;善言人者,必有厭於己。如此,則道不惑而要數極,所謂明也①。今余問於夫子,令言而可知,視而可見,捫而可得,令驗於己而發蒙解惑,可得而聞乎②?岐伯再拜稽首對曰:何道之問也③?帝曰:願聞人之五藏卒痛,何氣使然?岐伯對曰:經脈流行不止,環周不休,寒氣入經而稽遲,泣而不行,客於脈外則血少,客於脈中則氣不通,故卒然而痛。帝曰:其痛或卒然而止者,或痛甚不休者,或痛甚不可按者,或按之而痛止者,或按之無益者,

---

① 善言天者,言天四時之氣,温凉寒暑,生長收藏,在人形氣,五藏參應,可驗而指示善惡,故曰必有驗於人。善言古者,謂言上古聖人養生損益之迹,與今養生損益之理,可合而與論成敗,故曰必有合於今也。善言人者,謂言形骸骨節,更相枝拄,筋脈束絡,皮肉包裹,而五藏六府次居其中,假七神五藏而運用之,氣絕神去則之於死,是以知彼浮形不能堅久,靜慮於己亦與彼同,故曰必有厭於己也。夫如此者,是知道要數之極,悉無疑惑,深明至理,而迺能然矣。

② 言如發開童蒙之耳,解於疑惑者之心,令一一條理,而目視手循,驗之可得。捫,猶循也。

③ 請示問端也。

或喘動應手者,或心與背相引而痛者,或脅肋與少腹相引而痛者,或腹痛引陰股者,或痛宿昔而成積者,或卒然痛死不知人有少間復生者,或痛而嘔者,或腹痛而後泄者,或痛而閉不通者,凡此諸痛,各不同形,別之奈何①? 岐伯曰:寒氣客於脈外則脈寒,脈寒則縮踡,縮踡則脈絀急,絀急〔守〕則外引小絡,故卒然而痛,得炅則痛立止②,因重中於寒,則痛久矣③。寒氣客於經脈之中,與炅氣相薄則脈滿,滿則痛而不可按也④,寒氣稽留,炅氣從上,則脈充大而血氣亂,故痛甚不可按也⑤。寒氣客於腸胃之間,膜原之下,血不得散,小絡急引故痛,按之則血氣散,故按之痛止⑥。寒氣客於俠脊之脈,則深按之不能及,故按之無益也⑦。寒氣客於衝脈,衝脈起於關元,隨腹直上,寒氣客則脈不通,脈不通則氣因之,故喘動應手矣⑧。寒氣客於背俞之脈則脈泣,脈泣則血虛,血虛則痛,其俞注於心,

---

① 欲明異候之所起。

② 脈左右環,故得寒則縮踡而絀急,縮踡絀急則衛氣不得通流,故外引於小絡脈也。衛氣不入,寒內薄之,脈急不縱,故痛生也。得熱則衛氣復行,寒氣退辟,故痛止。炅,熱也。止,已也。

③ 重寒難釋,故痛久不消。

④ 按之痛甚者,其義具下文。

⑤ 脈既滿大,血氣復亂,按之則邪氣攻內,故不可按也。

⑥ 膜,謂膈間之膜。原,謂膈肓之原。血不得散,謂膈膜之中小絡脈內血也。絡滿則急,故牽引而痛生也。手按之,則寒氣散,小絡緩,故痛止。

⑦ 俠脊之脈者,當中督脈也,次兩傍足太陽脈也。督脈者循脊裏,太陽者貫膂筋,故深按之不能及也。若按當中則脊節曲,按兩傍則膂筋蹙合,曲與蹙合,皆衛氣不得行過,寒氣益聚而內畜,故按之無益。

⑧ 衝脈,奇經脈也。關元,穴名,在臍下三寸。言起自此穴,即隨腹而上,非生出於此也。其本生出,廼起於腎下也。直上者,謂上行會於咽喉也。氣因之,謂衝脈不通,足少陰氣因之上滿。衝脈與少陰並行,故喘動應於手也。

故相引而痛,按之則熱氣至,熱氣至則痛止矣①。寒氣客
於厥陰之脈,厥陰之脈者,絡陰器繫於肝,寒氣客於脈中,
則血泣脈急,故脅肋與少腹相引痛矣②。厥氣客於陰股,
寒氣上及少腹,血泣在下相引,故腹痛引陰股③。寒氣客
於小腸膜原之間,絡血之中,血泣不得注於大經,血氣稽
留不得行,故宿昔而成積矣④。寒氣客於五藏,厥逆上
泄,陰氣竭,陽氣未入,故卒然痛死不知人,氣復反則生
矣⑤。寒氣客於腸胃,厥逆上出,故痛而嘔也⑥。寒氣客
於小腸,小腸不得成聚,故後泄腹痛矣⑦。熱氣留於小
腸,腸中痛,癉熱焦渴則堅乾不得出,故痛而閉不通矣⑧。
帝曰:所謂言而可知者也,視而可見奈何⑨? 岐伯曰:五
藏六府固盡有部⑩,視其五色,黃赤爲熱⑪,白爲寒⑫,青黑

① 背俞,謂心俞脈,亦足太陽脈也。夫俞者,皆内通於藏,故曰其俞注
於心相引而痛也。按之則溫氣入,溫氣入則心氣外發,故痛止。
② 厥陰者,肝之脈,入髦中,環陰器,抵少腹,上貫肝膈布脅肋,故曰絡
陰器繫於肝,脈急引脅與少腹痛也。
③ 亦厥陰肝脈之氣也,以其脈循陰股入髦中,環陰器上抵少腹,故曰
厥氣客於陰股,寒氣上及於少腹也。
④ 言血爲寒氣之所凝結而廼成積。
⑤ 言藏氣被寒擁胃而不行,氣復得通則已也。(新校正云:詳注中擁
胃疑作擁冒。)
⑥ 腸胃客寒留止,則陽氣不得下流而反上行,寒不去則痛生,陽上行
則嘔逆,故痛而嘔也。
⑦ 小腸爲受盛之府,中滿則寒邪不居,故不得結聚而傳下入於迴腸,
迴腸,廣腸也,爲傳導之府,物不得停留,故後泄而痛。
⑧ 熱滲津液,故便堅也。
⑨ 謂候色也。
⑩ 謂面上之分部。
⑪ 中熱則色黃赤。
⑫ 陽氣少,血不上榮於色,故白。

爲痛①,此所謂視而可見者也。帝曰:捫而可得。奈何②?岐伯曰:視其主病之脈,堅而血及陷下者,皆可捫而得也。帝曰:善。余知百病生於氣也③,怒則氣上,喜則氣緩,悲則氣消,恐則氣下,寒則氣收,炅則氣泄,驚則氣亂④,勞則氣耗,思則氣結,九氣不同,何病之生? 岐伯曰:怒則氣逆,甚則嘔血及飱泄⑤,故氣上矣⑥。喜則氣和志達,榮衛通利,故氣緩矣⑦。悲則心系急,肺布葉舉,而上焦不通,榮衛不散,熱氣在中,故氣消矣⑧。恐則精却,却則上焦閉,閉則氣還,還則下焦脹,故氣不行矣⑨。寒則腠理閉,氣不行,故氣收矣⑩。炅則腠理開,榮衛通,汗大泄,故氣

---

① 血凝泣則變惡,故色青黑則痛。

② 捫,摸也,以手循摸也。

③ 夫氣之爲用,虛實逆順緩急皆能爲病,故發此問端。

④ (新校正云:按《太素》驚作憂。)

⑤ (新校正云:按《甲乙經》及《太素》飱泄作食而氣逆。)

⑥ 怒則陽氣逆上而肝氣乘脾,故甚則嘔血及飱泄也。何以明其然?怒則面赤,甚則色蒼。《靈樞經》曰:盛怒而不止則傷志。明怒則氣逆上而不下也。

⑦ 氣脈和調,故志達暢。榮衛通利,故氣徐緩。

⑧ 布葉,謂布蓋之大葉。(新校正云:按《甲乙經》及《太素》而上焦不通作兩焦不通。又王注肺布葉舉謂布蓋之大葉,疑非。全元起云:悲則損於心,心系急則動於肺,肺氣繫諸經,逆故肺布而葉舉。安得謂肺布爲肺布蓋之大葉。)

⑨ 恐則陽精却上而不下流,故却則上焦閉也。上焦既閉,氣不行流,下焦陰氣,亦還回不散,而聚爲脹也。然上焦固禁,下焦氣還,各守一處,故氣不行也。(新校正云:詳氣不行當作氣下行也。)

⑩ 腠,謂津液滲泄之所。理,謂文理逢會之中。閉,謂密閉。氣,謂衛氣。行,謂流行。收,謂收斂也。身寒則衛氣沉,故皮膚文理及滲泄之處,皆閉密而氣不流行,衛氣收斂於中而不發散也。(新校正云:按《甲乙經》氣不行作營衛不行。)

泄①。驚則心無所倚，神無所歸，慮無所定，故氣亂矣②。勞則喘息汗出，外內皆越，故氣耗矣③。思則心有所存，神有所歸，正氣留而不行，故氣結矣④。

腹中論篇第四十

新校正云：按全元起本在第五卷。

黃帝問曰：有病心腹滿，旦食則不能暮食，此爲何病？岐伯對曰：名爲鼓脹⑤。帝曰：治之奈何？岐伯曰：治之以雞矢醴，一劑知，二劑已⑥。帝曰：其時有復發者何也⑦？岐伯曰：此飲食不節，故時有病也。雖然其病且已，時故當病，氣聚於腹也⑧。帝曰：有病胸脅支滿者，妨於食，病至則先聞腥臊臭，出清液，先唾血，四支清，目眩，時時前後血，病名爲何？何以得之⑨？岐伯曰：病名血枯，此得之年少時，有所大脫血，若醉入房中，氣竭肝傷，

① 人在陽則舒，在陰則慘，故熱則膚腠開發，榮衛大通，津液外滲而汗大泄也。

② 氣奔越故不調理。（新校正云：按《太素》驚作憂。）

③ 疲力役則氣奔速，故喘息。氣奔速則陽外發，故汗出。然喘且汗出，內外皆踰越於常紀，故氣耗損也。

④ 繫心不散，故氣亦停留。（新校正云：按《甲乙經》歸正二字作止字。）

⑤ 心腹脹滿，不能再食，形如鼓脹，故名鼓脹也。（新校正云：按《太素》鼓作穀。）

⑥ 按古《本草》雞矢並不治鼓脹，惟大利小便，微寒，今方制法當取用處湯漬服之。

⑦ 復，謂再發，言如舊也。

⑧ 飲食不節則傷胃，胃脈者循腹裏而下行，故飲食不節，時有病者復，病氣聚於腹中也。

⑨ 清液，清水也，亦謂之清涕。清涕者，謂從窈漏中漫液而下，水出清冷也。眩，謂目視眩轉也。前後血，謂前陰後陰出血也。

故月事衰少不來也①。帝曰：治之奈何？復以何術？岐
伯曰：以四烏鰂骨一藘茹二物並合之，丸以雀卵，大如小
豆，以五丸爲後飯，飲以鮑魚汁，利腸中②及傷肝也③。帝
曰：病有少腹盛，上下左右皆有根，此爲何病？可治不？
岐伯曰：病名曰伏梁④。帝曰：伏梁何因而得之？岐伯
曰：裹大膿血，居腸胃之外，不可治，治之每切按之致死。
帝曰：何以然？岐伯曰：此下則因陰，必下膿血，上則迫胃
脘，生鬲，俠胃脘內癰⑤，此久病也，難治。居臍上爲逆，

① 出血多者，謂之脫血，漏下鼻衄嘔吐出血皆同焉。夫醉則血脈盛，
血脈盛則內熱，因而入房，髓液皆下，故腎中氣竭也。肝藏血，以少大脫血，
故肝傷也。然於丈夫則精液衰乏，女子則月事衰少而不來。

② （新校正云：按別本一作傷中。）

③ 飯後藥先，謂之後飯。按古《本草經》云，烏鰂魚骨、藘茹等並不治
血枯，然經法用之，是攻其所生所起爾。夫醉勞力以入房，則腎中精氣耗竭；
月事衰少不至，則中有惡血淹留。精氣耗竭，則陰痿不起而無精；惡血淹留，
則血痹著中而不散。故先茲四藥，用人方焉。古《本草經》曰：烏鰂魚骨，味
鹹冷平無毒，主治女子血閉。藘茹味辛寒平有小毒，主散惡血。雀卵味甘溫
平無毒，主治男子陰痿不起，強之令熱，多精有子。鮑魚味辛臭溫平無毒，主
治瘀血血痹在四支不散者。尋文會義，方義如此而處治之也。（新校正云：
按《甲乙經》及《太素》藘茹作䕡茹，詳王注性味遒䕡茹，當改作䕡。又按
《本草》烏鰂魚骨冷作微溫，雀卵甘作酸，與王注異。）

④ 伏梁，心之積也。（新校正云：詳此伏梁與心積之伏梁大異，病有名
同而實異者非一，如此之類是也。）

⑤ 正當衝脈帶脈之部分也。帶脈者，起於季脅，回身一周，橫絡於臍
下。衝脈者，與足少陰之絡起於腎下，出於氣街，循陰股；其上行者，出臍下
同身寸之三寸關元之分，俠臍直上，循腹各行會於咽喉。故病當其分，則少
腹盛，上下左右皆有根也。以其上下堅盛，如有潛梁，故曰病名伏梁不可治
也。以裹大膿血，居腸胃之外，按之痛悶不堪，故每切按之致死。以衝脈
下行者絡陰，上行者循腹，故此〔原作"也"，詳文義改〕上則迫近於胃脘，下
則因薄於陰器也。若因薄於陰，則便下膿血。若迫近於胃，則病氣上出於
鬲，復俠胃脘內長其癰也。何以然哉？以本有大膿血在腸胃之外故也。生
當爲出，傳文誤也。（新校正云：按《太素》俠胃作使胃。）

居齊下爲從，勿動亟奪①。論在《刺法》中②。帝曰：人有身體髀股胻皆腫，環臍而痛，是爲何病？岐伯曰：病名伏梁③，此風根也④。其氣溢於大腸而著於肓，肓之原在臍下，故環臍而痛也。不可動之，動之爲水溺濇之病⑤。帝曰：夫子數言熱中消中，不可服高粱芳草石藥，石藥發瘨，芳草發狂⑥。夫熱中消中者，皆富貴人也，今禁高粱，是不合其心，禁芳草石藥，是病不愈，願聞其說⑦。岐伯曰：夫芳草之氣美，石藥之氣悍，二者其氣急疾堅勁，故非緩心和人，不可以服此二者⑧。帝曰：不可以服此二者，何以然？岐伯曰：夫熱氣慓悍，藥氣亦然，二者相遇，恐內傷

---

① 若裹大膿血居臍上，則漸傷心藏，故爲逆。居臍下，則去心稍遠，猶得漸攻，故爲從。從，順也。亟，數也。奪，去也。言不可移動，但數數去之則可矣。

② 今經亡。

③ 此二十六字錯簡在《奇病論》中，若不有此二十六字，則下文無據也。（新校正云：詳此並無注解，盡在下卷《奇病論》中。）

④ 此四字此篇本有，《奇病論》中亦有之。

⑤ 亦衝脈也。臍下，謂胻胦，在臍下同身寸之二寸半。《靈樞經》曰：肓之原名曰胻胦。

⑥ 多飲數溲，謂之熱中。多食數溲，謂之消中。多喜曰瘨。多怒曰狂。芳，美味也。

⑦ 熱中消中者，脾氣之上溢，甘肥之所致，故禁食高粱芳美之草也。《通評虛實論》曰：凡治消癉甘肥貴人，則高粱之疾也。又《奇病論》曰：夫五味入於口，藏於胃，脾爲之行其精氣，津液在脾，故令人口甘，此肥美之所發也。此人必數食甘美而多肥也，肥者令人內熱，甘者令人中滿，故其氣上溢，轉爲消渴。此之謂也。夫富貴人者，驕恣縱慾輕人而無能禁之，禁之則逆其志，順之則加其病。帝思難詰，故發問之。高，膏。粱，粱〔守〕也。石藥，英乳也。芳草，濃美也。然此五者，富貴人常服之，難禁也。

⑧ 脾氣溢而生病，氣美則重盛於脾，消熱之氣躁疾氣悍，則又滋其熱。若人性和心緩，氣候舒勻，不與物爭，釋然寬泰，則神不躁迫，無懼內傷。故非緩心和人，不可以服此二者。悍，利也。堅，定也，固也。勁，剛也。言其芳草石藥之氣，堅定固久，剛烈而卒不歇滅，此二者是也。

脾①,脾者土也而惡木,服此藥者,至甲乙日更論②。帝曰:善。有病膺腫③頸痛胸滿腹脹,此爲何病?何以得之④?岐伯曰:名厥逆⑤。帝曰:治之奈何?岐伯曰:灸之則瘖,石之則狂,須其氣並,迺可治也⑥。帝曰:何以然?岐伯曰:陽氣重上,有餘於上,灸之則陽氣入陰,入則瘖;石之則陽氣虛,虛則狂⑦;須其氣並而治之,可使全也⑧。帝曰:善。何以知懷子之且生也?岐伯曰:身有病而無邪脈也⑨。帝曰:病熱而有所痛者何也?岐伯曰:病熱者,陽脈也,以三陽之動也,人迎一盛少陽,二盛太陽,三盛陽明,入陰也。夫陽入於陰,故病在頭與腹,迺䐜脹而頭痛也。帝曰:善⑩。

---

① 慓疾也。

② 熱氣慓盛則木氣內餘,故心非和緩則躁怒數起,躁怒數起則熱氣因木以傷脾,甲乙爲木,故至甲乙日更論脾病之增減也。

③ （新校正云:按《甲乙經》作癰腫。）

④ 膺,胸傍也。頸,項前也。胸,膺間也。

⑤ 氣逆所生,故名厥逆。

⑥ 石,謂以石針開破之。

⑦ 灸之則火氣助陽,陽盛故入陰。石之則陽氣出,陽氣出則內不足,故狂。

⑧ 並,謂並合也。待自並合則兩氣俱全,故可治;若不爾而灸石之,則偏致勝負,故不得全而瘖狂也。

⑨ 病,謂經閉也。《脈法》曰:尺中之脈來而斷絕者,經閉也。月水不利,若尺中脈絕者,經閉也。今病經閉脈反如常者,婦人妊娠之證,故云身有病而無邪脈也。

⑩ （新校正云:按《六節藏象論》云:人迎一盛,病在少陽;二盛,病在太陽;三盛,病在陽明。與此論同。又按《甲乙經》三盛陽明,無入陰也三字。）

刺腰痛篇第四十一

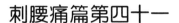

新校正云：按全元起本在第六卷。

足太陽脈令人腰痛，引項脊尻背如重狀①，刺其郄中。太陽正經出血，春無見血②。少陽令人腰痛，如以針刺其皮中，循循然不可以俯仰，不可以顧③，刺少陽成骨之端出血，成骨在膝外廉之骨獨起者，夏無見血④。陽明令人腰痛，不可以顧，顧如有見者，善悲⑤，刺陽明於䯒前三痏，上下和之出血，秋無見血⑥。足少陰令人腰痛，痛

---

　①　足太陽脈，別下項，循肩髆內，俠脊抵腰中，別下貫臀。故令人腰痛，引項脊尻背如重狀也。（新校正云：按《甲乙經》貫臀作貫胛，《刺瘧》注亦作貫胛，《三部九候》注作貫臀。）

　②　郄中，委中也，在膝後屈處膕中央約文中動脈，足太陽脈之所入也，刺可入同身寸之五分，留七呼，若灸者可灸三壯。太陽合腎，腎王於冬，水衰於春，故春無見血也。

　③　足少陽脈，遶髦際，橫入髀厭中。故令腰痛，如以針刺其皮中，循循然不可俯仰。少陽之脈，起於目銳眥，上抵頭角，下耳後，循頸行手陽明之前，至肩上，交出手少陽之後；其支別者，別〔據《五藏生成篇》注補〕目銳眥下入大迎，合手少陽於頄，下加頰車，下頸合缺盆。故不可以顧。（新校正云：按《甲乙經》行手陽明之前作行手少陽之前也。）

　④　成骨，謂膝外近下，䯒骨上端，兩起骨相並間，陷容指者也。䯒骨所成柱膝髀骨，故謂之成骨也。少陽合肝，肝王於春，木衰於夏，故無見血也。

　⑤　足陽明脈，起於鼻，交頞中，下循鼻外上入上齒中，還出俠口環唇下交承漿，却循頤後下廉出大迎；其支別者，從大迎前下人迎，循喉嚨入缺盆；又其支別者，起胃下口，循腹裏至氣街中而合，以下髀。故令人腰痛不可顧，顧如有見者。陽虛，故悲也。

　⑥　按《內經中誥流注圖經》陽明脈穴俞之所主，此腰痛者悉刺䯒前三痏，則正三里穴也。三里穴在膝下同身寸之三寸，䯒骨外廉兩筋肉分間，刺可入同身寸之一寸，留七呼，若灸者可灸三壯。陽明合脾，脾王長夏，土衰於秋，故秋無見血。（新校正云：按《甲乙經》䯒作骭。）

引脊內廉①,刺少陰於內踝上二痏,春無見血,出血太多,不可復也②。厥陰之脈令人腰痛,腰中如張弓弩弦③,刺厥陰之脈,在腨踵魚腹之外,循之纍纍然,迺刺之④,其病令人善言默默然不慧,刺之三痏⑤。解脈令人腰痛,痛引肩,目䀮䀮然,時遺溲⑥,刺解脈,在膝筋肉分間郄外廉之橫脈出血,血變而止⑦。解脈令人腰痛如引帶,常如折腰

---

① 足少陰脈,上股內後廉貫脊屬腎。故令人腰痛,痛引脊內廉也。(新校正云:按全元起本脊內廉作脊內痛,《太素》亦同。此前少足太陰腰痛證並刺足太陰法,應古文脫簡也。)

② 按《內經中誥流注圖經》少陰脈穴俞所主,此腰痛者當刺內踝上,則正復溜穴也。復溜在內踝後上同身寸之二寸動脈陷者中,刺可入同身寸之三分,留三呼,若灸者可灸五壯。

③ 足厥陰脈,自陰股環陰器抵少腹;其支別者,與太陰少陽結於腰髁下俠脊第三第四骨空中。其穴即中髎、下髎,故腰痛則中如張弓弩之弦也。如張弦者,言強急之甚。

④ 腨踵者,言脈在腨外側,下當足跟也。腨形勢如臥魚之腹,故曰魚腹之外也。循其分肉,有血絡纍纍然,迺刺出之。此正當蠡溝穴分,足厥陰之絡,在內踝上五寸,別走少陽者,刺可入同身寸之二分,留三呼,若灸者可灸三壯。厥陰一經作居陰,是傳寫草書厥字爲居也。(新校正云:按經云厥陰之脈令人腰痛,次言刺厥陰之脈,注言刺厥陰之絡,經注相違,疑經中脈字,迺絡字之誤也。)

⑤ 厥陰之脈,循喉嚨之後,上入頏顙,絡於舌本。故病則善言。風盛則昏冒,故不爽慧也。三刺其處,腰痛迺除。(新校正云:按經云善言默默然不慧,詳善言與默默二病難相兼,全元起本無善字,於義爲允。又按《甲乙經》厥陰之脈不絡舌本,王氏於素問之中五處引注,而注《厥論》與《刺熱》及此三篇皆云絡舌本,注《風論》注《痹論》二篇不言絡舌本,蓋王氏亦疑而兩言之也。)

⑥ 解脈,散行脈也,言不合而別行也。此足太陽之經,起於目內眦,上額交巔上,循肩髆俠脊抵腰中,入循膂絡腎屬膀胱,下入膕中。故病斯候也。又其支別者,從髆內別下貫胂,循髀外後廉而下合於膕中。兩脈如繩之解股,故名解脈也。

⑦ 膝後兩傍,大筋雙上,股之後,兩筋之間,橫文之處,努肉高起,則郄中之分也。古《中誥》以膕中爲太陽之郄,當取郄外廉有血絡橫見,迢然紫黑而盛滿者,迺刺之,當見黑血,必候其血色變赤迺止,血不變赤,極而瀉之必行,血色變赤迺止。此太陽中經之爲腰痛也。

状,善恐①,刺解脈,在郄中結絡如黍米,刺之血射以黑,見赤血而已②。同陰之脈,令人腰痛,痛如小錘居其中,怫然腫③,刺同陰之脈,在外踝上絕骨之端,爲三痏④。陽維之脈令人腰痛,痛上怫然腫⑤,刺陽維之脈,脈與太陽合腨下間,去地一尺所⑥。衡絡之脈令人腰痛,不可以俯仰,仰則恐仆,得之舉重傷腰,衡絡絶,惡血歸之⑦,刺之在郄陽、筋之間,上郄數寸,衡居爲二痏出血⑧。會陰之

① 足太陽之別脈,自肩而別下,循背脊至腰,而橫入髀外後廉,而下合腘中。故若引帶,如折腰之狀。(新校正云:按《甲乙經》如引帶作如裂,善恐作善怒也。)

② 郄中則委中穴,足太陽合也,在膝後屈處腘中央約文中動脈,刺可入同身寸之五分,留七呼,若灸者可灸三壯,此經刺法也。今則取其結絡大如黍米者,當黑血箭射而出,見血變赤,然可止也。(新校正云:按全元起云:有兩解脈,病源各異,恐誤未詳。)

③ 足少陽之別絡也,並少陽經上行,去足外踝上同身寸之五寸,迺別走厥陰,並經下絡足跗,故曰同陰脈也。怫,怒也,言腫如嗔怒也。(新校正云:按《太素》小錘作小針。)

④ 絕骨之端如前同身寸之三分,陽輔穴也,足少陽脈所行,刺可入同身寸之五分,留七呼,若灸者可灸三壯。

⑤ 陽維起於陽,則太陽之所生,奇經八脈,此其一也。

⑥ 太陽所主,與正經並行而上,至腨下,復與太陽合而上也。腨下去地正同身寸之一尺,是則承光穴,在銳腨腸下肉分間陷者中,刺可入同身寸之七分,若灸者可灸五壯。以其取腨腸下肉分間,故云合腨下間。(新校正云:按穴之所在,迺承山穴,非承光也,山字誤爲光。)

⑦ 衡,橫也,謂太陽之外絡,自腰中橫入髀外後廉,而下與中經合於腘中者。今舉重傷腰,則橫絡絶,中經獨盛,故腰痛不可以俯仰矣。一經作衡〔疑"衝"〕絶之脈,傳寫魚魯之誤也。若是衡〔疑"衝"〕脈,《中誥》不應取太陽脈委陽殷門之穴也。

⑧ 橫居二穴,謂委陽殷門,平視橫相當也。郄陽,謂浮郄穴上側委陽穴也。筋之間,謂膝後腘中兩筋之間殷門穴也。二穴各去臀下橫文同身寸之六寸,故曰上郄數寸也。委陽刺可入同身寸之七分,留五呼,若灸者可灸三壯。殷門刺可入同身寸之五分,留七呼,若灸者可灸三壯。故曰衡居爲二痏。(新校正云:詳王氏云浮郄穴上側委陽穴也,按《甲乙經》委陽在浮郄下一寸,不得言上側也。)

刺腰痛篇第四十一

193

脈令人腰痛，痛上漯漯然汗出，汗乾令人欲飲，飲已欲走①，刺直陽之脈上三痏，在蹻上郄下五寸橫居，視其盛者出血②。飛陽之脈令人腰痛，痛上拂拂然，甚則悲以恐③，刺飛陽之脈，在內踝上五寸④，少陰之前，與陰維之會⑤。昌陽之脈令人腰痛，痛引膺，目𥄲𥄲然，甚則反折，舌卷不能言⑥，刺內筋爲二痏，在內踝上大筋前太陰後，

---

① 足太陽之中經也，其脈循腰下會於後陰，故曰會陰之脈。其經自腰下行至足，今陽氣大盛，故痛上漯漯然汗出。汗液既出則腎燥陰虛，故汗乾令人欲飲水以救腎也。水入腹已，腎氣復生，陰氣流行，太陽又盛，故飲水已，反欲走也。

② 直陽之脈，則太陽之脈，俠脊下行貫臀，下至膕中，下循腨過外踝之後，條直而行者，故曰直陽之脈也。蹻爲陽蹻所生申脈穴，在外踝下也。郄下，則膕中也。言此刺處在膕下同身寸之五寸，上承郄中之穴，下當申脈之位，是謂承筋穴，即腨中央如外陷者中也，太陽脈氣所發，禁不可刺，可灸三壯。今云刺者，謂刺其血絡之盛滿者也。兩腨皆有太陽經氣下行，當視兩腨中央有血絡盛滿者，迺刺出之，故曰視其盛者出血。（新校正云：詳上云會陰之脈令人腰痛，此云刺直陽之脈者，詳此直陽之脈即會陰之脈也，文變而事不殊。又承筋穴注云腨中央如外，按《甲乙經》及《骨空論》注無如外二字。）

③ 是陰維之脈也，去內踝上同身寸之五寸腨分中，並少陰經而上也。少陰之脈前，則陰維脈所行也。足少陰之脈從脊上貫肝膈入肺中，循喉嚨俠舌本；其支別者，從肺出絡心，注胸中。故甚則悲以恐也。恐者生於腎，悲者生於心。

④ （臣億等按：《甲乙經》作二寸。）

⑤ 內踝後上同身寸之五寸復溜穴，少陰脈所行，刺可入同身寸之三分。內踝之後築賓穴，陰維之郄，刺可入同身寸之三分，若灸者可灸五壯。少陰之前，陰維之會，以三脈會在此穴位分也，刺可入同身寸之三分，若灸者可灸五壯。今《中誥》經文，正同此法。（臣億等按《甲乙經》足太陽之絡別走少陰者，名曰飛揚，在外踝上七寸。又云：築賓，陰維之郄，在內踝上腨分中。復溜穴，在內踝上二寸。今此經注都與《甲乙》不合者，疑經注中五寸字當作二寸，則《素問》與《甲乙》相應矣。）

⑥ 陰蹻脈也。陰蹻者，足少陰之別也，起於然骨之後，上內踝之上，直上循陰股入陰，而循腹上入胸裏入缺盆，上出人迎之前，入頄內廉，屬目內眥，合於太陽陽蹻而上行。故腰痛之狀如此。

上踝二寸所①。散脈令人腰痛而熱,熱甚生煩,腰下如有橫木居其中,甚則遺溲②,刺散脈,在膝前骨肉分間,絡外廉,束脈爲三痏③。肉裏之脈令人腰痛,不可以咳,咳則筋縮急④,刺肉裏之脈爲二痏,在太陽之外,少陽絕骨之後⑤。腰痛俠脊而痛至頭几几然,目䀮䀮欲殭仆,刺足太陽郄中出血⑥。腰痛上寒,刺足太陽陽明;上熱,刺足厥陰;不可以俯仰,刺足少陽;中熱而喘,刺足少陰,刺郄中出血⑦。腰痛,上寒不可顧,刺足陽明⑧;上熱,刺足太

———————

① 內筋,謂大筋之前分肉也。太陰後大筋前,即陰蹻之郄交信穴也,在內踝上同身寸之二寸,少陰前,太陰後,筋骨之間,陷者之中,刺可入同身寸之四分,留五呼,若灸者可灸三壯。今《中誥》經文正主此。

② 散脈,足太陰之別也,散行而上,故以名焉。其脈循股內入腹中,與少陰少陽結於腰髁下骨空中。故病則腰下如有橫木居其中,甚迺遺溲也。

③ 謂膝前內側也。骨肉分,謂膝內輔骨之下,下廉腨肉之兩間也。絡外廉,則太陰之絡,色青而見者也。輔骨之下,後有大筋,撷束膝腨之骨,令其連屬,取此筋骨繫束之處脈,以去其病,是曰地機,三刺而已,故曰束脈爲之三痏。

④ 肉裏之脈,少陽所生,則陽維之脈氣所發也。裏,里也。

⑤ 分肉主之。一經云少陽絕骨之前,傳寫誤也。絕骨之前,足少陽脈所行。絕骨之後,陽維脈所過。故指曰在太陽之外,少陽絕骨之後也。分肉穴,在足外踝直上絕骨之端,如後同身寸之二分筋肉分間,陽維脈氣所發,刺可入同身寸之五分,留十呼,若灸者可灸三壯。(新校正云:按分肉之穴,《甲乙經》不見,與《氣穴》注兩出,而分寸不同,《氣穴》注二分作三分,五分作三分,十呼作七呼。)

⑥ 郄中,委中。(新校正云:按《太素》作頭沉沉然。)

⑦ 此法玄妙,《中誥》不同,莫可窺測,當用知其應。不爾,皆應先去血絡,迺調之也。

⑧ 上寒,陰市主之。陰市在膝上同身寸之三寸,伏兔下陷者中,足陽明脈氣所發,刺可入同身寸之三分,留七呼,若灸者可灸三壯。不可顧,三里主之。三里在膝下同身寸之三寸,腨外廉兩筋肉分間,足陽明脈之所入也,刺可入同身寸之一寸,留七呼,若灸者可灸三壯。

195

陰①;中熱而喘,刺足少陰②。大便難,刺足少陰③。少腹滿,刺足厥陰④。如折不可以俯仰,不可舉,刺足太陽⑤。引脊内廉,刺足少陰⑥。腰痛引少腹控䏚,不可以仰⑦,刺

---

① 地機主之。地機在膝下同身寸之五寸,足太陰之郄也,刺可入同身寸之三分,若灸者可灸三壯。(新校正云:按《甲乙經》作五壯。)

② 涌泉、太鐘悉主之。涌泉在足心陷者中,屈足卷指宛宛中,足少陰脈之所出,刺可入同身寸之三分,留三呼,若灸者可灸三壯。太鐘在足跟後街中動脈,足少陰之絡,刺可入同身寸之二分,留七呼,若灸者可灸三壯。(新校正云:按《刺瘧》注太鐘在内踝後街中,《水穴論》注在内踝後,此注在跟後街中動脈,三注不同。《甲乙經》亦云跟後衝中,當從《甲乙經》爲正。)

③ 涌泉主之。

④ 太衝主之。在足大指本節後内間同身寸之二寸陷者中,脈動應手,足厥陰脈之所注也,刺可入同身寸之三分,留十呼,若灸者可灸三壯。

⑤ 如折,束骨主之。不可以俯仰,京骨、崑崙悉主之。不可舉,申脈、僕參悉主之。束骨在足小指外側本節後赤白肉際陷者中,足太陽脈之所注也,刺可入同身寸之三分,留三呼,若灸者可灸三壯。京骨在足外側大骨下,赤白肉際陷者中,按而得之,足太陽脈之所過也,刺可入同身寸之三分,留七呼,若灸者可灸三壯。崑崙在足外踝後跟骨上陷者中,細脈動應手,足太陽脈之所行也,刺可入同身寸之五分,留十呼,若灸者可灸三壯。申脈在外踝下同身寸之五分容爪甲,陽蹻之所生也,刺可入同身寸之六分,留十呼,若灸者可灸三壯。僕參在跟骨下陷者中,足太陽陽蹻二脈之會,刺可入同身寸之三分,留七呼,若灸者可灸三壯。(新校正云:按《甲乙經》申脈在外踝下陷者中,無五分字,刺入六分作三分,留十呼作留六呼。《氣穴》注作七呼。僕參留七呼,《甲乙經》作六呼。)

⑥ 復溜主之。取同飛陽。注:從腰痛上寒不可顧至此件經語,除注並合朱書。(新校正云:按全元起本及《甲乙經》並《太素》自腰痛上寒至此並無,廼王氏所添也。今注云從腰痛上寒至並合朱書十九字,非王冰之語,蓋後人所加也。)

⑦ (新校正云:按《甲乙經》作不可以俯仰。)

腰尻交者，兩髁胂上，以月生死爲痏數，發針立已①，左取右，右取左②。

舉痛論：泣而音澀　絀急上丁骨切

腹中論：鍘昨則切　薏茹上力居切，下音如　胕脈上蒲没切，下鳥郎切　瘖音陰

刺腰痛論：厭於艷切　髁苦瓦切　窌音遼　腨踵丑用切　蠡溝上盧啓切，又落戈切　嘿音黑　小錘直垂切　潔他合切　擷虎結切　胗亡表切

①　此邪客於足太陰之絡也。控，通引也。胂，謂季脅下之空軟處也。腰尻交者，謂髁下尻骨兩傍四骨空，左右八穴，俗呼此骨爲八髎骨也。此腰痛取腰髁下第四髎，即下髎穴也。足太陰厥陰少陽三脈，左右交結於中，故曰腰尻交者也。兩髁胂，謂兩髁骨下堅起肉矣。胂上非胂之上巔，正當刺胂肉矣，直刺胂肉，即胂上也。何者？胂之上巔，別有中膂肉俞、白環俞，雖並主腰痛，考其形證，經不相應矣。髁骨，即腰脊兩傍起骨也。俠脊兩傍，腰髁之下，各有胂肉隴起，而斜趣於髁骨之後，內承其髁，故曰兩髁胂也。下承髁胂肉，左右兩胂各有四骨空，故曰上髎、次髎、中髎、下髎。上髎當髁骨下陷者中，餘三髎少斜下，按之陷中是也。四空悉主腰痛，唯下髎所主文與經同，即太陰厥陰少陽所結者也。刺可入同身寸之二寸，留十呼，若灸者可灸三壯。以月生死爲痏數者，月初向圓爲月生，月半向空爲月死，死月刺少，生月刺多。《繆刺論》曰：月生一日一痏，二日二痏，漸多之，十五日十五痏。十六日十四痏，漸少之。其痏數多少，如此即知也。
②　痛在左，針取右。痛在右，針取左。所以然者，以其脈左右交結於尻骨之中故也。（新校正云：詳此腰痛引少腹一節，與《繆刺論》重。）

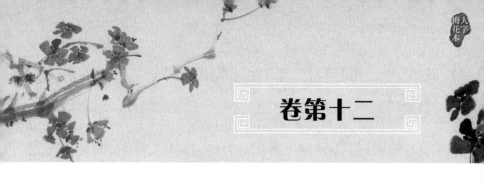

風論篇第四十二

新校正云：按全元起本在第九卷。

黃帝問曰：風之傷人也，或爲寒熱，或爲熱中，或爲寒中，或爲癘風，或爲偏枯，或爲風也，其病各異，其名不同，或內至五藏六府，不知其解，願聞其說①。岐伯對曰：風氣藏於皮膚之間，內不得通，外不得泄②，風者善行而數變，腠理開則灑然寒，閉則熱而悶③，其寒也則衰食飲，其熱也則消肌肉，故使人怢慄而不能食，名曰寒熱④。風氣與陽明入胃，循脈而上至目內眥，其人肥則風氣不得外泄，則爲熱中而目黃；人瘦則外泄而寒，則爲寒中而泣

---

① 傷，謂人自中之。

② 腠理開疏則邪風入，風氣入已，玄府閉封，故內不得通，外不得泄也。

③ 灑然，寒貌。悶，不爽貌。腠理開則風飄颺，故寒。腠理閉則風混亂，故悶。

④ 寒風入胃，故食飲衰。熱氣內藏，故消肌肉。寒熱相合，故怢慄而不能食名曰寒熱也。怢慄，卒振寒貌。（新校正云：詳怢慄全元起本作失味，《甲乙經》作解㑊。）

出①。風氣與太陽俱入，行諸脈俞，散於分肉之間，與衞氣相干，其道不利，故使肌肉憤䐜而有瘍，衞氣有所凝而不行，故其肉有不仁也②。癘者，有榮氣熱胕，其氣不清，故使其鼻柱壞而色敗，皮膚瘍潰③，風寒客於脈而不去，名曰癘風，或名曰寒熱④。以春甲乙傷於風者爲肝風，以夏丙丁傷於風者爲心風，以季夏戊己傷於邪者爲脾風，以秋庚辛中於邪者爲肺風，以冬壬癸中於邪者爲腎風⑤。風中五藏六府之俞，亦爲藏府之風，各入其門戶所中，則爲偏風⑥。風氣循風府而上，則爲腦風。風入係頭，則爲目風，眼寒⑦。飲酒中風，則爲漏風⑧。入房汗出中風，則

① 陽明者，胃脈也。胃脈起於鼻，交頞中，下循鼻外入上齒中，還出俠口環唇，下交承漿，却循頤後下廉，循喉嚨入缺盆，下膈屬胃。故與陽明入胃，循脈而上至目內眦也。人肥則腠理密緻，故不得外泄，則爲熱中而目黃。人瘦則腠理開疏，風得外泄，則寒中而泣出也。

② 肉分之間，衞氣行處。風與衞氣相薄，俱行於肉分之間，故氣道澀而不利也。氣道不利，風氣內攻，衞氣相持，故肉憤䐜而瘡出也。瘍，瘡也。若衞氣被風吹之，不得流轉，所在偏並，凝而不行，則肉有不仁之處也。不仁，謂瘡而不知寒熱痛癢。

③ 次則風入於經脈之中也，榮行脈中，故風入脈中，內攻於血，與榮氣合，合熱而血胕壞也。其氣不清，言潰亂也。然血脈潰亂，榮復挾風，陽脈盡上於頭，鼻爲呼吸之所，故鼻柱壞而色惡，皮膚破而潰爛也。《脈要精微論》曰脈風盛〔《脈要精微論》作"成"〕爲癘。

④ 始爲寒熱，熱成曰厲風。（新校正云：按別本成一作盛。）

⑤ 春甲乙木，肝主之；夏丙丁火，心主之；季夏戊己土，脾主之；秋庚辛金，肺主之；冬壬癸水，腎主之。

⑥ 隨俞左右而偏中之，則爲偏風。

⑦ 風府，穴名，正入項髮際一寸大筋內宛宛中，督脈陽維之會。自風府而上，則腦戶也。腦戶者，督脈足太陽之會。故循風府而上，則爲腦風也。足太陽之脈者，起於目內眦，上額交巔上，入絡腦還出。故風入係頭，則爲目風，眼寒也。

⑧ 熱鬱腠疏，中風汗出，多如液漏，故曰漏風。經具名曰酒風。

爲内風①。新沐中風，則爲首風②。久風入中，則爲腸風飧泄③。外在腠理，則爲泄風④。故風者百病之長也，至其變化迺爲他病也，無常方，然致有風氣也⑤。帝曰：五藏風之形狀不同者何？願聞其診及其病能⑥。岐伯曰：肺風之狀，多汗惡風，色皏然白，時咳短氣，晝日則差，暮則甚，診在眉上，其色白⑦。心風之狀，多汗惡風，焦絶善怒嚇，赤色，病甚則言不可快，診在口，其色赤⑧。肝風之狀，多汗惡風，善悲，色微蒼，嗌乾善怒，時憎女子，診在目下，其色青⑨。脾風之狀，多汗惡風，身體怠墮，四支不欲

---

① 内耗其精，外開腠理，因内風襲，故曰内風。經具名曰勞風。

② 沐髮中風，風舍於頭，故曰首風。

③ 風在腸中，上熏於胃，故食不化而下出焉。飧泄者，食不化而出也。（新校正云：按全元起云：飧泄者，水穀不分爲利。）

④ 風居腠理，則玄府開通，風薄汗泄，故云泄風。

⑤ 長，先也，先百病而有也。（新校正云：按全元起本及《甲乙經》致字作故攻。）

⑥ 診，謂可言之證。能，謂内作病形。

⑦ 凡内多風氣則熱有餘，熱則腠理開，故多汗也。風薄於内，故惡風焉。皏，謂薄白色也。肺色白，在變動爲咳，主藏氣，風内迫之，故色皏然白時咳短氣也。晝則陽氣在表，故差。暮則陽氣入裏，風内應之，故甚也。眉上，謂兩眉間之上，闕庭之部，所以外司肺候，故診在焉。白，肺色也。

⑧ 焦絶，謂唇焦而文理斷絶也。何者？熱則皮剥故也。風薄於心則神亂，故善怒而嚇人也。心脉支别者，從心系上俠咽喉，而主舌，故病甚則言不可快也。口唇色赤，故診在焉。赤者，心色也。（新校正云：按《甲乙經》無嚇字。）

⑨ 肝病則心藏無養，心氣虛，故善悲。肝合木，木色蒼，故色微蒼也。肝脉者，循股陰入髦中，環陰器抵少腹，俠胃屬肝絡膽，上貫膈布脅肋，循喉嚨之後入頏顙，上出額與督脉會於巓；其支别者，從目系下。故嗌乾善怒，時憎女子，診在目下也。青，肝色也。

動,色薄微黃,不嗜食,診在鼻上,其色黃①。腎風之狀,多汗惡風,面痝然浮腫,脊痛不能正立,其色炲,隱曲不利,診在肌上,其色黑②。胃風之狀,頸多汗惡風,食飲不下,膈塞不通,腹善滿,失衣則䐜脹,食寒則泄,診形瘦而腹大③。首風之狀,頭面多汗惡風,當先風一日則病甚,頭痛不可以出內,至其風日則病少愈④。漏風之狀,或多汗,常不可單衣,食則汗出,甚則身汗,喘息惡風,衣常濡,口乾善渴,不能勞事⑤。泄風之狀,多汗,汗出泄衣上,口

---

① 脾脈起於足,上循䯒骨,又上膝股內前廉,入腹屬脾絡胃,上膈俠咽,連舌本,散舌下;其支別者,復從胃別上膈注心中。心脈出於手,循臂。故身體怠墮,四支不欲動而不嗜食。脾氣合土,主中央,鼻於面部亦居中,故診在焉。黃,脾色也。(新校正云:按王注脾風,不當引心脈出於手循臂,七字於義無取。脾主四支,脾風則四支不欲動矣。)

② 痝然,言腫起也。炲,黑色也。腎者陰也,目下亦陰也,故腎藏受風,則面痝然而浮腫。腎脈者,起於足下,上循腨內出膕內廉,上股內後廉,貫脊。故脊痛不能正立也。隱曲者,謂隱蔽委曲之處也。腎藏精,外應交接,今藏被風薄,精氣內微,故隱蔽委曲之事,不通利所爲也。《陰陽應象大論》曰:氣歸精,精食氣。今精不足,則氣內歸精,氣不注皮,故肌皮上黑也。黑,腎色也。

③ 胃之脈,支別者,從頤後下廉過人迎,循喉嚨入缺盆,下膈屬胃絡脾;其直行者,從缺盆下乳內廉,下俠臍入氣街中;其支別者,起胃下口,循腹裏至氣街中而合。故頸多汗,食飲不下,膈塞不通,腹善滿也。然失衣則外寒而中熱,故腹䐜脹。食寒則寒物薄胃而陽不內消,故泄利。胃合脾而主肉,胃氣不足則肉不長,故瘦也。胃中風氣稽聚,故腹大也。(新校正云:按孫思邈云:新食竟取風爲胃風。)

④ 頭者諸陽之會,風客之則皮腠疏,故頭面多汗也。夫人陽氣,外合於風,故先當風一日則病甚。以先風甚故亦先衰,是以至其風日則病少愈。內,謂室屋之內也。不可以出室屋之內者,以頭痛甚而不喜外風故也。(新校正云:按孫思邈云:新沐浴竟取風爲首風。)

⑤ 脾胃風熱,故不可單衣。腠理開疏,故食則汗出。甚則風薄於肺,故身汗,喘息惡風,衣裳濡,口乾善渴也。形勞則喘息,故不能勞事。(新校正云:按孫思邈云:因醉取風爲漏風,其狀惡風,多汗少氣,口乾善渴,近衣則身熱如火,臨食則汗流如雨,骨節懈墮,不欲自勞。)

中乾,上漬,其風不能勞事,身體盡痛則寒①。帝曰:善。

痹論篇第四十三

新校正云:按全元起本在第八卷。

黃帝問曰:痹之安生②?岐伯對曰:風寒濕三氣雜至,合而爲痹也③。其風氣勝者爲行痹,寒氣勝者爲痛痹,濕氣勝者爲著痹也④。帝曰:其有五者何也⑤?岐伯曰:以冬遇此者爲骨痹,以春遇此者爲筋痹,以夏遇此者爲脈痹,以至陰遇此者爲肌痹,以秋遇此者爲皮痹⑥。帝曰:內舍五藏六府,何氣使然⑦?岐伯曰:五藏皆有合,病久而不去者,內舍於其合也⑧。故骨痹不已,復感於邪,內舍於腎。筋痹不已,復感於邪,內舍於肝。脈痹不已,復感於邪,內舍於心。肌痹不已,復感於邪,內舍於脾。皮痹不已,復感於邪,內舍於肺。所謂痹者,各以其時重

---

① 上漬,謂皮上濕如水漬也,以多汗出故爾。汗多則津液涸,故口中乾。形勞則汗出甚,故不能勞事。身體盡痛,以其汗多。汗多則亡陽,故寒也。(新校正云:按孫思邈云:新房室竟取風爲內風,其狀惡風,汗流霑衣裳。疑此泄風廼內風也。按本論前文先云漏風內風首風,次言入中爲腸風,在外爲泄風。今有泄風而無內風,孫思邈載內風廼此泄風之狀,故疑此泄字,內之誤也。)

② 安,猶何也,言何以生。

③ 雖合而爲痹,發起亦殊矣。

④ 風則陽受之,故爲痹行。寒則陰受之,故爲痹痛。濕則皮肉筋脈受之,故爲痹著而不去也。故廼痹從風寒濕之所生也。

⑤ 言風寒濕氣各異則三,痹生有五,何氣之勝也?

⑥ 冬主骨,春主筋,夏主脈,秋主皮,至陰主肌肉,故各爲其痹也。至陰謂戊己月及土寄王月也。

⑦ 言皮肉筋脈痹,以五時之外遇,然內居藏府,何以致之?

⑧ 肝合筋,心合脈,脾合肉,肺合皮,腎合骨,久病不去,則入於是。

感於風寒濕之氣也①。凡痺之客五藏者，肺痺者，煩滿喘而嘔②。心痺者，脈不通，煩則心下鼓，暴上氣而喘，嗌乾善噫，厥氣上則恐③。肝痺者，夜臥則驚，多飲數小便，上爲引如懷④。腎痺者，善脹，尻以代踵，脊以代頭⑤。脾痺者，四支解墮，發咳嘔汁，上爲大塞⑥。腸痺者，數飲而出不得，中氣喘爭，時發飧泄⑦。胞痺者，少腹膀胱按之內

① 時，謂氣王之月也。肝王春，心王夏，肺王秋，腎王冬，脾王四季之月。感，謂感應也。

② 以藏氣應息，又其脈還循胃口，故使煩滿喘而嘔。

③ 心合脈，受邪則脈不通利也。邪氣內擾，故煩也。手心主心包之脈，起於胸中，出屬心包，下膈。手少陰心脈，起於心中，出屬心系，下膈絡小腸；其支別者，從心系上俠咽喉；其直者，復從心系却上肺。故煩則心下鼓，滿暴上氣而喘，嗌乾也。心主爲噫，以下鼓滿，故噫之以出氣也。若是逆氣上乘於心，則恐畏也，神懼凌弱故爾。

④ 肝主驚駭，氣相應，故中夜臥則驚也。肝之脈，循股陰入毛中，環陰器抵少腹，俠胃屬肝絡膽，上貫膈布脅肋，循喉嚨之後上入頏顙。故多飲水，數小便，上引少腹如懷妊之狀。

⑤ 腎者胃之關，關閉〔原脫，據《太素》卷十一《氣穴》、本書《宣明五氣篇》王注及《水熱穴論》王注補〕不利則胃氣不轉，故善脹也。尻以代踵，謂足攣急也。脊以代頭，謂身踡屈也。踵，足跟也。腎之脈起於足小指之下，斜趨足心，出於然骨之下，循內踝之後別入跟中，以上腨內，出膕內廉，上股內後廉，貫脊屬腎絡膀胱；其直行者，從腎上貫肝膈，入肺中。氣不足而受邪，故不伸展。（新校正云：詳然骨一作然谷。）

⑥ 土王四季，外主四支，故四支解墮，又以其脈起於足，循腨胻上膝股也。然脾脈入腹屬脾絡胃，上膈俠咽，故發咳嘔汁。脾氣養肺，胃復連咽，故上爲大塞也。

⑦ 大腸之脈，入缺盆絡肺，下膈屬大腸。小腸之脈，又入缺盆絡心，循咽下膈抵胃屬小腸。今小腸有邪則脈不下膈，脈不下膈則腸不行化而胃氣稸熱，故多飲水而不得下出也。腸胃中陽氣與邪氣奔喘交爭，得時通利，以腸氣不化，故時或得通則爲飧泄。

痛,若沃以湯,澀於小便,上爲清涕①。陰氣者,静則神藏,躁則消亡②,飲食自倍,腸胃廼傷③。淫氣喘息,痹聚在肺;淫氣憂思,痹聚在心;淫氣遺溺,痹聚在腎;淫氣乏竭,痹聚在肝;淫氣肌絶,痹聚在脾④。諸痹不已,亦益内也⑤。其風氣勝者,其人易已也。帝曰:痹,其時有死者,或疼久者,或易已者,其故何也? 岐伯曰:其入藏者死,其留連筋骨間者疼久,其留皮膚間者易已⑥。帝曰:其客於六府者何也? 岐伯曰:此亦其食飲居處,爲其病本也⑦。六府亦各有俞,風寒濕氣中其俞,而食飲應之,循俞而入,各舍其府也⑧。帝曰:以針治之奈何? 岐伯曰:五藏有

---

① 膀胱爲津液之府,胞内居之;少腹處關元之中,内藏胞器。然膀胱之脈,起於目内眦,上額交巓上,入絡腦,還出別下項,循肩髆内,俠脊抵腰中,入循膂絡腎屬膀胱;其支別者,從腰中下貫臀,入膕中。今胞受風寒濕氣,則膀胱太陽之脈不得下流於足,故少腹膀胱按之内痛,若沃以湯,澀於小便也。小便既澀,太陽之脈不得下行,故上爍其腦而爲清涕出於鼻竅矣。沃,猶灌也。(新校正云:按全元起本内痛二字作兩髀。)

② 陰,謂五神藏也。所以説神藏與消亡者,言人安静不涉邪氣,則神氣寧以内藏,人躁動觸冒邪氣,則神被害而離散,藏無所守,故曰消亡。此言五藏受邪之爲痹也。

③ 藏以躁動致傷,府以飲食見損,皆謂過用越性,則受其邪。此言六府受邪之爲痹也。

④ 淫氣,謂氣之妄行者,各隨藏之所主而入爲痹也。(新校正云:詳從上凡痹之客五藏者至此,全元起本在《陰陽別論》中,此王氏之所移也。)

⑤ 從外不去,則益深至於身内。

⑥ 入藏者死,以神去也。筋骨疼久,以其定也。皮膚易已,以浮淺也。由斯深淺,故有是不同。

⑦ 四方雖土地温凉高下不同,物性剛柔食居不異,但動過其分,則六府致傷。《陰陽應象大論》曰:水穀之寒熱,感則害六府。(新校正云:按《傷寒論》曰:物性剛柔食居亦異。)

⑧ 六府俞,亦謂背俞也。膽俞在十椎之傍,胃俞在十二椎之傍,三焦俞在十三椎之傍,大腸俞在十六椎之傍,小腸俞在十八椎之傍,膀胱俞在十九椎之傍,隨形分長短而取之如是,各去脊同身寸之一寸五分,並足太陽脈氣之所發也。(新校正云:詳六府俞並在本椎下兩傍,此注言在椎之傍者,文略也。)

俞,六府有合,循脈之分,各有所發,各隨其過①,則病瘮也②。帝曰:榮衛之氣亦令人痹乎?岐伯曰:榮者,水穀之精氣也,和調於五藏,灑陳於六府,廼能入於脈也③,故循脈上下,貫五藏,絡六府也④。衛者,水穀之悍氣也,其氣慓疾滑利,不能入於脈也⑤,故循皮膚之中,分肉之間,

---

① (新校正云:按《甲乙經》隨作治。)

② 肝之俞曰太衝,心之俞曰太陵,脾之俞曰太白,肺之俞曰太淵,腎之俞曰太谿,皆經脈之所注也。太衝在足大指間本節後二寸陷者中(新校正云:按《刺腰痛》注云:太衝在足大指本節後內間二寸陷者中,動脈應手),刺可入同身寸之三分,留十呼,若灸者可灸三壯。太陵在手掌後骨兩筋間陷者中,刺可入同身寸之六分,留七呼,若灸者可灸三壯。太白在足內側核骨下陷者中,刺可入同身寸之三分,留七呼,若灸者可灸三壯。太淵在手掌後陷者中,刺可入同身寸之二分,留二呼,若灸者可灸三壯。太谿在足內踝後跟骨上動脈陷者中,刺可入同身寸之三分,留七呼,若灸者可灸三壯也。胃合入於三里,膽合入於陽陵泉,大腸合入於曲池,小腸合入於小海,三焦合入於委陽,膀胱合入於委中。三里在膝下三寸,䯒外廉兩筋間,刺可入同身寸之一寸,留七呼,若灸者可灸三壯。陽陵泉在膝下一寸,䯒外廉陷者中,刺可入同身寸之六分,留十呼,若灸者可灸三壯。小海在肘內大骨外,去肘端五分陷者中,屈肘廼得之,刺可入同身寸之二分,留七呼,若灸者可灸五壯。曲池在肘外輔屈肘曲骨之中,刺可入同身寸之五分,留七呼,若灸者可灸三壯。委陽在足膕中外廉兩筋間,刺可入同身寸之七分,留五呼,若灸者可灸三壯,屈伸而取之。委中在膕中央約文中動脈,刺可入同身寸之五分,留七呼,若灸者可灸三壯(新校正云:按《刺熱》注委中在足膝後屈處,餘並同此)。故經言循脈之分,各有所發,各隨其過,則病瘮也。過,謂脈所經過處。(新校正云:詳王氏以委陽為三焦之合,按《甲乙經》云:委陽,三焦下輔俞也,足太陽之別絡。三焦之合,自在手少陽經天井穴,為少陽脈之所入,為合。詳此六府之合,俱引本經所入之穴,獨三焦不引本經所入之穴者,王氏之誤也。王氏但見《甲乙經》云三焦合於委陽,彼說自異。彼又以大腸合於巨虛上廉,小腸合於下廉,此以曲池、小海易之,故知當以天井穴為合也。)

③ 《正理論》曰:穀入於胃,脈道廼行,水入於經,其血廼成。又《靈樞經》曰:榮氣之道,內穀為寶(新校正云:按別本寶作實),穀入於胃,氣傳與肺,精專者上行經隧。由此故水穀精氣,合榮氣運行,而入於脈也。

④ 榮行脈內,故無所不至。

⑤ 悍氣,謂浮盛之氣也。以其浮盛之氣,故慓疾滑利,不能入於脈中也。

熏於肓膜，散於胸腹①，逆其氣則病，從其氣則愈，不與風寒濕氣合，故不爲痺。帝曰：善。痺或痛，或不痛，或不仁，或寒，或熱，或燥，或濕，其故何也？岐伯曰：痛者，寒氣多也，有寒故痛也②。其不痛不仁者，病久入深，榮衛之行澀，經絡時踈，故不通③，皮膚不營，故爲不仁④。其寒者，陽氣少，陰氣多，與病相益，故寒也⑤。其熱者，陽氣多，陰氣少，病氣勝陽遭陰，故爲痺熱⑥。其多汗而濡者，此其逢濕甚也，陽氣少，陰氣盛，兩氣相感，故汗出而濡也⑦。帝曰：夫痺之爲病，不痛何也？岐伯曰：痺在於骨則重，在於脈則血凝而不流，在於筋則屈不伸，在於肉則不仁，在於皮則寒，故具此五者，則不痛也。凡痺之類，逢寒則蟲，逢熱則縱。帝曰：善⑧。

痿論篇第四十四

新校正云：按全元起本在第四卷。

---

① 皮膚之中分肉之間，謂脈外也。肓膜，謂五藏之間膈中膜也。以其浮盛，故能布散於胸腹之中，空虛之處，熏其肓膜，令氣宣通也。

② 風寒濕氣客於肉分之間，迫切而爲沫，得寒則聚，聚則排分肉，肉裂則痛，故有寒則痛也。

③ 新校正云：按《甲乙經》不通作不痛，詳《甲乙經》此條論不痛與不仁兩事，後言不痛是再明不痛之爲重也。

④ 不仁者，皮頑不知有無也。

⑤ 病本生於風寒濕氣，故陰氣益之也。

⑥ 遭，遇也，言遇於陰氣，陰氣不勝故爲熱。（新校正云：按《甲乙經》遭作乘。）

⑦ 中表相應，則相感也。

⑧ 蟲，謂皮中如蟲行。縱，謂縱緩不相就。（新校正云：按《甲乙經》蟲作急。）

黃帝問曰：五藏使人痿何也①？岐伯對曰：肺主身之
皮毛，心主身之血脈，肝主身之筋膜②，脾主身之肌肉，腎
主身之骨髓③，故肺熱葉焦，則皮毛虛弱急薄著，則生痿
躄也④。心氣熱，則下脈厥而上，上則下脈虛，虛則生脈
痿，樞折挈，脛縱而不任地也⑤。肝氣熱，則膽泄口苦筋
膜乾，筋膜乾則筋急而攣，發爲筋痿⑥。脾氣熱，則胃乾
而渴，肌肉不仁，發爲肉痿⑦。腎氣熱，則腰脊不舉，骨枯
而髓減，發爲骨痿⑧。帝曰：何以得之？岐伯曰：肺者，藏
之長也，爲心之蓋也⑨，有所失亡，所求不得，則發肺鳴，
鳴則肺熱葉焦⑩。故曰：五藏因肺熱葉焦，發爲痿躄。此
之謂也⑪。悲哀太甚，則胞絡絕，胞絡絕則陽氣內動，發

---

① 痿，謂痿弱無力以運動。
② （新校正云：按全元起本云：膜者，人皮下肉上筋膜也。）
③ 所主不同，痿生亦各歸其所主。
④ 躄，謂攣躄，足不得伸以行也。肺熱則腎受熱氣故爾。
⑤ 心熱盛則火獨光，火獨光則內炎上，腎之脈常下行，今火盛而上炎
用事，故腎脈亦隨火炎爍而逆上行也。陰氣厥逆，火復內燔，陰上隔陽，下不
守位，心氣通脈，故生脈痿。腎氣主足，故膝腕樞紐如折去而不相提挈，脛筋
縱緩而不能任用於地也。
⑥ 膽約肝葉而汁味至苦，故肝熱則膽液滲泄。膽病則口苦，今膽液滲
泄，故口苦也。肝主筋膜，故熱則筋膜乾而攣急，發爲筋痿也。《八十一難
經》曰：膽在肝短葉間下〔疑衍〕。
⑦ 脾與胃以膜相連，脾氣熱則胃液滲泄，故乾而且渴也。脾主肌肉，
今熱薄於內，故肌肉不仁而發爲肉痿。
⑧ 腰爲腎府，又腎脈上股內貫脊屬腎，故腎氣熱則腰脊不舉也。腎主
骨髓，故熱則骨枯而髓減，發則爲骨痿。
⑨ 位高而布葉於胸中，是故爲藏之長，心之蓋。
⑩ 志苦不暢，氣鬱故也，肺藏氣，氣鬱不利，故喘息有聲而肺熱葉
焦也。
⑪ 肺者所以行榮衛治陰陽，故引曰五藏因肺熱而發爲痿躄也。

則心下崩數溲血也①。故《本病》曰：大經空虛，發爲肌〔肌，當從《太素》卷二十五。《五藏痿》作"脈"，注同〕痹，傳爲脈痿②。思想無窮，所願不得，意淫於外，入房太甚，宗筋弛縱，發爲筋痿，及爲白淫③。故《下經》曰：筋痿者，生於肝〔於肝，《太素》卷二十五《五藏痿》無，疑衍〕使內也④。有漸於濕，以水爲事，若有所留，居處相〔《甲乙》卷十第四作傷，義長〕濕，肌肉濡漬，痹而不仁，發爲肉痿⑤。故《下經》曰：肉痿者，得之濕地也⑥。有所遠行勞倦，逢大熱而渴，渴則陽氣內伐，內伐則熱舍於腎，腎者水藏也，今水不勝火，則骨枯而髓虛，故足不任身，發爲骨痿⑦。故《下經》曰：骨痿者，生於大熱也⑧。帝曰：何以別之？岐伯曰：肺熱者色白而毛敗，心熱者色赤而絡脈溢，肝熱者色蒼而爪枯，脾熱者色黃而肉蠕動，腎熱者色黑而齒槁⑨。帝曰：如夫子言可矣，論言治痿者獨取陽明何也？岐伯曰：陽明者，五藏六府之

---

① 悲則心系急，肺布葉舉，而上焦不通，榮衛不散，熱氣在中，故胞絡絕而陽氣內鼓動，發則心下崩數溲血也。心下崩，謂心包內崩而下血也。溲，謂溺也。（新校正云：按《楊上善》云：胞絡者，心上胞絡之脈出。詳經注中胞字俱當作包，全本胞又作肌也。）

② 《本病》，古經論篇名也。大經，謂大經脈也。以心崩溲血，故大經空虛。脈空則熱內薄，衛氣盛，榮氣微，故發爲肌痹也。先見肌痹，後漸脈痿，故曰傳爲脈痿也。

③ 思想所願，爲祈欲也，施瀉勞損，故爲筋痿及白淫也。白淫，謂白物淫衍，如精之狀，男子因溲而下，女子陰器中綿綿而下也。

④ 《下經》，上古之經名也。使內，謂勞役陰力，費竭精氣也。

⑤ 業惟近濕，居處澤下，皆水爲事也，平者久而猶急，感之者尤甚矣。肉屬於脾，脾氣惡濕，濕著於內，則衛氣不榮，故肉爲痿也。

⑥ 《陰陽應象大論》曰：地之濕氣，感則害皮肉筋脈。此之謂害肉也。

⑦ 陽氣內伐，謂伐腹中之陰氣也。水不勝火，以熱舍於腎中也。

⑧ 腎性惡燥，熱反居中，熱薄骨乾，故骨痿無力也。

⑨ 各求藏色及所主養而命之，則其應也。

海①,主潤宗筋,宗筋主束骨而利機關也②。衝脈者,經脈之海也③,主滲灌谿谷,與陽明合於宗筋④,陰陽揔宗筋之會,會於氣街,而陽明爲之長,皆屬於帶脈,而絡於督脈⑤。故陽明虛則宗筋縱,帶脈不引,故足痿不用也⑥。帝曰:治之奈何?岐伯曰:各補其滎而通其俞,調其虛實,和其逆順,筋脈骨肉。各以其時受月,則病已矣。帝曰:善⑦。

厥論篇第四十五

新校正云:按全元起本在第五卷。

---

① 陽明,胃脈也,胃爲水穀之海也。

② 宗筋,謂陰髦中橫骨上下之竪筋也,上絡胸腹下貫髋尻,又經於背腹上頭項,故云宗筋主束骨而利機關也。然腰者,身之大關節,所以司屈伸,故曰機關。

③ 《靈樞經》曰:衝脈者,十二經之海。

④ 尋此則橫骨上下臍兩傍竪筋,正宗筋也。衝脈循腹俠臍傍各同身寸之五分而上,陽明脈亦俠臍傍各同身寸之一寸五分而上,宗筋居於中,故云與陽明合於宗筋也。以爲十二經海,故主滲灌谿谷也。肉之大會爲谷,小會爲谿。(新校正云:詳宗筋脈於中一作宗筋縱於中。)

⑤ 宗筋聚會,會於橫骨之中,從上而下,故云陰陽揔宗筋之會也。宗筋俠臍下合於橫骨,陽明輔其外,衝脈居其中,故云會於氣街而陽明爲之長也。氣街,則陰髦兩傍脈動處也。帶脈者,起於季脅,回身一周,而絡於督脈也。督脈者,起於關元,上下循腹。故云皆屬於帶脈而絡於督脈也。督脈任脈衝脈三脈者,同起而異行,故經文或參差而引之。

⑥ 陽明之脈,從缺盆下乳內廉,下俠臍至氣街中;其支別者,起胃下口,循腹裏下至氣街中而合,以下髀,抵伏兔,下入膝髕中,下循胻外廉,下足跗,入中指內間;其支別者,下膝三寸而別,以下入中指外間。故陽明虛則宗筋縱緩,帶脈不引,而足痿弱不可用也。引,謂牽引。

⑦ 時受月,謂受氣時月也,如肝王甲乙,心王丙丁,脾王戊己,肺王庚辛,腎王壬癸,皆王氣法也。時受月,則正謂五常受氣月也。

黃帝問曰:厥之寒熱者何也①? 岐伯對曰:陽氣衰於
下,則爲寒厥;陰氣衰於下,則爲熱厥②。帝曰:熱厥之爲
熱也,必起於足下者何也③? 岐伯曰:陽氣起於足五指之
表,陰脈者集於足下而聚於足心,故陽氣勝則足下熱
也④。帝曰:寒厥之爲寒也,必從五指而上於膝者何也⑤?
岐伯曰:陰氣起於五指之裏,集於膝下而聚於膝上,故陰
氣勝則從五指至膝上寒,其寒也,不從外,皆從內也⑥。
帝曰:寒厥何失而然也? 岐伯曰:前陰者,宗筋之所聚,太
陰陽明之所合也⑦。春夏則陽氣多而陰氣少,秋冬則陰
氣盛而陽氣衰⑧。此人者質壯,以秋冬奪於所用,下氣上
爭,不能復,精氣溢下,邪氣因從之而上也⑨,氣因於中⑩,
陽氣衰,不能滲營其經絡,陽氣日損,陰氣獨在,故手足爲
之寒也。帝曰:熱厥何如而然也⑪? 岐伯曰:酒入於胃,

---

　①　厥,謂氣逆上也,世謬傳爲腳氣,廣飾方論焉。
　②　陽,謂足之三陽脈。陰,謂足之三陰脈。下,謂足也。
　③　陽主外而厥在內,故問之。
　④　大約而言之,足太陽脈出於足小指之端外側,足少陽脈出於足小指
次指之端,足陽明脈出於足中指及大指之端,並循足陽而上,肝脾腎脈集於
足下,聚於足心,陰弱故足下熱也。(新校正云:按《甲乙經》陽氣起於足作
走於足,起當作走。)
　⑤　陰主內而厥在外,故問之。
　⑥　亦大約而言之也,足太陰脈起於足大指之端內側,足厥陰脈起於足
大指之端三毛中,足少陰脈起於足小指之下斜趣足心,並循足陰而上循股陰
入腹,故云集於膝下而聚於膝之上也。
　⑦　宗筋俠臍,下合於陰器,故云前陰者宗筋之所聚也。太陰者,脾脈。
陽明者,胃脈。脾胃之脈,皆輔近宗筋,故云太陰陽明之所合。(新校正云:
按《甲乙經》前陰者宗筋之所聚作厥陰者衆筋之所聚。全元起云:前陰者,
厥陰也。與王注義異,亦自一說。)
　⑧　此廼天之常〔守〕道。
　⑨　盾,謂形質也。奪於所用,謂多欲而奪其精氣也。
　⑩　(新校正云:按《甲乙經》氣因於中作所中。)
　⑪　源其所由爾。

則絡脈滿而經脈虛，脾主爲胃行其津液者也，陰氣虛則陽氣入，陽氣入則胃不和，胃不和則精氣竭，精氣竭則不營其四支也①。此人必數醉若飽以入房，氣聚於脾中不得散，酒氣與穀氣相薄，熱盛於中，故熱遍於身內熱而溺赤也。夫酒氣盛而慓悍，腎氣有衰，陽氣獨勝，故手足爲之熱也②。帝曰：厥或令人腹滿，或令人暴不知人，或至半日遠至一日迺知人者何也③？岐伯曰：陰氣盛於上則下虛，下虛則腹脹滿，陽氣盛於上則下氣重上而邪氣逆，逆則陽氣亂，陽氣亂則不知人也④。帝曰：善。願聞六經脈之厥狀病能也⑤。岐伯曰：巨陽之厥，則腫首頭重，足不能行，發爲眴仆⑥。陽明之厥，則癲疾欲走呼，腹滿不得

----

① 前陰爲太陰陽明之所合，故胃不和則精氣竭也。內精不足，故四支無氣以營之。

② 醉飽入房，內亡精氣，中虛熱入，由是腎衰，陽盛陰虛，故熱生於手足也。

③ 暴，猶卒也，言卒然冒悶不醒覺也。不知人，謂悶甚不知識人也，或謂尸厥。

④ 陰，謂足太陰氣也。（新校正云：按《甲乙經》陽氣盛於上五字作腹滿二字，當從《甲乙經》之説，何以言之？別按《甲乙經》云：陽脈下墜，陰脈上爭，發尸厥。焉有陰氣盛於上而又言陽氣盛於上。又按張仲景云：少陰脈不至，腎氣微，少精血，奔氣促迫，上入胸膈，宗氣反聚，血結心下，陽氣退下，熱歸陰股，與陰相動，令身不仁，此爲尸厥。仲景言陽氣退下，則是陽氣不得盛於上，故知當從《甲乙經》也。又王注陰謂足太陰，亦爲未盡，按《繆刺論》云：邪客於手足少陰太陰足陽明之絡，此五絡皆會於耳中，上絡左角，五絡俱竭，令人身脈皆動而形無知，其狀若尸，或曰尸厥。焉得專解陰爲太陰也。）

⑤ 爲前問解，故請備聞諸經厥也。

⑥ 巨陽，太陽也。足太陽脈，起於目內眥，上額交巔上；其支別者，從巔至耳上角；其直行者，從巔入絡腦，還出別下項，循肩髆內，俠脊抵腰中，入循膂絡腎屬膀胱；其支別者，從腰中下貫臀，入膕中；其支別者，從髆內左右別下貫胛，過髀樞，循髀外後廉下合膕中，以下貫腨內，出外踝之後，循京骨至小指之端外側。由是厥逆，外形斯證也。腫，或作踵，非。

211

卧，面赤而熱，妄見而妄言①。少陽之厥，則暴聾頰腫而熱，脅痛，骺不可以運②。太陰之厥，則腹滿䐜脹，後不利，不欲食，食則嘔，不得卧③。少陰之厥，則口乾溺赤，腹滿心痛④。厥陰之厥，則少腹腫痛，腹脹涇溲不利，好卧屈膝，陰縮腫，骺內熱⑤。盛則瀉之，虛則補之，不盛不虛，以經取之⑥。太陰厥逆，骺急攣，心痛引腹，治主病者⑦。少陰厥逆，虛滿嘔變，下泄清，治主病者⑧。厥陰厥

①　足陽明脈，起於鼻，交頞中，下循鼻外入上齒中，還出俠口環唇，下交承漿，却循頤後下廉出大迎，循頰車上耳前，過客主人，循髮際至額顱；其支別者，從大迎前下人迎，循喉嚨入缺盆，下膈屬胃絡脾；其直行者，從缺盆下乳內廉，下俠臍入氣街中；其支別者，起胃下口，循腹裏下至氣街中而合，以下髀，抵伏兔，下入膝臏中，下循骺外廉下足跗，入中指內間；其支別者，下膝三寸而別，以下入中指外間；其支別者，跗上入大指間出其端。故厥如是也。癲一爲巔，非。

②　足少陽脈，起於目銳眦，上抵頭角，下耳後，循頸行手少陽之前，至肩上，交出手少陽之後，入缺盆；其支別者，從耳後入耳中，出走耳前，至目銳眦後；其支別者，目銳眦下大迎，合手少陽於頤，下加頰車，下頸合缺盆以下胸中，貫膈絡肝屬膽，循脅裏，出氣街，繞毛際，橫入髀厭中；其直行者，從缺盆下掖，循胸過季脅，下合髀厭中，以下循髀陽，出膝外廉，下入外輔骨之前，直下抵絕骨之端，下出外踝之前，循足跗，出小指次指之端。故厥如是。

③　足太陰脈，起於大指之端，上膝股內前廉，入腹屬脾絡胃，上膈俠咽，連舌本，散舌下；其支別者，復從胃，別上膈，注心中。故厥如是。

④　足少陰脈，上股內後廉，貫脊屬腎絡膀胱；其直行者，從腎上貫肝膈，入肺中，循喉嚨俠舌本；其支別者，從肺出絡心，注胸中。故厥如是。

⑤　足厥陰脈，去內踝一寸，上踝八寸，交出太陰之後，上膕內廉，循股陰入毛中，環陰器，抵少腹，俠胃屬肝絡膽，上貫膈，故厥如是矣，骺內熱。一本云骺外熱，傳寫行書內外誤也。

⑥　不盛不虛，謂邪氣未盛，真氣未虛，如是則以穴俞經法留呼多少而取之。

⑦　足太陰脈，起於大指之端，循指內側上內踝前廉，上腨內，循骺骨後上膝股內前廉，入腹；其支別者，復從胃，別上膈，注心中。故骺急攣，心痛引腹也。太陰之脈，行有左右，候其有過者，當發取之，故言治主病者。（新校正云：詳從太陰厥逆至篇末，全元起本在第九卷，王氏移於此。）

⑧　以其脈從腎上貫肝膈，入肺中，循喉嚨。故如是。

逆,攣腰痛,虛滿前閉譫言①,治主病者②。三陰俱逆,不得前後,使人手足寒,三日死③。太陽厥逆,殭仆嘔血善衄,治主病者④。少陽厥逆,機關不利。機關不利者,腰不可以行,項不可以顧⑤,發腸癰不可治,驚者死⑥。陽明厥逆,喘咳身熱,善驚衄嘔血⑦。手太陰厥逆,虛滿而咳,善嘔沫,治主病者⑧。手心主少陰厥逆,心痛引喉,身熱。死不可治⑨。手太陽厥逆,耳聾泣出,項不可以顧,腰不可以俯仰,治主病者⑩。手陽明少陽厥逆,發喉痹,嗌腫,痓,治主病者⑪。

風論:癘音利　潰胡對切　腦奴皓切

痹論:肓音荒

痿論:躄必亦切　髖音寬　尻枯熬切　揔音總　腨音牝

厥論:譫音詹　僵居良切　仆音赴　髦音毛

----

① (新校正云:按全元起云:譫言者,氣虛獨言也。)

② 以其脈循股陰,入髦中,環陰器,復上循喉嚨之後,絡舌本。故如是。(新校正云:按《甲乙經》厥陰之經不絡舌本,王氏注《刺熱篇》《刺腰痛篇》,並此三注俱云絡舌本,又注《風論》《痹論》各不云絡舌本,王注自有異同,當以《甲乙經》爲正。)

③ 三陰絶,故三日死。

④ 以其脈起目內眥,又循脊絡腦。故如是。

⑤ 以其脈循頸下繞髦際,橫入髀厭中。故如是。

⑥ 足少陽脈,貫膈絡肝屬膽,循脅裏出氣街。發腸癰則經氣絶,故不可治,驚者死也。

⑦ 以其脈循喉嚨入缺盆,下膈屬胃絡脾。故如是。

⑧ 手太陰脈,起於中焦,下絡大腸,還循胃口上膈屬肺。故如是。

⑨ 手心主脈,起於胸中,出屬心包。手少陰脈,其支別者,從心系上俠咽喉。故如是。

⑩ 手太陽脈,支別者,從缺盆循頸上頰,至目銳眥,却入耳中;其支別者,從頰上䪼抵鼻,至目內眥。故耳聾泣出,項不可以顧也。腰不可以俯仰,脈不相應,恐古錯簡文。

⑪ 手陽明脈,支別者,從缺盆上頸。手少陽脈,支別者,從膻中上出缺盆,上項。故如是。(新校正云:按全元起本痓作痙。)

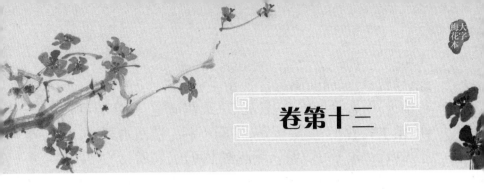

卷第十三

病能論篇第四十六

新校正云：按全元起本在第五卷。

黃帝問曰：人病胃脘癰者，診當何如？岐伯對曰：診此者當候胃脈，其脈當沉細，沉細者氣逆①，逆者人迎甚盛，甚盛則熱②，人迎者胃脈也③，逆而盛，則熱聚於胃口而不行，故胃脘爲癰也④。帝曰：善。人有臥而有所不安者何也？岐伯曰：藏有所傷及，精有所之寄，則安，故人不能懸其病也⑤。帝曰：人之不得偃臥者何也⑥？岐伯曰：肺者藏之蓋也⑦，肺氣盛則脈大，脈大則不得偃臥⑧，論在《奇恒陰陽》中⑨。帝曰：有病厥者，診右脈沉而緊，左脈

---

① 胃者水穀之海，其血盛氣壯，今反脈沉細者，是逆常平也。（新校正云：按《甲乙經》沉細作沉澀，《太素》作沉細。）

② 沉細爲寒，寒氣格陽，故人迎脈盛。人迎者，陽明之脈，故盛則熱也。人迎，謂結喉傍脈動應手者。

③ 胃脈循喉嚨而入缺盆，故云人迎者胃脈也。

④ 血氣壯盛，而熱內薄之，兩氣合熱，故結爲癰也。

⑤ 五藏有所傷損及之，水穀精氣有所之寄，扶其下則臥安，以傷及於藏，故人不能懸其病處於空中也。（新校正云：按《甲乙經》精有所之寄則安作情有所倚則臥不安，《太素》作精有所倚則不安。）

⑥ 謂不得仰臥也。

⑦ 居高布葉，四藏下之，故言肺者，藏之蓋也。

⑧ 肺氣盛滿，偃臥則氣促喘奔，故不得偃臥也。

⑨ 《奇恒陰陽》，上古經篇名，世本闕。

浮而遲，不然，病主安在^①？岐伯曰：冬診之，右脈固當沉緊，此應四時，左脈浮而遲，此逆四時，在左當主病在腎，頗關在肺，當腰痛也^②。帝曰：何以言之？岐伯曰：少陰脈貫腎絡肺，今得肺脈，腎爲之病，故腎爲腰痛之病也^③。帝曰：善。有病頸癰者，或石治之，或針灸治之，而皆已，其真安在^④？岐伯曰：此同名異等者也^⑤。夫癰氣之息者，宜以針開除去之，夫氣盛血聚者，宜石而瀉之，此所謂同病異治也^⑥。帝曰：有病怒狂者^⑦，此病安生？岐伯曰：生於陽也。帝曰：陽何以使人狂^⑧？岐伯曰：陽氣者，因暴折而難決，故善怒也，病名曰陽厥^⑨。帝曰：何以知之？岐伯曰：陽明者常動，巨陽少陽不動，不動而動大疾，此其候也^⑩？帝曰：治之奈何？岐伯曰：奪其食即已，夫食入

---

① 不然，言不沉也。（新校正云：按《甲乙經》不然作不知。）

② 以冬左脈浮而遲，浮爲肺脈，故言頗關在肺也。腰者腎之府，故腎受病則腰中痛也。

③ 左脈浮遲，非肺來見，以左腎不足而脈不能沉，故得肺脈腎爲病也。

④ 言所攻則異，所愈則同，欲聞真法何所在也。

⑤ 言雖同曰頸癰，然其皮中別異，不一等也。故下云。

⑥ 息，瘜也，死肉也。石，砭石也，可以破大癰出膿，今以鈹針代之。

⑦ （新校正云：按《太素》怒狂作善怒。）

⑧ 怒不慮禍，故謂之狂。

⑨ 言陽氣被折鬱不散也。此人多怒，亦會因暴折而心不疏暢故爾。如是者，皆陽逆躁極所生，故病名陽厥。

⑩ 言頸項之脈皆動不止也。陽明常動者，動於結喉傍，是謂人迎、氣舍之分位也。若少陽之動，動於曲頰下，是謂天窗、天牖之分位也。若巨陽之動，動於項兩傍大筋前陷者中，是謂天柱、天容之分位也。不應常動而反動甚者，動當病也。（新校正云：詳王注以天窗爲少陽之分位，天容爲太陽之分位，按《甲乙經》天窗廼太陽脈氣所發，天容廼少陽脈氣所發，二位交互，當以《甲乙經》爲正也。）

於陰,長氣於陽,故奪其食即已①。使之服以生鐵洛爲飲②,夫生鐵洛者,下氣疾也③。帝曰:善。有病身熱解墮,汗出如浴,惡風少氣,此爲何病? 岐伯曰:病名曰酒風④。帝曰:治之奈何? 岐伯曰:以澤瀉、术各十分,麋銜五分,合以三指撮爲後飯⑤。所謂深之細者,其中手如針也,摩之切之,聚者堅也,博者大也。《上經》者,言氣之通天也。《下經》者,言病之變化也。《金匱》者,決死生也。《揆度》者,切度之也。《奇恒》者,言奇病也。所謂奇者,使奇病不得以四時死也。恒者,得以四時死也⑥。所謂揆者,方切求之也,言切求其脈理也。度者,得其病處,以四時度之也⑦。

---

① 食少則氣衰,故節去其食,即病自止。(新校正云:按《甲乙經》奪作衰,《太素》同也。)

② (新校正云:按《甲乙經》鐵洛作鐵落,爲飲作爲後飯。)

③ 之或爲人,傳文誤也。鐵洛味辛微溫平,主治下氣,方俗或呼爲鐵漿,非是生鐵液也。

④ 飲酒中風者也。《風論》曰:飲酒中風,則爲漏風。是亦名漏風也。夫極飲者,陽氣盛而腠理疏,玄府開發,陽盛則筋痿弱,故身體解墮也。腠理疏則風內攻,玄府發則氣外泄,故汗出如浴也。風氣外薄,膚腠復開,汗多內虛,癉熱熏肺,故惡風少氣也。因酒而病,故曰酒風。

⑤ 术,味苦溫平,主治大風,止汗。麋銜,味苦寒平,主治風濕筋痿。澤瀉味甘寒平,主治風濕,益氣。由此功用,方故先之。飯後藥先,謂之後飯。

⑥ (新校正云:按楊上善云:得病傳之至於勝時而死,此爲恒。中生喜怒令病次傳者,此爲奇。)

⑦ 凡言所謂者,皆釋未了義。今此所謂,尋前後經文,悉不與此篇義相接。似今數句少成文義者,終是別釋經文,世本既闕第七二篇,應彼闕經錯簡文也。古文斷裂,繆續於此。

奇病論篇第四十七

新校正云：按全元起本在第五卷。

黃帝問曰：人有重身，九月而瘖，此爲何也①？岐伯對曰：胞之絡脈絕也②。帝曰：何以言之？岐伯曰：胞絡者繫於腎，少陰之脈，貫腎繫舌本，故不能言③。帝曰：治之奈何？岐伯曰：無治也，當十月復④。《刺法》曰：無損不足，益有餘，以成其疹⑤，然後調之⑥。所謂無損不足者，身羸瘦，無用鑱石也⑦。無益其有餘者，腹中有形而泄之，泄之則精出而病獨擅中，故曰疹成也⑧。帝曰：病脅下滿氣逆，二三歲不已，是爲何病？岐伯曰：病名曰息積，此不妨於食，不可灸刺，積爲導引服藥，藥不能獨治也⑨。帝曰：人有身體髀股䯒皆腫，環臍而痛，是爲何病？

---

① 重身，謂身中有身，則懷妊者也。瘖，謂不得言語也。妊娠九月，足少陰脈養，胎約氣斷，則瘖不能言也。

② 絕謂脈斷絕而不通流，而不能言，非天眞之氣斷絕也。

③ 少陰，腎脈也，氣不營養，故舌不能言。

④ 十月胎去，胞絡復通，腎脈上營，故復舊而言也。

⑤ 疹，謂久病也。反法而治，則胎死不去，遂成久固之疹病也。

⑥ （新校正云：按《甲乙經》及《太素》無此四字。按全元起注云：所謂不治者，其身九月而瘖，身重不得爲治，須十月滿，生後復如常也，然後調之。則此四字本全元起注文，誤書於此，當刪去之。）

⑦ 妊娠九月，筋骨瘦勞，力少身重，又拒於穀，故身形羸瘦，不可以鑱石傷也。

⑧ 胎約胞絡，腎氣不通，因而泄之，腎精隨出，精液內竭，胎則不全，胎死腹中，著而不去，由此獨擅，故疹成焉。

⑨ 腹中無形，脅下逆滿，頻歲不愈，息且形之，氣逆息難，故名息積也。氣不在胃，故不妨於食也。灸之則火熱內爍，氣化爲風，刺之則必瀉其經，轉成虛敗，故不可灸刺。是可積爲導引，使氣流行，久以藥攻，內消瘀稽，則可矣。若獨憑其藥，而不積爲導引，則藥亦不能獨治之也。

岐伯曰：病名曰伏梁①，此風根也。其氣溢於大腸而著於肓，肓之原在臍下，故環臍而痛也②。不可動之，動之爲水溺澀之病也③。帝曰：人有尺脈數甚，筋急而見，此爲何病④？岐伯曰：此所謂疹筋，是人腹必急，白色黑色見，則病甚⑤。帝曰：人有病頭痛以數歲不已，此安得之，名爲何病⑥？岐伯曰：當有所犯大寒，內至骨髓，髓者以腦爲主，腦逆故令頭痛，齒亦痛⑦，病名曰厥逆。帝曰：善⑧。

帝曰：有病口甘者，病名爲何？何以得之？岐伯曰：此五氣之溢也，名曰脾癉⑨。夫五味入口，藏於胃，脾爲之行其精氣，津液在脾，故令人口甘也⑩，此肥美之所發

① 以衝脈病，故名曰伏梁。然衝脈者，與足少陰之絡起於腎下，出於氣街，循陰股內廉，斜入膕中，循骭骨內廉，並足少陰經下入內踝之後，入足下；其上行者，出臍下同身寸之三寸關元之分，俠臍直上，循腹各行會於咽喉。故身體髀皆腫，繞臍而痛，名曰伏梁。環，謂圓繞如環也。

② 大腸，廣腸也。經說大腸，當言迴腸也。何者？《靈樞經》曰：迴腸當臍，右環回周葉積而下。廣腸附脊，以受迴腸，左環葉積，上下辟大。尋此則是迴腸，非應言大腸也。然大腸迴腸俱與肺合，從合而命，故通曰大腸也。

③ 以衝脈起於腎下，出於氣街；其上行者，起於胞中，上出臍下關元之分。故動之則爲水而溺澀也。動，謂齊其毒藥而擊動之，使其大下也。此一問答之義，與《腹中論》同，以爲奇病，故重出於此。

④ 筋急，謂掌後尺中兩筋急也。《脈要精微論》曰：尺外以候腎，尺裏以候腹中。今尺脈數急，脈數爲熱，熱當筋緩，反尺中筋急而見，腹中筋當急，故問爲何〔原脫，詳文義補〕病乎？《靈樞經》曰：熱即筋緩，寒則筋急。

⑤ 腹急，謂俠臍竪筋俱急。以尺裏候腹中，故見尺中筋急，則必腹中拘急矣。色見，謂見於面部也。夫相五色者，白爲寒，黑爲寒，故二色見，病彌甚也。

⑥ 頭痛之疾，不當踰月，數年不愈，故怪而問之也。

⑦ 夫腦爲髓主，齒是骨餘，腦逆反寒，骨亦寒入，故令頭痛齒亦痛。

⑧ 全注：人先生於腦，緣有腦則有骨髓。齒者，骨之本也。

⑨ 癉，謂熱也。脾熱則四藏同稟，故五氣上溢也。生因脾熱，故曰脾癉。

⑩ 脾熱內滲，津液在脾，胃穀化餘，精氣隨溢，口通脾氣，故口甘。津液在脾，是脾之濕。

也①,此人必數食甘美而多肥也,肥者令人內熱,甘者令
人中滿,故其氣上溢,轉爲消渴②。治之以蘭,除陳氣
也③。帝曰:有病口苦,取陽陵泉,口苦者病名爲何? 何
以得之? 岐伯曰:病名曰膽癉④。夫肝者,中之將也,取
決於膽,咽爲之使⑤。此人者,數謀慮不決,故膽虛氣上
溢而口爲之苦,治之以膽募俞⑥,治在《陰陽十二官相使》
中⑦。帝曰:有癃者,一日數十溲,此不足也。身熱如炭,
頸膺如格,人迎躁盛,喘息氣逆,此有餘也⑧。太陰脈微
細如髮者,此不足也。其病安在? 名爲何病⑨? 岐伯曰:

---

①　(新校正云:按《太素》發作致。)

②　食肥則腠理密,陽氣不得外泄,故肥令人內熱。甘者性氣和緩而發
散逆,故甘令人中滿。然內熱則陽氣炎上,炎上則欲飲而嗌乾,中滿則陳氣
有餘,有餘則脾氣上溢,故曰其氣上溢轉爲消渴也。《陰陽應象大論》曰:辛
甘發散爲陽。《靈樞經》曰:甘多食之令人悶。然從中滿以生之。(新校正
云:按《甲乙經》消渴作消癉。)

③　蘭,謂蘭草也。神農曰:蘭草味辛熱平,利水道,辟不祥,胸中痰澼
也。除,謂去也。陳,謂久也。言蘭除陳久甘肥不化之氣者,以辛能發散故
也。《藏氣法時論》曰:辛者,散也。(新校正云:按《本草》蘭平,不言熱也。)

④　亦謂熱也。膽汁味苦,故口苦。(新校正云:按全元起本及《太素》
無口苦取陽陵泉六字,詳前後文勢,疑此爲誤。)

⑤　《靈蘭秘典論》曰:肝者,將軍之官,謀慮出焉。膽者,中正之官,決
斷出焉。肝與膽合,氣性相通,故諸謀慮取決於膽。咽膽相應,故咽爲使焉。
(新校正云:按《甲乙經》曰:膽者,中精之府,五藏取決於膽,咽爲之使。疑
此文誤。)

⑥　胸腹曰募,背脊曰俞,膽募在乳下二肋外,期門下同身寸之五分。
俞在脊第十椎下兩傍,相去各同身寸之一寸半。

⑦　言治法具於彼篇,今經已亡。

⑧　是陽氣太盛於外,陰氣不足,故有餘也。(新校正云:詳此十五字舊
作文寫,按《甲乙經》《太素》並無此文,再詳酒是全元起注,後人誤書於此,
今作注書。)

⑨　癃,小便不得也。溲,小便也。頸膺如格,言頸與胸膺,如相格拒,
不順應也。人迎躁盛,謂結喉兩傍脈動,盛滿急數,非常躁速也,胃脈也。太
陰脈微細如髮者,謂手大指後同身寸之一寸骨高脈動處脈,則肺脈也,此正
手太陰脈氣之所流,可以候五藏也。

病在太陰，其盛在胃，頗在肺，病名曰厥，死不治①，此所謂得五有餘二不足也。帝曰：何謂五有餘二不足？岐伯曰：所謂五有餘者，五病之氣有餘也，二不足者，亦病氣之不足也。今外得五有餘，內得二不足，此其身不表不裏，亦正死明矣②。帝曰：人生而有病巔疾者，病名曰何？安所得之③？岐伯曰：病名爲胎病，此得之在母腹中時，其母有所大驚，氣上而不下，精氣並居，故令子發爲巔疾也④。帝曰：有病龐然如有水狀，切其脈大緊，身無痛者，形不瘦，不能食，食少，名爲何病⑤？岐伯曰：病生在腎，名爲腎風⑥。腎風而不能食善驚，驚已心氣痿者死⑦。帝曰：善。

---

① 病瘧數溲，身熱如炭，頸膺如格，喘〔原脱，據上文補〕息氣逆者，皆手太陰脈當洪大而數。今太陰脈反微細如髮者，是病與脈相反也。何以致之？肺氣逆陵於胃而爲是，上使人迎躁盛也，故曰病在太陰其盛在胃也。以喘息氣逆，故云頗亦在肺也。病因氣逆，證不相應，故病名曰厥死不治也。

② 外五有餘者，一身熱如炭，二頸膺如格，三人迎躁盛，四喘息，五氣逆也。內二不足者，一病瘧一日數十溲，二太陰脈微細如髮。夫如是者，謂其病在表，則內有二不足，謂其病在裏，則外得五有餘，表裏既不可憑，補瀉固難爲法，故曰此其身不表不裏，亦正死明矣。

③ 夫百病者，皆生於風雨寒暑陰陽喜怒也。然始生有形，未犯邪氣，已有巔疾，豈邪氣素傷邪？故問之。巔，謂上巔，則頭首也。〔八字疑衍。守〕

④ 精氣，謂陽之精氣也。

⑤ 龐然，謂面目浮起而色雜也。大緊，謂如弓弦也。大即爲氣，緊即爲寒，寒氣內薄，而反無痛，與衆別異，帝〔守〕故問之也。

⑥ 脈如弓弦，大而且緊，勞氣內稀，寒復內爭，勞氣薄寒，故化爲風，風勝於腎，故曰腎風。

⑦ 腎水受風，心火痿弱，火水俱困，故必死。

大奇論篇第四十八

新校正云：按全元起本在第九卷。

肝滿腎滿肺滿皆實，即爲腫①。肺之雍，喘而兩胠滿②。肝雍，兩胠滿，臥則驚，不得小便③。腎雍，脚下至少腹滿④，脛有大小，髀𩩲大跛，易偏枯⑤。心脈滿大，癇瘛筋攣⑥。肝脈小急，癇瘛筋攣⑦。肝脈鶩暴，有所驚駭⑧，脈不至若瘖，不治自已⑨。腎脈小急，肝脈小急，心脈小急，不鼓皆爲瘕⑩。腎肝並沉爲石水⑪，並浮爲風

①　滿，謂脈氣滿實也。腫，謂癰腫也。藏氣滿，廼如是。
②　肺藏氣而外主息，其脈支別者從肺系橫出腋下，故喘而兩胠滿也。（新校正云：詳肺雍肝雍腎雍《甲乙經》俱作癰。）
③　肝之脈，循股陰入毛中，環陰器抵少腹，上貫肝膈布脅肋，故胠滿不得小便也。肝主驚駭，故臥則驚。
④　（新校正云：按《甲乙經》脚下作胠下，脚當作胠，不得言脚下至少腹也。）
⑤　衝脈者，經脈之海，與少陰之絡俱起於腎下，出於氣街，循陰股內廉斜入膕中，循𩩲骨內廉，並少陰之經，下入內踝之後，入足下；其上行者出臍下同身寸之三寸。故如是。若血氣變易，爲偏枯也。
⑥　心脈滿大，則肝氣下流，熱氣內薄，筋乾血潤，故癇瘛而筋攣。
⑦　肝養筋，內藏血，肝氣受寒，故癇瘛而筋攣。脈小急者，寒也。
⑧　鶩，謂馳鶩，言其迅急也。陽氣內薄，故發爲驚也。
⑨　肝氣若厥，厥則脈不通，厥退則脈復通矣。又其脈布脅肋，循喉嚨之後，故脈不至若瘖，不治亦自已。
⑩　小急爲寒甚，不鼓則血不流，血不流而寒薄，故血內凝而爲瘕也。
⑪　肝脈入陰內貫小腹，腎脈貫脊中絡膀胱，兩藏並，藏氣熏衝脈，自腎下絡於胞，令水不行化，故堅而結。然腎主水，水冬冰，水宗於腎，腎象水而沉，故氣並而沉，名爲石水。（新校正云：詳腎肝並沉至下並小弦欲驚，全元起本在《厥論》中，王氏移於此。）

221

水①，並虚爲死②，並小弦欲驚③。腎脈大急沉，肝脈大急沉，皆爲疝④。心脈搏滑急爲心疝，肺脈沉搏爲肺疝⑤。三陽急爲瘕，三陰急爲疝⑥，二陰急爲癇厥，二陽急爲驚⑦。脾脈外鼓，沉爲腸澼，久自已⑧。肝脈小緩爲腸澼，易治⑨。腎脈小搏沉，爲腸澼下血⑩，血温身熱者死⑪。心肝澼亦下血⑫，二藏同病者可治⑬，其脈小沉澀爲腸澼⑭，其身熱者死，熱見七日死⑮。胃脈沉鼓澀，胃外鼓大，心脈小堅急，皆鬲偏枯⑯，男子發左，女子發右⑰，不瘖舌轉，可治，三十日起⑱，其從者瘖，三歲起⑲，年不滿二十者，三

---

① 脈浮爲風，下焦主水，風薄於下，故名風水。
② 腎爲五藏之根，肝爲發生之主，二者不足，是生主俱微，故死。
③ 脈小弦爲肝腎不足，故爾。
④ 疝者，寒氣結聚之所爲也。夫脈沉爲實，脈急爲痛，氣實寒薄聚，故爲絞痛爲疝。
⑤ 皆寒薄於藏故也。
⑥ 太陽受寒，血凝爲瘕。太陰受寒，氣聚爲疝。
⑦ 二陰，少陰也。二陽，陽明也。（新校正云：詳二陽急爲瘕至此，全元起本在《厥論》，王氏移於此。）
⑧ 外鼓，謂鼓動於臂外也。
⑨ 肝脈小緩爲脾乘肝，故易治。
⑩ 小爲陰氣不足，搏爲陽氣乘之，熱在下焦，故下血也。
⑪ 血温身熱，是陰氣喪敗，故死。
⑫ 肝藏血，心養血，故澼皆下血也。
⑬ 心火肝木，木火相生，故可治之。
⑭ 心肝脈小而沉澀者，澼也。
⑮ 腸澼下血而身熱者，是火氣内絶，去心而歸於外也，故死。火成數七，故七日死。
⑯ 外鼓，謂不當尺寸而鼓擊於臂外側也。
⑰ 陽主左，陰主右，故爾。《陰陽應象大論》曰：左右者，陰陽之道路。此其義也。
⑱ 偏枯之病，瘖不能言，腎與胞脈内絶也。胞脈繫於腎，腎之脈從腎上貫肝鬲入肺中，循喉嚨，俠舌本，故氣内絶，則瘖不能言也。
⑲ 從，謂男子發左，女子發右也。病順左右而瘖不能言，三歲治之廼能起。

歲死①。脈至而搏，血衄身熱者死②，脈來懸鉤浮爲常脈③。脈至如喘，名曰暴厥④，暴厥者不知與人言⑤。脈至如數，使人暴驚⑥，三四日自已⑦。脈至浮合⑧，浮合如數，一息十至以上，是經氣予不足也。微見九十日死。脈至如火薪〔《太素》卷十五，《五藏脈診》作"新"，義長〕然，是心精之予奪也，草乾而死⑨。脈至如散葉，是肝氣予虛也，木葉落而死⑩。脈至如省客，省客者脈塞而鼓，是腎氣予不足也，懸去棗華而死⑪。脈至如丸泥，是胃精予不足也，榆莢落而死⑫。脈至如橫格，是膽氣予不足也，禾熟而死⑬。脈至如弦縷，是胞精予不足也，病善言，下霜而死，不言，可治⑭。脈至如交漆，交漆者左右傍至也，微見三十日死⑮。脈至如涌泉，浮鼓肌中，太陽氣予不足也，少氣味，

① 以其五藏始定，血氣方剛，藏始定則易傷，氣方剛則甚費，易傷甚費，故三歲死也。

② 血衄爲虛，脈不應搏，今反脈搏，是氣極迺然，故死。

③ 以其爲血衄者之常脈也。

④ 喘，謂卒來盛急，去而便衰，如人之喘狀也。

⑤ 所謂暴厥之候如此。

⑥ 脈數爲熱，熱則内動肝心，故驚。

⑦ 數爲心脈，木被火干，病非肝生，不與邪合，故三日後四日自除。所以爾者，木生數三也。

⑧ 如浮波之合，後至者凌前，速疾而動，無常候也。

⑨ 薪然之火焰，瞥瞥不定其形，而便絕也。

⑩ 如散葉之隨風，不常其狀。（新校正云：按《甲乙經》散葉作叢棘。）

⑪ 脈塞而鼓，謂才見不行，旋復去也。懸，謂如懸物，物動而絕去也。

⑫ 如珠之轉，是謂丸泥。

⑬ 脈長而堅，如橫木之在指下也。

⑭ 胞之脈繫於腎，腎之脈俠舌本，人氣不足者則當不能言，今反善言，是真氣内絕，去腎外歸於舌也，故死。

⑮ 左右傍至，言如灑漆之交，左右反戾。（新校正云：按《甲乙經》交漆作交棘。）

韮英而死①。脈至如頹土之狀,按之不得,是肌氣予不足
也,五色先見黑白,壘〔《脈經》卷五第五校語云:"一作藟",義長〕發
死②。脈至如懸雍,懸雍者浮揣切之益大,是十二俞之予
不足也,水凝而死③。脈至如偃刀,偃刀者浮之小急,按
之堅大急,五藏菀熟,寒熱獨並於腎也,如此其人不得坐,
立春而死④。脈至如丸滑不直手,不直手者按之不可得
也,是大腸氣予不足也,棗葉生而死。脈至如華者,令人
善恐,不欲坐臥,行立常聽,是小腸氣予不足也,季秋
而死⑤。

脈解篇第四十九

新校正云:按全元起本在第九卷。

太陽所謂腫腰脽痛者,正月太陽寅,寅太陽也⑥,正
月陽氣出在上而陰氣盛,陽未得自次也⑦,故腫腰脽痛
也⑧。病偏虛爲跛者,正月陽氣凍解地氣而出也,所謂偏

---

① 如水泉之動,但出而不入。

② 頹土之狀謂浮之大而虛爽,按之則無。(新校正云:按《甲乙經》頹
土作委土。)

③ 如穎中之懸雍也。(新校正云:按全元起本懸雍作懸離,元起注云:
懸離者,言脈與肉不相得也。)

④ 菀,積也。熟,熱也。

⑤ 脈至如華,謂似華虛弱,不可正取也。小腸之脈,上入耳中,故常
聽也。

⑥ 脽,謂臀肉也。正月三陽生,主建寅,三陽謂之太陽,故曰寅太
陽也。

⑦ 正月雖三陽生,而天氣尚寒,以其尚寒,故曰陰氣盛陽未得自次。
次,謂立王之次也。

⑧ 以其脈抵腰中,入貫臀,過髀樞,故爾。

虚者,冬寒頗有不足者,故偏虚爲跛也①。所謂强上引背者,陽氣大上而爭,故强上也②。所謂耳鳴者,陽氣萬物盛上而躍,故耳鳴也③。所謂甚則狂巓疾者,陽盡在上而陰氣從下,下虚上實,故狂巓疾也④。所謂浮爲聾者,皆在氣也⑤。所謂入中爲瘖者,陽盛已衰,故爲瘖也⑥。內奪而厥,則爲瘖俳,此腎虚也⑦,少陰不至者,厥也⑧。少陽所謂心脅痛者,言少陽盛〔據《太素》卷八《經脈病解》當作“戊”,次“盛”字同,蓋涉下“陰氣盛”而誤,王注誤解〕也,盛者心之所表也⑨,九月陽氣盡而陰氣盛,故心脅痛也⑩。所謂不可反側者,陰氣藏物也,物藏則不動,故不可反側也。所謂甚則躍者⑪,九月萬物盡衰,草木畢落而墮,則氣去陽而之

---

① 以其脈循股内後廉合膕中,下循腨過外踝之後,循京骨至小指外側故也。(新校正云:詳王氏云其脈循股内殊非,按《甲乙經》太陽流注不到股内,股内廼髀外之誤,當云髀外後廉。)

② 强上,謂頸項瘈〔原作“噤”,詳文義改〕强也,甚則引背矣。所以爾者,以其脈從腦出,別下項背故也。

③ 以其脈支別者,從巓至耳上角,故爾。

④ 以其脈上額交巓上,入絡腦還出;其支別者,從巓至耳上角。故狂巓疾也。頂上曰巓。

⑤ 亦以其脈至耳故也。

⑥ 陽氣盛,入中而薄於胞腎,則胞絡腎絡氣不通,故瘖也。胞之脈繫於腎,腎之脈俠舌本,故瘖不能言也。

⑦ 俳,廢也。腎之脈,與衝脈並出於氣街,循陰股内廉斜入膕中,循骭骨内廉及内踝之後入足下。故腎氣内奪而不順,則舌瘖足廢,故云此腎虚也。(新校正云:詳王注云腎之脈與衝脈並出,按《甲乙經》是腎之絡,非腎之脈,況王注《骨空〔守〕論》並《奇病論》《大奇論》並云腎之絡,則此脈字當爲絡。)

⑧ 少陰,腎脈也。若腎氣内脱,則少陰脈不至也。少陰之脈不至,是則太陰之氣逆上而行也。

⑨ 心氣逆則少陽盛,心氣宜木,外鑠肺金,故盛者心之所表也。

⑩ 足少陽脈,循脅裏出氣街,心主脈循胸出脅故爾。火墓於戊,故九月陽氣盡而陰氣盛也。

⑪ 躍,謂跳躍也。

陰，氣盛而陽之下長，故謂躍①。陽明所謂灑灑振寒者，陽明者午也，五月盛陽之陰也②，陽盛而陰氣加之，故灑灑振寒也③。所謂脛腫而股不收者，是五月盛陽之陰也，陽者衰於五月，而一陰氣上，與陽始爭，故脛腫而股不收也④。所謂上喘而爲水者，陰氣下而復上，上則邪客於藏府間，故爲水也⑤。所謂胸痛少氣者，水氣在藏府也，水者陰氣也，陰氣在中，故胸痛少氣也⑥。所謂甚則厥，惡人與火，聞木音則惕然而驚者，陽氣與陰氣相薄，水火相惡，故惕然而驚也。所謂欲獨閉户牖而處者，陰陽相薄也，陽盡而陰盛，故欲獨閉户牖而居⑦。所謂病至則欲乘高而歌，棄衣而走者，陰陽復爭，而外並於陽，故使之棄衣而走也⑧。所謂客孫脈則頭痛鼻鼽腹腫者，陽明並於上，上者則其孫絡太陰也，故頭痛鼻鼽腹腫也。太陰所謂病脹者，太陰子也，十一月萬物氣皆藏於中，故曰病脹⑨。所謂上走心爲噫者，陰盛而上走於陽明，陽明絡屬心，故

---

① 亦以其脈循髀陽出膝外廉，下入外輔之前，直下抵絶骨之端，下出外踝之前，循足跗。故氣盛則令人跳躍也。

② 陽盛以明，故云午也。五月夏至，一陰氣上，陽氣降下，故云盛陽之陰也。

③ 陽氣下，陰氣昇，故云陽盛而陰氣加之也。

④ 以其脈下髀抵伏兔，下入膝髕中，下循骱外廉，下足跗，入中指内間；又其支別者，下膝三寸而別，以下入中指外間，故爾。

⑤ 藏，脾也。府，胃也。足太陰脈從足走腹，足陽明脈從頭走足，今陰氣微下而太陰上行，故云陰氣下而復上也。復上則所下之陰氣不散，客於脾胃之間，化爲水也。

⑥ 水停於下則氣鬱於上，氣鬱於上則肺滿，故胸痛少氣也。

⑦ 惡喧故爾。

⑧ （新校正云：詳所謂甚則厥至此，與前《陽明脈解篇》相通。）

⑨ 陰氣大盛，太陰始於子，故云子也。以其脈入腹屬脾絡胃，故病脹也。

曰上走心爲噫也①。所謂食則嘔者,物盛滿而上溢,故嘔也②。所謂得後與氣則快然如衰者,十二月陰氣下衰,而陽氣且出,故曰得後與氣則快然如衰也。少陰所謂腰痛者,少陰者腎也,十〔當依《太素》卷八《經脈病解》改作"七",與下文合〕月萬物陽氣皆傷,故腰痛也③。所謂嘔咳上氣喘者,陰氣在下,陽氣在上,諸陽氣浮,無所依從,故嘔咳上氣喘也④。所謂色色⑤〔當依《太素》卷八《經脈病解》改作"邑邑"〕不能久立,久坐起則目䀮䀮無所見者,萬物陰陽不定未有主也,秋氣始至,微霜始下,而方殺萬物,陰陽內奪,故目䀮䀮無所見也。所謂少氣善怒者,陽氣不治,陽氣不治則陽氣不得出,肝氣當治而未得,故善怒,善怒者名曰煎厥。所謂恐如人將捕之者,秋氣萬物未有畢去,陰氣少,陽氣入,陰陽相薄,故恐也。所謂惡聞食臭者,胃無氣,故惡聞食臭也。所謂面黑如地色者,秋氣內奪,故變於色也。所謂咳則有血者,陽脈傷也,陽氣未盛於上而脈滿,滿則咳,故血見於鼻也。厥陰所謂癩疝,婦人少腹腫者,厥陰者辰也,三月陽中之陰,邪在中,故曰癩疝少腹腫也⑥。所謂腰脊痛不可以俯仰者,三月一振榮華,萬物一俯而不仰也。所謂癩癃疝膚脹者,曰陰亦盛而脈脹不通,故曰癩癃

---

① 按《靈樞經》說足陽明流注並無至心者,太陰脈說云:其支別者,復從胃別上膈注心中。法應以此絡爲陽明絡也。(新校正云:詳王氏以足陽明流注並無至心者,按《甲乙經》陽明之脈上通於心,循咽出於口,宜其經言陽明絡屬心爲噫,王氏安得謂之無。)

② 以其脈屬脾絡胃上膈俠咽故也。

③ 少陰者,腎脈也。腰爲腎府,故腰痛也。

④ 以其脈從腎上貫肝膈入肺中,故病如是也。

⑤ (新校正云:詳色色字疑誤。)

⑥ 以其脈循股陰入毛中,環陰器抵少腹,故爾。

疝也。所謂甚則嗌乾熱中者,陰陽相薄而熱,故嗌
乾也①。

病能論:解音介　墮徒臥切　撮子括切

奇病論:巉鋤銜切　疹丑刃切　稸音畜

大奇論:焰弋念切　瞥蒲滅切　揣初委切

脈解論:膹音蛆

---

①　此一篇殊與前後經文不相連接,別釋經脈發病之源,與《靈樞經》
流注略同,所指殊異。(新校正云:詳此篇所解,多《甲乙經》是動所生之病,
雖復少有異處,大概則不殊矣。)

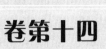

刺要論篇第五十

新校正云：按全元起本在第六卷《刺齊》篇中。

黃帝問曰：願聞刺要。岐伯對曰：病有浮沉，刺有淺深，各至其理，無過其道①。過之則內傷，不及則生外壅，壅則邪從之②。淺深不得，反爲大賊，內動五藏，後生大病③。故曰：病有在毫毛腠理者，有在皮膚者，有在肌肉者，有在脈者，有在筋者，有在骨者，有在髓者④。是故刺毫毛腠理無傷皮，皮傷則內動肺，肺動則秋病溫瘧，泝泝然寒慄⑤。刺皮無傷肉，肉傷則內動脾，脾動則七十二日

---

① 道，謂氣所行之道也。

② 過之內傷，以太深也。不及外壅，以妄益他分之氣也。氣益而外壅，故邪氣隨虛而從之也。

③ 賊，謂私害。動，謂動亂。然不及則外壅，過之則內傷，既且外壅內傷，是爲大病之階漸爾，故曰後生大病也。

④ 毛之長者曰毫，皮之文理曰腠理，然二者皆皮之可見者也。

⑤ 《針經》曰：凡刺有五，以應五藏，一曰半刺，半刺者，淺內而疾發針，令針傷多，如拔髮狀，以取皮氣，此肺之應也。然此其淺以應於肺，腠理毫毛猶應更淺，當取髮根淺深之半爾。肺之合皮，王於秋氣，故肺動則秋病溫瘧，泝泝然寒慄也。

四季之月，病腹脹煩不嗜食①。刺肉無傷脈，脈傷則內動心，心動則夏病心痛②。刺脈無傷筋，筋傷則內動肝，肝動則春病熱而筋弛③。刺筋無傷骨，骨傷則內動腎，腎動則冬病脹腰痛④。刺骨無傷髓，髓傷則銷鑠胻痠，體解㑊然不去矣⑤。

刺齊論篇第五十一

新校正云：按全元起本在第六卷。

黃帝問曰：願聞刺淺深之分⑥。岐伯對曰：刺骨者無傷筋，刺筋者無傷肉，刺肉者無傷脈，刺脈者無傷皮，刺皮者無傷肉，刺肉者無傷筋，刺筋者無傷骨。帝曰：余未知其所謂，願聞其解。岐伯曰：刺骨無傷筋者，針至筋而去，不及骨也。刺筋無傷肉者，至肉而去，不及筋也。刺肉無傷脈者，至脈而去，不及肉也。刺脈無傷皮者，至皮而去，

---

① 脾之合肉，寄王四季。又其脈從股內前廉，入腹屬脾絡胃，上膈俠咽，連舌本，散舌下；其支別者，復從胃別上膈，注心中。故傷肉則動脾，脾動則四季之月腹脹煩而不嗜食也。七十二日四季之月者，謂三月六月九月十二月各十二日後，土寄王十八日也。

② 心之合脈，王於夏氣。真心少陰之脈，起於心中，出屬心系。心包心主之脈，起於胸中，出屬心包。《平人氣象論》曰：藏真通於心。故脈傷則動心，心動則夏病心痛。

③ 肝之合筋，王於春氣。《針經》曰：熱則筋緩。故筋傷則動肝，肝動則春病熱而筋弛緩。弛，猶縱緩也。

④ 腎之〔守〕合骨，王於冬氣。腰為腎府，故骨傷則動腎，腎動則冬病腰痛也。腎之脈直行者，從腎上貫肝膈，故脹也。

⑤ 髓者骨之充。《針經》曰：髓海不足，則腦轉耳鳴，胻痠眩冒。故髓傷則腦髓銷鑠胻痠體解㑊然不去也。銷鑠，謂髓腦銷鑠。解㑊，謂強不強，弱不弱，熱不熱，寒不寒，解解㑊㑊然，不可名之也。腦髓銷鑠，骨空之所致也。

⑥ 謂皮肉筋脈骨之分位也。

不及脈也①。所謂刺皮無傷肉者，病在皮中，針入皮中，無傷肉也。刺肉無傷筋者，過肉中筋也。刺筋無傷骨者，過筋中骨也。此之謂反也②。

刺禁論篇第五十二

新校正云：按全元起本在第六卷。

黃帝問曰：願聞禁數。岐伯對曰：藏有要害，不可不察，肝生於左③，肺藏於右④，心部於表⑤，腎治於裏⑥，脾爲之使⑦，胃爲之市⑧。膈肓之上，中有父母⑨，七節之傍，中有小心⑩，從之有福，逆之有咎⑪。刺中心，一日死，其

---

① 是皆謂遣邪也。然筋有寒邪，肉有風邪，脈有濕邪，皮有熱邪，則如是遣之。所謂邪者，皆言其非順正氣而相干犯也。（新校正云：詳此謂刺淺，不至所當刺之處也。下文則誡其太深也。）

② 此則誡過分太深也。（新校正云：按全元起云：刺如此者是謂傷，此皆過，過必損其血氣，是謂逆也，邪必因而入也。）

③ 肝象木，王於春，春陽發生，故生於左也。

④ 肺象金，王於秋，秋陰收殺，故藏於右也。（新校正云：按楊上善云：肝爲少陽，陽長之始，故曰生。肺爲少陰，陰藏之初，故曰藏。）

⑤ 陽氣主外，心象火也。

⑥ 陰氣主內，腎象水也。（新校正云：按楊上善云：心爲五藏部主，故得稱部。腎間動氣，內治五藏，故曰治。）

⑦ 營動不已，糟粕水穀，故使者也。

⑧ 水穀所歸，五味皆入，如市雜，故爲市也。

⑨ 膈肓之上，氣海居中，氣者生之原，生者命之主，故氣海爲人之父母也。（新校正云：按楊上善云：心下膈上爲肓，心爲陽，父也，肺爲陰，母也，肺主於氣，心主於血，共營衛於身，故爲父母。）

⑩ 小心謂真心神靈之宮室。（新校正云：按《太素》小心作志心，楊上善云：脊有三七二十一節，腎在下七節之傍，腎神曰志，五藏之靈皆名爲神，神之所以任，得名爲志者，心之神也。）〔「任」後，今本《太素》卷十九《知針石》楊注作「物，得名爲心，故志心者，腎之神也。」〕

⑪ 從，謂隨順也。八者人之所以生，形之所以成，故順之則福延，逆之則咎至。

動爲噦①。刺中肝，五日死，其動爲語②。刺中腎，六日死，其動爲嚏③。刺中肺，三日死，其動爲咳④。刺中脾，十日死，其動爲吞⑤。刺中膽，一日半死，其動爲嘔⑥。刺跗上中大脈，血出不止死⑦。刺面中溜脈，不幸爲盲⑧。刺頭中腦戶，入腦立死⑨。刺舌下中脈太過，血出不止爲瘖⑩。刺足下布絡中脈，血不出爲腫⑪。刺郄中大脈，令

---

① 心在氣爲噦。

② 肝在氣爲語。（新校正云：按全元起本並《甲乙經》語作欠，元起云：腎傷則欠，子母相感也。王氏改欠作語。）

③ 腎在氣爲嚏。（新校正云：按全元起本及《甲乙經》六日作三日。）

④ 肺在氣爲咳。

⑤ 脾在氣爲吞。（新校正云：按全元起本及《甲乙經》十日作十五日。刺中五藏，與《診要經終論》並《四時刺逆從論》相重。此叙五藏相次之法，以所生爲次。《甲乙經》以心、肺、肝、脾、腎爲次，是以所克爲次。全元起本舊文，則錯亂無次矣。）

⑥ 膽氣勇，故爲嘔。（新校正云：按《診要經終論》刺中膽下又云：刺中膈者爲傷中，其病雖愈，不過一歲而死。）

⑦ 跗爲足跗。大脈動而不止者，則胃之大經也。胃爲水穀之海，然血出不止，則胃氣將傾，海竭氣亡，故死。

⑧ 面中溜脈者，手太陽任脈之交會。手太陽脈，自顴而斜行，至目內眦。任脈自鼻䪼兩傍上行，至瞳子下。故刺面中溜脈，不幸爲盲。

⑨ 腦戶，穴名也，在枕骨上，通於腦中。然腦爲髓之海，真氣之所聚，針入腦則真氣泄，故立死。

⑩ 舌下脈，脾之脈也。脾脈者，俠咽連舌本，散舌下。血出不止，則脾氣不能營運於舌，故瘖不能言語。

⑪ 布絡，謂當內踝前足下空處布散之絡，正當然谷穴分也。絡中脈，則衝脈也。衝脈者，並少陰之經，下入內踝之後，入足下也。然刺之而血不出，則腎脈與衝脈氣並歸於然谷之中，故爲腫。

人仆脱色①。刺氣街中脈，血不出，爲腫鼠僕②。刺脊間中髓，爲傴③。刺乳上，中乳房，爲腫根蝕④。刺缺盆中內陷，氣泄，令人喘咳逆⑤。刺手魚腹內陷，爲腫⑥。無刺大醉，令人氣亂⑦。無刺大怒，令人氣逆⑧。無刺大勞人⑨，無刺新飽人⑩，無刺大飢人⑪，無刺大渴人⑫，無刺大驚

---

① 尋此經郄中主治，與《中誥流注經》委中穴正同。應郄中者，以經穴爲名，委中，處所爲名，亦猶寸口脈口氣口，皆同一處爾。然郄中大脈者，足太陽經脈也。足太陽之脈，起於目內眥，合手太陽。手太陽脈，自目內眥，斜絡於顴。足太陽脈上頭下項，又循於足。故刺之過禁，則令人仆倒而面色如脫去也。

② 氣街之中，膽胃脈也。膽之脈，循脅裏，出氣街。胃之脈，俠臍入氣街中；其支別者，起胃下口，循腹裏至氣街中而合。今刺之而血不出，則血脈氣並聚於中，故內結爲腫，如伏鼠之形也。氣街在腹下俠臍兩傍相去四寸，鼠僕上一寸，動脈應手也。（新校正云：按別本僕一作鼷，《氣府論》注氣街在臍下橫骨兩端鼠鼷上一寸也。）

③ 傴，謂傴僂，身踡屈也。脊間，謂脊骨節間也。刺中髓，則骨精氣泄，故傴僂也。

④ 乳之上下，皆足陽明之脈也。乳房之中，乳液滲泄，胸中氣血，皆外湊之。然刺中乳房，則氣更交湊，故爲大腫。中有膿根，內蝕肌膚，化爲膿水而久不愈。

⑤ 五藏者，肺爲之蓋，缺盆爲之道。肺藏氣而主息，又在氣爲咳，刺缺盆中內陷，則肺氣外泄，故令人喘咳逆也。

⑥ 手魚腹內，肺脈所流，故刺之內陷，則爲腫也。（新校正云：按《甲乙經》肺脈所流，當作留字。）

⑦ 脈數過度，故因刺而亂也。（新校正云：按《靈樞經》氣亂當作脈亂。）

⑧ 怒者氣逆，故刺之益甚。

⑨ 經氣越也。

⑩ 氣盛滿也。

⑪ 氣不足也。

⑫ 血脈乾也。

人①。刺陰股中大脈，血出不止死②。刺客主人内陷中
脈，爲内漏爲聾③。刺膝髕出液，爲跛④。刺臂太陰脈，出
血多立死⑤。刺足少陰脈，重虚出血，爲舌難以言⑥。刺
膺中陷中肺，爲喘逆仰息⑦。刺肘中内陷，氣歸之，爲不
屈伸⑧。刺陰股下三寸内陷，令人遺溺⑨。刺掖下脅間内
陷，令人咳⑩。刺少腹中膀胱溺出，令人少腹滿⑪。刺腨
腸内陷，爲腫⑫。刺匡上陷骨中脈，爲漏爲盲⑬。刺關節

---

① 神蕩越而氣不治也。（新校正云：詳無刺大醉至此七條，與《靈樞
經》相出入。《靈樞經》云：新内無刺，已刺無内。大怒無刺，已刺無怒。大
勞無刺，已刺無勞。大醉無刺，已刺無醉。大飽無刺，已刺無飽。大飢無刺，
已刺無飢。大渴無刺，已刺無渴。大驚大恐，必定其氣，迺刺之也。）

② 陰股之中，脾之脈也。脾者，中土孤藏，以灌四傍。今血出不止，脾
氣將竭，故死。（新校正云：按刺陰股中大脈條，皇甫士安移在前刺跗上大
大脈下相續，自後至篇末，逐條與前條相間也。）

③ 客主人，穴名也，今名上關，在耳前上廉起骨，開口有空，手少陽足
陽明脈交會於中。陷脈，言刺太深也。刺太深則交脈破決，故爲耳内之漏。
脈内漏則氣不營，故聾。（新校正云：詳客主人穴，與《氣穴論》注同。按《甲
乙經》及《氣府論》注云手足少陽足陽明三脈之會，疑此脫足少陽一脈也。）

④ 膝爲筋府，筋會於中，液出筋乾，故跛。

⑤ 臂太陰者，肺脈也。肺者，主行榮衛陰陽，治節由之。血出多則榮
衛絕，故立死也。

⑥ 足少陰，腎脈也。足少陰脈，貫腎絡肺繫舌本，故重虚出血，則舌難
言也。

⑦ 肺氣上泄，逆所致也。

⑧ 肘中，謂肘屈折之中，尺澤穴中也。刺過陷脈，惡氣歸之，氣固關
節，故不屈伸也。

⑨ 股下三寸，腎之絡也。衝脈與少陰之絡，皆起於腎下，出於氣街，並
循於陰股；其上行者，出胞中。故刺陷脈，則令人遺溺也。

⑩ 掖下，肺脈也。肺之脈，從肺系，橫出掖下。真心藏脈，直行者，從
心系却上掖下。刺陷脈，則心肺俱動，故咳也。

⑪ 胞氣外泄，穀氣歸之，故少腹滿也。少腹，謂臍下也。

⑫ 腨腸之中，足太陽脈也。太陽氣泄，故爲腫。

⑬ 匡，目匡也。骨中，謂目眶骨中也。眶骨中脈，目之系，肝之脈也。
刺内陷，則眼系絕，故爲目漏目盲。

中液出，不得屈伸①。

刺志論篇第五十三

刺志論篇第五十三

新校正云：按全元起本在第六卷。

黃帝問曰：願聞虛實之要。岐伯對曰：氣實形實，氣虛形虛，此其常也，反此者病②。穀盛氣盛，穀虛氣虛，此其常也，反此者病③。脈實血實，脈虛血虛，此其常也，反此者病④。帝曰：如何而反？岐伯曰：氣虛身熱，此謂反也⑤。穀入多而氣少，此謂反也⑥。穀不入而氣多，此謂反也⑦。脈盛血少，此謂反也。脈小〔守〕血多，此謂反也⑧。氣盛身寒，得之傷寒。氣虛身熱，得之傷暑⑨。穀入多而氣少者，得之有所脫血，濕居下也⑩。穀入少而氣

① 諸筋者皆屬於節，津液滲潤之，液出則筋膜乾，故不得屈伸也。
② 《陰陽應象大論》曰：形歸氣。由是，故虛實同焉。反，謂不相合應，失常平之候也。形氣相反，故病生。氣，謂脈氣。形，謂身形也。
③ 《靈樞經》曰：榮氣之道，內穀爲實，穀入於胃，氣傳與肺，精專者上行經隧。由是，故穀氣虛實，占必同焉。候不相應，則爲病也。（新校正云：按《甲乙經》實作寶。）
④ 脈者血之府，故虛實同焉。反不相應，則爲病也。
⑤ 氣虛爲陽氣不足，陽氣不足當身寒，反身熱者，脈氣當盛，脈不盛而身熱，證不相符，故謂反也。（新校正云：按《甲乙經》云：氣盛身寒，氣虛身熱，此謂反也。當補此四字。）
⑥ 胃之所出者穀氣而布於經脈也，穀入於胃，脈道廼散，今穀入多而氣少者，是胃氣不散，故謂反也。
⑦ 胃氣外散，肺並之也。
⑧ 經脈行氣，絡脈受血，經氣入絡，絡受經氣，候不相合，故皆反常也。
⑨ 傷，謂觸冒也。寒傷形，故氣盛身寒。熱傷氣，故氣虛身熱。
⑩ 脫血則血虛，血虛則氣盛內鬱，化成津液，流入下焦，故云濕居下也。

多者,邪在胃及與肺也①。脈小血多者,飲中熱也②。脈大血少者,脈有風氣,水漿不入,此之謂也③。夫實者,氣入也。虛者,氣出也④。氣實者,熱也。氣虛者,寒也⑤。入實者,左手開針空也。入虛者,左手閉針空也⑥。

針解篇第五十四

新校正云:按全元起本在第六卷。

黃帝問曰:願聞九針之解,虛實之道。岐伯對曰:刺虛則實之者,針下熱也,氣實廼熱也。滿而泄之者,針下寒也,氣虛廼寒也。菀陳則除之者,出惡血也⑦。邪勝則虛之者,出針勿按⑧。徐而疾則實者,徐出針而疾按之。疾而徐則虛者,疾出針而徐按之⑨。言實與虛者,寒溫氣

---

① 胃氣不足,肺氣下流於胃中,故邪在胃。然肺氣入胃,則肺氣不自守,氣不自守則邪氣從之,故云邪在胃及與肺也。

② 飲,謂留飲也。飲留脾胃之中則脾氣溢,脾氣溢則發熱中。

③ 風氣盛滿,則水漿不入於脈。

④ 入爲陽,出爲陰。陰生於內故出,陽生於外故入。

⑤ 陽盛而陰內拒,故熱。陰盛而陽外微,故寒。

⑥ 言用針之補瀉也。右手持針,左手捻穴,故實者左手開針空以瀉之,虛者左手閉針空以補之也。

⑦ 菀,積也。陳,久也。除,去也。言絡脈之中血積而久者,針刺而除去之也。

⑧ 邪者,不正之目,非本經氣,是則謂邪,非言鬼毒精邪之所勝也。出針勿按,穴俞且開,故得經虛,邪氣發泄也。

⑨ 徐出,謂得經氣已久,廼出之。疾按,謂針出穴已,速疾按之,則真氣不泄,經脈氣全。故徐而疾廼實。疾出針,謂針入穴已,至於經脈,即疾出之。徐按,謂針出穴已,徐緩按之,則邪氣得泄,精氣復固。故疾而徐廼虛也。

多少也①。若無若有者,疾不可知也②。察後與先者,知病先後也③。爲虛與實者,工勿失其法④。若得若失者,離其法也⑤。虛實之要,九針最妙者,爲其各有所宜也⑥。補瀉之時者,與氣開闔相合也⑦。九針之名,各不同形者,針窮其所當補瀉也⑧。刺實須其虛者,留針陰氣隆至,迺去針也。刺虛須其實者,陽氣隆至,針下熱迺去針也⑨。經氣已至,慎守勿失者,勿變更也⑩。深淺在志者,知病之內外也⑪。近遠如一者,深淺其候等也⑫。如臨深

① 寒温,謂經脈陰陽之氣也。

② 言其冥昧,不可即而知也。夫不可即知,故若無。慧然神悟,故若有也。

③ 知病先後,迺補瀉之。

④ 《針經》曰:經氣已至,慎守勿失,此之謂也。(新校正云:按《甲乙經》云:若存若亡,爲虛與實。)

⑤ 妄爲補瀉,離亂大經,誤補實者,轉令若得,誤瀉虛者,轉令若失,故曰若得若失也。《針經》曰:無實實,無虛虛。此其誡也。(新校正云:詳自篇首至此,與《太素·九針解篇》經同而解異,二經互相發明也。)

⑥ 熱在頭身,宜鑱針。肉分氣滿,宜員針。脈氣虛少,宜鍉針。瀉熱出血,發泄固病,宜鋒針。破癰腫,出膿血,宜鈹針。調陰陽,去暴痹,宜員利針。治經絡中痛痹,宜毫針。痹深居骨解腰脊節腠之間者,宜長針。虛風舍於骨解皮膚之間,宜大針。此之謂各有所宜也。(新校正云:按別本鈹一作鈘。)

⑦ 氣當時刻謂之開,已過未至謂之闔,時刻者,然水下一刻,人氣在太陽;水下二刻,人氣在少陽;水下三刻,人氣在陽明;水下四刻,人氣在陰分。水下不已,氣行不已。如是則當刻者謂之開,過刻及未至者謂之闔也。《針經》曰:謹候其氣之所在而刺之,是謂逢時。此所謂補瀉之時也。(新校正云:詳自篇首至此,文出《靈樞經》《素問》解之,互相發明也。《甲乙經》云:補瀉之時,以針爲之者。此脱此四字也。)

⑧ 各不同形,謂長短鋒穎不等。窮其補瀉,謂各隨其療而用之也。(新校正云:按九針之形,今具《甲乙經》。)

⑨ 言要以氣至而有效也。

⑩ 變,謂變易。更,謂改更。皆變法也。言得氣至,必宜謹守,無變其法,反招損也。

⑪ 志一爲意,志意皆行針之用也。

⑫ 言氣雖近遠不同,然其測候,皆以氣至而有效也。

237

淵者,不敢墮也①。手如握虎者,欲其壯也②。神無營於
衆物者,静志觀病人,無左右視也③。義無邪下者,欲端
以正也④。必正其神者,欲瞻病人目制其神,令氣易行
也⑤。所謂三里者,下膝三寸也。所謂跗之者⑥,舉膝分
易見也⑦。巨虛者,蹻足胻獨陷者⑧。下廉者,陷下者
也⑨。帝曰:余聞九針,上應天地四時陰陽,願聞其方,令
可傳於後世以爲常也。岐伯曰:夫一天、二地、三人、四
時、五音、六律、七星、八風、九野,身形亦應之,針各有所
宜,故曰九針⑩。人皮應天⑪,人肉應地⑫,人脈應人⑬,人
筋應時⑭,人聲應音⑮,人陰陽合氣應律⑯,人齒面目應

---

① 言氣候補瀉,如臨深淵,不敢墮慢,失補瀉之法也。
② 壯,謂持針堅定也。《針經》曰:持針之道,堅者爲實。則其義也。
(新校正云:按《甲乙經》實字作寶。)
③ 目絶妄視,心專一務,則用之必中,無惑誤也。(新校正云:詳從刺
實須其虛至此,又見《寶命全形論》,此又爲之解,亦互相發明也。)
④ 正指直刺,針無左右。
⑤ 檢彼精神,令無散越,則氣爲神使,中外易調也。
⑥ (新校正云:按全元起本跗之作低胕,《太素》作付之。按《骨空論》
跗之疑作跗上。)
⑦ 三里,穴名,正在膝下三寸,胻外兩筋肉分間。極重按之,則足跗上
動脈止矣,故曰舉膝分易見。
⑧ 巨虛,穴名也。蹻,謂舉也。取巨虛下廉,當舉足取之,則胻外兩筋
之間陷下也。
⑨ 欲知下廉穴者,胻外兩筋之間獨陷下者,則其處也。
⑩ (新校正云:詳此文與《靈樞經》相出入。)
⑪ 復蓋於物,天之象也。
⑫ 柔厚安静,地之象也。
⑬ 盛衰變易,人之象也。
⑭ 堅固真定,時之象也。
⑮ 備五音故。
⑯ 交會氣通,相生無替,則律之象。(新校正云:按別本氣一作度。)

星①,人出入氣應風②,人九竅三百六十五絡應野③。故一針皮,二針肉,三針脈,四針筋,五針骨,六針調陰陽,七針益精,八針除風,九針通九竅,除三百六十五節氣,此之謂各有所主也④。人心意應八風⑤,人氣應天⑥,人髮齒耳目五聲應五音六律⑦,人陰陽脈血氣應地⑧,人肝目應之九⑨。九竅三百六十五⑩。人一以觀動靜天二以候五色七星應之以候發毌澤五音一以候宮商角徵羽六律有餘不足應之二地一以候高下有餘九野一節俞應之以候閉節三人變一分人候齒泄多血少十分角之變五分以候緩急六分不足三分寒關節第九分四時人寒温燥濕四時一應之以候相反一四方各作解⑪。

長刺節論篇第五十五

新校正云:按全元起本在第三卷。

---

① 人面應七星者,所謂面有七孔應之也。(新校正云:詳此注廼全元起之辭也。)

② 動出往來,風之象也。

③ 身形之外,野之象也。

④ 一鑱針,二員針,三鍉針,四鋒針,五鈹針,六員利針,七毫針,八長針,九大針。(新校正云:按別本鈹一作鈹。)

⑤ 動靜不形,風之象也。

⑥ 運行不息,天之象也。

⑦ 髮齒生長,耳目清通,五聲應同,故應五音及六律也。

⑧ 人陰陽有交會,生成脈血,氣有虛盈盛衰,故應地也。

⑨ 肝氣通目,木生數三,三而三之,則應之九也。

⑩ (新校正云:按全元起本無此七字。)

⑪ 此一百二十四字,盡簡爛文,義理殘缺,莫可尋究,而上古書,故且載之,以俟後之具本也。(新校正云:詳王氏云一百二十四字,今有一百二十三字,又亡一字。)

刺家不診，聽病者言，在頭頭疾痛，爲藏針之①，刺至骨病已，上無傷骨肉及皮，皮者道也②。陰刺，入一傍四處③。治寒熱深專者，刺大藏④，迫藏刺背，背俞也⑤，刺之迫藏，藏會⑥，腹中寒熱去而止⑦，與刺之要，發針而淺出血⑧。治腐腫者刺腐上，視癰小大深淺刺⑨，刺大者多血，小者深之，必端内針爲故止⑩。病在少腹有積，刺皮䯏以下，至少腹而止，刺俠脊兩傍四椎間，刺兩髂髎季脅肋間，導腹中氣熱下已⑪。病在少腹，腹痛不得大小便，病名曰疝，得之寒，刺少腹兩股間，刺腰髁骨間，刺而多之，盡炅

---

① 藏，猶深也，言深刺之。故下文曰。（新校正云：按全元起本云：爲針之。無藏字。）

② 皮者針之道，故刺骨無傷骨肉及皮也。

③ 頭有寒熱，則用陰刺法治之。陰刺，謂卒刺之如此數也。（新校正云：按別本卒刺一作平刺。按《甲乙經》陽刺者，正内一，傍内四。陰刺者，左右卒刺之。此陰刺疑是陽刺也。）

④ 寒熱病氣深專攻中者，當刺五藏以拒之。

⑤ 迫，近也。漸近於藏，則刺背五藏之俞也。

⑥ 言刺近於藏者，何也？以是藏氣之會發也。

⑦ 言刺背俞者，無問其數，要以寒熱去廼止針。

⑧ 若與諸俞刺之，則如此。

⑨ 腐腫，謂腫中肉腐敗爲膿血者。癰小者淺刺之，癰大者深刺之。（新校正云：按全元起本及《甲乙經》腐作癰。）

⑩ 癰之大者，多出血。癰之小者，但直針之而已。（新校正云：按《甲乙經》云：刺大者多而深之，必端内針爲故止也。此文云：小者深之。疑此誤。）

⑪ 少腹積，謂寒熱之氣結積也。皮䯏，謂臍下同身寸之五寸橫約文。審刺而勿過深之。《刺禁論》曰：刺少腹中膀胱溺出，令人少腹滿。由此故不可深之矣。俠脊四椎之間，據經無俞，恐當云五椎間，五椎之下兩傍正心之俞，心應少腹，故當言五〔原脫〕椎間也。髂爲腰骨。髎一爲髀字，形相近之誤也。髎謂居髎，腰側穴也。季脅肋間，當是刺季肋之間京門穴也。（新校正云：按釋音皮䯏作皮骱，苦末反，是䯏誤作骱也。及遍尋《篇》《韵》中無䯏字，只有骱字，骱，骨端也。皮骱者，蓋謂臍下橫骨之端也。全元起本作皮髓，元起注云：臍傍埵起也。亦未爲得。）

病已①。病在筋，筋攣節痛，不可以行，名曰筋痹，刺筋上爲故，刺分肉間，不可中骨也②，病起筋炅病已止③。病在肌膚，肌膚盡痛，名曰肌痹，傷於寒濕，刺大分小分，多發針而深之，以熱爲故④，無傷筋骨，傷筋骨，癰發若變⑤，諸分盡熱病已止⑥。病在骨，骨重不可舉，骨髓痠痛，寒氣至，名曰骨痹，深者刺無傷脈肉爲故，其道大分小分，骨熱病已止⑦。病在諸陽脈，且寒且熱，諸分且寒且熱，名曰狂⑧，刺之虛脈，視分盡熱病已止。病初發歲一發，不治月一發，不治月四五發，名曰癲病，刺諸分諸脈，其無寒者以針調之，病已〔原脫，據《甲乙》卷十一第二校語補〕止⑨。病風且寒且熱，炅汗出，一日數過，先刺諸分理絡脈；汗出且寒且熱，三日一刺，百日而已。病大風，骨節重，鬚眉墮，名曰大風，刺肌肉爲故，汗出百日⑩，刺骨髓，汗出百日⑪，凡二百日，鬚眉生而止針⑫。

————————

① 厥陰之脈，環陰器，抵少腹。衝脈與少陰之絡，皆起於腎下，出於氣街，循陰股；其後行者，自少腹以下骨中央，女子入繫廷孔，其絡循陰器合篡間，繞篡後，別繞臀至少陰，與巨陽中絡者，合少陰上股內後廉，貫脊屬腎，其男子循莖下至篡，與女子等。故刺少腹及兩股間，又刺腰髁骨間也。腰髁骨者，腰房俠脊平立陷者中，按之有骨處也。疝爲寒生，故多刺之，少腹盡熱迺止針。炅，熱也。（新校正云：按別本篡一作基。）
② 分，謂肉分間有筋維絡處也。刺筋無傷骨，故不可中骨也。
③ 筋寒痹生，故得筋熱病已迺止。
④ 大分，謂大肉之分。小分，謂小肉之分。
⑤ 《針經》曰：病淺針深，內傷良肉，皮膚爲癰。又曰：針太深則邪氣反沉，病益甚。傷筋骨則針太深，故癰發若變也。
⑥ 熱可消寒，故病已則止。
⑦ 骨痹刺無傷脈肉者何？自刺其氣，通肉之大小分中也。
⑧ 氣狂亂也。
⑨ （新校正云：按《甲乙經》云：刺諸分，其脈尤寒，以針補之。）
⑩ 泄衛氣之怫熱。
⑪ 泄榮氣之怫熱。
⑫ 怫熱屏退，陰氣內復，故多汗出，鬚眉生也。

刺要論：泝音素　弛施是切　鑠詩若切　眩音縣

刺齊論：解胡買切

刺禁論：髖音牝

刺志論：脫土活切　捻音涅

針解論：鍉音低

長刺節論：骱光抹切　簒初患切

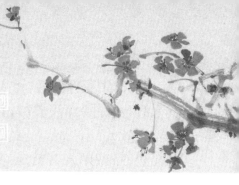

卷第十五

皮部論篇第五十六

新校正云：按全元起本在第二卷。

　　黃帝問曰：余聞皮有分部，脈有經紀，筋有結絡，骨有度量，其所生病各異，別其分部，左右上下，陰陽所在，病之始終，願聞其道。岐伯對曰：欲知皮部以經脈爲紀者，諸經皆然①。陽明之陽，名曰害蜚②，上下同法，視其部中有浮絡者，皆陽明之絡也③，其色多青則痛，多黑則痹，黃赤則熱，多白則寒，五色皆見，則寒熱也，絡盛則入客於經，陽主外，陰主內④。少陽之陽，名曰樞持⑤，上下同法，視其部中有浮絡者，皆少陽之絡也，絡盛則入客於經，故在陽者主內，在陰者主出，以滲於內，諸經皆然。太陽之陽，名曰關樞⑥，上下同法，視其部中有浮絡者，皆太陽之絡也，絡盛則入客於經。少陰之陰，名曰樞儒⑦，上下同

---

① 循經脈行止所主，則皮部可知。諸經，謂十二經脈也。十二經脈皆同。
② 蜚，生化也。害，殺氣也。殺氣行則生化弭，故曰害蜚。
③ 上，謂手陽明。下，謂足陽明也。
④ 陽謂陽絡，陰謂陰絡，此通言之也，手足身分所見經絡皆然。
⑤ 樞，謂樞要。持，謂執持。
⑥ 關司外動，以靜鎮爲事，如樞之運，則氣和平也。
⑦ 儒，順也。守要而順陰陽開闔之用也。（新校正云：按《甲乙經》儒作樞。）

法,視其部中有浮絡者,皆少陰之絡也,絡盛則入客於經,其入經也,從陽部注於經,其出者,從陰內注於骨。心主之陰,名曰害肩①,上下同法,視其部中有浮絡者,皆心主之絡也,絡盛則入客於經。太陰之陰,名曰關蟄②,上下同法,視其部中有浮絡者,皆太陰之絡也,絡盛則入客於經③。凡十二經絡脈者,皮之部也④。是故百病之始生也,必先於皮毛,邪中之則腠理開,開則入客於絡脈,留而不去,傳入於經,留而不去,傳入於府,廩於腸胃⑤。邪之始入於皮也,泝然起毫毛,開腠理⑥;其入於絡也,則絡脈盛色變⑦;其入客於經也,則感虛廼陷下⑧;其留於筋骨之間,寒多則筋攣骨痛,熱多則筋弛骨消,肉爍䐃破,毛直而敗⑨。帝曰:夫子言皮之十二部,其生病皆何如? 岐伯曰:皮者脈之部也⑩,邪客於皮則腠理開,開則邪入客於絡脈,絡脈滿則注於經脈,經脈滿則入舍於府藏也,故皮者有分部,不與而生大病也⑪。帝曰:善。

---

① 心主脈入掖下,氣不和則妨害肩掖之動運。
② 關閉蟄類,使順行藏。(新校正云:按《甲乙經》蟄作執。)
③ 部,皆謂本經絡之所部分。浮,謂浮見〔守〕也。
④ 列陰陽位,部主於皮,故曰皮之部也。
⑤ 廩,積也,聚也。
⑥ 泝然,惡寒也。起,謂毛起豎也。腠理,皆謂皮空及文理也。
⑦ 盛,謂盛滿。變,謂易其常也。
⑧ 經虛邪入,故曰感虛。脈虛氣少,故陷下也。
⑨ 攣,急也。弛,緩也。消,爍也。《針經》曰:寒則筋急,熱則筋緩。寒勝為痛,熱勝為氣消。䐃者肉之標,故肉消則䐃破毛直而敗也。
⑩ 脈氣留行,各有陰陽,氣隨經所過而部主之,故云脈之部。
⑪ 脈行皮中,各有部分,脈受邪氣,隨則病生,非由皮氣而能生也。(新校正云:按《甲乙經》不與作不愈,全元起本作不與,元起云:氣不與經脈和調,則氣傷於外,邪流入於內,必生大病也。)

經絡論篇第五十七

新校正云：按全元起本在《皮部論》末，王氏分。

黃帝問曰：夫絡脈之見也，其五色各異，青黃赤白黑不同，其故何也？岐伯對曰：經有常色而絡無常變也①。帝曰：經之常色何如？岐伯曰：心赤，肺白，肝青，脾黃，腎黑，皆亦應其經脈之色也。帝曰：絡之陰陽，亦應其經乎？岐伯曰：陰絡之色應其經，陽絡之色變無常，隨四時而行也②。寒多則凝泣，凝泣則青黑，熱多則淖澤，淖澤則黃赤，此皆常色，謂之無病。五色具見者，謂之寒熱③。帝曰：善。

氣穴論篇第五十八

新校正云：按全元起本在第二卷。

黃帝問曰：余聞氣穴三百六十五以應一歲，未知其所，願卒聞之。岐伯稽首再拜對曰：窘乎哉問也！其非聖帝，孰能窮其道焉，因請溢意盡言其處④。帝捧手逡巡而却曰：夫子之開余道也，目未見其處，耳未聞其數，而目以明，耳以聰矣⑤。岐伯曰：此所謂聖人易語，良馬易御也。帝曰：余非聖人之易語也，世言真數開人意，今余所訪問者真數，發蒙解惑，未足以論也⑥。然余願聞夫子溢志盡言其

---

① 經行氣，故色見常應於時。絡主血，故受邪則變而不一矣。
② 順四時氣化之行止。
③ 淖，濕也。澤，潤液〔疑衍〕也。謂微濕潤也。
④ 孰，誰也。
⑤ 目以明耳以聰，言心志通明，迥如意也。
⑥ 開氣穴真數，庶將解彼蒙昧之疑惑，未足以論述深微之意也。

245

處，令解其意，請藏之金匱，不敢復出①。岐伯再拜而起曰：
臣請言之，背與心相控而痛，所治天突與十椎及上紀〔當依《太
素》卷十一《氣穴》補"下紀"，與下文合〕②，上紀者胃脘也③，下紀者關
元也④。背胸邪繫陰陽左右，如此其病前後痛澀，胸脅痛而
不得息，不得臥，上氣短氣偏痛⑤，脈滿起斜出尻脈，絡胸脅
支心貫膈，上肩加天突，斜下肩交十椎下⑥。藏俞五十穴⑦，

---

① 言其處，謂穴俞處所。

② 天突在頸結喉下同身寸之四寸中央宛宛中，陰維任脈之會，低針取
之，刺可入同身寸之一寸，留七呼，若灸者可灸三壯。按今《甲乙經》《經脈
流注孔穴圖經》當脊十椎下並無穴目，恐是七椎也，此則督脈氣所主之上紀
之處，次如下說。（新校正云：按《甲乙經》天突在結喉下五寸。）

③ 謂中脘也。中脘者，胃募也，在上脘下同身寸之一寸，居心蔽骨與
臍之中，手太陽少陽足陽明三脈所生，任脈氣所發也，刺可入同身寸之一寸
二分，若灸者可灸七壯。（新校正云：按《甲乙經》云：任脈之會也。）

④ 關元者，小腸〔原作"少陽"，據《氣府論》王注及《甲乙》卷三第十九
改〕募也，在臍下同身寸之三寸，足三陰任脈之之會，刺可入同身寸之二寸，
留七呼，若灸者可灸七壯。

⑤ （新校正云：按別本偏一作滿。）

⑥ 尋此支絡脈流注病形證，悉是督脈支絡，自尾骶出，各上行斜絡脅
支心貫膈，上加天突，斜之肩而下交於七椎。（新校正云：詳自背與心相控
而痛至此，疑是《骨空論》文，簡脫誤於此。）

⑦ 藏，謂五藏肝心脾肺腎，非兼四形藏也。俞，謂井、滎、俞、經、合，非
背俞也。然井、滎、俞、經、合者，肝之井者大敦也，滎行間也，俞太衝也，經
中封也，合曲泉也。大敦在足太指端去爪甲角如韭葉及三毛之中，足厥陰脈
之所出也，刺可入同身寸之三分，留十呼，若灸者可灸三壯。行間在足大指
之間脈動應手陷者中，足厥陰脈之所流也（新校正云：按《甲乙經》流作留，
餘所流並留），刺可入同身寸之六分，留十呼，若灸者可灸三壯。太衝在
足大指本節後同身寸之二寸陷者中（新校正云：按《刺腰痛》注云：本節後內
間同身寸之二寸陷者中動脈應手），足厥陰脈之所注也，刺可入同身寸之三
分，留十呼，若灸者可灸三壯。中封在足內踝前同身寸之一寸半（新校正
云：按《甲乙經》云：一寸），陷者中，仰足而取之，伸足迺得之，足厥陰脈之所
行也，刺可入同身寸之四分，留七呼，若灸者可灸三壯。曲泉在膝內輔骨下
大筋上小筋下陷者中，屈膝而得之，足厥陰脈之所入也，刺可入同身寸之六
分，留十呼，若灸者可灸三壯。心包之井者中衝也，滎勞宮也，俞太陵也，經
間使也，合曲澤也。中衝在手中指之端，去爪甲角如韭葉陷者中，手心主脈
之所出也，刺可入同身寸之一分，留三呼，若灸者可灸一壯。勞宮在掌中央
動脈，手心主脈之所流也，刺可入同身寸之三分，留六呼，若灸者可灸三壯。
太陵在掌後骨兩筋間陷者中，手心主脈之所注也，刺可入同身寸之六分，留

府俞七十二穴①,熱俞五十九穴,水俞五十七

七呼,若灸者可灸三壯。間使在掌後同身寸之三寸兩筋間陷者中,手心主脈之所行也,刺可入同身寸之六分,留七呼,若灸者可灸七壯(新校正云:按《甲乙經》云:灸三壯)。曲澤在肘內廉下陷者中,屈肘而得之,手心主脈之所入也,刺可入同身寸之三分,留七呼,若灸者可灸三壯。脾之井者隱白也,滎大都也,俞太白也,經商丘也,合陰陵泉也。隱白在足大指之端內側,去爪甲角如韭葉,足太陰脈之所出也,刺可入同身寸之一分,留三呼,若灸者可灸三壯。大都在足大指本節後陷者中,足太陰脈之所流也,刺可入同身寸之三分,留七呼,若灸者可灸三壯。太白在足內側核骨下陷者中,足太陰脈之所注也,刺可入同身寸之三分,留七呼,若灸者可灸三壯。商丘在足內踝下微前陷者中,足太陰脈之所行也,刺可入同身寸之四分,留七呼,若灸者可灸三壯。陰陵泉在膝下內側輔骨下陷者中,伸足迺得之,足太陰脈之所入也,刺可入同身寸之五分,留七呼,若灸者可灸三壯。肺之井者少商也,滎魚際也,俞太淵也,經經渠也,合尺澤也。少商在手大指之端內側,去爪甲角如韭葉,手太陰脈所出也,刺可入同身寸之一分,留一呼,若灸者可灸三壯(新校正云:按《甲乙經》作一壯)。魚際在手大指本節後內側散脈,手太陰脈之所流也,刺可入同身寸之二分,留三呼,若灸者可灸三壯。太淵在掌後陷者中,手太陰脈之所注也,刺可入同身寸之二分,留二呼,若灸者可灸三壯。經渠在寸口陷者中,手太陰脈之所行也,刺可入同身寸之三分,留三呼,不可灸,傷人神明。尺澤在肘中約上動脈,手太陰脈之所入也,刺可入同身寸之三分,留三呼,若灸者可灸三壯。腎之井者涌泉也,滎然谷也,俞太谿也,經復溜也(新校正云:按《甲乙經》溜作留,餘復溜字並同),合陰谷也。涌泉在足心陷者中,屈足卷指宛宛中,足少陰脈之所出也,刺可入同身寸之三分,留三呼,若灸者可灸三壯。然谷在足內踝前起大骨下陷者中,足少陰脈之所流也,刺可入同身寸之三分,留三呼,若灸者可灸三壯,刺此多見血,令人立飢欲食。太谿在足內踝後跟骨上動脈陷者中,足少陰脈之所注也,刺可入同身寸之三分,留七呼,若灸者可灸三壯。復溜在足內踝上同身寸之二寸陷者中(新校正云:按《刺腰痛》篇注云在內踝後上五〔原作"二",據《刺腰痛篇》王注改〕寸動脈),足少陰脈之所行也,刺可入同身寸之三分,留三呼,若灸者可灸五壯。陰谷在膝下內輔骨之後大筋之下小筋之上,按之應手,屈膝而得之,足少陰脈之所入也,刺可入同身寸之四分,若灸者可灸三壯。如是五藏之俞,藏各五穴,則二十五俞。以左右脈具而言之,則五十穴。

① 府,謂六府,非兼九形府也。俞亦謂井滎俞原經合,非背俞也。肝之府膽,膽之井者竅陰也,滎俠谿也,俞臨泣也,原丘虛也,經陽輔也,合陽陵泉也。竅陰在足小指次指之端,去爪甲角如韭葉,足少陽脈之所出也,刺可入同身寸之一分,留一呼(新校正云:按《甲乙經》作三呼),若灸者可灸三壯。俠谿在足小指次指歧骨間本節前陷者中,足少陽脈之所流,刺可入同身寸之三分,留三呼,若灸者可灸三壯。臨泣在足小指次指本節後間陷者中,去俠谿同身寸之一寸半,足少陽脈之所注也,刺可入同身寸之三分(新校正云:按《甲乙經》作二分),留五呼,若灸者可灸三壯。丘虛在足外踝下如前

陷者中,去臨泣同身寸之三寸,足少陽脈之所過也,刺可入同身寸之五分,留七呼,若灸者可灸三壯。陽輔在足外踝上(新校正云:按《甲乙經》云:外踝上四寸)輔骨前絶骨之端,如前同身寸之三分所,去丘虛同身寸之七寸,足少陽脈之所行也,刺可入同身寸之五分,留七呼,若灸者可灸三壯。陽陵泉在膝下同身寸之一寸箭外廉陷者中,足少陽脈之所入也,刺可入同身寸之六分,留十呼,若灸者可灸三壯。脾之府胃,胃之井者屬兌也,滎内庭也,俞陷谷也,原衝陽也,經解谿也,合三里也。厲兌在足大指次指之端,去爪甲角如韭葉,足陽明脈之所出也,刺可入同身寸之一分,留一呼,若灸者可灸一壯。内庭在足大指次指外間陷者中,足陽明脈之所流也,刺可入同身寸之三分,留十呼(新校正云:按《甲乙經》作二十呼),若灸者可灸三壯。陷谷在足大指次指外間本節後陷者中,去内庭同身寸之二寸,足陽明脈之所注也,刺可入同身寸之五分,留七呼,若灸者可灸三壯。衝陽在足跗上同身寸之五寸骨間動脈上,去陷谷同身寸之三寸,足陽明脈之所過也,刺可入同身寸之三分,留十呼,若灸者可灸三壯。解谿在衝陽後同身寸之二寸半(新校正云:按《甲乙經》作一寸半,《刺瘧》注作三寸半,《素問》二注不同,當從《甲乙經》之説)腕上陷者中,足陽明脈之所行也,刺可入同身寸之五分,留五呼,若灸者可灸三壯。三里在膝下同身寸之三寸,箭骨外廉兩筋肉分間,足陽明脈之所入也,刺可入同身寸之一寸,留七呼,若灸者可灸三壯。肺之府大腸,大腸之井者商陽也,滎二間也,俞三間也,原合谷也,經陽谿也,合曲池也。商陽在手大指次指内側,去爪甲角如韭葉,手陽明脈之所出也,刺可入同身寸之一分,留一呼,若灸者可灸三壯。二間在手大指次指本節前内側陷者中,手陽明脈之所流也,刺可入同身寸之三分,留六呼,若灸者可灸三壯。三間在手大指次指本節後内側陷者中,手陽陰脈之所注也,刺可入同身寸之三分,留三呼,若灸者可灸三壯。合谷在手大指次指歧骨之間,手陽明脈之所過也,刺可入同身寸之三分,留六呼,若灸者可灸三壯。陽谿在腕中上側兩筋間陷者中,手陽明脈之所行也,刺可入同身寸之三分,留七呼,若灸者可灸三壯。曲池在肘外輔屈肘兩骨之中,手陽明脈之所入也,以手拱胸取之,刺可入同身寸之五分,留七呼,若灸者可灸三壯。心之府小腸,小腸之井者少澤也,滎前谷也,俞後谿也,原腕骨也,經陽谷也,合小〔原作“少”,據《氣府論》王注及《甲乙》卷三第二十九改,下同〕海也。少澤在手小指之端,去爪甲下同身寸之一分陷者中,手太陽脈之所出也,刺可入同身寸之一分,留二呼,若灸者可灸一壯。前谷在手小指外側本節前陷者中,手太陽脈之所流也,刺可入同身寸之一分,留三呼,若灸者可灸三壯。後谿在手小指外側本節後陷者中,手太陽脈之所注也,刺可入同身寸之一分,留二呼,若灸者可灸一壯。腕骨在手外側腕前起骨下陷者中,手太陽脈之所過也,刺可入同身寸之二分,留三呼,若灸者可灸三壯。陽谷在手外側腕中鋭骨之下陷者中,手太陽脈之所行也,刺可入同身寸之二分,留三呼(新校正云:按《甲乙經》作二呼),若灸者可灸三壯。小〔同上〕海在肘内大骨外,去肘端同身寸之五分陷者中,屈肘迺得之,手太陽脈之所入也,刺可入同身寸之二分,留七呼,若灸者可灸五壯。心包之府三焦,三焦之井者關衝也,滎液門也,俞中渚也,原陽池也,經支溝也,合天井也。關衝在手小指次指之端,去爪甲角如韭葉,手少陽脈之所出也,刺可入同身寸之一分,留三呼,若灸者可灸三壯。液門在手小指次指間陷者中,手少陽脈之所流也,刺可入同身寸之二分,若灸者可灸三壯。

穴①,頭上五行行五,五五二十五穴②,中胎兩傍各五,凡十穴③,大椎上兩傍各一,凡二穴④,目瞳子浮白二穴⑤,兩髀厭分中二穴⑥,犢鼻二穴⑦,耳中多所聞二穴⑧,眉本

中渚在手小指次指本節後間陷者中,手少陽脈之所注也,刺可入同身寸之二分,留三呼,若灸者可灸三壯。陽池在手表腕上陷者中,手少陽脈之所過也,刺可入同身寸之二分,留六呼,若灸者可灸三壯。支溝在腕後同身寸之三寸兩骨之間陷者中,手少陽脈之所行也,刺可入同身寸之二分,留七呼,若灸者可灸三壯。天井在肘外大骨之後同身寸之一寸兩筋間陷者中,屈肘得之,手少陽脈之所入也,刺可入同身寸之一寸,留七呼,若灸者可灸三壯。腎之府膀胱,膀胱之井者至陰也,滎通谷也,俞束骨也,原京骨也,經崑崙也,合委中也。至陰在足小指外側,去爪甲角如韭葉,足太陽脈之所出也,刺可入同身寸之一分,留五呼,若灸者可灸三壯。通谷在足小指外側本節前陷者中,太陽脈之所流也,刺可入同身寸之二分,留五呼,若灸者可灸三壯。束骨在足小指外側本節後,赤白肉際陷者中,足太陽脈之所注也,刺可入同身寸之三分,留三呼,若灸者可灸三壯。京骨在足外側大骨下,赤白肉際陷者中,按而得之,足太陽脈之所過也,刺可入同身寸之三分,留七呼,若灸者可灸三壯。崑崙在足外踝後跟〔守〕骨上陷者中,細脈動應手,足太陽脈之所行也,刺可入同身寸之五分,留十呼,若灸者可灸三壯。委中在膕中央約文中動脈(新校正云:詳委中穴與《甲乙經》及《刺瘧篇》注、《痹論》注同。又《骨空論》云:在膝解之後,曲腳之中,背面取之。又《熱穴論》注、《刺熱篇》注云:在足膝後屈處),足太陽脈之所入,刺可入同身寸之五分,留七呼,若灸者可灸三壯。如是六府之俞,府各六穴,則三十六俞。以左右脈具而言之,則七十二穴。

① 並具《水熱穴論》中。(新校正云:按熱俞又見《刺熱篇》注。)

② 此亦熱俞之五十九穴也。

③ 謂五藏之背俞也。肺俞在第三椎下兩傍,心俞在第五椎下兩傍,肝俞在第九椎下兩傍,脾俞在第十一椎下兩傍,腎俞在第十四椎下兩傍。此五藏俞者,各俠脊相去同身寸之一寸半,並足太陽脈之會,刺可入同身寸之三分,肝俞留六呼,餘並留七呼,若灸者可灸三壯。俠脊數之,則十穴也。

④ 今《甲乙經》《經脈流注孔穴圖經》並不載,未詳何俞也。(新校正云:按大椎上傍無穴,大椎下傍穴名大杼,後有,故王氏云未詳。)

⑤ 瞳子髎在目外去眥同身寸之五分,手太陽手足少陽三脈之會,刺可入同身寸之三分,若灸者可灸三壯。浮白在耳後入髮際同身寸之一寸,足太陽少陽二脈之會,刺可入同身寸之三分,若灸者可灸三壯。左右言之,各二爲四也。

⑥ 謂環銚穴也。在髀樞中,足少陽太陽二脈之會,刺可入同身寸之一寸,留二十呼,若灸者可灸三壯。(新校正云:按王氏云:在髀樞後。按《甲乙經》云:在髀樞中。後當作中。灸三壯《甲乙經》作五壯。)

⑦ 在膝髕下䯒上俠解大筋中,足陽明脈氣所發,刺可入同身寸之六分,若灸者可灸三壯。

⑧ 聽宮穴也。在耳中珠子,大如赤小豆,手足少陽手太陽三脈之會,刺可入同身寸之一分,若灸者可灸三壯。(新校正云:按《甲乙經》云:刺可入三分。)

二穴①,完骨二穴②,項〔原作"頂",據《太素》卷十一《氣穴》改,與《氣府論》督脈氣所發,"項中央二"合〕中央一穴③,枕骨二穴④,上關二穴⑤,大迎二穴⑥,下關二穴⑦,天柱二穴⑧,巨虛上下廉四穴⑨,曲牙二穴⑩,天突一穴⑪,天府二穴⑫,天牖二穴⑬,

---

① 攢竹穴也。在眉頭陷者中,足太陽脈氣所發,刺可入同身寸之三分,留六呼,若灸者可灸三壯。

② 在耳後入髮際同身寸之四分,足太陽少陽之會,刺可入同身寸之三分,留七呼,若灸者可灸三壯。(新校正云:按《甲乙經》云:刺可入二分,灸七壯。)

③ 風府穴也。在項〔原作"頂",據《氣府論》王注改〕上入髮際同身寸之一寸大筋內宛宛中,督脈陽維二經之會,疾言其肉立起,言休其肉立下,刺可入同身寸之四分,留三呼,灸之不幸使人瘖。

④ 竅陰穴也。在完骨上枕骨下搖動應手,足太陽少陰之會,刺可入同身寸之三分,若灸者可灸三壯。(新校正云:按《甲乙經》云:刺可入四分,灸可五壯。)

⑤ 《針經》所謂刺之則欨不能欠者也。在耳前上廉起骨,關口有空,手少陽足陽明之會,刺可入同身寸之三分,留七呼,若灸者可灸三壯,刺深令人耳無所聞。

⑥ 在曲頷前同身寸之一寸三分骨陷者中動脈,足陽明脈氣所發,刺可入同身寸之三分,留七呼,若灸者可灸三壯。

⑦ 《針經》所謂刺之則欠不能欨者也。在上關下耳前動脈下廉,合口有空,張口而閉,足陽明少陽二脈之會,刺可入同身寸之三分,留七呼,若灸者可灸三壯,耳中有乾擿之,不得灸也。(新校正云:按《甲乙經》擿一作擿抵。)

⑧ 在俠項後髮際大筋外廉陷者中,足太陽脈氣所發,刺可入同身寸之二分,留六呼,若灸者可灸三壯。

⑨ 上廉,足陽明與大腸合也,在膝犢鼻下骱外廉同身寸之六寸,足陽明脈氣所發,刺可入同身寸之八分,若灸者可灸三壯。下廉,足陽明與小腸合也,在上廉下同身寸之三寸,足陽明脈氣所發,刺可入同身寸之三分,若灸者可灸三壯。(新校正云:按《甲乙經》並《刺熱篇》注、《水熱穴》注,上廉在三里下三寸,此云犢鼻下六寸者,蓋三里在犢鼻下三寸,上廉又在三里下三寸,故云六寸也。)

⑩ 頰車穴也。在耳下曲頰端陷者中,開口有空,足陽明脈氣所發,刺可入同身寸之三分,若灸者可灸三壯也。

⑪ 已前釋也。

⑫ 在腋下同身寸之三寸臂臑內廉動脈,手太陰脈氣所發,禁不可灸,刺可入同身寸之四分,留三呼。

⑬ 在頸筋間缺盆上,天容後天柱前,完骨下髮際上,手少陽脈氣所發,刺可入同身寸之一寸,留七呼,若灸者可灸三壯。

扶突二穴①,天窗二穴②,肩解二穴③,關元一穴④,委陽二穴⑤,肩貞二穴⑥,瘖門一穴⑦,臍一穴⑧,胸俞十二穴⑨,背俞二穴⑩,膺俞十二穴⑪,分肉二穴⑫,踝上橫二穴⑬,陰陽

① 在頸當曲頰下同身寸之一寸人迎後,手陽明脈氣所發,仰而取之,刺可入同身寸之四分,若灸者可灸三壯。

② 在曲頰下扶突後動脈應手陷者中,手太陽脈氣所發,刺可入同身寸之六分,若灸者可灸三壯。

③ 謂肩井也。在肩上陷解中缺盆上大骨前,手足少陽陽維之會,刺可入同身寸之五分,若灸者可灸三壯。(新校正云:按《甲乙經》灸五壯。)

④ (新校正云:詳此已前釋,舊當篇再注,今去之。)

⑤ 三焦下輔俞也。在膕中外廉兩筋間,此足太陽之別絡,刺可入同身寸之七分,留五呼,若灸者可灸三壯,屈身而取之。

⑥ 在肩曲甲下兩骨解間,肩髃後陷者中,手太陽脈氣所發,刺可入同身寸之八分,若灸者可灸三壯。

⑦ 在項髮際宛宛中,入係舌本,督脈陽維二經之會,仰頭取之,刺可入同身寸之四分,不可灸,灸之令人瘖。(新校正云:按《氣府》注云:去風府一寸。)

⑧ 臍中也,禁不可刺,刺之使人臍中惡瘍,潰矢出者死不可治,若灸者可灸三壯。

⑨ 謂俞府、彧中、神藏、靈墟、神封、步廊,左右則十二穴也。俞府在巨骨下俠任脈兩傍,橫去任脈各同身寸之二寸陷者中,下五穴遞相去同身寸之一寸六分陷者中,並足少陰脈氣所發,仰而取之,刺可入同身寸之四分,若灸者可灸五壯。

⑩ 大杼穴也。在脊第一椎下兩傍,相去各同身寸之一寸半陷者中,督脈別絡手足太陽三脈氣之會,刺可入同身寸之三分,留七呼,若灸者可灸七壯。

⑪ 謂云門、中府、周榮、胸卿、天谿、食竇,左右則十二穴也(新校正云:按《甲乙經》作周營、胸鄉)。云門在巨骨下俠任脈傍,橫去任脈各同身寸之六寸(新校正云:按《水熱穴》注作胸中行兩傍,與此文雖異,處所無別)陷者中動脈應手,云門、中府相去同身寸之一寸,餘五穴遞相去同身寸之一寸六分陷者中,並手太陰脈氣所發,云門、食竇舉臂取之,餘並仰而取之,云門刺可入同身寸之七分,太深令人逆息,中府刺可入同身寸之三分,留五呼,餘刺可入同身寸之四分,若灸者可灸五壯。(新校正云:詳王氏以此十二穴並手太陰,按《甲乙經》云門廼手太陰,中府廼手足太陰之會,周榮已下廼足太陰,非十二穴並手太陰也。)

⑫ 在足外踝上絕骨之端同身寸之三分筋肉分間,陽維脈氣所發,刺可入同身寸之三分,留七呼,若灸者可灸三壯。(新校正云:按《甲乙經》無分肉穴,詳處所疑是陽輔,在足外踝上輔骨前絕骨端如前三分所。又按《刺腰痛》注作絕骨之端如後二分,刺入五分,留十呼。與此注小異。)

⑬ 內踝上者,交信穴也。交信去內踝上同身寸之二寸,少陰前太陰後筋骨間,足陰蹻之郄,刺可入同身寸之四分,留五呼,若灸者可灸三壯。外踝上,附陽穴也。附陽去外踝上同身寸之三寸,太陽前少陰後筋骨間,陽蹻之郄,刺可入同身寸之六分,留七呼,若灸者可灸三壯。(新校正云:按《甲乙經》附陽作付陽。)

蹻四穴①,水俞在諸分②,熱俞在氣穴③,寒熱俞在兩骸厭中二穴④,大禁二十五,在天府下五寸⑤,凡三百六十五穴,針之所由行也⑥。帝曰:余已知氣穴之處,游針之居,願聞孫絡谿谷,亦有所應乎⑦?岐伯曰:孫絡三百六十五穴會,亦以應一歲,以溢奇邪,以通榮衛,榮衛稽留,衛散榮溢,氣竭血著,外爲發熱,內爲少氣,疾瀉無怠,以通榮衛,見而瀉之,無問所會⑧。帝曰:善。願聞谿谷之會也。岐伯曰:肉之大會爲谷,肉之小會爲谿,肉分之間,谿谷之會,以行榮衛,以會大氣⑨。邪溢氣壅,脈熱肉敗,榮衛不行,必將爲膿,內銷骨髓,外破大膕⑩,留於節湊,必將爲敗⑪。積寒留舍,榮衛不居,卷肉縮筋⑫,肋肘不得伸,內

---

① 陰蹻穴在足內踝下,是謂照海,陰蹻所生,刺可入同身寸之四分,留六呼,若灸者可灸三壯。陽蹻穴是謂申脈,陽蹻所生,在外踝下陷者中(新校正云:按《刺腰痛篇》注作在外踝下五分,《繆刺論》注云外踝下半寸)容爪甲,刺可入同身寸之二分,留七呼,若灸者可灸三壯。(新校正云:按《甲乙經》留七呼作六呼,《刺腰痛篇》注作十呼。)

② 分,謂肉之分理間,治水取之。

③ 瀉熱則取之。

④ 骸厭,謂膝外俠膝之骨厭中也。

⑤ 謂五里穴也。所以謂之大禁者,謂其禁不可刺也。《針經》曰:迎之五里,中道而止,五至而已,五注而藏之氣盡矣,故五五二十五而竭其俞矣。蓋謂此也。又曰:五里者,尺澤之後五里。與此文同。

⑥ (新校正云:詳自藏俞五十至此,並重復共得三百六十穴,通前天突十椎上紀下紀,共三百六十五穴,除重復實有三百一十三穴。)

⑦ 孫絡,小絡也,謂絡之支別者。

⑧ 榮積衛留,內外相薄者,見其血絡,當即瀉之,亦無問其脈之俞會。

⑨ (新校正云:按《甲乙經》作以舍大氣。)

⑩ 熱過故致是。

⑪ 若留於骨節之間,津液所湊之處,則骨節之間,髓液皆潰爲膿,故必敗爛筋骨而不得屈伸矣。

⑫ (新校正云:按全元起本作寒肉縮筋。)

爲骨痹,外爲不仁,命曰不足,大寒留於豁谷也①。豁谷
三百六十五穴會,亦應一歲。其小痹淫溢,循脈往來,微
針所及,與法相同②。帝廼辟左右而起,再拜曰:今日發
蒙解惑,藏之金匱,不敢復出。廼藏之金蘭之室,署曰氣
穴所在。岐伯曰:孫絡之脈別經者,其血盛而當寫者,亦
三百六十五脈,並注於絡,傳注十二絡脈,非獨十四絡脈
也③,内解寫於中者十脈④。

氣府論篇第五十九

新校正云:按全元起本在第二卷。

　　**足太陽脈氣所發者七十八穴⑤:兩眉頭各一⑥,入髮
至項三寸半,傍五,相去三寸⑦,其浮氣在皮中者凡五行,**

----

　　① 邪氣盛甚,真氣不榮,髓溢内消,故爲是也。不足,謂陽氣不足也。
寒邪外薄,久積淹留,陽不外勝,内消筋髓,故曰不足,大寒留於豁谷之中也。
　　② 若小寒之氣,流行淫溢,隨脈往來爲痹病,用針調者,與常法相同爾。
　　③ 十四絡者,謂十二經絡兼任脈督脈之絡也。脾之大絡起自於脾,故
不並言之也。
　　④ 解,謂骨解之中經絡也。雖則別行,然所受邪亦隨注寫於五藏之
脈,左右各五,故十脈也。
　　⑤ 兼氣浮薄相通者言之,當言九十三穴,非七十八穴也。正經脈會發
者七十八穴,浮薄相通者一十五穴,則其數也。
　　⑥ 謂攢竹穴也。所在刺灸分壯,與《氣穴》同法。
　　⑦ 謂大杼、風門各二穴也。所在刺灸分壯,與《氣穴》同法。(新校正
云:按別本云:入髮至項三寸。又注云:寸,同身寸也,諸宁同法。與此注全
別。此注謂大杼風門各二穴,所在灸刺分壯,與《氣穴》同法。今《氣穴》篇
中無風門穴,而注言與同法,此注之非可見。此非王氏之誤,誤在後人。詳
此入髮至項三寸半傍五相去三寸,蓋是説下文浮氣之在皮中五行行五之穴,
故王都不解釋,直云寸爲同身宁也。但以頂誤作項,剩半字耳。所以言入髮
至頂者,自入髮顖會穴至頂百會凡三寸,自百會後至後頂又三寸,故云入髮
至頂三寸。傍五者,爲兼中〔守〕行傍數有五行也。相去三寸者,蓋謂自百
會頂中數左右前後各三寸,有五行行五,共二十五穴也。後人誤認,將頂爲
項,以爲大杼、風門,此甚誤也。況大杼在第一椎下兩傍,風門又在第二椎
下,上去髮際非止三寸半也,其誤甚明。)

行五,五五二十五①,項中大筋兩傍各一②,風府兩傍各一③,俠脊〔原作"背",據《太素》卷十一《氣府》改,與王注合〕以下至尻尾二十一節十五間各一④,五藏之俞各五,六府之俞各

---

① 浮氣,謂氣浮而通之可以去熱者也。五行,謂頭上自髮際中同身寸之二寸後至頂之後者也。二十五者,其中行,則顖會、前頂、百會、後頂、强間五,督脈氣也。次俠傍兩行,則五處、承光、通天、絡却、玉枕各五,本經氣也。又次傍兩行,則臨泣、目窗、正營、承靈、腦空各五,足少陽氣也。兩傍四行各五,則二十穴。中行五,則二十五也。其刺灸分壯,與《水熱穴》同法。

② 謂天柱二穴也。所在刺灸分壯,與《氣穴》同法。

③ 謂風池二穴也。刺灸分壯,與《氣穴》同法。(新校正云:按《甲乙經》風池足少陽陽維之會,非太陽之所發也。經言風府兩傍,廼天柱穴之分位,此亦復明上項中大筋兩傍穴也。此注剩出風池二穴於九十三數外,更剩前大杼、風門,及此風池,六穴也。)

④ 十五間各一者,今《中誥孔穴圖經》所存者十三穴,左右共二十六,謂附分、魄户、神堂、譩譆、膈關、魂門、陽綱、意舍、胃倉、肓門、志室、胞肓、秩邊十三也。附分在第二椎下附項內廉兩傍,各相去俠脊同身寸之三寸,手〔原脱,據《外臺》卷三十九及《銅人》卷四補〕足太陽之會,刺可入同身寸之八分,若灸者可灸五壯。魄户在第三椎下兩傍,上直附分,足太陽脈氣所發,下十一〔守〕穴並同,正坐取之,刺可入同身寸之五分,若灸者如附分法。神堂在第五椎下兩傍,上直魄户,刺可入同身寸之三分,灸同附分法。譩譆在第六椎下兩傍,上直神堂(新校正云:按《骨空論》注云:以手厭之,令病人呼譩譆之聲,則指下動矣),刺可入同身寸之六分,留七呼,灸如附分法。膈關在第七椎下兩傍,上直譩譆,正坐開肩取之,刺可入同身寸之五分,若灸者可灸三壯(新校正云:按《甲乙經》可灸五壯)。魂門在第九椎下兩傍,上直膈關,正坐取之,刺灸分壯如膈關法。陽綱在第十椎下兩傍,上直魂門,正坐取之,刺灸分壯如魂門法。意舍在第十一椎下兩傍,上直陽綱,正坐取之,刺灸分壯如陽綱法。胃倉在第十二椎下兩傍,上直意舍,刺灸分壯如意舍法。肓門在第十三椎下兩傍,上直胃倉,刺同胃倉,可灸三十壯(新校正云:按肓門灸三十壯與《甲乙經》同,《水穴》注作灸三壯)。志室在第十四椎下兩傍,上直肓門,正坐取之,刺灸分壯如魄户法。胞肓在第十九椎下兩傍,上直志室,伏而取之,刺灸分壯如魄户法(新校正云:按志室胞肓灸如魄户五壯,《甲乙經》作三壯,《水穴》注亦作三壯,《熱穴》注志室亦作三壯)。秩邊在第二十一椎下兩傍,上直胞肓,伏而取之,刺灸分壯如魄户法。

六①，委中以下至足小指傍各六俞②。

足少陽脈氣所發者六十二穴：兩角上各二③，直目上髮際內各五④，耳前角上各一⑤，耳前角下各一⑥，銳髮下各

———————

① 肺俞在第三椎下兩傍，俠脊相去各同身寸之一寸半，刺可入同身寸之三分，留七呼，若灸者可灸三壯。心俞在第五椎下兩傍，相去及刺〔守〕如肺俞法，留七呼。肝俞在第九椎下兩傍，相去及刺如心俞法，留六呼。脾俞在第十一椎下兩傍，相去及刺如肝俞法，留七呼。腎俞在第十四椎下兩傍，相去及刺如脾俞法，留七呼。膽俞在第十椎下兩傍，相去如肺俞法，正坐取之，刺可入同身寸之五分，留七呼。胃俞在第十二椎下兩傍，相去及刺如脾俞法，留七呼。三焦俞在第十三椎下兩傍，相去及刺如膽俞法。大腸俞在第十六椎下兩傍，相去及刺如肺俞法，留六呼。小腸俞在第十八椎下兩傍，相去及刺如心俞法，留六呼。膀胱俞在第十九椎下兩傍，相去及刺如腎俞法，留六呼。五藏六府之俞，若灸者並可灸三壯。（新校正云：詳或者疑經中各五各六，以各字爲誤者，非也。所以言各者，謂左右各五各六，非謂每藏府而各五各六也。）

② 謂委中、崑崙、京骨、束骨、通谷、至陰六穴也。左右言之，則十二俞也。其所在刺灸如《氣穴》法。經言脈氣所發者七十八穴，今此所有兼亡者九十三穴，由此則大數差錯，傳寫有誤也。（新校正云：詳王氏云兼亡者九十三穴，今兼大杼、風門、風池爲九十九穴，以此王氏總數計之，明知此三穴後之妄增也。）

③ 謂天衝、曲鬢左右各二也。天衝在耳上如前同身寸之三分，足太陽少陽二脈之會，刺可入同身寸之三分，若灸者可灸五壯。曲鬢在耳上入髮際曲隅〔原作"陽"，據《甲乙》卷三第五、《外臺》卷三十九及《發揮》卷中改〕陷者中，鼓頷有空，足太陽少陽二脈之會，刺灸分壯如天衝法。

④ 謂臨泣、目窗、正營、承靈、腦空左右是也。臨泣直目上入髮際同身寸之五分，足太陽少陽陽維三脈之會，留七呼。目窗在臨泣後同身寸之一寸，正營在目窗後同身寸之一寸，承靈在正營後同身寸之一寸半，腦空在承靈後同身寸之一寸半，俠枕骨後枕骨上，並足少陽陽維二脈之會，刺可入同身寸之四分，餘並刺可入同身寸之三分，若灸者並可灸五壯。（新校正云：按腦空在枕骨後枕骨上，《甲乙經》作玉枕骨下。）

⑤ 謂頷厭二穴也。在曲角下顳顬之上廉，手足少陽足陽明三脈之會，刺可入同身寸之七分，留七呼，若灸者可灸三壯，刺深令人耳無所聞。

⑥ 謂懸厘二穴也。在曲角上顳顬之下廉，手足少陽陽明四脈之交會，刺可入同身寸之三分，留七呼，若灸者可灸三壯。（新校正云：按後手少陽中云角上，此云角下，必有一誤。）

一①,客主人各一②,耳後陷中各一③,下關各一④,耳下牙車之後各一⑤,缺盆各一⑥,掖下三寸,脅下至胠,八間各一⑦,

---

① 謂和髎二穴也。在耳前銳髮下橫動脈,手足少陽二脈之會,刺可入同身寸之三分,若灸者可灸三壯。(新校正云:按《甲乙經》云:手足少陽手太陽之會。)

② 客主人,穴名也。在耳前上廉起骨,開口有空,手足少陽足陽明三脈之會,刺可入同身寸之三分,留七呼,若灸者可灸三壯。(新校正云:按《甲乙經》及《氣穴》注、《刺禁》注並云手少陽足陽明之會,與此異。)

③ 謂翳風二穴也。在耳後陷者中,按之引耳中,手足少陽二脈之會,刺可入同身寸之三分,若灸者可灸三壯。

④ 下關,穴名也。所在刺灸,《氣穴》同法。

⑤ 謂頰車二穴也。刺灸分壯,《氣穴》同法。

⑥ 缺盆,穴名也。在肩上橫骨陷者中,足陽明脈氣所發,刺可入同身寸之二分,留七呼,若灸者可灸三壯,太深令人逆息。(新校正云:按《骨空》注作手陽明。)

⑦ 掖下三寸,同身寸也。掖下,謂淵掖、輒筋、天池,脅下至胠,則日月、章門、帶脈、五樞、維道、居髎,九穴也,左右共十八穴也。淵掖在掖下同身寸之三寸,足少陽脈氣所發,舉臂得之,刺可入同身寸之三分,禁不可灸。輒筋在掖下同身寸之三寸,復前行同身寸之一寸搓脅(新校正云:按《甲乙經》搓作著,下同),足少陽脈氣所發,刺可入同身寸之六分,若灸者可灸三壯。天池在乳後同身寸之二寸(新校正云:按《甲乙經》作一寸),掖下三寸,搓脅直掖撅肋間,手心主足少陽二脈之會,刺可入同身寸之三分(新校正云:按《甲乙經》作七分),若灸者可灸三壯。日月膽募也,在第三肋端〔原作"揣",據《甲乙》卷三第二十二校語改〕,橫直心蔽骨傍各同身寸之二寸五分,上直兩乳(新校正云:按《甲乙經》云:日月在期門下五分),足太陰少陽二脈之會,刺可入同身寸之七分,若灸者可灸五壯。章門脾募也,在季肋端,足厥陰少陽二脈之會,側臥屈上足伸下足舉臂取之,刺可入同身寸之八分,留六呼,若灸者可灸三壯。帶脈在季肋下同身寸之一寸八分,足少陽帶脈二經之會,刺可入同身寸之六分,若灸者可灸五壯。五樞在帶脈下同身寸之三寸,足少陽帶脈二經之會,刺可入同身寸之一寸,若灸者可灸五壯。維道在章門下同身寸之五寸三分,足少陽帶脈二經之會,刺灸分壯如章門法。居髎在章門下同身寸之八〔原作"四",據《甲乙》卷三第二十三、《外臺》卷三十九及《銅人》卷四改〕寸三分胳骨上(新校正云:按《甲乙經》作監骨)陷者中,陽蹻足少陽二脈之會,刺灸分壯如維道法。所以謂之八間者,自掖下三寸至季肋凡八肋骨。

髀樞中，傍各一①，膝以下至足小指次指各六俞②。

足陽明脈氣所發者六十八穴：額顱髮際傍各三③，面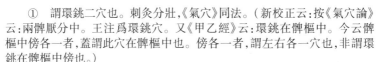鼽骨空各一④，大迎之骨空各一⑤，人迎各一⑥，缺盆外骨空各一⑦，膺中骨間各一⑧，俠鳩尾之外，當乳下三寸，俠

---

① 謂環銚二穴也。刺灸分壯，《氣穴》同法。（新校正云：按《氣穴論》云：兩髀厭分中。王注爲環銚穴。又《甲乙經》云：環銚在髀樞中。今云髀樞中傍各一者，蓋謂此穴在髀樞中也。傍各一者，謂左右各一穴也，非謂環銚在髀樞中傍也。）

② 謂陽陵泉、陽輔、丘虛、臨泣、俠谿、竅陰六穴也。左右言之則十二俞也。其所在刺灸分壯，《氣穴》同法。

③ 謂懸顱、陽白、頭維，左右共六穴也。正面髮際橫行數之，懸顱在曲角上顳顬之中，足陽明脈氣所發，刺入同身寸之三分，留三呼，若灸者可灸三壯。陽白在眉上同身寸之一寸直瞳子，足陽明陰維二脈之會，刺可入同身寸之三分，灸三壯。頭維在額角髮際俠本神兩傍各同身寸之一寸五分，足少陽陽明二脈之交會，刺可入同身寸之五分，禁不可灸。（新校正云：按《甲乙經》陽白足少陽陽維之會，今王氏注云足陽明陰維之會，詳此在足陽明脈氣所發中，則足陽明近是，然陽明經不到此，又不與陰維會，疑王注非，《甲乙經》爲得矣。）

④ 謂四白穴也。在目下同身寸之一寸，足陽明脈氣所發，刺可入同身寸之四分，不可灸。（新校正云：按《甲乙經》刺入三分，灸七壯。）

⑤ 大迎，穴名也。在曲頷前同身寸之一寸三分骨陷者中動脈，足陽明脈氣所發，刺可入同身寸之三分，留七呼，若灸者可灸三壯。

⑥ 人迎，穴名也。在頸俠結喉傍大脈動應手，足陽明脈氣所發，刺可入同身寸之四分，過深殺人，禁不可灸。

⑦ 謂天髎二穴也。在肩缺盆中上伏骨之陬陷者中，手足少陽陽維三脈之會，刺可入同身寸之八分，若灸者可灸三壯。（新校正云：按《甲乙經》伏骨作毖骨。）

⑧ 謂膺窗等六穴也。膺窗在胸兩傍，俠中行各相去同身寸之四寸，巨骨下同身寸之四寸八分陷者中，足陽明脈氣所發，仰而取之，刺可入同身寸之四分，若灸者可灸五壯。此穴之上，又有氣户、庫房、屋翳，下又有乳中、乳根。氣户在巨骨下，下直膺窗，去膺窗上同身寸之四寸八分。庫房在氣户下同身寸之一寸六分。屋翳在氣户下同身寸之三寸二分。下即膺窗也。膺窗之下，即乳中也。乳中穴下同身寸之一寸六分陷者中，則乳根穴也。並足陽明脈氣所發，仰而取之。乳中禁不可灸刺，灸刺之不幸生蝕瘡，瘡中有清汁膿血者可治，瘡中有瘜肉若蝕瘡者死。餘五穴並刺可入同身寸之四分，若灸者可灸三壯。（新校正云：按《甲乙經》灸五壯。）

胃脘各五①，俠臍廣三寸各三②，下臍二寸俠之各三③，氣街動脈各一④，伏菟上各一⑤，三里以下至足中指各八俞，分之所在穴空⑥。

手太陽脈氣所發者三十六穴：目內眥各一⑦，目外各

---

①　謂不容、承滿、梁門、關門、太一五穴也，左右共十穴也。俠腹中行兩傍相去各同身寸之四寸（新校正云：按《甲乙經》云：各二寸。疑此注剩各字）不容在第四肋端，下至太一各上下相去同身寸之一寸，並足陽明脈氣所發，刺可入同身寸之八分，若灸者可灸五壯。（新校正云：按《甲乙經》不容刺入五分，此云並入八分，疑此注誤。）

②　廣，謂去臍橫廣也。廣三寸者，各如太一之遠近也。各三者，謂滑肉門、天樞、外陵也。滑肉門在太一下同身寸之一寸，天樞在滑肉門下同身寸之一寸，正當於臍，外陵在天樞下同身寸之一寸，並足陽明脈氣所發，天樞刺可入同身寸之五分，留七呼，滑肉門、外陵各刺可入同身寸之八分，若灸者並可灸三壯。（新校正云：按《甲乙經》天樞在臍傍各二寸，上曰滑肉門，下曰外陵，是三穴者去臍各二寸。今此經注云廣三寸，《素問》《甲乙經》不同，然《甲乙經》分寸與諸書同，特此經爲異也。）

③　下臍二寸，則外陵下同身寸之一寸，大巨穴也。各三者，謂大巨、水道、歸來也。大巨在外陵下同身寸之一寸，足陽明脈氣所發，刺可入同身寸之八分，若灸者可灸五壯。水道在大巨下同身寸之三寸，足陽明脈氣所發，刺可入同身寸之二寸半，若灸者可灸五壯。歸來在水道下同身寸之二寸，刺可入同身寸之八分，若灸者可灸五壯也。

④　氣街，穴名也。在歸來下鼠鼷上同身寸之一寸脈動應手，足陽明脈氣所發，刺可入同身寸之三分，留七呼，若灸者可灸三壯。（新校正云：詳此注與《甲乙經》同，《刺熱》注及《熱穴》注云氣街在腹臍下橫骨兩端鼠鼷上，《刺禁論》注在腹下俠臍兩傍相去四寸鼠僕上，《骨空》注云在毛際兩傍鼠鼷上，諸注不同，今備錄之。）

⑤　謂髀關二穴也。在膝上伏菟後交分中，刺可入同身寸之六分，若灸者可灸三壯。

⑥　謂三里、上廉、下廉、解谿、衝陽、陷谷、內庭、厲兌八穴也，左右言之，則十六俞也。上廉足陽明與大腸合，下廉足陽明與小腸合也，其所在刺灸分壯，與《氣穴》同法。所謂分之所在穴空者，足陽明脈自三里穴分而下行，其直者循骭過跗入中指出其端則厲兌也，其支者與直俱至足跗上入中指次間，故云分之所在穴空也。之，往也。言分而各行往指間穴空處也。

⑦　謂睛明二穴也。在目內眥，手足太陽足陽明陰蹻陽蹻五脈之會，刺可入同身寸之一分，留六呼，若灸者可灸三壯。諸穴有云數脈會發而不於所會脈下言之者，出從其正者也。

一①,䪼骨下各一②,耳郭上各一③,耳中各一④,巨骨穴各一⑤,曲掖上骨穴各一⑥,柱骨上陷者各一⑦,上天窗四寸各一⑧,肩解各一⑨,肩解下三寸各一⑩,肘以下至手小指本各六俞⑪。

手陽明脈氣所發者二十二穴:鼻空外廉項上各二⑫,

---

① 謂瞳子髎二穴也。在目外去眦同身寸之五分,手太陽手足少陽三脈之會,刺可入同身寸之三分,若灸者可灸三壯。

② 謂顴髎二穴也。䪼,䪼也。䪼,面䪼也。在面䪼骨下陷者中,手太陽少陽二脈之會,刺可入同身寸之三分。

③ 謂角孫二穴也。在耳上郭表之中間上,髮際之下,開口有空,手太陽手足少陽三脈之會,刺可入同身寸之三分,若灸者可灸三壯。(新校正云:按《甲乙經》手太陽作手陽明。)

④ 謂聽宮二穴也。所在刺灸分壯,與《氣穴》同法。

⑤ 巨骨,穴名也。在肩端上行兩義骨間陷者中,手陽明蹻脈二經之會,刺可入同身寸之一寸半,若灸者可灸三壯。(新校正云:按《甲乙經》作五壯。)

⑥ 謂臑俞二穴也。在肩臑後大骨下胛〔守〕上廉陷者中,手太陽陽維蹻脈三經之會,舉臂取之,刺可入同身寸之八分,若灸者可灸三壯。(新校正云:按《甲乙經》作手足太陽。)

⑦ 謂肩井二穴也。在肩上陷解中缺盆上大骨前,手足少陽陽維三脈之會,刺可入同身寸之五分,若灸者可灸三壯。

⑧ 謂天窗、竅陰四穴也。所在刺灸分壯,與《氣穴》同法。

⑨ 謂秉風二穴也。在肩上小髃骨後,舉臂有空,手太陽陽明手足少陽四脈之會,舉臂取之,刺可入同身寸之五分,若灸者可灸三壯。(新校正云:按《甲乙經》灸五壯。)

⑩ 謂天宗二穴也。在秉風後大骨下陷者中,手太陽脈氣所發,刺可入同身寸之五分,留六呼,若灸者可灸三壯。

⑪ 六俞所起於指端,經言至小指本,則以端爲本,言上之本也,下文陽明少陽同。六俞,謂小海、陽谷、腕骨、後谿、前谷、少澤六穴也,左右言之則十二俞也。其所在刺灸分壯,《氣穴》同法。(新校正云:後此手太陽陽明少陽三經,各言至手某指本,王注以端爲本者非也。詳手三陽之井穴,盡出手某指之端爪甲下際,此言本者,是遂指爪甲之本也,安得以端爲本哉!)

⑫ 謂迎香、扶突各二穴也。迎香在鼻下孔傍,手足陽明二脈之會,刺可入同身寸之三分。扶突在曲頰下同身寸之一寸人迎後,手陽明脈氣所發,仰而取之,刺可入同身寸之四分,若灸者可灸三壯。

259

大迎骨空各一①，柱骨之會各一②，髃骨之會各一③，肘以下至手大指次指本各六俞④。

手少陽脈氣所發者三十二穴：鈗骨下各一⑤，眉後各一⑥，角上各一⑦，下完骨後各一⑧，項中足太陽之前各一⑨，俠扶突各一⑩，肩貞各一⑪，肩貞下三寸分間各

----

① 大迎，穴名也。在曲頷前同身寸之一寸三分，骨陷者中動脈，足陽明脈氣所發，刺可入同身寸之三分，留七呼，若灸者可灸三壯。（新校正云：詳大迎穴已見前足陽明經中，今又見於此，王氏不注所以，當如顑髎穴兩出之義。）

② 謂天鼎二穴也。在頸缺盆上，直扶突，氣舍後同身寸之半，手陽明脈氣所發，刺可入同身寸之四分，若灸者可灸三壯。（新校正云：按《甲乙經》作一寸半。）

③ 謂肩髃二穴也。所在刺灸分壯，與《氣穴》同法。（新校正云：按髃骨《氣穴》注中無，《刺熱》注、《水熱穴》注、《骨空論》注中有之。）

④ 謂三里、陽谿、合谷、三間、二間、商陽六穴也。左右言之，則十二俞也。所在刺灸分壯，與《氣穴》同法。（新校正云：按《氣穴論》注有曲池而無三里，曲池，手陽明之合也，此誤出三里而遺曲池也。）

⑤ 謂顑髎二穴也。所在刺灸分壯，與手太陽脈同法。此穴中手少陽太陽脈氣俱會於中，等無優劣，故重說於此，下有者同。

⑥ 謂絲竹空二穴也。在眉後陷者中，手少陽脈氣所發，刺可入同身寸之三分，留六呼，不可灸，灸之不幸，使人目小及盲。（新校正云：按《甲乙經》手少陽作足少陽，留六呼作三呼。）

⑦ 謂懸厘二穴也。此與足少陽脈中同，以是二脈之會也。（新校正云：按足少陽脈中言角下，此云角上，疑此誤。）

⑧ 謂天衝二穴也。所在刺灸分壯，與《氣穴》同法。

⑨ 謂風池二穴也。在耳後陷者中，按之引於耳中，手足少陽脈之會，刺可入同身寸之四分，若灸者可灸三壯。（新校正云：按《甲乙經》在顳顬後髮際，足少陽陽維之會，刺可入三分。）

⑩ 謂天窗二穴也。在曲頰下扶突後動脈應手陷者中，手太陽脈氣所發，刺可入同身寸之六分，若灸者可灸三壯。

⑪ 肩貞，穴名也。在肩曲胛下兩骨解間，肩髃後陷者中，手太陽脈氣所發，刺可入同身寸之八分，若灸者可灸三壯。

一^①,肘以下至手小指次指本各六俞^②。

督脉气所发者二十八穴^③:项中央二^④,发际后中八^⑤,面中三^⑥,大椎以下至尻尾及傍十五穴^⑦,至骶下凡

一[①],肘以下至手小指次指本各六俞[②]。

督脈氣所發者二十八穴[③]:項中央二[④],髮際後中八[⑤],面中三[⑥],大椎以下至尻尾及傍十五穴[⑦],至骶下凡

[①]　謂肩髎、臑會、消濼各二穴也。其穴各在肉分間也。肩髎在肩端臑上,斜舉臂取之,手少陽脈氣所發,刺可入同身寸之七分,若灸者可灸三壯。臑會在臂前廉,去肩端同身寸之三寸,手陽明少陽二絡氣之會,刺可入同身寸之五分,灸者可灸五壯。消濼在肩下臂外開〔原作關,據《甲乙》卷三第二十八及《外臺》卷三十九改〕掖斜肘分下行間,手少陽脈之會,刺可入同身寸之五分,若灸者可灸三壯。

[②]　謂天井、支溝、陽池、中渚、液門、關衝六穴也。左右言之,則十二俞也。所在刺灸分壯,與《氣穴》同法。

[③]　今少一穴。(新校正云:按會陽二穴爲二十九穴,迺剩一穴,非少也,少當作剩。)

[④]　是謂風府、瘖門二穴也,悉在項中,餘一穴今亡。風府在項上入髮際同身寸之一寸,大筋內宛宛中,督脈陽維之會,刺可入同身寸之四分,留三呼,不可妄灸,灸之不幸令人瘖。瘖門在項髮際宛宛中,去風府同身寸之一寸,督脈陽維二經之會,仰頭取之,刺可入同身寸之四分,禁不可灸,灸之令人瘖。(新校正云:按王氏云風府瘖門悉在項中餘一穴今亡者,非謂此二十八穴中亡其一穴也,王氏蓋見《氣穴論》大椎上兩傍各一穴,亦在項之穴也,今亡,故云餘一穴今亡也。)

[⑤]　謂神庭、上星、顖會、前頂、百會、後頂、強間、腦戶八穴也。其正髮際之中也。神庭在髮際直鼻,督脈足太陽陽明脈三經之會,禁不可刺,若刺之令人巔疾目失睛,若灸者可灸三壯。上星在顱上直鼻中央,入髮際同身寸之一寸陷者中容〔守〕豆。顖會在上星後同身寸之一寸陷者中。前頂在顖會後同身寸之一寸五分骨間陷者中。百會在前頂後同身寸之一寸五分頂中央旋毛中陷容指,督脈足太陽之交會。後頂在百會後同身寸之一寸五分。強間在後頂後同身寸之一寸五分。腦戶在強間後同身寸之一寸五分,督脈足太陽之會,不可灸。此八者並督脈氣所發也,上星、百會、強間、腦戶各刺可入同身寸之三分,上星留六呼,腦戶留三呼,餘並刺可入同身寸之四分,若灸者可灸五壯。(新校正云:按《甲乙經》腦戶不可灸,《骨空論》注云不可妄灸。)

[⑥]　謂素髎、水溝、斷交三穴也。素髎在鼻柱上端,督脈氣所發,刺可入同身寸之三分。水溝在鼻柱下人中,直唇取之,督脈手陽明之會,刺可入同身寸之二分,留六呼,若灸者可灸三壯。斷交在唇內齒上斷縫,督脈任脈二經之會,可逆刺之,入同身寸之三分,若灸者可灸三壯。此三者,正居面左右之中也。

[⑦]　脊椎之間有大椎、陶道、身柱、神道、靈臺、至陽、筋縮、中樞、脊中、懸樞、命門、陽關、腰俞、長強、會陽十五俞也。大椎在第一椎上陷者中,三陽督脈之會。陶道在項大椎節下間,督脈足太陽之會,俯而取之。身柱在第三

二十一節,脊椎法也①。

任脈之氣所發者二十八穴②:喉中央二③,膺中骨陷中各一④,鳩尾下三寸,胃脘五寸,胃脘以下至橫骨六寸半〔上三字《太素》卷十一《氣府》作"八寸一"〕一⑤。腹脈法也⑥。

椎節下間,俯而取之。神道在第五椎節下間,俯而取之。靈台在第六椎節下間,俯而取之。至陽在第七椎節下間,俯而取之。筋縮在第九椎節下間,俯而取之。中樞在第十椎節下間,俯而取之。脊中在第十一椎節下間,俯而取之,禁不可灸,令人傴。懸樞在第十三椎節下間,伏而取之。命門在第十四椎節下間,伏而取之。陽關在第十六椎節下間,坐而取之。腰俞在第二十一椎節下間。長強在脊骶端,督脈別絡少陰二脈所結。會陽穴在陰尾骨兩傍。凡此十五者,並督脈氣所發,腰俞、長強各刺可入同身寸之二分(新校正云:按《甲乙經》作二寸,《水穴論》注作二分,腰俞穴《繆刺論》注作二寸,《熱穴》注作二寸,《刺熱》注作二分,諸注不同。雖《甲乙經》作二寸,疑大深。與其失之深,不若失之淺,宜從二分之説),留七呼,懸樞刺可入同身寸之三分,會陽刺可入同身寸之八分,餘並刺可入同身寸之五分,陶道、神道各留五呼,陶道、身柱、神道、筋縮可灸五壯,大椎可九壯,餘並可三壯。(新校正云:按《甲乙經》無靈台、中樞、陽關三穴。)

① 通項骨三節,即二十四節。
② 今少一穴。
③ 謂廉泉、天突二穴也。廉泉在頷下結喉上舌本下,陰維任脈之會,刺可入同身寸之三分,留三呼,若灸者可灸三壯。天突在頸結喉下同身寸之四寸,中央宛宛中,陰維任脈之會,低針取之,刺可入同身寸之一寸,留七呼,若灸者可灸三壯。
④ 謂璇機、華蓋、紫宮、玉堂、膻中、中庭六穴也。璇機在天突下同身寸之一寸,華蓋在璇機〔守〕下同身寸之一寸,紫宮、玉堂、膻中、中庭各相去同身寸之一寸六分陷者中,並任脈氣所發,仰而取之,各刺可入同身寸之三分,若灸者可灸五壯。
⑤ (新校正云:詳一字疑誤。)
⑥ 鳩尾,心前穴名也。其正當心蔽骨之端,言其骨垂下如鳩鳥尾形,故以爲名也。鳩尾下有鳩尾、巨闕、上脘、中脘、建里、下脘、水分、臍中、陰交、胕腴、丹田、關元、中極、曲骨十四俞也。鳩尾在臆前,蔽骨下同身寸之五分,任脈之別,不可灸,刺人無蔽骨者,從歧骨際下行同身寸之一寸(新校正云:按《甲乙經》云一寸半)爲鳩尾處也。下次巨闕、上脘、中脘、建里、下脘、水分,遞相去同身寸之一寸,上脘則足陽明手太陽之會,中脘則手太陽少陽足陽明三脈所生也。臍中禁不可刺,若刺之使人臍中惡瘍,潰矢出者死不治。陰交在臍下同身寸之一寸,任脈陰衝〔《外臺》卷三十九作"少陰衝脈"〕之會。胕腴在臍下同身寸之一寸。丹田,三焦募也,在臍下同身寸之二寸。

下陰別一^①,目下各一^②,下脣一^③,斷交一^④。

衝脈氣所發者二十二穴:俠鳩尾外各半寸至臍寸一^⑤,俠臍下傍各五分至橫骨寸一,腹脈法也^⑥。

足少陰舌下,厥陰毛中急脈各一^⑦,手少陰各一^⑧,陰

關元,小腸募也,在臍下同身寸之三寸,足三陰任脈之會也。中極在關元下一寸,足三陰之會也。曲骨在橫骨上,中極下同身寸之一寸,足厥陰之會。凡此十四者,並任脈氣所發。建里、丹田並刺可入同身寸之六分,留七呼(新校正云:按《甲乙經》作五分、十呼),上脘、陰交並刺可入同身寸之八分,下脘、水分並刺可入同身寸之一寸,中脘、脖胦並刺可入同身寸之一寸二分,曲骨刺可入同身寸之一寸半,留七呼,餘並刺可入同身寸之一寸二分。若灸者,關元、中脘各可灸七壯,臍中、中極、曲骨各三壯,餘並可五壯。自鳩尾下至陰間,並任脈主之,腹脈法也。(新校正云:據此注云餘並刺入一寸二分,關元在中,與《甲乙經》及《氣穴》《骨空》注刺入二寸不同,當從《甲乙經》之寸數。)

① 謂會陰一穴也。自曲骨下至陰,陰之下兩陰之間則此穴也,是任脈別絡俠督脈者衝脈之會,故曰下陰別一也。刺可入同身寸之二寸,留七呼,若灸者可灸三壯。(新校正云:按《甲乙經》七呼作三呼。)

② 謂承泣二穴也。在目下同身寸之七分,上直瞳子,陽蹻任脈足陽明三經之會,刺可入同身寸之三分,不可灸。

③ 謂承漿穴也。在頤前下脣之下,足陽明脈任脈之會,開口取之,刺可入同身寸之二分,留五呼,若灸者可灸三壯。(新校正云:按《甲乙經》作留六呼。)

④ 斷交,穴名也。所在刺灸分壯,與督〔守〕脈同法。

⑤ 謂幽門、通谷、陰都、石關、商曲、肓俞六穴,左右則十二穴也。幽門俠巨闕兩傍相去各同身寸之半寸陷者中,下五穴各相去同身寸之一寸,並衝脈足少陰二經之會,各刺可入同身寸之一寸,若灸者可灸五壯。(新校正云:按此云各刺入一寸,按《甲乙經》云幽門、通谷刺入五分。)

⑥ 謂中注、肓俞、胞門、陰關、下極五穴,左右則十六穴也。中注在肓俞下同身寸之五分,上直幽門,下四穴各相去同身寸之一寸,並衝脈足少陰二經之會,各刺可入同身寸之一寸,若灸者可灸五壯。

⑦ 足少陰舌下二穴,在人迎前陷中動脈前,是曰月本,左右二也,足少陰脈氣所發,刺可入同身寸之四分。急脈在陰毛中陰上兩傍,相去同身寸之二寸半,按之隱指堅,然甚按則痛引上下也。其左者中寒,則上引少腹,下引陰丸,善爲痛,爲少腹急中寒。此兩脈皆厥陰之大絡通行其中,故曰厥陰急脈,即睾之系也。可灸而不可刺,病疝少腹痛即可灸。(新校正云:詳舌下毛中之穴,《甲乙經》無。)

⑧ 謂手少陰郄穴也。在腕後同身寸之半寸,手少陰郄也。刺可入同身寸之三分,若灸者可灸三壯,左右二也。

陽蹻各一①，手足諸魚際脈氣所發者，凡三百六十五穴也②。

　　皮部論：蜚扶沸切　胭渠殞切

　　氣穴論：蔽必寐切　摘音摘　臑奴到切

　　氣府論：顖音信　譩譆上音衣，下音喜　顑顱上如輒切，下汝車切　柲音秘　頄音仇

――――――――――

　　①　陰蹻一，謂交信穴也。交信在足內踝上同身寸之二寸，少陰前太陰後筋骨間，陰蹻之郄，刺可入同身寸之四分，留五呼，若灸者可灸三壯。陽蹻一，謂附陽穴也。附陽在足外踝上同身寸之三寸，太陽前少陽後筋骨間，謹取之，陽蹻之郄，刺可入同身寸之六分，留七呼，若灸者可灸三壯，左右四也。

　　②　經之所存者多，凡一十九穴，此所謂氣府也。然散穴俞，諸經脈部分皆有之，故經或不言，而《甲乙經》經脈流注多少不同者以此。

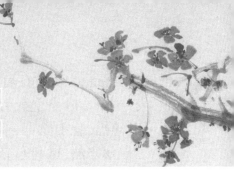

卷第十六

骨空論篇第六十

新校正云：按全元起本在第二卷。自灸寒熱之法已下，在第六卷《刺齊篇》末。

黄帝問曰：余聞風者百病之始也，以針治之奈何[①]？岐伯對曰：風從外入，令人振寒，汗出頭痛，身重惡寒[②]，治在風府[③]，調其陰陽，不足則補，有餘則瀉[④]，大風頸項痛，刺風府，風府在上椎[⑤]。大風汗出，灸譩譆，譩譆在背下俠脊傍三寸所，厭之令病者呼譩譆，譩譆應手[⑥]。從風

---

① 始，初也。

② 風中身形，則腠理閉密，陽氣内拒，寒復外勝，勝拒相薄，榮衛失所，故如是。

③ 風府，穴也。在項上入髮際同身寸之一寸宛宛中，督脈足太陽之會，刺可入同身寸之四分，若灸者可灸五壯。（新校正云：按風府注，《氣穴論》《氣府論》中各已注與《甲乙經》同，此注云督脈足太陽之會可灸五壯者，廼是風門熱府穴也，當云督脈陽維之會，留三呼，不可灸，廼是。）

④ 用針之道，必法天常，盛瀉虛補，此其常也。

⑤ 上椎，謂大椎上入髮際同身寸之一寸。

⑥ 譩譆，穴也。在肩髆内廉俠第六椎下兩傍，各同身寸之三寸，以手厭之，令病人呼譩譆之聲，則指下動矣，足太陽脈氣所發，刺可入同身寸之六分，留七呼，若灸者可灸五壯，譩譆者因取爲名爾。

憎風，刺眉頭①。失枕在肩上橫骨間②，折使揄〔守〕臂齊肘正，灸脊中③。䏚絡季脅引少腹而痛脹，刺譩譆④。腰痛不可以轉搖，急引陰卵，刺八髎與痛上，八髎在腰尻分間⑤。鼠瘻寒熱，還刺寒府，寒府在附膝外解營⑥。取膝上外者使之拜，取足心者使之跪⑦。任脈者，起於中極之下，以上毛際，循腹裏上關元，至咽喉，上頤循面入目⑧。衝脈者，起於氣街，並少陰之經⑨，俠臍上行，至胸中而散⑩。任脈爲病，男子內結七疝，女子帶下瘕聚。衝脈爲

---

① 謂攢竹穴也。在眉頭陷者中脈動應手，足太陽脈氣所發，刺可入同身寸之三分，若灸者可灸三壯。

② 謂缺盆穴也。在肩上橫骨陷者中，手陽明脈氣所發，刺可入同身寸之二分，留七呼，若灸者可灸三壯，刺入深令人逆息。（新校正云：按《氣府》注作足陽明，此云手陽明，詳二經俱發於此，故王注兩言之。）

③ 揄讀爲搖，搖謂搖動也。然失枕非獨取肩上橫骨間，迺當正形灸脊中也。欲而驗之，則使搖動其臂，屈折其肘，自項之下，橫齊肘端，當其中間，則其處也，是曰陽關，在第十六椎節下間，督脈氣所發，刺可入同身寸之五分，若灸者可灸三壯。（新校正云：詳陽關穴，《甲乙經》無。）

④ 䏚，謂俠脊兩傍空軟處也。少腹，臍下也。

⑤ 八或爲九，驗《真骨》及《中誥孔穴經》正有八髎，無九髎也。分，謂腰尻筋肉分間陷下處。

⑥ 膝外骨間也。屈伸之處，寒氣喜中，故名寒府也。解，謂骨解。營，謂深刺而必中其營也。

⑦ 拜而取者，使膝穴空開也。跪而取之者，令足心宛宛處深定也。

⑧ （新校正云：按《難經》《甲乙經》無上頤循面入目六字。）

⑨ （新校正云：按《難經》《甲乙經》作陽明。）

⑩ 任脈、衝脈，皆奇經也。任脈當臍中而上行，衝脈俠臍兩傍而上行。然中極者，謂臍下同身寸之四寸也。言中極之下者，言中極〔上二字疑是任脈〕從少腹之內上行，而外出於毛際而上，非謂本起於此也。關元者，謂臍下同身寸之三寸也。氣街者，穴名也，在毛際兩傍鼠鼷上同身寸之一寸也。言衝脈起於氣街者，亦從少腹之內，與任脈並行，而至於是迺循腹也。何以言之？《針經》曰：衝脈者，十二經之海，與少陰之絡起於腎下，出於氣街。又曰：衝脈任脈者，皆起於胞中，上循脊裏，爲經絡之海；其浮而外者，循腹各行會於咽喉，別而絡脣口。血氣盛則皮膚熱，血獨盛則滲灌皮膚，生毫毛。由此言之，則任脈衝脈從少腹之內上行，至中極之下，氣街之內，明矣。（新校正云：按氣街與《氣府論》《刺熱篇》《水熱穴篇》《刺禁論》等注重，文雖不同，處所無別，備註《氣府論》中。）

病,逆氣裏急。督脈爲病,脊強反折①。督脈者,起於少腹以下骨中央,女子入繫廷孔②,其孔,溺孔之端也③,其絡循陰器合篡間,繞篡後④,別繞臀,至少陰與巨陽中絡者,合少陰上股內後廉,貫脊屬腎⑤,與太陽起於目內眥,上額交巔上,入絡腦,還出別下項,循肩髆內,俠脊抵腰中,入循膂絡腎⑥;其男子循莖下至篡,與女子等;其少腹直上者,貫臍中央,上貫心入喉,上頤環唇,上繫兩目之下中央⑦。此生病,從少腹上衝心而痛,不得前後,爲衝疝⑧。

---

① 督脈,亦奇經也。然任脈衝脈督脈者,一源而三歧也,故經或謂衝脈爲督脈也。何以明之?今《甲乙》及古《經脈流注圖經》以任脈循背者謂之督脈,自少腹直上者謂之任脈,亦謂之督脈,是則以背腹陰陽別爲名目爾。以任脈自胞上過帶脈貫臍而上,故男子爲病內結七疝,女子爲病則帶下瘕聚也。以衝脈俠臍而上,並少陰之經上至胸中,故衝脈爲病則逆氣裏急也。以督脈上循脊裏,故督脈爲病則脊強反折也。

② 起,非初起,亦猶任脈衝脈起於胞中也,其實迺起於腎下,至於少腹,則下行於腰橫骨圍之中央也。繫廷孔者,謂窈漏,近所謂前陰穴也。以其陰廷繫屬於中,故名之。

③ 孔,則窈漏也。窈漏之中,其上有溺孔焉。端,謂陰廷在此溺孔之上端,而督脈自骨圍中央則至於是。

④ 督脈別絡,自溺孔之端,分而各行,下循陰器,迺合篡間也。所謂間者,謂在前陰後陰之兩間也。自兩間之後,已〔疑衍〕復分而行,繞篡之後。

⑤ 別,謂別絡分而各行之於焦也。足少陰之絡者,自股內後廉貫脊屬腎。足太陽絡之外行者,循髀〔守〕樞絡股陽而下;其中行者,下貫臀,至膕中與外行絡合。故言至少陰與巨陽中絡,合少陰上股內後廉貫脊屬腎也。(新校正云:詳各行於焦,疑焦字誤。)

⑥ 接續臀而上行也。

⑦ 自與太陽起於目內眥下至女子等,並督脈之別絡也。其直行者,自尻上循脊裏而至於鼻人也。自其少腹直上,至兩目之下中央,並任脈之行,而云是督脈所繫,由此言之,則任脈衝脈督脈,名異而同體也。

⑧ 尋此生病正是任脈,經云爲衝疝者,正明督脈以別主而異目也。何者?若一脈一氣而無陰陽之異主,則此生病者當心背俱痛,豈獨衝心而爲疝乎。

其女子不孕，癃痔遺溺嗌乾①。督脈生病治督脈，治在骨上，甚者在臍下營②。其上氣有音者治其喉中央，在缺盆中者③。其病上衝喉者治其漸，漸者上俠頤也④。蹇膝伸不屈治其楗⑤。坐而膝痛治其機⑥。立而暑解，治其骸關⑦。膝痛，痛及拇指治其膕⑧。坐而膝痛如物隱者，治其關⑨。膝痛不可屈伸，治其背內⑩。連骱若折，治陽明中俞髎⑪。

---

① 亦以衝脈任脈並自少腹上至於咽喉，又以督脈循陰器合篡間繞篡後別繞臀，故不孕癃痔遺溺嗌乾也。所以謂之任脈者，女子得之以任養也，故經云此病其女子不孕也。所以謂之衝脈者，以其氣上衝也，故經云此生病從少腹上衝心而痛也。所以謂之督脈者，以其督領經脈之海也。由此三用，故一源三歧，經或通呼，似相謬引，故下文曰。

② 此亦正任脈之分也，衝任督三脈異名同體亦明矣。骨上，謂腰橫骨上髦際中曲骨穴也，任脈足厥陰之會，刺可入同身寸之一寸半，若灸者可灸三壯。臍下，謂臍直下同身寸之一寸陰交穴，任脈陰衝之會，刺可入同身寸之八分，若灸者可灸五壯。

③ 中謂缺盆兩間之中天突穴，在頸結喉下同身寸之四寸，中央宛宛中，陰維任脈之會，低針取之，刺可入同身寸之一寸，留七呼，若灸者可灸三壯。

④ 陽明之脈漸上頤而環唇，故以俠頤名爲漸也，是謂大迎。大迎在曲頷前同身寸之一寸三分骨〔原在"曲頷前"之後，據《氣府論》王注及《甲乙》卷三第十移此〕陷中動脈，足陽明脈氣所發，刺可入同身寸之三分，留七呼，若灸者可灸三壯。

⑤ 蹇膝，謂膝痛屈伸蹇難也。楗，謂髀輔骨上，橫骨下，股外之中，側立搖動取之，筋動應手。

⑥ 髖骨兩傍相接處。

⑦ 暑，熱也。若膝痛，立而膝骨解中熱者，治其骸關。骸關，謂膝解也。一經云：起而引解。言膝痛起立，痛引膝骨解之中也。暑引二字其義則異，起立二字其意頗同。

⑧ 膕，謂膝解之後，曲腳之中，委中穴，背面取之，脈動應手，足太陽脈之所入，刺可入同身寸之五分，留七呼，若灸者可灸三壯。

⑨ 關在膕上，當楗之後，背立按之，以動搖筋應手。

⑩ 謂大杼穴也。所在灸刺分壯，與氣穴同法。

⑪ 若膝痛不可屈伸，連骱痛如折者，則針陽明脈中俞髎也，是則正取三里穴也。

若別,治巨陽少陰滎①。淫濼脛痠,不能久立,治少陽之維②,在外〔當依《太素》卷十一《骨空》補"踝",與《中誥》合〕上五寸③。輔骨上橫骨下爲楗,俠髖爲機,膝解爲骸關,俠膝之骨爲連骸,骸下爲輔,輔上爲膕,膕上爲關,頭橫骨爲枕④。

水俞五十七穴者,尻上五行,行五,伏菟上兩行,行五,左右各一行,行五,踝上各一行,行六穴⑤。髓空在腦後三分,在顱際銳骨之下⑥,一在齗基下⑦,一在項後中復骨下⑧,一在脊骨上空在風府上⑨。脊骨下空,在尻骨下空⑩。數髓空在面俠鼻⑪,或骨空在口下當兩肩⑫。兩髃

---

① 若痛而膝如別離者,則治足太陽少陰之滎也。足太陽滎,通谷也,在足小指外側本節前陷者中,刺可入同身寸之二分,留五呼,若灸者可灸三壯。足少陰滎,然谷也,在足內踝前起大骨下陷者中,刺可入同身寸之三分,留三呼,若灸者可灸三壯。

② (新校正云:按《甲乙經》外踝上五寸,迺足少陽之絡,此云維者,字之誤也。)

③ 淫濼,謂似酸痛而無力也。五〔守〕寸一云四寸,《中誥圖經》外踝上四寸無穴,五寸是光明穴也,足少陽之絡,刺可入同身寸之七分,留十呼,若灸者可灸五壯。(新校正云:按《甲乙經》云:刺入六分,留七呼。)

④ 由是則謂膝輔骨上,腰髖骨下,爲楗。楗上爲機,膝外爲骸關,楗後爲關,關下爲膕,膕下爲輔骨,輔骨上爲連骸。連骸者,是骸骨相連接處也。頭上之橫骨,爲枕骨。

⑤ 所在刺灸分壯,具《水熱穴論》中,此皆是骨空,故《氣穴篇》內與此重言爾。

⑥ 是謂風府,通腦中也。

⑦ 當頤下骨陷中有穴容豆,《中誥》名下頤。

⑧ 謂瘖門穴也。在項髮際宛宛中,入係舌本,督脈陽維之會,仰頭取之,刺可入同身寸之四分,禁不可灸。

⑨ 此謂腦戶穴也。在枕骨上,大羽後同身寸之一寸五分宛宛中,督脈足太陽之會,此別腦之戶,不可妄灸,灸之不幸令人瘖,刺可入同身寸之三分,留三呼。(新校正云:按《甲乙經》大羽者,强間之別名。《氣府》注云:若灸者可灸五壯。)

⑩ 不應主療,經闕其名。(新校正云:按《甲乙經》長强在脊骶端,正在尻骨下。王氏云:不應主療,經闕其名。得非誤乎!)

⑪ 謂顴髎等穴,經不一一指陳其處,小小者爾。

⑫ 謂大迎穴也。所在刺灸分壯,與前俠頤同法。

骨空,在髑中之陽①。臂骨空在臂陽,去踝四寸兩骨空之間②。股骨上空在股陽,出上膝四寸③。骱骨空在輔骨之上端④。股際骨空在毛中動〔當依《太素》卷十一《骨空》補"脈"〕下⑤。尻骨空在髀骨之後,相去四寸⑥。扁骨有滲理湊,無髓孔,易髓無空⑦。

灸寒熱之法,先灸項大椎,以年爲壯數⑧,次灸橛骨,以年爲壯數⑨,視背俞陷者灸之⑩,舉臂肩上陷者灸之⑪,兩季脅之間灸之⑫,外踝上絕骨之端灸之⑬,足小指次指間灸之⑭,腨下陷脈灸之⑮,外踝後灸之⑯,缺盆骨上切之堅痛如

---

① 近肩髃穴,經無名。

② 在支溝上同身寸之一寸,是謂通間。(新校正云:按《甲乙經》支溝上一寸名三陽絡,通間豈其別名歟。)

③ 在陰市上伏菟穴,下在承楗也。

④ 謂犢鼻穴也。在膝髕下骱骨上俠解大筋中,足陽明脈氣所發,刺可入同身寸之六分,若灸者可灸三壯耳。

⑤ 經闕其名。

⑥ 是謂尻骨八髎穴也。

⑦ 扁骨,謂尻間扁戾骨也。其骨上有滲灌文理歸湊之,無別髓孔也。易,亦也。骨有孔則髓有孔,骨若無孔,髓亦無孔也。

⑧ 如患人之年數。

⑨ 尾窮謂之橛骨。

⑩ 背胛骨際有陷處也。

⑪ 肩髃穴也。在肩端兩骨間,手陽明蹻脈之會,刺可入同身寸之六分,留六呼,若灸者可灸三壯。

⑫ 京門穴,腎募也,在髂骨與腰中季脅本俠脊,刺可入同身寸之三分,留七呼,若灸者可灸三壯。

⑬ 陽輔穴也。在足外踝上輔骨前絕骨之端,如前同身寸之三分所,去丘虛七寸,足少陽脈之所行也,刺可入同身寸之五分,留七呼,若灸者可灸三壯。(新校正云:按《甲乙經》云:在外踝上四寸。)

⑭ 俠谿穴也。在足小指次指歧骨間本節前陷者中,足少陽脈之所流也,刺可入同身寸之三分,留三呼,若灸者可灸三壯。(新校正云:按《甲乙經》流當作留字。)

⑮ 承筋穴也。在腨中央陷者中,足太陽脈氣所發也,禁不可刺,若灸者可灸三壯。(新校正云:按《刺腰痛篇》注云:腨中央如外陷者中。)

⑯ 崑崙穴也。在足外踝後跟骨上陷者中,細脈動應手,足太陽脈之所行也,刺可入同身寸之五分,留十呼,若灸者可灸三壯。

筋者灸之①,膺中陷骨間灸之②,掌束骨下灸之③,臍下關元
三寸灸之④,毛際動脈灸之⑤,膝下三寸分間灸之⑥,足陽
明跗上動脈灸之⑦,巔上一灸之⑧,犬所齧之處灸之三壯,
即以犬傷病法灸之⑨,凡當灸二十九處。傷食灸之⑩,不
已者,必視其經之過於陽者,數刺其俞而藥之。

水熱穴論篇第六十一

新校正云:按全元起本在第八卷。

黃帝問曰:少陰何以主腎?腎何以主水?岐伯對曰:
腎者至陰也,至陰者盛水也,肺者太陰也,少陰者冬脈也,
故其本在腎,其末在肺,皆積水也⑪。帝曰:腎何以能聚水

---

① 經闕其名,當隨其所有而灸之。

② 天突穴也。所在灸刺分壯,與前缺盆中者同法。

③ 陽池穴也。在手表腕上陷者中,手少陽脈之所過也,刺可入同身寸
之二分,留六呼,若灸者可灸三壯。

④ 正在臍下同身寸之三寸也。足三陰任脈之會,刺可入同身寸之二寸,
留七呼,若灸者可灸七壯。(新校正云:按《氣府》注云刺可入一寸二分者,非。)

⑤ 以脈動應手爲處,即氣街穴也。

⑥ 三里穴也。在膝下同身寸之三寸,胻骨外廉兩筋肉分間,足陽明脈
之所入也,刺可入同身寸之一寸,留七呼,若灸者可灸三壯。

⑦ 衝陽穴也。在足跗上同身寸之五寸骨間動脈,足陽明脈之所過也,
刺可入同身寸之三分,留十呼,若灸者可灸三壯。(新校正云:按《甲乙經》
及全元起本足陽明下有灸之二字,並跗上動脈是二穴。今王氏去灸之二字,
則是一〔上二字,守〕穴。今於注中卻存灸之二字,以闕疑耳〔守〕。)

⑧ 百會穴也。在頂中央旋毛中陷容指,督脈足太陽脈之交會,刺可入
同身寸之三分,若灸者可灸五壯。

⑨ 犬傷而發寒熱者,即以犬傷法三壯灸之。

⑩ 傷食爲病,亦發寒熱,故灸。(新校正云:詳足陽明不別灸,則有二
十八處,疑王氏去上文灸之二字者非。)

⑪ 陰者,謂寒也。冬月至寒,腎氣合應,故云腎者至陰也。水王於冬,
故云至陰者盛水也。腎少陰脈,從腎上貫肝膈,入肺中,故云其本在腎,其末
在肺也。腎氣上逆,則水氣客於肺中,故云皆積水也。

而生病？岐伯曰：腎者胃之關也，關門閉[原作"門"，據《太素》卷十一《氣穴》及楊注改從別本，與本篇及《宣明五氣篇》王注均合]不利，故聚水而從其類也①。上下溢於皮膚，故為胕腫。胕腫者，聚水而生病也②。帝曰：諸水皆生於腎乎？岐伯曰：腎者牝藏也③，地氣上者屬於腎，而生水液也，故曰至陰。勇而勞甚則腎汗出，腎汗出逢於風，內不得入於藏府，外不得越於皮膚，客於玄府，行於皮裏，傳為胕腫，本之於腎，名曰風水④。所謂玄府者，汗空也⑤。帝曰：水俞五十七處者，是何主也？岐伯曰：腎俞五十七穴，積陰之所聚也，水所從出入也。尻上五行行五者，此腎俞⑥。故水病下為胕腫大腹，上為喘呼⑦，不得臥者，標本俱病⑧，故肺為喘呼，腎為水腫，肺為逆不得臥⑨，分為相輸，俱受者水氣之所留也⑩。伏菟上各二行行五者，此腎之街也⑪。三陰之所交結於腳也。踝上各一行行六者，此腎脈之下行也，名曰

① 關者，所以司出入也。腎主下焦，膀胱為府，主其分注，關竅二陰，故腎氣化則二陰通，二陰閟則胃填滿，故云腎者胃之關也。關閉則水積，水積則氣停，氣停則水生，水生則氣溢，氣水同類，故云關閉不利聚水而從其類也。《靈樞經》曰：下焦溢為水。此之謂也。

② 上，謂肺。下，謂腎。肺腎俱溢，故聚水於腹中而生病也。

③ 牝，陰也，亦主陰位，故云牝藏。

④ 勇而勞甚，謂力房也。勞勇汗出則玄府開，汗出逢風則玄府復閉，玄府閉已則餘汗未出，內伏皮膚，傳化為水，從風而水，故名風水。

⑤ 汗液色玄，從空而出，以汗聚於裏，故謂之玄府。府，聚也。

⑥ 背部之俞凡有五行，當其中者督脈氣所發，次兩傍四行皆足太陽脈氣也。

⑦ 水下居於腎，則腹至足而胕腫。上入於肺，則喘息賁急而大呼也。

⑧ 標本者，肺為標，腎為本。如此者，是肺腎俱水為病也。

⑨ 肺為喘呼氣逆不得臥者，以其主呼吸故也。腎為水腫者，以其主水故也。

⑩ 分其居處以名之，則是氣相輸應。本其俱受病氣，則皆是水所留也。

⑪ 街，謂道也。腹部正前凡有五行，俠臍兩傍則腎藏足少陰脈及衝脈氣所發，次兩傍則胃府足陽明脈氣所發，此四行穴則伏菟之上也。

太衝^①。凡五十七穴者，皆藏之陰絡，水之所客也^②。

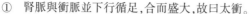

水熱穴論篇第六十一

① 腎脈與衝脈並下行循足，合而盛大，故曰太衝。

② 經所謂五十七者，然尻上五行行五，則背脊當中行督脈氣所發者，脊中、懸樞、命門、腰俞、長強當其處也。次俠督脈兩傍足太陽脈氣所發者，有大腸俞、小腸俞、膀胱俞、中胎內〔《甲乙》《千金》均無，疑後人加。《刺腰痛篇》王注作「肉」，於義稍勝〕俞、白環俞當其處也，又次外俠兩傍足太陽脈氣所發者，有胃倉、肓門、志室、胞肓、秩邊當其處也。伏菟上各二行行五者，腹部正前俠中行任脈兩傍衝脈足少陰之會者，有中注、四滿、氣穴、大赫、橫骨當其處也。次俠衝脈足少陰兩傍足陽明脈氣所發者，有外陵、大巨、水道、歸來、氣街當其處也。踝上各一行行六者，足內踝之上有足少陰陰蹻脈並循腨上行，足少陰脈有太衝、復溜、陰谷三穴，陰蹻脈有照海、交信、築賓三穴，陰蹻既足少陰脈之別，亦可通而主之。兼此數之，猶少一穴〔砂。守〕。脊中在第十一椎節下間，俯而取之，刺可入同身寸之五分，不可灸，令人傴。懸樞在第十三椎節下間，伏而取之，刺可入同身寸之三分，若灸者可灸三壯。命門在第十四椎節下間，伏而取之，刺可入同身寸之五分，若灸者可灸三壯。腰俞在第二十一椎節下間，刺可入同身寸之二分(新校正云：按《甲乙經》及《繆刺論》注並刺入二寸，而《刺熱》注《氣府》注並此注作二分，宜從二分之說)，留七呼，若灸者可灸三壯。長強在脊骶端，督脈別絡，少陰所結，刺可入同身寸之二分，留七呼，若灸者可灸三壯。此五穴者，並督脈氣所發也(新校正云：詳王氏云少一穴，按《氣府論》注十六〔守〕椎節下有陽關一穴，若通數陽關，則不少矣)〔不合。守〕。次俠督脈兩傍，大腸俞在第十六椎下俠督脈兩傍，去督脈各同身寸之一寸半，刺可入同身寸之三分，留六呼，若灸者可灸三壯。小腸俞在第十八椎下兩傍，相去及刺灸分壯法如大腸俞。膀胱俞在第十九椎下兩傍，相去及刺灸分壯法如大腸俞。中胎內〔同上〕俞在第二十椎下兩傍，相去及刺灸分壯法如大腸俞，俠脊胛腫〔守〕起肉，留十呼。白環俞在第二十一椎下兩傍，相去如大腸俞，伏而取之，刺可入同身寸之五分，若灸者可灸三壯(新校正云：按《甲乙經》云：刺可入八分，不可灸)。此五穴者，並足太陽脈氣所發。所謂腎俞者，則此也。又次外兩傍，胃倉在第十二椎下兩傍，相去各同身寸之三寸，刺可入同身寸之五分，若灸者可灸三壯。肓門在第十三椎下兩傍，相去及刺灸分壯法如胃倉。志室在第十四椎下兩傍，相去及刺灸分壯法如胃倉，正坐取之。胞肓在第十九椎下兩傍，相去及刺灸分壯法如胃倉，伏而取之。秩邊在第二十一椎下兩傍，相去及刺灸分壯法如胃倉，伏而取之。此五穴者，並足太陽脈氣所發也。次伏菟上兩行，中注在臍下同身寸之五分兩傍，相去任脈各同身寸之五分(新校正云：按《甲乙經》同《氣府》注：俠中行方一寸。文異而義同)。四滿在中注下同身寸之一寸，氣穴在四滿下同身寸之一寸，大赫在氣穴下同身寸之一寸，橫骨在大赫下同身寸之一寸，各橫相去同身寸之一寸，並衝脈足少陰之會，刺可入同身寸之一寸，若灸者可灸五壯。次外兩傍穴，外陵在臍下同身寸之一寸(新校正云：按《氣府論》注云：外陵在天樞下一寸。與此正同)兩傍，去衝脈各同身寸之一寸半，大巨在外陵下同身寸之一寸，水道在大巨下同身寸之三寸，歸來在水道下同身寸之三寸，氣街在歸來下(新校正云：按《氣府》注、《刺熱》注、《熱穴》注云：在腹臍下橫骨兩端鼠蹊上一寸。《刺禁》注云：在腹下俠臍兩傍，相去四寸，鼠僕上一寸，動脈應手。《骨空》注云：在毛際兩傍鼠蹊上。諸注不同，今備錄之)，鼠蹊上同身寸之一寸，各橫

帝曰:春取絡脈分肉何也? 岐伯曰:春者木始治,肝氣始生,肝氣急,其風疾,經脈常深,其氣少,不能深入,故取絡脈分肉間。帝曰:夏取盛經分腠何也? 岐伯曰:夏者火始治,心氣始長,脈瘦氣弱,陽氣留溢①,熱熏分腠,內至於經,故取盛經分腠,絕膚而病去者,邪居淺也②。所謂盛經者,陽脈也。帝曰:秋取經俞何也? 岐伯曰:秋者金始治,肺將收殺③,金將勝火,陽氣在合④,陰氣初勝,濕氣及體⑤,陰氣未盛,未能深入,故取俞以瀉陰邪,取合以虛陽邪,陽氣始衰,故取於合⑥。帝曰:冬取井滎何也? 岐伯曰:冬者水始治,腎方閉,陽氣衰少,陰氣堅盛,巨陽伏沉,陽脈迺去⑦,故取井以下陰逆,取滎以實陽氣⑧。故曰:冬取井滎,春不鼽衄⑨。此之謂也⑩。帝曰:夫子言治熱病

相去同身寸之二寸,此五穴者並足陽明脈氣所發,水道刺可入同身寸之二寸半,若灸者可灸五壯,氣街刺可入同身寸之三分,留七呼,若灸者可灸三壯,餘三穴並刺可入同身寸之八分,若灸者並可五壯。所謂腎之街者,則此也。踝上各一行行六者,太鐘在足內踝後街中(新校正云:按《甲乙經》云:跟後衝中。《刺瘧》注《刺腰痛》注作跟後街中動脈,此云內踝後,此注非),足少陰絡別走太陽者,刺可入同身寸之二分,留三呼,若灸者可灸三壯。復溜在內踝上同身寸之二寸陷者中,足少陰脈之所行也,刺可入同身寸之三分,留三呼,若灸者可灸五壯。照海在內踝下,刺可入同身寸之四分,留六呼,若灸者可灸三壯。交信在內踝上同身寸之二寸,少陰前太陰後筋骨間,陰蹻之郄,刺可入同身寸之四分,留五呼,若灸者可灸三壯。築賓在內踝上腨分中,陰維之郄,刺可入同身寸之三分,若灸者可灸五壯。陰谷在膝下內輔骨之後,大筋之下,小筋之上,按之應手,屈膝而得之,足少陰脈之所入也,刺可入同身寸之四分,若灸者可灸三壯。所謂腎經之下行名曰太衝者,則此也。

① (新校正云:按別本留一作流。)
② 絕,謂絕破,令病得出也。
③ 三陰已昇,故漸將收殺。
④ 金王火衰,故云金將勝火。
⑤ 以漸於雨濕霧露,故云濕氣及體。
⑥ (新校正云:按皇甫士安云:是謂始秋之治變。)
⑦ 去,謂下去。
⑧ (新校正云:按全元起本實作遺,《甲乙經》《千金方》作通。)
⑨ (新校正云:按皇甫士安云:是謂末冬之治變。)
⑩ (新校正云:按此與《四時刺逆從論》及《診要經終論》義頗不同,與《九卷》之義相通。)

五十九俞，余論其意，未能領別其處，願聞其處，因聞其意。岐伯曰：頭上五行行五者，以越諸陽之熱逆也①。大杼、膺俞、缺盆、背俞，此八者，以瀉胸中之熱也②。氣

①　頭上五行者，當中行謂上星、顖會、前頂、百會、後頂，次兩傍謂五處、承光、通天、絡却、玉枕，又次兩傍謂臨泣、目窗、正營、承靈、腦空也。上星在顖上直鼻中央，入髮際同身寸之一寸陷者中容豆，刺可入同身寸之三分。顖會在上星後同身寸之一寸陷者中，刺可入同身寸之四分。前頂在顖會後同身寸之一寸五分骨間陷者中，刺如顖會法。百會在前頂後同身寸之一寸五分，頂中央旋毛中容容指，督脈足太陽脈之交會，刺如上星法。後頂在百會後同身寸之二寸五分枕骨上，刺如顖會法。然是五者皆督脈氣所發也，上星留六呼，若灸者並可灸五壯。次兩傍穴，五處在上星兩傍同身寸之一寸五分，承光在五處後同身寸之一寸，通天在承光後同身寸之一寸五分，絡却在通天後同身寸之一寸五分，玉枕在絡却後同身寸之七分，然是五者並足太陽脈氣所發，刺可入同身寸之三分，五處、通天各留七呼，絡却留五呼，玉枕留三呼，若灸者可灸三壯（新校正云：按《甲乙經》承光不灸，玉枕刺入二分）。又次兩傍，臨泣在頭直目上入髮際同身寸之五分，足太陽少陽陽維三脈之會，目窗、正營遞相去同身寸之一寸，承靈、腦空遞相去同身寸之一寸五分，然是五者並足少陽陽維二脈之會，腦空一穴刺可入同身寸之四分，餘並可刺入同身寸之三分，臨泣留七呼，若灸者可灸五壯。
②　大杼在項第一椎下兩傍，相去各同身寸之一寸半陷者中，督脈別絡手足太陽三脈氣之會，刺可入同身寸之三分，留七呼，若灸者可灸五壯（新校正云：按《甲乙經》並《氣穴》注作七壯，《刺瘧》注、《刺熱》注作五壯）。膺俞者，膺中之俞也，正名中府，在胸中行兩傍，相去同身寸之六寸，雲門下一寸，乳上三肋間動脈應手陷者中，仰而取之，手足太陰脈之會，刺可入同身寸之三分，留五呼，若灸者可灸五壯。缺盆在肩上橫骨陷者中，手陽明脈氣所發，刺可入同身寸之二分，留七呼，若灸者可灸三壯。背俞即風門熱俞也，在第二椎下兩傍，各同身寸之一寸三分，督脈足太陽之會，刺可入同身寸之五分，留七呼，若灸者可灸五壯。今《中誥孔穴圖經》雖不名之，既曰風門熱府，即治熱之背俞也。（新校正云：按王氏注《刺熱論》云背俞未詳何處，注此指名風門熱府，注《氣穴論》以大杼爲背俞，三經不同者，蓋亦疑之者也。）

街，三里，巨虚上下廉，此八者，以瀉胃中之熱也①。云門、髃骨、委中、髓空，此八者，以瀉四支之熱也②。五藏俞傍五，此十者，以瀉五藏之熱也③。凡此五十九穴者，皆熱之左右也。帝曰：人傷於寒而傳爲熱何也？岐伯曰：夫寒盛則生熱也④。

骨空論：髆音博　楗音健　齧若結切

水熱穴論：閟音秘　菀音兔　溜力救切　骽音奚　緻馳二切

———

① 氣街在腹臍下橫骨兩端，鼠鼷上同身寸之一寸動脈應手，足陽明脈氣所發，刺可入同身寸之三分，留七呼，若灸可灸三壯（新校正云：按氣街諸注不同，具前《水穴》注中）。三里在膝下同身寸之三寸，䯒外廉兩筋肉分間，足陽明脈之所入也，刺可入同身寸之一寸，留七呼，若灸者可灸三壯。巨虚上廉，足陽明與大腸合，在三里下同身寸之三寸，足陽明脈氣所發，刺可入同身寸之八分，若灸者可灸三壯。巨虚下廉，足陽明與小腸合，在上廉下同身寸之三寸，足陽明脈氣所發，刺可入同身寸之三分，若灸者可灸三壯也。

② 雲門在巨骨下，胸中行兩傍，相去同身寸之六寸，動脈應手，足太陰脈氣所發（新校正云：按《甲乙經》同，《氣穴》注作手太陰，《刺熱》注亦作手太陰），舉臂取之，刺可入同身寸之七分，若灸者可灸五壯。驗今《中誥孔穴圖經》無髃骨穴，有肩髃穴，穴在肩端兩骨間，手陽明蹻脈之會，刺可入同身寸之六分，留六呼，若灸者可灸三壯。委中在足膝後屈處，膕中央約文中動脈，足太陽脈之所入也，刺可入同身寸之五分，留七呼，若灸者可灸三壯。按今《中誥孔穴圖經》云：腰俞穴一名髓空，在脊中第二十一椎節下，主汗不出，足清不仁，督脈氣所發也，刺可入同身寸之二寸，留七呼，若灸者可灸三壯。（新校正云：詳腰俞刺入二寸，當作二分，已具前《水穴》注中。）

③ 俞傍五者，謂魄戶、神堂、魂門、意舍、志室五穴，俠脊兩傍各去同身寸之三寸，並足太陽脈氣所發也。魄戶在第三椎下兩傍，正坐取之，刺可入同身寸之五分，若灸者可灸五壯。神堂在第五椎下兩傍，刺可入同身寸之三分，若灸者可灸五壯。魂門在第九椎下兩傍，正坐取之，刺可入同身寸之五分，若灸者可灸三壯。意舍在第十一椎下兩傍，正坐取之，刺可入同身寸之五分，若灸者可灸三壯。志室在第十四椎下兩傍，正坐取之，刺可入同身寸之五分，若灸者可灸五壯也。

④ 寒氣外凝，陽氣內鬱，腠理堅緻，元府閉封，致則氣不宣通，封則濕氣內結，中外相薄，寒盛熱生，故人傷於寒，轉而爲熱，汗之而愈，則外凝內鬱之理可知，斯廼新病數日者也。

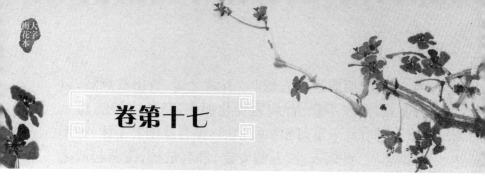

卷第十七

調經論篇第六十二

新校正云：按全元起本在第一卷。

黃帝問曰：余聞刺法言，有餘瀉之，不足補之，何謂有餘？何謂不足？岐伯對曰：有餘有五，不足亦有五，帝欲何問？帝曰：願盡聞之。岐伯曰：神有餘有不足，氣有餘有不足，血有餘有不足，形有餘有不足，志有餘有不足，凡此十者，其氣不等也①。帝曰：人有精氣津液，四支九竅，五藏十六部，三百六十五節，廼生百病，百病之生，皆有虛實。今夫子廼言有餘有五，不足亦有五，何以生之乎②？岐伯曰：皆生於五藏也③。夫心藏神，肺藏氣，肝藏血，脾藏肉，腎藏志，而此成形④。志意通〔《甲乙》卷六第三有“達”〕，

---

① 神屬心，氣屬肺，血屬肝，形屬脾，志屬腎，以各有所宗，故不等也。

② 《針經》曰：兩神相薄，合而成形，常先身生，是謂精。上焦開發，宣五穀味，熏膚充身澤毛，若霧露之溉，是謂氣。腠理發泄，汗出溱溱〔守〕，是謂津。津〔守〕之滲於空竅，留而不行者，爲液也。十六部者，謂手足二，九竅九，五藏五，合爲十六部也。三百六十五節者，非謂骨節，是神氣出入之處也。《針經》曰：所謂節之交三百六十五會，皆神氣出入遊行之所，非骨節也。言人身所有則多，所舉則少，病生之數，何以論之？

③ 謂五神藏也。

④ 言所以病皆生於五藏者何哉？以内藏五神而成形也。

277

內連骨髓,而成身形五藏①。五藏之道,皆出於經隧,以行血氣,血氣不和,百病迺變化而生,是故守經隧焉②。帝曰:神有餘不足何如? 岐伯曰:神有餘則笑不休,神不足則悲③。血氣未並,五藏安定,邪客於形,灑淅起於毫毛,未入於經絡也,故命曰神之微④。帝曰:補瀉奈何? 岐伯曰:神有餘,則瀉其小絡之血,出血勿之深斥,無中其大經,神氣迺平⑤。神不足者,視其虛絡,按而致之,刺而利之,無出其血,無泄其氣,以通其經,神氣迺平⑥。帝曰:刺微奈何⑦? 岐伯曰:按摩勿釋,著針勿斥,移氣於不

① 志意者,通言五神之大凡也。骨髓者,通言表裏之成化也。言五神通泰,骨髓化成,身形既立,迺五藏互相爲有矣。(新校正云:按《甲乙經》無五藏二字。)

② 隧,潛道也。經脈伏行而不見,故謂之經隧焉。血氣者人之神,邪侵之則血氣不正,血氣不正,故變化而百病迺生矣。然經脈者,所以決死生,處百病,調虛實,故守經隧焉。(新校正云:按《甲乙經》經隧作經渠,義各通。)

③ 心之藏也。《針經》曰:心藏脈,脈舍神。心氣虛則悲,實則笑不休也。悲一爲憂,誤也。(新校正云:詳王注云:悲一爲憂,誤也。按《甲乙經》及《太素》並全元起注本並作憂,皇甫士安云:心虛則悲,悲則憂。心實則笑,笑則喜。夫心之與肺,脾之與心,互相成也,故喜發於心而成於肺,思發於脾而成於心,一過其節,則二藏俱傷。楊上善云:心之憂,在心變動也。肺之憂,在肺之志。是則肺主秋,憂爲正也。心主於夏,變而生憂也。)

④ 並,謂並合也。未與邪合,故曰未並。灑淅,寒貌也,始起於毫毛,尚在於小絡,神之微病,故命曰神之微也。(新校正云:按《甲乙經》灑淅作淒厥,《太素》作溫泝,楊上善云:溫,毛孔也。水逆流曰泝。謂邪氣入於腠理,如水逆流於溫。)

⑤ 邪入小絡,故可瀉其小絡之脈出其血,勿深推針,針深則傷肉也。以邪居小絡,故不欲令針中大經也。絡血既出,神氣自平。斥,推也。小絡,孫絡也。《針經》曰:經脈爲裏,支而橫者爲絡,絡之別者爲孫絡。平,謂平調也。(新校正云:詳此注引《針經》曰,與《三部九候論》注兩引之,在彼云《靈樞》而此曰《針經》,則王氏之意,指《靈樞》爲《針經》也。按今《素問》注中引《針經》者,多《靈樞》之文,但以《靈樞》今不全,故未得盡知也。)

⑥ 但通經脈令其和利,抑按虛絡令其氣致,以神不足,故不欲出血及泄氣也。(新校正云:按《甲乙經》按作切,利作和。)

⑦ 復前初起於毫毛,未入於經絡者。

足,神氣迺得復①。帝曰:善。有餘不足奈何? 岐伯曰:氣有餘則喘咳上氣,不足則息利少氣②。血氣未並,五藏安定,皮膚微病,命曰白氣微泄③。帝曰:補瀉奈何? 岐伯曰:氣有餘,則瀉其經隧,無傷其經,無出其血,無泄其氣。不足,則補其經隧,無出其氣④。帝曰:刺微奈何⑤? 岐伯曰:按摩勿釋,出針視之,曰我將深之,適人必革,精氣自伏,邪氣散亂,無所休息,氣泄腠理,真氣迺相得⑥。帝曰:善。血有餘不足奈何? 岐伯曰:血有餘則怒,不足則恐⑦。血氣未並,五藏安定,孫絡外〔原作"水",據《甲乙》卷六第三及《太素》卷二十四《虛實補瀉》改,注同〕溢,則經有留血⑧。帝曰:補瀉奈何? 岐伯曰:血有餘,則瀉其盛經出其血。

① 按摩其病處,手不釋散,著針於病處,亦不推之,使其人神氣內朝於針,移其人神氣令自充足,則微病自去,神氣迺得復常。(新校正云:按《甲乙經》及《太素》云移氣於足,無不字。楊上善云:按摩使氣至於踵也。)
② 肺之藏也。肺藏氣,息不利則喘。《針經》曰:肺氣虛則鼻息利少氣,實則喘喝胸憑仰息也。
③ 肺合脾,其色白,故皮膚微病,命曰白氣微泄。
④ 氣,謂榮氣也。針瀉若傷其經,則血出而榮氣泄脫,故不欲出血泄氣,但瀉其衛氣而已。針補則又宜謹閉穴俞,然其衛氣亦不欲泄之。(新校正云:按楊上善云:經隧者,手太陰之別,從手太陰走手陽明,迺是手太陰向手陽明之道,欲通〔原作"道",據《太素》卷二十四《虛實補瀉》楊注改〕藏府陰陽,故補瀉皆從正經別走之絡,瀉手陰經別走之絡〔原作"路",據《太素》卷二十四《虛實補瀉》楊注改〕,不得傷其正經也。)
⑤ 復前白氣微泄者。
⑥ 亦謂按摩其病處也。革,皮也。我將深之適人必革者,謂其深而淺刺之也。如是脅從,則人懷懼色,故精氣潛伏也。以其調適於皮,精氣潛伏,邪無所據,故亂散而無所休息,發泄於腠理也。邪氣既泄,真氣迺與皮腠相得矣。(新校正云:按楊上善云:革,改也。夫人聞樂至,則身心忻悅,聞痛及體,情必改異,忻悅則百體俱縱,改革則情志必拒,拒則邪氣消伏。)
⑦ 肝之藏也。《針經》曰:肝藏血,肝氣虛則恐,實則怒。(新校正云:按全元起本恐作悲,《甲乙經》及《太素》並同。)
⑧ 絡有邪,盛則入於經,故云孫絡外〔同上〕溢,則經有留血。

不足，則視其虛經內針其脈中，久留而視①，脈大，疾出
其針，無令血泄②。帝曰：刺留血奈何？岐伯曰：視其血
絡，刺出其血，無令惡血得入於經，以成其疾③。帝曰：
善。形有餘不足奈何？岐伯曰：形有餘則腹脹涇溲不利，
不足則四支不用④。血氣未並，五藏安定，肌肉蠕動，命
曰微風⑤。帝曰：補瀉奈何？岐伯曰：形有餘則瀉其陽
經，不足則補其陽絡⑥。帝曰：刺微奈何？岐伯曰：取分
肉間，無中其經，無傷其絡，衛氣得復，邪氣廼索⑦。帝
曰：善。志有餘不足奈何？岐伯曰：志有餘則腹脹飱
泄，不足則厥⑧。血氣未並，五藏安定，骨節有動⑨。帝
曰：補瀉奈何？岐伯曰：志有餘則瀉然筋血者⑩，不足則

---

① （新校正云：按《甲乙經》云：久留之血至。《太素》同。）

② 脈盛滿則血有餘，故出之。經氣虛則血不足，故無令血泄也。久留
疾出，是謂補之。《針解篇》曰：徐而疾則實。義與此同。

③ 血絡滿者，刺按出之，則惡色之血，不得入於經脈。

④ 脾之藏也。《針經》曰：脾氣虛則四支不用，五藏不安。實則腹脹涇
溲不利。涇，大便。溲，小便也。（新校正云：按楊上善云：涇有本〔上二字
據《太素》卷二十四《虛實補瀉》楊注補〕作經，婦人月經也。）

⑤ 邪薄肉分，衛氣不通，陽氣內鼓，故肉蠕動。（新校正云：按全元起
本及《甲乙經》蠕作濡，《太素》作濡。）

⑥ 並胃之經絡。

⑦ 衛氣者，所以溫分肉而充皮膚，肥腠理而司開闔，故肉蠕動即取分
肉間。但開肉分以出其邪，故無中其經，無傷其絡，衛氣復舊而邪氣盡。索，
散盡也。

⑧ 腎之藏也。《針經》曰：腎藏精，精含志。腎氣虛則厥，實則脹。脹，謂
脹起。厥，謂逆行上衝也。足少陰脈下行，今氣不足，故隨衝脈逆行而上衝也。

⑨ 腎合骨，故骨有邪薄，則骨節鼓動，或骨節之中，如有物鼓動之也。

⑩ （新校正云：按《甲乙經》及《太素》云：瀉然筋血者，出其血。楊上
善云：然筋當是然谷下筋。再詳諸處引然谷者，多云然骨之前血者。疑少骨
之二字，前字誤作筋字。）

補其復溜①。帝曰:刺未並奈何? 岐伯曰:即取之,無中其經,邪所逜能立虛②。

帝曰:善。余已聞虛實之形,不知其何以生。岐伯曰:氣血以並,陰陽相傾,氣亂於衛,血逆於經,血氣離居,一實一虛③。血並於陰,氣並於陽,故爲驚狂④。血並於陽,氣並於陰,逜爲炅中⑤。血並於上,氣並於下,心煩惋善怒。血並於下,氣並於上,亂而喜忘⑥。帝曰:血並於陰,氣並於陽,如是血氣離居,何者爲實? 何者爲虛? 岐伯曰:血氣者,喜溫而惡寒,寒則泣不能流,溫則消而去之⑦,是故氣之所並爲血虛,血之所並爲氣虛⑧。帝曰:人之所有者,血與氣耳。今夫子逜言血並爲虛,氣並爲虛,是無實乎? 岐伯曰:有者爲實,無者爲虛⑨,故氣並則無血,血並則無氣,今血與氣相失,故爲虛焉⑩。絡之與孫脈俱輸於經,血與氣並,則爲實焉。血之與氣並走於上,則爲大厥,厥則暴死,氣復反則生,不反則死。帝曰:實者何道從來? 虛者何道從去? 虛實之要,願聞其故。岐伯曰:夫陰與陽

---

① 然,謂然谷,足少陰滎也,在内踝之前大骨之下陷者中,血絡盛則泄之,其刺可入同身寸之三分,留三呼,若灸者可灸三壯。復溜,足少陰經也,在内踝上同身寸之二寸陷者中,刺可入同身寸之三分,留三呼,若灸者可灸五壯。

② 不求穴俞而直取居邪之處,故云即取之。(新校正云:按《甲乙經》邪所作以去其邪。)

③ 衛行脈外,故氣亂於衛。血行經内,故血逆於經。血氣不和,故一虛一實。

④ 氣並於陽,則陽氣外盛,故爲驚狂。

⑤ 氣並於陰,則陽氣内盛,故爲熱中。炅,熱也。

⑥ 上,謂膈上。下,謂膈下。

⑦ 泣,謂如雪在水中,凝住而不行去也。

⑧ 氣並於血則血少,故血虛。血並於氣則氣少,故氣虛。

⑨ 氣並於血則血無。血並於氣則氣無。

⑩ 氣並於血,則血失其氣,血並於氣,則氣失其血,故曰血與氣相失。

皆有俞會,陽注於陰,陰滿之外,陰陽勻平,以充其形,九候若一,命曰平人①。夫邪之生也,或生於陰,或生於陽。其生於陽者,得之風雨寒暑。其生於陰者,得之飲食居處,陰陽喜怒。帝曰:風雨之傷人奈何?岐伯曰:風雨之傷人也,先客於皮膚,傳入於孫脈,孫脈滿則傳入於絡脈,絡脈滿則輸於大經脈,血氣與邪並客於分腠之間,其脈堅大,故曰實。實者外堅充滿,不可按之,按之則痛。帝曰:寒濕之傷人奈何?岐伯曰:寒濕之中人也,皮膚不收②,肌肉堅緊,榮血泣,衛氣去,故曰虛。虛者聶辟氣不足〔《甲乙》卷六第三有"血澀",《太素》卷二十四《虛實所生》作"血泣",應據補〕,按之則氣足以溫之,故快然而不痛③。帝曰:善。陰之生實奈何④?岐伯曰:喜怒不節則陰氣上逆,上逆則下虛,下虛則陽氣走之,故曰實矣⑤。帝曰:陰之生虛奈何⑥?岐伯曰:喜則氣下,悲則氣消,消則脈虛空,因寒飲食,寒氣熏滿⑦,則血泣氣去,故曰虛矣。帝曰:經言陽虛則外寒,陰虛則內熱,陽盛則外熱,陰盛則內寒,余已聞之矣,不知其所由然也⑧。岐伯曰:陽受氣於上焦,以溫皮膚分肉之間,今寒氣在外,則上焦不通,上焦不通,則寒氣獨留於

① 平人,謂平和之人。
② (新校正云:按全元起云:不收,不仁也。《甲乙經》及《太素》云:皮膚收。無不字。)
③ 聶,謂聶皺。辟,謂辟疊也。(新校正云:按《甲乙經》作攝辟,《太素》作懾〔原作"攝",與《甲乙》無別,據《太素》卷二十四《虛實所生》改〕辟。)
④ 實,謂邪氣盛也。
⑤ (新校正云:按經云喜怒不節則陰氣上逆,疑剩喜字。)
⑥ 虛,謂精氣奪也。
⑦ (新校正云:按《甲乙經》作動藏。)
⑧ 經言,謂上古經言也。

外,故寒慄①。帝曰:陰虛生內熱奈何? 岐伯曰:有所勞倦,形氣衰少,穀氣不盛,上焦不行,下脘不通②。胃氣熱,熱氣熏胸中,故內熱③。帝曰:陽盛生外熱奈何? 岐伯曰:上焦不通利,則皮膚緻密,腠理閉塞,玄府不通④,衛氣不得泄越,故外熱⑤。帝曰:陰盛生內寒奈何? 岐伯曰:厥氣上逆,寒氣積於胸中而不瀉,不瀉則溫氣去,寒獨留,則血凝泣,凝則脈不通⑥,其脈盛大以澀,故中寒⑦。帝曰:陰與陽並,血氣以並,病形以成,刺之奈何? 岐伯曰:刺此者取之經隧,取血於營,取氣於衛,用形哉,因四時多少高下⑧。帝曰:血氣以並,病形以成,陰陽相傾,補瀉奈何? 岐伯曰:瀉實者氣盛迺內針,針與氣俱內,以開其門如〔同"而"。守〕利其戶,針與氣俱出,精氣不傷,邪氣迺下,外門不閉,以出其疾,搖大其道,如〔同"而"〕利其路,是謂大瀉,必切而出,大氣迺屈⑨。帝曰:補虛奈何? 岐伯曰:持針勿置,以定其意,候呼內針,氣出針入,針空四塞,精無從去,方實而疾出針,氣入針出,熱不得還,閉塞其

① 慄,謂振慄也。
② (新校正云:按《甲乙經》作下焦不通。)
③ 甚用其力,致勞倦也。貪役不食,故穀氣不盛也。
④ (新校正云:按《甲乙經》及《太素》無玄府二字。)
⑤ 外傷寒毒,內薄諸陽,寒外盛則皮膚收,皮膚收則腠理密,故衛氣稸聚,無所流行矣。寒氣外薄,陽氣內爭,積火內燔,故生外熱也。
⑥ (新校正云:按《甲乙經》作腠理不通。)
⑦ 溫氣,謂陽氣也。陰逆內滿,則陽氣去於皮外也。
⑧ 營主血,陰氣也。衛主氣,陽氣也。夫行針之道,必先知形之長短,骨之廣狹,循《三備》法,通計身形,以施分寸,故曰用形也。四時多少高下,具在下篇。
⑨ 言欲開其穴而泄其氣也。切,謂急也,言急出其針也。《針解篇》曰:疾而徐則虛者,疾出針而徐按之也。大氣,謂大邪氣也。屈,謂退屈也。

門，邪氣布散，精氣廼得存，動氣候時①，近氣不失，遠氣
廼來，是謂追之②。帝曰：夫子言虛實者有十，生於五藏，
五藏五脈耳。夫十二經脈皆生其病③，今夫子獨言五藏。
夫十二經脈者，皆絡三百六十五節，節有病必被經脈，經
脈之病皆有虛實，何以合之？岐伯曰：五藏者，故得六府
與爲表裏，經絡支節，各生虛實，其病所居，隨而調之④。
病在脈，調之血⑤；病在血，調之絡⑥；病在氣，調之衛⑦；病
在肉，調之分肉⑧；病在筋，調之筋⑨；病在骨，調之骨⑩。
燔針劫刺其下及與急者⑪；病在骨，焠針藥熨⑫；病不知所
痛，兩蹻爲上⑬；身形有痛，九候莫病，則繆刺之⑭；痛在於
左而右脈病者，巨刺之⑮。必謹察其九候，針道備矣。

　　調經論：隧音遂　飧音孫　燔音煩

----

①　（新校正云：按《甲乙經》作動無後時。）
②　言但密閉穴俞，勿令其氣散泄也。近氣，謂已至之氣。遠氣，謂未
至之氣。欲動經氣而爲補者，皆必候水刻氣之所在而刺之，是謂得時而調
之。追，言補也。《針經》曰：追而濟之，安得無實。則此謂也。
③　（新校正云：按《甲乙經》云：皆生百病。《太素》同。）
④　從其左右經氣支節而調之。
⑤　脈者血之府，脈實血實，脈虛血虛，由此脈病而調之血也。（新校正
云：按全元起本及《甲乙經》云：病在血，調之脈。）
⑥　血病則絡脈易，故調之於絡也。
⑦　衛主氣，故氣病而調之衛也。
⑧　候寒熱而取之。
⑨　適緩急而刺熨之。
⑩　察輕重而調之。
⑪　調筋法也。筋急，則燒針而劫刺之。
⑫　調骨法也。焠針，火針也。
⑬　兩蹻，謂陰陽蹻脈。陰蹻之脈，出於照海。陽蹻之脈，出於申脈。
申脈在足外踝下陷者中容爪甲（新校正云：按《刺腰痛》注云：在踝下五分），
刺可入同身寸之三分，留六呼，若灸者可灸三壯。照海在足內踝下，刺可入
同身寸之四分，留六呼，若灸者可灸三壯。
⑭　莫病，謂無病也。繆刺者，刺絡脈，左痛刺右，右痛刺左。
⑮　巨刺者，刺經脈，左痛刺右，右痛刺左。

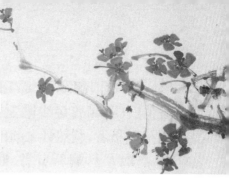

卷第十八

繆刺論篇第六十三

新校正云：按全元起本在第二卷。

黃帝問曰：余聞繆刺，未得其意，何謂繆刺[1]？岐伯對曰：夫邪之客於形也，必先舍於皮毛，留而不去，入舍於孫脈，留而不去，入舍於絡脈，留而不去，入舍於經脈，內連五藏，散於腸胃，陰陽俱感，五藏迺傷，此邪之從皮毛而入，極於五藏之次也，如此則治其經焉。今邪客於皮毛，入舍於孫絡，留而不去，閉塞不通，不得入於經，流溢於大絡，而生奇病也[2]。夫邪客大絡者，左注右，右注左，上下左右與經相干，而布於四末，其氣無常處，不入於經俞，命曰繆刺[3]。帝曰：願聞繆刺，以左取右以右取左奈何？其與巨刺何以別之？岐伯曰：邪客於經，左盛則右病，右盛則左病，亦有移易者[4]，左痛未已而右脈先病，如此者，必巨刺之，必中其經，非絡脈也[5]。故絡病者，其痛與經脈

---

① 繆刺，言所刺之穴，應用如紕繆綱紀也。
② 病在血絡，是謂奇邪。（新校正云：按全元起云：大絡，十五絡也。）
③ 四末，謂四支也。
④ （新校正云：按《甲乙經》作病易且移。）
⑤ 先病者，謂彼痛未止，而此先病以承之。

繆處,故命曰繆刺①。帝曰:願聞繆刺奈何? 取之何如?
岐伯曰:邪客於足少陰之絡,令人卒心痛暴脹,胸脅支
滿②,無積者,刺然骨之前出血,如食頃而已③,不已,左取
右,右取左④,病新發者,取五日已⑤。邪客於手少陽之
絡,令人喉痹舌卷,口乾心煩,臂外廉痛,手不及頭⑥,刺
手中指次指爪甲上,去端如韭葉各一痏⑦。壯者立已,老
者有頃已,左取右,右取左,此新病數日已。邪客於足厥
陰之絡,令人卒疝暴痛⑧,刺足大指爪甲上,與肉交者各
一痏⑨,男子立已,女子有頃已,左取右,右取左。邪客於
足太陽之絡,令人頭項肩痛⑩,刺足小指爪甲上,與肉交

---

① 絡謂正經之傍支,非正別也,亦兼公孫、飛揚等之別絡也。(新校正
云:按王氏云非正別也,按本論邪客足太陰絡令人腰痛,注引從髀合陽明上
絡嗌貫目中,廼太陰之正也,亦是兼脈之正,安得謂之非正別也。)
② 以其絡支別者,並正經從腎上貫肝膈,走於心包,故邪客之,則病
如是。
③ 然骨之前,然谷穴也,在足內踝前起大骨下陷者中,足少陰滎也,刺
可入同身寸之三分,留三呼,若灸者可灸三壯,刺此多見血,令人立飢欲食。
④ 言痛在左,取之右,痛在右,取之左。餘如此例。
⑤ 素有此病而新發,先刺之,五日廼盡已。
⑥ 以其脈循手表出臂外,上肩入缺盆,布膻中散絡心包;其支者,從膻
中上出缺盆上項。又心主其舌。故病如是。
⑦ 謂關衝穴,少陽之井也,刺可入同身寸之一分,留三呼,若灸者可灸
三壯。左右手皆刺之,故言各一痏。痏,瘡也。(新校正云:按《甲乙經》關
衝穴出手小指次指之端,今言中指者誤也。)
⑧ 以其絡去內踝上同身寸之五寸,別走少陽,其支別者,循脛上睪結
於莖,故令人卒疝暴痛。睪,陰丸也。
⑨ 謂大敦穴,足大指之端,去爪甲角如韭葉,厥陰之井也,刺可入同身
寸之三分,留十呼,若灸者可灸三壯。
⑩ 以其經之正者,從腦別出下項;支別者,從髀內左右別下。又其絡
自足上行,循背上頭。故項頭肩痛也。(新校正云:按《甲乙經》云:其支者,
從巓入絡腦,還出別下項。王氏云經之正者,正當作支。)

者各一痏,立已①,不已,刺外踝下三痏,左取右,右取左,如食頃已②。邪客於手陽明之絡,令人氣滿胸中,喘息而支胠,胸中熱③,刺手大指次指爪甲上,去端如韭葉各一痏,左取右,右取左,如食頃已④。邪客於臂掌之間,不可得屈,刺其踝後⑤,先以指按之痛,迺刺之,以月死生爲數,月生一日一痏,二日二痏,十五日十五痏,十六日十四痏⑥。邪客於足陽蹻之脈,令人目痛從內眥始⑦,刺外踝之下半寸所各二痏⑧,左刺右,右刺左,如行十里頃而已。人有所墮墜,惡血留內,腹中滿脹,不得前後,先飲利藥,此上傷厥陰之脈,下傷少陰之絡,刺足內踝之下,然骨之前血脈出血⑨,刺足跗上動脈⑩,不已,刺三毛上各一痏,

---

① 謂至陰穴,太陽之井也,刺可入同身寸之一分,留五呼,若灸者可灸三壯。(新校正云:按《甲乙經》云:在足小指外側,去爪甲角如韭葉。)

② 謂金門穴,足太陽郄也,在外踝下,刺可入同身寸之三分,若灸者可灸三壯。

③ 以其經自肩端入缺盆絡肺;其支別者,從缺盆中直而上頸,故病如是。

④ 謂商陽穴,手陽明之井也,刺可入同身寸之一分,留一呼,若灸者可灸一壯。(新校正云:按《甲乙經》云:商陽在手大指次指內側,去爪甲角如韭葉。)

⑤ (新校正云:按全元起云:是人手之本節踝也。)

⑥ 隨日數也。月半已前謂之生,月半以後謂之死,虛滿而異也。

⑦ 以其脈起於足,上行至頭而屬目內眥,故病令人目痛從內眥始也。何以明之?《八十一難經》曰:陽蹻脈者,起於跟中,循外踝上行,入風池。《針經》曰:陰蹻脈入䪼屬目內眥,合於太陽陽蹻而上行。尋此則至於目內眥也。

⑧ 謂申脈穴,陽蹻之所生也,在外踝下陷者中,容爪甲,刺可入同身寸之三分,留六呼,若灸者可灸三壯。(新校正云:詳《刺腰〔守〕痛》注云:外踝下五分。)

⑨ 此少陰之絡也。(新校正云:詳血脈出血,脈字疑是絡字。)

⑩ 謂衝陽穴,胃之原也,刺可入同身寸之三分,留十呼,若灸者可灸三壯,主腹大不嗜食。以腹脹滿,故爾取之。

見血立已,左刺右,右刺左①。善悲驚不樂,刺如右方②。
邪客於手陽明之絡,令人耳聾,時不聞音③,刺手大指次
指爪甲上,去端如韭葉各一痏,立聞④,不已,刺中指爪甲
上與肉交者,立聞⑤,其不時聞者,不可刺也⑥。耳中生風
者,亦刺之如此數,左刺右,右刺左。凡痹往來行無常處
者,在分肉間痛而刺之,以月死生爲數,用針者,隨氣盛
衰,以爲痏數,針過其日數則脫氣,不及日數則氣不瀉,左
刺右,右刺左,病已止,不已,復刺之如法⑦,月生一日一
痏,二日二痏,漸多之,十五日十五痏,十六日十四痏,漸
少之⑧。邪客於足陽明之經,令人鼽衄上齒寒⑨,刺足中

---

① 謂大敦穴,厥陰之井也。

② 善悲驚不樂,亦如上法刺之。

③ 以其經支者,從缺盆上頸貫頰,又其絡支別者,入耳會於宗脈,故病
令人耳聾時不聞聲。

④ 亦同前商陽穴。

⑤ 謂中衝穴,手心主之井也,在手中指之端,去爪甲如韭葉陷者中,刺
可入同身寸之一分,留三呼,若灸者可灸三壯。古經脫簡,無絡可尋。此
〔原作"之",詳義義改,較順〕恐是刺小指爪甲上,與肉交者也。何以言之?
下文云手少陰絡會於耳中也。若小指之端,是謂少衝,手少陰之井,刺可入
同身寸之一分,留一呼,若灸者可灸一壯。(新校正云:按王氏云恐是小指
爪甲上少衝穴,按《甲乙經》手心主之正,上循喉嚨出耳後合少陽完骨之下,
如是則安得不刺中衝,而疑爲少衝也。)

⑥ 不時聞者,絡氣已絕,故不可刺。

⑦ 言所以約月死生爲數者何? 以隨氣之盛衰也。

⑧ 如是刺之,則無過數,無不及也。

⑨ 以其脈起於鼻交頞中,下循鼻外入上齒中,還出俠口環脣,下交承
漿,却循頤後下廉出大迎,循頰車上耳前。故病令人鼽衄上齒寒也。復以其
脈左右交於面部,故舉經脈之病,以明繆處之類。故下文云。(新校正云:
按全元起本與《甲乙經》陽明之經作陽明之絡。)

指次指爪甲上，與肉交者各一痏，左刺右，右刺左①。邪客於足少陽之絡，令人脅痛不得息，咳而汗出②，刺足小指次指爪甲上，與肉交者各一痏③，不得息立已，汗出立止，咳者溫衣飲食，一日已，左刺右，右刺左，病立已，不已，復刺如法。邪客於足少陰之絡，令人嗌痛不可內食，無故善怒，氣上走賁上④，刺足下中央之脈各三痏，凡六刺，立已，左刺右，右刺左⑤。嗌中腫，不能內唾，時不能出唾者，繆〔原脫，據《甲乙》卷五第四及《太素》卷二十三《量繆刺》補，與注二十九字合〕刺然骨之前，出血立已，左刺右，右刺左⑥。

繆刺論篇第六十三

---

① 中當爲大，亦傳寫中大之誤也。據《靈樞經》《孔穴圖經》中指次指爪甲上無穴，當言刺大指次指爪甲上，廼屬兌穴，陽明之井，不當更有次指二字也，屬兌者，〔以上十二字疑衍〕刺可入同身寸之一分，留一呼，若灸者可灸一壯。（新校正云：按《甲乙經》云：刺足中指爪甲上。無次指二字，蓋以大指次指爲中指義，與王注同。下文云足陽明中指爪甲上，亦謂此穴也。廼兌在足大指次指之端，去爪甲角如韭葉。）

② 以其脈支別者，從目銳眦下大迎，合手少陽於頄，下加頰車，下頸合缺盆以下胸中，貫膈絡肝屬膽循脅，故令人脅痛欬而汗出。

③ 謂竅陰穴，少陽之井也，刺可入同身寸之一分，留一呼，若灸者可灸三壯。（新校正云：按《甲乙經》竅陰在足小指次指之端，去爪甲角如韭葉。）

④ 以其經支別者，從肺出絡心注胸中。又其正經，從腎上貫肝膈入肺中，循喉嚨俠舌本。故病令人嗌乾痛，不可內食，無故善怒，氣上走賁上也。賁，謂氣奔也。（新校正云：詳王注以賁上爲氣奔者，非。按《難經》胃爲賁門，楊玄操云：賁，膈也。是氣上走膈上也。經既云氣上走，安得更以賁爲奔上之解邪！）

⑤ 謂涌泉穴，少陰之井也，在足心陷者中，屈足踡指宛宛中，刺可入同身寸之三分，留三呼，若灸者可灸三壯。

⑥ 亦足少陰之絡也。以其絡，並大經，循〔守〕喉嚨，故爾刺之。此二十九字，本錯簡在邪客手足少陰太陰足陽明之絡前，今遷於此。（新校正云：詳王注以其絡並大經循喉嚨，差互。按《甲乙經》足少陰之絡並經上走心包，少陰之經循喉嚨。今王氏之注，經與絡交互，當以《甲乙經》爲正也。）

289

邪客於足太陰之絡，令人腰痛，引少腹控䏚，不可以仰息①，刺腰尻之解，兩胂之上，是腰俞，以月死生爲痏數，發針立已，左刺右，右刺左②。邪客於足太陽之絡，令人拘攣背急，引脅而痛③，刺之從項始數脊椎俠脊，疾按之應手如［古通“而”，《甲乙》及《太素》正作“而”］痛，刺之傍三痏，立已④。邪客於足少陽之絡，令人留於樞中痛，髀不可舉⑤，刺樞中以毫針，寒則久留針，以月死生爲數，立已⑥。

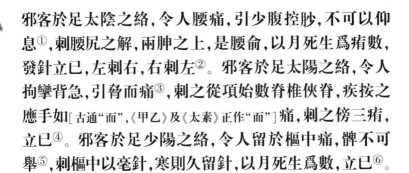

① 足太陰之絡，從髀合陽明，上貫尻骨中，與厥陰少陽結於下髎，而循尻骨內入腹，上絡嗌貫舌中。故腰痛則引少腹，控於䏚中也。䏚，謂季脅下之空軟處也。受邪氣則絡拘急，故不可以仰伸而喘息也。《刺腰痛篇》中無息字。（新校正云：詳王注云足太陰之絡，按《甲乙經》廼太陰之正，非絡也。王氏謂之絡者，未詳其旨。）
② 腰尻骨間曰解，當中有腰俞，刺可入同身寸之二寸（新校正云：按《氣府論》注作二分，《刺熱論》注作二分，《水穴篇》注作二分，《熱穴篇》注作二寸，《甲乙經》作二寸），留七呼，主與經同。《中誥孔穴圖》云：左取右，右取左。穴當中，不應爾也。次腰下俠尻有骨空各四，皆主腰痛，下髎主與經同，是足太陰厥陰少陽所結，刺可入同身寸之二寸，留十呼，若灸者可灸三壯。胂，謂兩髁胂也。腰俞髁胂〔守〕，皆當取之也。（新校正云：按此邪客足太陰之絡，並刺法一項，已見《刺腰痛篇》中，彼注甚詳，此特多是腰俞三字耳。別按全元起本，舊無此三字。王氏頗知腰俞無左右取之理而注之，而不知全元起本舊無。）
③ 以其經從髀〔守〕內左右別下貫胂合膕中，故病令人拘攣背急引脅而痛。（新校正云：按全元起本及《甲乙經》引脅而痛下，更云：內引心而痛。）
④ 從項始數脊椎者，謂從大椎數之，至第二椎兩傍各同身寸之一寸五分，內循脊兩傍，按之有痛應手，則邪客之處也，隨痛應手深淺，即而刺之。邪客在脊骨兩傍，故言刺之傍也。
⑤ 以其經出氣街，繞毛際，橫入髀厭中，故痛令人留於髀樞，後痛解不可舉也。樞，謂髀樞也。
⑥ 髀樞之後，則環銚穴也，正在髀樞後，故言刺髀樞後也。環銚者，足少陽脈氣所發，刺可入同身寸之一寸，留二十呼，若灸者可灸三壯。毫針者，第七針也。（新校正云：按《甲乙經》環銚在髀樞中，《氣穴論》云在兩髀厭分中，此經云刺樞中，而王氏以謂髀樞之後者，誤也。）

治諸經刺之，所過者不病，則繆刺之①。耳聾，刺手陽明，不已，刺其通脈出耳前者②。齒齲，刺手陽明，不已，刺其脈入齒中，立已③。邪客於五藏之間，其病也，脈引而痛，時來時止，視其病，繆刺之於手足爪甲上④，視其脈，出其血，間日一刺，一刺不已，五刺已⑤。繆傳引上齒，齒唇寒痛，視其手背脈血者去之⑥，足陽明中指爪甲上一痏，手大指次指爪甲上各一痏，立已，左取右，右取左⑦。邪客於手足少陰太陰足陽明之絡，此五絡皆會於耳中，上絡左角⑧，五絡俱竭，令人身脈皆動，而形無知也，其狀若尸，或曰尸厥⑨，刺其足大指內側爪甲上，去端如韭葉⑩，後刺

① 正〔守〕言也。經不病則邪在絡，故繆刺之。若經所過有病，是則經病，不當繆刺矣。

② 手陽明，謂前手大指次指去端如韭葉者也，是謂商陽。據《中誥孔穴圖經》手陽明脈中商陽、合谷、陽谿、遍歷四穴，並主耳聾。今經所指，謂前商陽，不謂此合谷等穴也。耳前通脈，手陽明脈，正當聽會之分，刺入同身寸之四分，若灸者可灸三壯。

③ 據《甲乙》《流注圖經》手陽明脈中商陽、二間、三間、合谷、陽谿、遍歷、溫留七穴，並主齒齲。手陽明脈貫頰入下齒中，足陽明脈循鼻外入上齒中也。

④ 各刺其井，左取右，右取左。

⑤ 有血脈者，則刺之如此數。

⑥ 若病繆傳而引上齒，齒唇寒痛者，刺手背陽明絡也。

⑦ 謂第二指屬兌穴也。手大指次指，謂商陽穴，手陽明井也。《針經》曰：齒痛不惡清飲，取足陽明。惡清飲，取手陽明。（新校正云：詳前文邪客足陽明，刺中指次指爪甲上，是誤剩次指二字，當如此只言中指爪甲上迺是也。）

⑧ 手少陰，真心脈。足少陰，腎脈。手太陰，肺脈。足太陰，脾脈。足陽明，胃脈。此五絡皆會於耳中，而出絡左額角也。

⑨ 言其卒冒悶而如死尸，身脈猶如常人而動也。然陰氣盛於上，則下氣熏上而邪氣逆，邪氣逆則陽氣亂，陽氣亂則五絡閉結而不通，故其狀若尸也。以是從厥而生，故或曰尸厥。

⑩ 謂隱白穴，足太陰之井也。刺可入同身寸之一分，留三呼，若灸者可灸三壯。

足心①,後刺足中指爪甲上各一痏②,後刺手大指内側,去端如韭葉③,後刺手心主④,少陰鋭骨之端各一痏,立已⑤,不已,以竹管吹其兩耳⑥,䰅其左角之髮方一寸燔治,飲以美酒一杯,不能飲者灌之,立已⑦。凡刺之數,先視其經脈,切而從之,審其虛實而調之,不調者經刺之,有痛而經不病者繆刺之,因視其皮部有血絡者盡取之,此繆刺之數也。

四時刺逆從論篇第六十四

新校正云:按厥陰有餘至筋急目痛,全元起本在第六卷。春氣在經脈至篇末,全元起本在第一卷。

厥陰有餘病陰痹⑧,**不足病生熱痹**⑨,**滑則病狐疝風,**

---

① 謂涌泉穴,足少陰之井也,刺同前取涌泉穴法。

② 謂第二指,足陽明之井也,刺同前取厲兌穴法。

③ 謂少商穴,手太陰之井也,刺可入同身寸之一分,留三呼,若灸者可灸三壯。

④ 謂中衝穴,手心主之井也,刺可入同身寸之一分,留三呼,若灸者可灸一壯。(新校正云:按《甲乙經》不刺手心主,詳此五絡之數,亦不及手心主,而此刺之,是有六絡,未會王冰相隨注之不爲明辨之旨也。)

⑤ 謂神門穴,在掌後鋭骨之端陷者中,手少陰之俞也,刺可入同身寸之三分,留三呼,若灸者可灸三壯。

⑥ 言使氣入耳中,内助五絡,令氣復通也。當内管入耳,以手密撝之,勿令氣泄,而極吹之,氣蠻然後絡脈通也。(新校正云:按陶隱居云:吹其左耳極三度,復吹其右耳三度也。)

⑦ 左角之髮,是五絡血之餘,放䰅之燔治,飲之以美酒也。酒者所以行藥,勢又炎上而内走於心,心主脈,故以美酒服之。

⑧ 痹,謂痛也。陰,謂寒也。有餘,謂厥陰氣盛滿,故陰發於外而爲寒痹。(新校正云:詳王氏以痹爲痛未通。)

⑨ 陰不足則陽有餘,故爲熱痹。

澀則病少腹積氣①。少陰有餘病皮痹隱疹，不足病肺痹②，滑則病肺風疝，澀則病積溲血③。太陰有餘病肉痹寒中，不足病脾痹④，滑則病脾風疝，澀則病積心腹時滿⑤。陽明有餘病脈痹身時熱，不足病心痹⑥，滑則病心風疝，澀則病積時善驚⑦。太陽有餘病骨痹身重，不足病腎痹⑧，滑則病腎風疝，澀則病積善時巔疾⑨。少陽有餘病筋痹脅滿，不足病肝痹⑩，滑則病肝風疝，澀則病積時筋急目痛⑪。是故春氣在經脈，夏氣在孫絡，長夏氣在肌肉，秋氣在皮膚，冬氣在骨髓中。帝曰：余願聞其故。岐伯曰：春者，天氣始開，地氣始泄，凍解冰釋，水行經通，故人氣在脈。夏者，經滿氣溢，入孫絡受血，皮膚充實。長夏者，經絡皆盛，內溢肌中。秋者，天氣始收，腠理閉塞，皮膚引急⑫。冬者蓋藏，血氣在中，內著骨髓，通於五藏。是故邪氣者，常隨四時之氣血而入客也，至其變化不可爲

---

① 厥陰脈循股陰入毛中，環陰器抵少腹，又其絡支別者，循脛上睾結於莖，故爲狐疝少腹積氣也。（新校正云：按楊上善云：狐夜不得尿，日出方得，人之所病與狐同，故曰狐疝。一曰狐疝，謂三焦狐府爲疝，故曰狐疝。）

② 腎水逆連於肺母故也。足少陰脈從腎上貫肝膈入肺中，故有餘病皮痹隱疹，不足病肺痹也。

③ 以其正經入肺貫腎絡膀胱，故爲肺疝及積溲血也。

④ 脾主肉，故如是。

⑤ 太陰之脈入腹屬脾絡胃，其支別者復從胃別上膈疰心中，故爲脾疝心腹時滿也。

⑥ 胃有餘則上歸於心，不足則心下痹，故爲是。

⑦ 心主之脈起於胸中，出屬心包，下膈歷絡三焦，故爲心疝時善驚。

⑧ 太陽與少陰爲表裏，故有餘不足皆病歸於腎也。

⑨ 太陽之脈交於巔上，入絡腦，下循膂絡腎，故爲腎風及巔病也。

⑩ 少陽與厥陰爲表裏，故病歸於肝。

⑪ 肝主筋，故時筋急。厥陰之脈上出額與督脈會於巔，其支別者從目系下頰裏，故目痛。

⑫ 引，謂牽引以縮急也。

度,然必從其經氣,辟除其邪,除其邪則亂氣不生①。帝曰:逆四時而生亂氣奈何? 岐伯曰:春刺絡脈,血氣外溢,令人少氣②;春刺肌肉,血氣環逆,令人上氣③;春刺筋骨,血氣內著,令人腹脹④。夏刺經脈,血氣迺竭,令人解㑊⑤;夏刺肌肉,血氣內却,令人善恐⑥;夏刺筋骨,血氣上逆,令人善怒⑦。秋刺經脈,血氣上逆,令人善忘⑧;秋刺絡脈,氣不外行⑨,令人臥不欲動⑩;秋刺筋骨,血氣內散,令人寒慄⑪。冬刺經脈,血氣皆脫,令人目不明⑫;冬刺絡脈,內氣外泄,留爲大痹;冬刺肌肉,陽氣竭絕,令人善忘⑬。凡此四時刺者,大逆之病⑭,不可不從也,反之,則生亂氣相淫病焉⑮。故刺不知四時之經,病之所生,以從爲逆,正氣內亂,與精相薄,必審九候,正氣不亂,精氣不

---

① 得氣而調,故不亂。
② 血氣溢於外則中不足,故少氣。(新校正云:按自春刺絡脈至令人目不明,與《診要經終論》義同文異,彼注甚詳於此,彼分四時,此分五時,然此有長夏刺肌內之分,而逐時各闕刺秋分之事,疑此肌肉之分,即彼秋皮膚之分也。)
③ 血逆氣上,故上氣。(新校正云:按經闕春刺秋分。)
④ 內著不散故脹。
⑤ 血氣竭少,故解㑊然不可名之也。解㑊,謂寒不寒,熱不熱,壯不壯,弱不弱,故不可名之也。
⑥ 却,閉也。血氣內閉則陽氣不通,故善恐。
⑦ 血氣上逆則怒氣相應,故善怒。(新校正云:按經闕夏刺秋分。)
⑧ 血氣上逆,滿於肺中,故善忘。
⑨ (新校正云:按別本作血氣不行,全元起本作氣不衛外,《太素》同。)
⑩ 以虛甚故。(新校正云:按經闕秋刺長夏分。)
⑪ 血氣內散則中氣虛,故寒慄。
⑫ 以血氣無所營故也。
⑬ 陽氣不壯,至春而竭,故善忘。(新校正云:按經闕冬刺秋分。)
⑭ (新校正云:按全元起本作六經之病。)
⑮ 淫,不次也。不次而行,如浸淫相染而生病也。

轉^①。帝曰:善。刺五藏,中心一日死,其動爲噫^②。中肝五日死,其動爲語^③。中肺三日死,其動爲咳^④。中腎六日死^⑤,其動爲嚏欠^⑥。中脾十日死^⑦,其動爲吞^⑧。刺傷人五藏必死,其動,則依其藏之所變候知其死也^⑨。

標本病傳論篇第六十五

新校正云:按全元起本在第二卷《皮部論》篇前。

黃帝問曰:病有標本,刺有逆從奈何?岐伯對曰:凡刺之方,必別陰陽,前後相應,逆從得施,標本相移,故曰有其在標而求之於標,有其在本而求之於本,有其在本而求之於標,有其在標而求之於本。故治有取標而得者,有取本而得者,有逆取而得者,有從取而得者^⑩。故知逆與從,正行無問,知標本者,萬舉萬當^⑪,

---

① 不轉,謂不逆轉也。
② 《診要經終論》曰:中心者環死。《刺禁論》曰:中心一日死,其動爲噫。
③ 《診要經終論》闕而不論。《刺禁論》曰:中肝五日死,其動爲語。(新校正云:按《甲乙經》語作欠。)
④ 《診要經終論》曰:中肺五日死。《刺禁論》曰:中肺三日死,其動爲咳。
⑤ (新校正云:按《甲乙經》作三日死。)
⑥ 《診要經終論》曰:中腎七日死。《刺禁論》曰:中腎六日死,其動爲嚏。(新校正云:按《甲乙經》無欠字。)
⑦ (新校正云:按《甲乙經》作十五日。)
⑧ 《診要經終論》曰:中脾五日死。《刺禁論》曰:中脾十日死,其動爲吞。然此三論皆岐伯之言,而死日動變不同,傳之誤也。
⑨ 變,謂氣動變也。中心下至此,並爲逆從重文也。
⑩ 得病之情,知治大體,則逆從皆可,施必中焉。
⑪ 道不疑惑,識既深明,則無問於人,正行皆當。

不知標本，是謂妄行①。夫陰陽逆從標本之爲道也，小而大，言一而知百病之害②，少而多，淺而博，可以言一而知百也③。以淺而知深，察近而知遠，言標與本，易而勿及④。治反爲逆，治得爲從。先病而後逆者治其本，先逆而後病者治其本，先寒而後生病者治其本，先病而後生寒者治其本，先熱而後生病者治其本，先熱而後生中滿者治其標，先病而後泄者治其本，先泄而後生他病者治其本，必且調之，迺治其他病，先病而後生〔原有“先”，據本書《至真要大論》王注引本文改〕中滿者治其標，先中滿而後煩心者治其本。人有客氣有同氣⑤。小大不利治其標，小大利治其本⑥。病發而有餘，本而標之，先治其本，後治其標。病發而不足，標而本之，先治其標，後治其本⑦。謹察間甚，以意調之⑧，間者並行，甚者獨行。先小大不利而後生病者治其本⑨。

──────────

① 識猶褊淺，道未高深，舉且見違，故行多妄。

② 著之至也。言別陰陽，知逆順，法明著，見精微，觀其所舉則小，尋其所利則大，以斯明著，故言一而知百病之害。

③ 言少可以貫多，舉淺可以料大者，何法之明？故非聖人之道，孰能至於是耶！故學之者，猶可以言一而知百病也。博，大也。

④ 雖事極深玄，人非咫尺，略以淺近，而悉貫之。然標本之道，雖易可爲言，而世人識見無能及者。

⑤ （新校正云：按全元起本同作固。）

⑥ 本，先病。標，後病。必謹察之。

⑦ 本而標之，謂有先病復有後病也。以其有餘，故先治其本，後治其標也。標而本之，謂先發輕微緩者，後發重大急者。以其不足，故先治其標，後治其本也。

⑧ 間，謂多也。甚，謂少也。多，謂多形證而輕易。少，謂少形證而重難也。以意調之，謂審量標本不足有餘，非謂舍法而以意妄爲也。

⑨ 並，謂他脈共受邪氣而合病也。獨，謂一經受病而無異氣相參也。並甚則相傳，傳急則亦死。

夫病傳者，心病先心痛①，一日而咳②，三日脅支痛③，五日閉塞不通，身痛體重④，三日不已死⑤，冬夜半，夏日中⑥。肺病喘咳⑦，三日而脅支滿痛⑧，一日身重體痛⑨，五日而脹⑩，十日不已死，冬日入，夏日出⑪。肝病頭目眩脅支滿⑫，三日體重身痛⑬，五日而脹⑭，三日腰脊少腹痛脛痠⑮，三日不已死，冬日入⑯，夏早食⑰。

---

① 藏真通於心，故心先痛。

② 心火勝金，傳於肺也。肺在變動爲咳，故爾。

③ 肺金勝木，傳於肝也。以其脈循脅肋，故如是。

④ 肝木勝土，傳於脾也。脾性安鎭，木氣乘之，故閉塞不通，身痛體重。

⑤ 以勝相伐，唯弱是從，五藏四傷，豈其能久，故爲即死。

⑥ 謂正子午之時也。或言冬夏有異，非也。晝夜之半，事甚昭然。（新校正云：按《靈樞經》大〔守〕氣入藏，病先發於心，一日而之肺，三日而之肝，五日而之脾，三日不已死，冬夜半，夏日中。《甲乙經》曰：病先發於心，心痛，一日之肺而咳，五日之肝，脅支痛，五日之脾，閉塞不通，身體重，三日不已死，冬夜半，夏日中。詳《素問》言其病，《靈樞》言其藏，《甲乙經》迺並《素問》《靈樞》二經之文，而病與藏兼舉之。）

⑦ 藏真高於肺而主息，故喘咳也。

⑧ 肺傳於肝。

⑨ 肝傳於脾。

⑩ 自傳於府。

⑪ 孟冬之中，日入於申之八刻三分。仲冬之中，日入於申之七刻三分。季冬之中，日入於申，與孟月等。孟夏之中，日出於寅之八刻一分，仲夏之中，日出於寅之七〔守〕刻三分，季夏之中，日出於寅，與孟月等也。

⑫ 藏真散於肝，脈內連目脅，故如是。

⑬ 肝傳於脾〔守〕。

⑭ 自傳於府。

⑮ 謂胃傳於腎。以其脈起於足，循腨內出膕內廉，上股內後廉，貫脊屬腎絡膀胱，故如是也。腰爲腎之府，故腰痛。

⑯ （新校正云：按《甲乙經》作日中。）

⑰ 日入早晏，如冬法也。早食，謂早於食時，則卯正之時也。

297

脾病身痛體重①,一日而脹②,二日少腹腰脊痛脛痠③,三日背䯏筋痛小便閉④,十日不已死,冬人定,夏晏食⑤。腎病少腹腰脊痛骺痠⑥,三日背䯏筋痛小便閉⑦,三日腹脹⑧,三日兩脅支痛⑨,三日不已死,冬大晨,夏晏晡⑩。胃病脹滿⑪,五日少腹腰脊痛骺痠⑫,三日背䯏筋痛小便閉⑬,五日身體重⑭,六日不已死,冬夜半後,夏日昳⑮。膀胱病小便閉⑯,五日少腹脹腰脊痛骺痠⑰,一日腹脹⑱,一日身體痛⑲,二日不已死,冬

---

① 藏真濡於脾而主肌肉,故爾。
② 自傳於府。
③ 胃傳於腎。
④ 自傳於府及之䯏也。
⑤ 人定,謂申後二十五刻。晏食,謂寅後二十五刻。
⑥ 藏真下於腎,故如是。
⑦ 自傳於府。(新校正云:按《靈樞經》云:之䯏膀胱。是自傳於府及之䯏也。)
⑧ 膀胱傳於小腸。(新校正云:按《甲乙經》云:三日上之心,心脹。)
⑨ 府傳於藏。(新校正云:按《靈樞經》云:三日之小腸,三日上之心。今云兩脅支痛,是小腸府傳心藏而發痛也。)
⑩ 大晨,謂寅後九刻,大明之時也。晏晡,謂申後九刻,向昏之時也。
⑪ 以其脈循腹,故如是。
⑫ 胃傳於腎。
⑬ 自傳於府及之䯏也。
⑭ 膀胱水府傳於脾也。(新校正云:按《靈樞經》及《甲乙經》各云:五日上之心。是膀胱傳心,爲相勝而身體重。今王氏言傳脾者,誤也。)
⑮ 夜半後,謂子後四刻丑正時也。日昳,謂午後八刻未正時也。
⑯ 以其爲津液之府,故爾。
⑰ 自歸於藏。
⑱ 腎復傳於小腸。
⑲ 小腸傳於脾。(新校正云:按《靈樞經》云:一日上之心。是府傳於藏也。《甲乙經》作之脾,與王注同。)

鷄鳴，夏下晡①。諸病以次〔"次"下，原有"是"，據《靈樞·病傳篇》及《甲乙》卷六第十删〕相傳，如是者，皆有死期，不可刺②。間一藏止③，及至三四藏者，廼可刺也④。

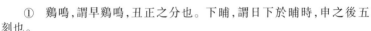

① 鷄鳴，謂早鷄鳴，丑正之分也。下晡，謂日下於晡時，申之後五刻也。

② 五藏相移皆如此，有緩傳者，有急傳者，緩者或一歲二歲三歲而死，其次或三月若六月而死，急者一日二日三日四日或五六日而死，則此類也。尋此病傳之法，皆五行之氣，考其日數，理不相應。夫以五行爲紀，以不勝之數傳於所勝者，謂火傳於金當云一日，金傳於木當云二日，木傳於土當云四日，土傳於水當云三日，水傳於火當云五日也。若以己勝之數傳於不勝者，則木三日傳於土，土五日傳於水，水一日傳於火，火二日傳於金，金四日傳於水。經之傳日，似法三陰三陽之氣。《玉機真藏論》曰：五藏相通，移皆有次。不治，三月若六月，若三日若六日，傳而當死。此與同也。雖爾，猶當臨病詳視日數，方悉是非爾。

③ （新校正云：按《甲乙經》無止字。）

④ 間一藏止者，謂隔過前一藏而不更傳也，則謂木傳土，土傳水，水傳火，火傳金，金傳木而止，皆間隔一藏也。及至三四藏者，皆謂至前第三第四藏也。諸至三藏者，皆是其己不勝之氣也。至四藏者，皆至己所生之父母也。不勝則不能爲害，於彼所生則父子無克伐之期，氣順以行，故刺之可矣。

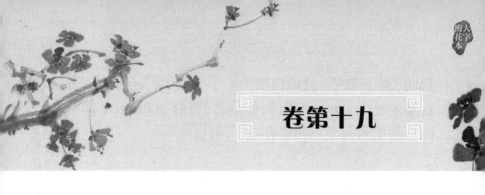

卷第十九

天元紀大論篇第六十六

　　黃帝問曰：天有五行，御五位，以生寒暑燥濕風，人有五藏，化五氣，以生喜怒思憂恐①，論言五運相襲而皆治之，終碁之日，周而復始，余已知之矣，願聞其與三陰三陽之候奈何合之②？鬼臾區稽首再拜對曰：昭乎哉問也。夫五運陰陽者，天地之道也，萬物之綱紀，變化之父母，生殺之本始，神明之府也，可不通乎③！故物生謂之化，物

　　①　御，謂臨御。化，謂生化也。天真之氣，無所不周，器象雖殊，參應一也。（新校正云：按《陰陽應象大論》云：喜怒悲憂恐。二論不同者，思者脾也，四藏皆受成焉。悲者，勝怒也。二論所以互相成也。）

　　②　論，謂《六節藏象論》也。運，謂五行，應天之五運，各周三百六十五日而爲紀者也。故曰終碁之日，周而復始也。以六合五，數未參同，故問之也。

　　③　道，謂化生之道。綱紀，謂生長化成收藏之綱紀也。父母，謂萬物形之先也。本始，謂生殺皆因而有之也。夫有形稟氣而不爲五運陰陽之所攝者，未之有也。所以造化不極，能爲萬物生化之元始者，何哉？以其是神明之府故也。然合散不測，生化無窮，非神明運爲，無能爾也。（新校正云：詳陰陽者至神明之府也，與《陰陽應象大論》同，而兩論之注頗異。）

極謂之變，陰陽不測謂之神，神用無方謂之聖①。夫變化之爲用也②，在天爲玄③，在人爲道④，在地爲化⑤，化生五味⑥，道生智⑦，玄生神⑧。神在天爲風⑨，在地爲木⑩，在天爲熱⑪，在地爲火⑫，在天爲濕⑬，在地爲土⑭，在天爲燥⑮，在地爲金⑯，在天爲寒⑰，在地爲水⑱，故在天爲氣，在地成形⑲，形氣相感而化生萬物矣⑳。然天地者，萬物

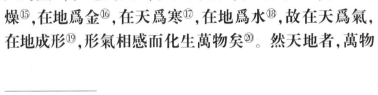

①　所謂化變聖神之道也。化，施化也。變，散易也。神，無期也。聖，無思也。氣之施化故曰生，氣之散易故曰極，無期稟候故曰神，無思測量故曰聖。由化與變，故萬物無能逃五運陰陽。由聖與神，故衆妙無能出幽玄之理。深乎妙用，不可得而稱之。（新校正云：按《六微旨大論》云：物之生，從於化，物之極，由乎變，變化之相薄，成敗之所由也。又《五常政大論》云：氣始而生化，氣散而有形，氣布而蕃育，氣終而象變，其致一也。）

②　應萬化之用也。

③　玄，遠也。天道玄遠，變化無窮。《傳》曰：天道遠，人道邇。

④　道，謂妙用之道也。經術政化，非道不成。

⑤　化，謂生化也。生萬物者地，非土氣孕育，則形質不成。

⑥　金石草木，根葉華實，酸苦甘淡辛鹹，皆化氣所生，隨時而有。

⑦　智通妙用，唯道所生。

⑧　玄遠幽深，故生神也。神之爲用，觸遇玄通，契物化成，無不應也。

⑨　風者，教之始，天之使也，天之號令也。

⑩　東方之化。

⑪　應火爲用。

⑫　南方之化。

⑬　應土爲用。

⑭　中央之化。

⑮　應金爲用。

⑯　西方之化。

⑰　應水爲用。

⑱　北方之化。神之爲用，如上五化，木爲風所生，火爲熱所熾，金爲燥所發，水爲寒所資，土爲濕所全，蓋初因而成立也。雖初因之以化成，卒因之以敗散爾。豈五行之獨有是哉，凡因所因而成立者，悉因所因而散落爾。（新校正云：詳在天爲玄至此，則與《陰陽應象大論》及《五運行大論》文重，注頗異。）

⑲　氣，謂風熱濕燥寒。形，謂木火土金水。

⑳　此造化生成之大紀。

之上下也①；左右者，陰陽之道路也②；水火者，陰陽之徵兆也③；金木者，生成之終始也④。氣有多少，形有盛衰，上下相召而損益彰矣⑤。帝曰：願聞五運之主時也何如⑥？鬼臾區曰：五氣運行，各終朞日，非獨主時也⑦。帝曰：請聞其所謂也。鬼臾區曰：臣積考《太始天元册》文曰⑧：太虛寥廓，肇基化元⑨，萬物資始，五運終天⑩，布氣

---

① 天覆地載，上下相臨，萬物化生，無遺略也。由是故萬物自生自長，自化自成，自盈自虛，自復自變也。夫變者何？謂生之氣極本而更始化也。孔子曰：曲成萬物而不遺。

② 天有六氣御下，地有五行奉上。當歲者爲上，主司天。承歲者爲下，主司地。不當歲者，二氣居右，北行轉之，二氣居左，南行轉之。金木水火運，面北〔守〕正之，常左爲右，右爲左，則右〔守〕者南行，左〔守〕者北行而反也。（新校正云：詳上下左右之説，義具《五運行大論》中。）

③ 徵，信也，驗也。兆，先也。以水火之寒熱，彰信陰陽之先兆也。

④ 木主發生應春，春爲生化之始。金主收斂應秋，秋爲成實之終。終始不息，其化常行，故萬物生長化成收藏自久。（新校正云：按《陰陽應象大論》曰：天地者，萬物之上下也；陰陽者，血氣之男女也；左右者，陰陽之道路也；水火者，陰陽之徵兆也；陰陽者，萬物之能始也。與此論相出入也。）

⑤ 氣有多少，謂天之陰陽三等，多少不同秩也。形有盛衰，謂五運之氣，有太過不及也。由是少多衰盛，天地相召，而陰陽損益昭然彰著可見也。（新校正云：詳陰陽三等之義，具下文注中。）

⑥ 時，四時也。

⑦ 一運之日，終三百六十五日四分度之一酒易之，非主一時當其王相囚死而爲絕〔疑"紀"〕法也。氣交之內迢然而別有之也。

⑧ 《天元册》，所以記天真元氣運行之紀也。自神農之世，鬼臾區十世祖始誦而行之，此太古占候靈文。洎乎伏羲之時，已鐫諸玉版，命曰《册文》。太古靈文，故命曰《太始天元册》也。（新校正云：詳今世有《天元玉册》，或者以爲〔守〕即此《太始天元册》文，非是。）

⑨ 太虛，謂空玄之境，真氣之所充，神明之宮府也。真氣精微，無遠不至，故能爲生化之本始，運氣之真元矣。肇，始也。基，本也。

⑩ 五運，謂木火土金水運也。終天，謂一歲三百六十五日四分度之一也，終始更代，周而復始也。言五運更統於太虛，四時隨部而遷復，六氣分居而異主，萬物因之以化生，非曰自然，其誰能始，故曰萬物資始。《易》曰：大哉乾元，萬物資始，酒統天，云行雨施，品物流形。孔子曰：天何言哉，四時行焉，百物生焉。此其義也。

真靈,摠統坤元①,九星懸朗,七曜周旋②,曰陰曰陽,曰柔曰剛③,幽顯既位,寒暑弛張④,生生化化,品物咸章⑤。臣斯十世,此之謂也⑥。

帝曰:善。何謂氣有多少,形有盛衰? 鬼臾區曰:陰陽之氣各有多少,故曰三陰三陽也⑦。形有盛衰,謂五行之治,各有太過不及也⑧。故其始也,有餘而往,不足隨

---

① 太虛真氣,無所不至也,氣齊生有,故禀氣含靈者,抱真氣以生焉。摠統坤元,言天元氣常司地氣,化生之道也。《易》曰:至哉坤元,萬物資生,廼順承天也。

② 九星,上古之時也。上古世質人淳,歸真反璞,九星懸朗,五運齊宣。中古道德稍衰,標星藏曜,故計星之見者七焉。九星,謂天蓬、天芮〔守〕、天衝、天輔、天禽、天心、天任、天柱、天英,此蓋從標而爲始,遁甲式法,今猶用焉。七曜,謂日月五星,今外蕃具以此歷爲舉動吉凶之信也。周,謂周天之度。旋謂左循天度而行。五星之行,猶各有進退高下小大矣。

③ 陰陽,天道也。柔剛,地道也。天以陽生陰長,地以柔化剛成也。《易》曰:立天之道,曰陰與陽。立地之道,曰柔與剛。此之謂也。

④ 幽顯既位,言人神各得其序。寒暑弛張,言陰陽不失其宜也。人神各守所居,無相干犯,陰陽不失其序,物得其宜,天地之道且然,人神之理亦猶也。(新校正云:按《至真要大論》云:幽明何如? 岐伯曰:兩陰交盡故曰幽,兩陽合明故曰明,幽明之配,寒暑之異也。)

⑤ 上生,謂生之有情有識之類也。下生,謂生之無情無識之類也。上化,謂形容彰顯者也。下化,謂蔽匿形容者也。有情有識,彰顯形容,天氣主之。無情無識,蔽匿形質,地氣主之。禀元靈氣之所化育爾。《易》曰:天地絪緼,萬物化醇。斯之謂歟。

⑥ 傳習斯文,至鬼臾區,十世於茲,不敢失墜。

⑦ 由氣有多少,故隨其昇降,分爲三別也。(新校正云:按《至真要大論》云:陰陽之三也何謂? 岐伯曰:氣有多少異用。王冰云:太陰爲正陰,太陽爲正陽,次少者爲少陰,次少者爲少陽,又次爲陽明,又次爲厥陰。)

⑧ 太過,有餘也。不及,不足也。氣至不足,太過迎之,氣至太過,不足隨之,天地之氣,虧盈如此,故云形有盛衰也。

之,不足而往,有餘從之,知迎知隨,氣可與期①。應天爲天符,承歲爲歲直,三合爲治②。帝曰:上下相召奈何?鬼臾區曰:寒暑燥濕風火,天之陰陽也,三陰三陽上奉之③。木火土金水火,地之陰陽也,生長化收藏下應之④。

① 言虧盈無常,互有勝負爾。始,謂甲子歲也。《六微旨大論》曰:天氣始於甲,地氣始於子,子甲相合,命曰歲立。此之謂也。則始甲子之歲,三百六十五日,所禀之氣,當不足也,次而推之,終六甲也,故有餘已則不足,不足已則有餘。亦有歲運非有餘非不足者,蓋以同天地之化也。若餘已復餘,少已復少,則天地之道變常,而灾害作,苛疾生矣。(新校正云:按《六微旨大論》云:木運臨卯,火運臨午,土運臨四季,金運臨酉,水運臨子,所謂歲會,氣之平也。又按《五常政大論》云:委和之紀,上角與正角同,上商與正商同,上宮與正宮同。伏明之紀,上商與正商同。卑監之紀,上宮與正宮同,上角與正角同。從革之紀,上商與正商同,上角與正角同。涸流之紀,上宮與正宮同。赫曦之紀,上羽與正徵同。堅成之紀,上徵與正商同。又《六元正紀大論》云:不及而加同歲會。已前諸歲並爲正歲,氣之平也。今王注以同天之化爲非有餘不足者,非也。)

② 應天,謂木運之歲上見厥陰,火運之歲上見少陽、少陰,土運之歲上見太陰,金運之歲上見陽明,水運之歲上見太陽,此五者天氣下降,如合符運,故曰應天爲天符也。承歲,謂木運之歲,歲當於卯;火運之歲,歲當於午;土運之歲,歲當辰戌丑未;金運之歲,歲當於酉;水運之歲,歲當於子,此五者歲之所直,故曰承歲爲歲直也。三合,謂火運之歲,上見少陰,年辰臨午;土運之歲,上見太陰,年辰臨丑未;金運之歲,上見陽明,年辰臨酉,此三者天氣、運氣與年辰俱會,故云三合爲治也。歲直亦曰歲位,三合亦爲天符。《六微旨大論》曰:天符歲會,曰太一天符。謂天、運與歲俱會也。(新校正云:按天符歲會之詳,具《六微旨大論》中。又詳火運,上少陰,年辰臨午,即戊午歲也。土運,上太陰,年辰臨丑未,即己丑、己未歲也。金運,上陽明,年辰臨酉,即乙酉歲也。)

③ 太陽爲寒,少陽爲暑,陽明爲燥,太陰爲濕,厥陰爲風,少陰爲火,皆其元在天,故曰天之陰陽也。

④ 木,初氣也。火,二氣也。相火,三氣也。土,四氣也。金,五氣也。水,終氣也。以其在地應天,故云下應也。氣在地,故曰地之陰陽也。(新校正云:按《六微旨大論》曰:地理之應六節氣位何如?岐伯曰:顯明之右,君火之位。退行一步,相火治之。復行一步,土氣治之。復行一步,金氣治之。復行一步,水氣治之。復行一步,木氣治之。此即木火土金水火,地之陰陽之義也。)

天以陽生陰長，地以陽殺陰藏①。天有陰陽，地亦有陰陽②。木火土金水火，地之陰陽也，生長化收藏。〔張氏《類經》删此十六字，與《困學紀聞》合。守〕故陽中有陰，陰中有陽③。所以欲知天地之陰陽者，應天之氣，動而不息，故五歲而右遷，應地之氣，静而守位，故六朞而環會④，動静相召，上下相臨，陰陽相錯，而變由生也⑤。帝曰：上下周紀，其有數乎？鬼臾區曰：天以六爲節，地以五爲制。周天氣者，六朞爲一備；終地紀者，五歲爲一周⑥。君火以明〔依注則"明"當作"名"，林校《至真要大論》亦引作"名"。守〕，相火以位⑦。五六相合而七百二十氣，爲一紀，凡三十歲；千四

①　生長者天之道，藏殺者地之道。天陽主生，故以陽生陰長。地陰主殺，故以陽殺陰藏。天地雖高下不同，而各有陰陽之運用也。（新校正云：詳此經與《陰陽應象大論》文重，注頗異。）

②　天有陰故能下降，地有陽故能上騰，是以各有陰陽也。陰陽交泰，故化變由之成也。

③　陰陽之氣，極則過亢，故各兼之。《陰陽應象大論》曰：寒極生熱，熱極生寒。又曰：重陰必陽，重陽必陰。言氣極則變也。故陽中兼陰，陰中兼陽。易之卦，離中虚，坎中實，此其義象也。

④　天有六氣，地有五位，天以六氣臨地，地以五位承天，蓋以天氣不加君火故也。以六加五，則五歲而餘一氣，故遷一位。若以五承六，則常六歲迺備盡天元之氣，故六年而環會，所謂周而復始也。地氣左行，往而不返，天氣東轉，常自火運數五歲已，其次復正當君火氣之上，法不加臨，則右遷君火氣上，以臨相火之上，故曰五歲而右遷也。由斯動静，上下相臨，而天地萬物之情，變化之機可見矣。

⑤　天地之道，變化之微，其由是矣。孔子曰：天地設位，而易行乎其中。此之謂也。（新校正云：按《五運行大論》云：上下相遘，寒暑相臨，氣相得則和，不相得則病。又云：上者右行，下者左行，左右周天，餘而復會。）

⑥　六節，謂六氣之分。五制，謂五位之分。位應一歲，氣統一年，故五歲爲一周，六年爲一備。備，謂備歷天氣。周，謂周行地位。所以地位六而言五者，天氣不臨君火故也。

⑦　君火在相火之右，但立名於君位，不立歲氣，故天之六氣，不偶其氣以行，君火之政，守位而奉天之命，以宣行火令爾。以名奉天，故曰君火以名。守位稟命，故云相火以位。

百四十氣，凡六十歲，而爲一周，不及太過，斯皆見矣①。帝曰：夫子之言，上終天氣，下畢地紀，可謂悉矣。余願聞而藏之，上以治民，下以治身，使百姓昭著，上下和親，德澤下流，子孫無憂，傳之後世，無有終時，可得聞乎②？鬼臾區曰：至數之機，迫迮以微，其來可見，其往可追，敬之者昌，慢之者亡，無道行私，必得天殃③，謹奉天道，請言真要④。帝曰：善言始者，必會於終，善言近者，必知其遠⑤，是則至數極而道不惑，所謂明矣。願夫子推而次之，令有條理，簡而不匱，久而不絕，易用難忘，爲之綱紀，至數之要，願盡聞之⑥。鬼臾區曰：昭乎哉問！明乎哉道！如鼓之應桴，響之應聲也⑦。臣聞之，甲己之歲，土運統之；乙庚之歲，金運統之；丙辛之歲，水運統之；丁壬之歲，木運統之；戊癸之歲，火運統之⑧。帝曰：其於三陰三陽，合之奈何？鬼臾區曰：子午之歲，上見少陰；丑未之歲，上見太陰；寅申之歲，上見少陽；卯酉之歲，上見陽明；

---

① 曆法一氣十五日，因而乘之，積七百二十氣，即三十年，積千四百四十氣，即六十年也。經云：有餘而往，不足隨之，不足而往，有餘從之。故六十年中，不及太過，斯皆見矣。（新校正云：按《六節藏象論》云：五日謂之候，三候謂之氣，六氣謂之時，四時謂之歲，而各從其主治焉。五運相襲，而皆治之，終朞之日，周而復始，時立氣布，如環無端，候亦同法。故曰不知年之所加，氣之盛衰，虛實之所起，不可爲工矣。）

② 安不忘危，存不忘亡，大聖之至教也。求民之瘼，恤民之隱，大聖之深仁也。

③ 謂傳非其人，授於情狎〔守〕，及寄求名利者也。

④ 申誓戒於君王，廼明言天道，至真之要旨也。

⑤ 數術明著，應用不差，故遠近於言，始終無謬。

⑥ 簡，省要也。匱，乏也。久，遠也。要，樞紐也。

⑦ 桴，鼓椎也。響，應聲也。

⑧ 太始天地初分之時，陰陽析位之際，天分五氣，地列五行。五行定位，布政於四方，五氣分流，散支於十干。當時〔守〕黃氣橫於甲己，白氣橫於乙庚，黑氣橫於丙辛，青氣橫於丁壬，赤氣橫於戊癸。故甲己應土運，乙庚應金運，丙辛應水運，丁壬應木運，戊癸應火運。太古聖人望氣以書天冊，賢者謹奉以紀天元，下論文義備矣。（新校正云：詳runa有太過、不及、平氣，甲庚丙壬戊主太過，乙辛丁癸己主不及，大法如此。取平氣之法，其説不一，具如諸篇。）

辰戌之歲，上見太陽；巳亥之歲，上見厥陰。少陰所謂標也，厥陰所謂終也①。厥陰之上，風氣主之；少陰之上，熱氣主之；太陰之上，濕氣主之；少陽之上，相火主之；陽明之上，燥氣主之；太陽之上，寒氣主之。所謂本也，是謂六元②。帝曰：光乎哉道！明乎哉論！請著之玉版，藏之金匱，署曰《天元紀》。

五運行大論篇第六十七

黃帝坐明堂，始正天綱，臨觀八極，考建五常③，請天師而問之曰：論言天地之動靜，神明爲之紀，陰陽之昇降，寒暑彰其兆④。余聞五運之數於夫子，夫子之所言，正五氣之各主歲爾，首甲定運，餘因論之。鬼臾區曰：土主甲己，金主乙庚，水主丙辛，木主丁壬，火主戊癸。子午之上，少陰主之；丑未之上，太陰主之；寅申之上，少陽主之；卯酉之上，陽明主之；辰戌之上，太陽主之；巳亥之上，厥陰主之。不合陰陽，其故何也⑤？岐伯曰：是明道也，此

---

① 標，謂上首也。終，謂當三甲六甲之終。（新校正云：詳午未寅酉戌亥之歲爲正化，正司化令之實。子丑申卯辰巳之歲爲對化，對司化令之虛。此其大法也。）

② 三陰三陽爲標，寒暑燥濕風火爲本，故云所謂本也。天真元氣，分爲六化，以統坤元生成之用，徵其應用則六化不同，本其所生則正是真元之一氣，故曰六元也。（新校正云：按別本六元作天元也。）

③ 明堂，布政宮也。八極，八方目極之所也。考，謂考校。建，謂建立也。五常，謂五氣，行天地之中者也。端居正氣，以候天和。

④ （新校正云：詳論，謂《陰陽應象大論》及《氣交變大論》文。彼云陰陽之往復，寒暑彰其兆。）

⑤ 首甲，謂六甲之初，則甲子年也。

天地之陰陽也①。夫數之可數者，人中之陰陽也，然所合，數之可得者也。夫陰陽者，數之可十，推之可百，數之可千，推之可萬。天地陰陽者，不以數推以象之謂也②。帝曰：願聞其所始也。岐伯曰：昭乎哉問也！臣覽《太始天元冊》文，丹天之氣經於牛女戊分，黅天之氣經於心尾己分，蒼天之氣經於危室柳鬼，素天之氣經於亢氐昴畢，玄天之氣經於張翼婁胃。所謂戊己分者，奎壁角軫，則天地之門戶也③。夫候之所始，道之所生，不可不通也。帝曰：善。論言天地者，萬物之上下，左右者，陰陽之道路，未知其所謂也④。岐伯曰：所謂上下者，歲上下見陰陽之所在也。左右者，諸上見厥陰，左少陰右太陽；見少陰，左太陰右厥陰；見太陰，左少陽右少陰；見少陽，左陽明右太陰；見陽明，左太陽右少陽；見太陽，左厥陰右陽明。所謂面北而命其位，言其見也⑤。帝曰：何謂下？岐伯曰：厥陰在上則少陽在下，左陽明右太陰；少陰在上則陽明在下，左太陽右少陽；太陰在上則太陽在下，左厥陰右陽明；

---

① 上古聖人，仰觀天象，以正陰陽。夫陰陽之道，非不昭然，而人昧宗源，述其本始，則百端疑議，從是而生。黃帝恐至理真宗，便因誣廢，愍念黎庶，故啓問之。天師知道出從真，必非謬述，故對上曰：是明道也，此天地之陰陽也。《陰陽法》曰：甲己合，乙庚合，丙辛合，丁壬合，戊癸合。蓋取聖人仰觀天象之義。不然，則十干之位，各在一方，徵其離合，事亦寥闊。嗚乎遠哉！百姓日用而不知爾。故《太上立言》曰：吾言甚易知，甚易行；天下莫能知，莫能行。此其類也。（新校正云：詳金主乙庚者，乙者庚之柔，庚者乙之剛，大而言之陰與陽，小而言之夫與婦，是剛柔之事也。餘並如此。）

② 言智識偏淺，不見原由，雖所指彌遠，其知彌近，得其元始，桴鼓非遙。

③ 戊土屬乾，己土屬巽。《遁甲經》曰：六戊爲天門，六己爲地戶，晨暮占雨，以西北、東南。義取此。雨爲土用，濕氣生之，故此占焉。

④ 論，謂《天元紀》及《陰陽應象論》也。

⑤ 面向北而言之也。上，南也。下，北也。左，西也。右，東也。

少陽在上則厥陰在下,左少陰右太陽;陽明在上則少陰在下,左太陰右厥陰;太陽在上則太陰在下,左少陽右少陰。所謂面南而命其位,言其見也①。上下相遘,寒暑相臨,氣相得則和,不相得則病②。帝曰:氣相得而病者何也?岐伯曰:以下臨上,不當位也③。帝曰:動靜何如④?岐伯曰:上者右行,下者左行,左右周天,餘而復會也⑤。帝曰:余聞鬼臾區曰:應地者靜。今夫子廼言下者左行,不知其所謂也,願聞何以生之乎⑥?岐伯曰:天地動靜,五行遷復,雖鬼臾區其上候而已,猶不能遍明⑦。夫變化之用,天垂象,地成形,七曜緯虛,五行麗地。地者,所以載生成之形類也。虛者,所以列應天之精氣也。形精之動,猶根本之與枝葉也,仰觀其象,雖遠可知也⑧。帝曰:地

---

① 主歲者位在南,故面北而言其左右。在下者位在北,故面南而言其左右也。上,天位也。下,地位也。面南,左東也,右西也,上下異而左右殊也。

② 木火相臨,金水相臨,水木相臨,火土相臨,土金相臨,爲相得也。土木相臨,土水相臨,水火相臨,火金相臨,金木相臨,爲不相得也。上臨下爲順,下臨上爲逆。逆亦鬱抑而病生,土臨相火君火之類者也。

③ 六位相臨,假令土臨火,火臨木,木臨水,水臨金,金臨土,皆爲以下臨上,不當位也。父子之義,子爲下,父爲上,以子臨父,不亦逆乎!

④ 言天地之行左右也。

⑤ 上,天也。下,地也。周天,謂天周地五行之位也。天垂六氣,地布五行,天順地而右迴,地承天而東轉,木運之後,天氣常餘,餘氣不加於君火,却退一步加臨相火之上,是以每五歲已,退一位而右遷,故曰左右周天,餘而復會。會,遇也,合也。言天地之道,常五歲畢,則以餘氣遷加,復與五行座位再相會合,而爲歲法也。周天,謂天周地位,非周天之六氣也。

⑥ 詰異也。(新校正云:按鬼臾區言應地者靜,見《天元紀大論》中。)

⑦ 不能遍明,無求備也。

⑧ 觀五星之東轉,則地體左行之理,昭然可知也。麗,著也。有形之物,未有不依據物而得全者也。

之爲下否乎①? 岐伯曰:地爲人之下,太虛之中者也②。帝曰:馮乎③? 岐伯曰:大氣舉之也④。燥以乾之,暑以蒸之,風以動之,濕以潤之,寒以堅之,火以溫之。故風寒在下,燥熱在上,濕氣在中,火遊行其間,寒暑六入,故令虛而生化也⑤。故燥勝則地乾,暑勝則地熱,風勝則地動,濕勝則地泥,寒勝則地裂,火勝則地固矣⑥。帝曰:天地之氣,何以候之? 岐伯曰:天地之氣,勝復之作,不形於診也⑦。《脈法》曰:天地之變,無以脈診。此之謂也⑧。帝曰:間氣何如? 岐伯曰:隨氣所在,期於左右⑨。帝曰:期之奈何? 岐伯曰:從其氣則和,違其氣則病⑩,不當其位

---

① 言轉不居,爲下乎? 爲否乎?

② 言人之所居,可謂下矣,徵其至理,則是太虛之中一物爾。《易》曰:坤厚載物,德合無疆。此之謂也。

③ 言太虛無礙,地體何馮而止住?

④ 大氣,謂造化之氣,任持太虛者也。所以太虛不屈,地久天長者,蓋由造化之氣任持之也。氣化而變,不任持之,則太虛之器亦敗壞矣。夫落葉飛空,不疾而下,爲其乘氣,故勢不得速焉。凡有形,處地之上者,皆有生化之氣任持之也。然器有大小不同,壞有遲速之異,及至氣不任持,則大小之壞一也。

⑤ 地體之中,幾有六入:一曰燥,二曰暑,三曰風,四曰濕,五曰寒,六曰火。受燥故乾性生焉,受暑故蒸性生焉,受風故動性生焉,受濕故潤性生焉,受寒故堅性生焉,受火故溫性生焉,此謂天之六氣也。

⑥ 六氣之用。

⑦ 言平氣及勝復,皆以形證觀察,不以診知也。

⑧ 天地以氣不以位,故不當以脈知之。

⑨ 於左右尺寸四部,分位承之,以知應與不應,過與不過。

⑩ 謂當沉不沉,當浮不浮,當澀不澀,當鈎不鈎,當弦不弦,當大不大之類也。(新校正云:按《至真要大論》云:厥陰之至其脈弦,少陰之至其脈鈎,太陰之至其脈沉,少陽之至大而浮,陽明之至短而澀,太陽之至大而長。至而和則平,至而甚則病,至而反則病,至而不至者病,未至而至者病,陰陽易者危。)

者病①,迭移其位者病②,失守其位者危③,尺寸反者死④,陰陽交者死⑤。先立其年,以知其氣,左右應見,然後迺可以言死生之逆順⑥。

帝曰:寒暑燥濕風火,在人合之奈何?其於萬物何以生化⑦?岐伯曰:東方生風⑧,風生木⑨,木生酸⑩,酸生肝⑪,肝生筋⑫,筋生心⑬。其在天爲玄⑭,在人爲道⑮,在地

① 見於他位也。

② 謂左見右脈,右見左脈,氣差錯故爾。

③ 已見於他鄉,本宮見賊殺之氣,故病危。

④ 子午卯酉四歲有之。反,謂歲當陰在寸而脈反見於尺,歲當陽在尺而脈反見於寸,尺寸俱迺謂反也。若尺獨然,或寸獨然,是不應氣,非反也。

⑤ 寅申巳亥丑未辰戌八年有之。交謂歲當陰在右脈反見左,歲當陽在左脈反見右,左右交見是謂交。若左獨然,或右獨然,是不應氣,非交也。

⑥ 經言歲氣備矣。(新校正云:詳此備《六元正紀大論》中。)

⑦ 合,謂中外相應。生,謂承化而生。化,謂成立衆象也。

⑧ 東者日之初,風者教之始,天之使也,所以發號施令,故生自東方也。景霽山昏,蒼埃際合,崖谷若一,巖岫之風也。黃白昏埃,晚空如堵,獨見天垂,川澤之風也。加以黃黑,白埃承下,山澤之猛風也。

⑨ 陽昇風鼓,草木敷榮,故曰風生木也。此和氣之生化也,若風氣施化則飄颺敷拆,其爲變極則木拔草除也。運乘丁卯、丁丑、丁亥、丁酉、丁未、丁巳之歲,則風化不足。若乘壬申、壬午、壬辰、壬寅、壬子、壬戌之歲,則風化有餘於萬物也。(新校正云:詳王注以丁壬分運之有餘不足。或者以丁卯、丁亥、丁巳、壬申、壬寅五歲,爲天符、同天符、正歲會,非有餘不足,爲平木運,以王注爲非,是不知大統也。必欲細分,雖除此五歲,亦未爲盡。下文火土金水運等,並同此。)

⑩ 萬物味酸者,皆始自木氣之生化也。

⑪ 酸味入胃,生養於肝藏。

⑫ 酸味入肝,自肝藏布化,生成於筋膜也。

⑬ 酸氣榮養筋膜畢已,自筋流化,迺入於心。

⑭ 玄,謂玄冥也。丑之終,東方白。寅之初,天色反黑,太虛皆暗,在天爲玄象可見。(新校正云:詳在天爲玄至化生榮七句,通言六氣五行生化之大法,非東方獨有之也。而王注玄謂丑之終寅之初天色黑,則專言在東方,不兼諸方,此注未通。)

⑮ 正理之道,生養之政化也。

爲化①。化生五味②，道生智③，玄生神④，化生氣⑤。神在天爲風⑥，在地爲木⑦，在體爲筋⑧，在氣爲柔⑨，在藏爲肝⑩。其性爲暄⑪，其德爲和⑫，其用爲動⑬，其色爲蒼⑭，其化爲榮⑮，其蟲毛⑯，其政爲散⑰，其令宣發⑱，

---

① 化，生化也。有生化而後有萬物，萬物無非化氣以生成者也。

② 金玉土石，草木菜果，根莖枝葉，花穀實核，無識之類，皆地化生也。

③ 智，正知也，慮遠也。知正則不疑於事，慮遠則不涉於危，以道處之，理符於智。《靈樞經》曰：因慮而處物謂之智。

④ 神用無方，深微莫測，迹見形隱，物鮮能期。由是則玄冥之中，神明棲據，隱而不見，玄生神明也。

⑤ 飛走蚑行，鱗介毛倮羽，五類變化，內屬神機，雖爲五味所該，然其生稟則異，故又曰化生氣也。此上七句，通言六氣五行生化之大法，非東方獨有之也。（新校正云：按《陰陽應象大論》及《天元紀大論》無化生氣一句。）

⑥ 鳴紊啓坼，風之化也。振拉摧拔，風之用也。歲屬厥陰在上，則風化於天；厥陰在下，則風行於地。

⑦ 長短曲直，木之體也。幹擧機發，木之用也。

⑧ 維結束絡，筋之體也。繿縱卷舒，筋之用也。

⑨ 木化宣發，風化所行，則物體柔耎。

⑩ 肝有二布葉，一小葉，如木甲拆之象也。各有支絡，脈游於〔守〕中，以宣發陽和之氣，魂之宮也。爲將軍之官，謀慮出焉。乘丁歲，則肝藏及經絡先受邪而爲病也。膽府同。

⑪ 暄，溫也，肝木之性也。

⑫ 敷布和氣於萬物，木之德也。（新校正云：按《氣交變大論》云：其德敷和。）

⑬ 風搖而動，無風則萬類皆静。（新校正云：按木之用爲動，火太過之政亦爲動，蓋火木之主暴速，故俱爲動。）

⑭ 有形之類，乘木之化，則外色皆見薄青之色。今東方之地，草木之上，色皆蒼。遇丁歲，則蒼物兼白及黃，色不純也。

⑮ 榮，美色也。四時之中，物見華榮，顏色鮮麗者，皆木化之所生也。（新校正云：按《氣交變大論》云：其化生榮。）

⑯ 萬物發生，如毛在皮。

⑰ 發散生氣於萬物。（新校正云：按《氣交變大論》云：其政舒啓。詳木之政散，平木之政發散，木太過之政散，土不及之氣散，金之用散落，木之災散落。所以爲散之異有六，而散之義惟二，一謂發散之散，是木之氣；二謂散落之散，是金之氣所爲也。）

⑱ 陽和之氣，舒而散也。

其變摧拉①，其眚爲隕②，其味爲酸③，其志爲怒④。怒傷肝⑤，悲勝怒⑥；風傷肝⑦，燥勝風⑧；酸傷筋⑨，辛勝酸⑩。

南方生熱⑪，熱生火⑫，火生苦⑬，苦生心⑭，心生血⑮，

---

① 摧，拔成者也。（新校正云：按《氣交變大論》云：其變振發。）

② 隕，墜也。大風暴起，草偃木墜。（新校正云：按《氣交變大論》云：其灾散落。）

③ 夫物之化之變而有酸味者，皆木氣之所成敗也。今東方之野，生味多酸。

④ 怒，直聲也。怒所以威物。

⑤ 凡物之用極，皆自傷也。怒發於肝，而反傷肝藏。

⑥ 悲發而怒止，勝之信也。（新校正云：詳五志悲當爲憂，蓋憂傷意悲傷魂，故云悲勝怒也。）

⑦ 亦猶風之折木也。風生於木而反折之，用極而衰〔守〕。（新校正云：按《陰陽應象大論》云：風傷筋。）

⑧ 風自木生，燥爲金化，風餘則制之以燥，肝盛則治之以凉，凉清所行，金之氣也。

⑨ 酸瀉肝氣，瀉甚則傷其氣。《靈樞經》曰：酸走筋，筋病無多食酸。以此爾。走筋，謂宣行其氣速疾也。氣血肉骨同。（新校正云：詳注云《靈樞經》，廼是《素問·宣明五氣篇》文。按《甲乙經》以此爲《素問》，王云《靈樞經》者誤也。）

⑩ 辛，金味，故勝木之酸，酸餘則勝之以辛也。

⑪ 陽盛所生，相火、君火之政也。太虚昏翳，其若輕塵，山川悉然，熱之氣也。大明不彰，其色如丹，鬱熱之氣也。若行云暴昇，莁然葉積，乍盈乍縮，崖谷之熱也。

⑫ 熱甚之氣，火運盛明，故曰熱生火。火者，盛陽之生化也，熱氣施化則炎暑鬱燠，其爲變極則燔灼銷融。運乘癸酉、癸未、癸巳、癸卯、癸丑、癸亥歲，則熱化不足。若乘戊辰、戊寅、戊子、戊戌、戊申、戊午歲，則熱化有餘。火有君火、相火，故曰熱生火，又云火出也。

⑬ 物之味苦者，皆始自火之生化也。甘物遇火，體焦則苦，苦從火化，其可徵也。

⑭ 苦物入胃，化入於心，故諸癸歲則苦化少，諸戊歲則苦化多。

⑮ 苦味自心化已，則布化生血脈。

血生脾①。其在天爲熱②，在地爲火③，在體爲脈④，在氣爲息⑤，在藏爲心⑥。其性爲暑⑦，其德爲顯⑧，其用爲躁⑨，其色爲赤⑩，其化爲茂⑪，其蟲羽⑫，其政爲明⑬，其令鬱蒸⑭，其變炎爍⑮，其眚燔焫⑯，其味爲苦⑰，其志爲喜⑱。

---

① 苦味營血已，自血流化，生養脾也。

② 亦神化氣也。暄暑鬱蒸，熱之化也。炎赫沸騰，熱之用也。歲屬少陰、少陽在上則熱化於天，在下則熱行於地。

③ 光顯炳明，火之體也。燔燎焦然，火之用也。

④ 流行血氣，脈之體也。壅泄虛實，脈之用也。絡脈同。

⑤ 息，長也。

⑥ 心形如未敷蓮花，中有九空，以導引天真之氣，神之宇也。爲君主之官，神明出焉。乘癸歲，則心與經絡受邪而爲病。小腸府亦然。

⑦ 暑，熱也，心之氣性也。

⑧ 明顯見象，定而可取，火之德也。（新校正云：按《氣交變大論》云：其德彰顯。）

⑨ 火性躁動，不專定也。

⑩ 生化之物，乘火化者，悉表備赭丹之色。今南方之地，草木之上，皆兼赤色。乘癸歲，則赤色之物，兼黑及白也。

⑪ 茂，蕃盛也。（新校正云：按《氣交變大論》云：其化蕃茂。）

⑫ 參差長短，象火之形。

⑬ 明曜彰見，無所蔽匿，火之政也。（新校正云：按《氣交變大論》云：其政明曜。又按火之政明，水之氣明，水火異而明同者，火之明明於外，水之明明於內，明雖同而實異也。）

⑭ 鬱，盛也。蒸，熱也，言盛熱氣如蒸也。（新校正云：詳注謂鬱爲盛，其義未安。按王冰注《五常政大論》云：鬱謂鬱燠，不舒暢也。當如此解。）

⑮ 熱甚炎赫，爍石流金，火之極變也。（新校正云：按《氣交變大論》云：其變銷爍。）

⑯ 燔炳山川，旋及屋宇，火之灾也。（新校正云：按《氣交變大論》云：其灾燔焫。）

⑰ 物之化之變而有苦味者，皆火氣之所合散也。今南方之野，生物多苦。

⑱ 喜，悅樂也，悅以和志。

喜傷心①, 恐勝喜②; 熱傷氣③, 寒勝熱④; 苦傷氣⑤, 鹹勝苦⑥。

中央生濕⑦, 濕生土⑧, 土生甘⑨, 甘生脾⑩, 脾生肉⑪, 肉生肺⑫。其在天爲濕⑬, 在地爲土⑭, 在體爲肉⑮, 在氣

① 言其過也。喜發於心而反傷心, 亦猶風之折木也。過則氣竭, 故見傷也。

② 恐至則喜樂皆泯, 勝喜之理, 目擊道存。恐則水之氣也。

③ 天熱則氣伏不見, 人熱則氣促喘急, 熱之傷氣, 理亦可徵。此皆謂大熱也, 小熱之氣, 猶生諸氣也。《陰陽應象大論》曰:壯火散氣, 少火生氣。此其義也。

④ 寒勝則熱退, 陰盛則陽衰, 制熱以寒, 是求勝也。

⑤ 大凡如此爾。苦之傷氣, 以其燥也, 苦加以熱, 則傷尤甚也。何以明之? 飲酒氣促, 多則喘急, 此其信也。苦寒之物, 偏服歲久, 益火滋甚, 亦傷氣也。暫以方治, 酒同少火, 反生氣也。(新校正云:詳此論所傷之旨有三:東方曰風傷肝酸傷筋, 中央曰濕傷肉甘傷脾, 西方曰辛傷皮毛, 是自傷者也;南方曰熱傷氣苦傷氣, 北方曰寒傷血鹹傷血, 是傷己所勝也;西方曰熱傷皮毛, 是被勝傷己也。凡此五方所傷之例有三, 若《太素》則俱云自傷焉。)

⑥ 酒得鹹而解, 物理昭然。火苦之勝, 制以水鹹。

⑦ 中央, 土也。高山土濕, 泉出地中, 水源山隈, 雲生巖谷, 則其象也。夫性內蘊, 動而爲用, 則雨降雲騰, 中央生濕, 不遠信矣。故歷候記土潤溽暑於六月, 謂是也。

⑧ 濕氣內蘊, 土體迺全, 濕則土生, 乾則土死, 死則庶類凋喪, 生則萬物滋榮, 此濕氣之化爾。濕氣施化則土宅而雲騰雨降, 其爲變極則驟注土崩也。運乘己巳、己卯、己丑、己亥、己酉、己未之歲, 則濕化不足。乘甲子、甲戌、甲申、甲午、甲辰、甲寅之歲, 則濕化有餘也。

⑨ 物之味甘者, 皆始自土之生化也。

⑩ 甘物入胃, 先入於脾, 故諸己歲則甘少化, 諸甲歲甘多化。

⑪ 甘味入脾, 自脾藏布化, 長生脂肉。

⑫ 甘氣營肉已, 自肉流化, 迺生養肺藏也。

⑬ 言神化也。柔潤重澤, 濕之化也。埃鬱雲雨, 濕之用也。歲屬太陰在上則濕化於天, 太陰在下則濕化於地。

⑭ 敦阜安鎮, 聚散復形, 群品以生, 土之體也。含垢匿穢, 靜而下民, 爲變化母, 土之德也。(新校正云:詳注云靜而下民, 爲土之德。下民之義, 恐字誤也。)

⑮ 復裹筋骨, 氣發其間, 肉之用也。疏密不時, 中外否閉, 肉之動也。

爲充①, 在藏爲脾②。其性靜兼③, 其德爲濡④, 其用爲
化⑤, 其色爲黃⑥, 其化爲盈⑦, 其蟲倮⑧, 其政爲謐⑨, 其令
云雨⑩, 其變動注⑪, 其眚淫潰⑫, 其味爲甘⑬, 其志爲思⑭。
思傷脾⑮, 怒勝思⑯; 濕傷肉⑰, 風勝濕⑱; 甘傷脾⑲, 酸
勝甘⑳。

---

① 土氣施化,則萬象盈。

② 形象馬蹄,内包胃脘,象土形也。經絡之氣,交歸於中,以營運真靈
之氣,意之舍也。爲倉廩之官,化物出焉。乘己歲,則脾及經絡受邪而爲病。
(新校正云:詳肝心肺腎四藏注各言府同,獨此注不言胃府同者,闕文也。)

③ 兼,謂兼寒熱暄涼之氣也。《白虎通》曰:脾之爲言並也,謂四氣並
之也。

④ 津濕潤澤,土之德也。(新校正云:按《氣交變大論》云:其德溽
蒸。)

⑤ 化,謂兼諸四化,並己爲五化,所謂風化熱化燥化寒化,周萬物而爲
生長化成收藏也。

⑥ 物乘土化,則表見黔黃之色。今中央之地,草木之上,智兼黃色。
乘己歲,則黃色之物,兼蒼及黑。

⑦ 盈,滿也。土化所及,則萬物盈滿。(新校正云:按《氣交變大論》
云:其化豐備。)

⑧ 倮露皮革,無毛介也。

⑨ 謐,靜也。土性安靜。(新校正云:按《氣交變大論》云:其政安靜。
詳土之政謐,水太過其政謐者,蓋水太過而土下承之,故其政亦謐。)

⑩ 濕氣布化之所成。

⑪ 動,反靜也。地之動則土失性,風搖不安,注雨久下也。久則垣岸
復爲土矣。(新校正云:按《氣交變大論》云:其變驟注。)

⑫ 淫,久雨也。潰,土崩潰也。(新校正云:按《氣交變大論》云:其灾
霖潰。)

⑬ 物之化之變而有甘味者,皆土化之所終始也。今中原之地,物味多
甘淡。

⑭ 思以成務。(新校正云:按《靈樞經》曰:因志而存變謂之思。)

⑮ 思勞於智,過則傷脾。

⑯ 怒則不思,忿而忘禍,則勝可知矣。思甚不解,以怒制之,調性之
道也。

⑰ 濕甚爲水,水盈則腫,水下去已,形肉已消,傷肉之驗,近可知矣。

⑱ 風,木氣,故勝土濕,濕甚則制之以風。

⑲ 過節也。(新校正云:按《陰陽應象大論》云:甘傷肉。)

⑳ 甘餘則制之以酸,所以救脾氣也。

西方生燥①,燥生金②,金生辛③,辛生肺④,肺生皮毛⑤,皮毛生腎⑥。其在天爲燥⑦,在地爲金⑧,在體爲皮毛⑨,在氣爲成⑩,在藏爲肺⑪,其性爲凉⑫,其德爲清⑬,其

---

①　陽氣已降,陰氣復昇,氣爽風勁,故生燥也。夫巖谷青埃,川源蒼翠,煙浮草木,遠望氤氳,此金氣所生,燥之化也。夜起白朦,輕如微霧,遐邇一色,星月皎如,此萬物陰成,亦金氣所生,白露之氣也。太虛埃昏,氣鬱黃黑,視不見遠,無風自行,從陰之陽,如雲如霧,此殺氣也,亦金氣所生,霜之氣也。山谷川澤,濁昏如霧,氣鬱蓬勃,慘然戚然,咫尺不分,此殺氣將用,亦金氣所生,運之氣也。天雨大霖,和氣西起,雲卷陽曜,太虛廓清,燥生西方,義可徵也。若西風大起,木偃雲騰,是爲燥與濕爭,氣不勝也,故當復雨。然西風雨晴,天之常氣,假有東風雨止,必有西風復雨,因雨而迺自晴。觀是之爲,則氣有往復,動有燥濕,變化之象,不同其用矣。由此則天地之氣,以和爲勝,暴發奔驟,氣所不勝,則多爲復也。

②　氣勁風切,金鳴聲遠,燥生之信,視聽可知,此則燥化,能令萬物堅定也。燥之施化於物如是,其爲變極則天地悽慘,蕭殺氣行,人悉畏之,草木凋落。運乘乙丑、乙卯、乙巳、乙未、乙酉、乙亥之歲,則燥化不足。乘庚子、庚寅、庚辰、庚午、庚申、庚戌之歲,則燥化有餘。歲氣不同,生化異也。

③　物之有辛味者,皆始自金化之所成也。

④　辛物入胃,先入於肺,故諸乙歲則辛少化,諸庚歲則辛多化。

⑤　辛味入肺,自肺藏布化,生養皮毛也。

⑥　辛氣自入皮毛,迺流化生氣,入腎藏也。

⑦　神化也。霧露清勁,燥之化也。蕭殺凋零,燥之用也。歲屬陽明在上則燥化於天,陽明在下則燥行於地者也。

⑧　從革堅剛,金之體也。鋒刃〔守〕銛利〔守〕,金之用也。(新校正云:按別本銛作括。)

⑨　柔韌包裹,皮毛之體也。滲泄津液,皮毛之用也。

⑩　物乘金化則堅成。

⑪　肺之形似人肩,二布葉,數小葉,中有二千四空,行列以分布諸藏清濁之氣,主藏魄也。爲相傅之官,治節出焉。乘乙歲,則肺與經絡受邪而爲病也。大腸府亦然。

⑫　凉,清也,肺之性也。

⑬　金以清凉爲德化。(新校正云:按《氣交變大論》云:其德清潔。)

用爲固①,其色爲白②,其化爲斂③,其蟲介④,其政爲勁⑤,其令霧露⑥,其變肅殺⑦,其眚蒼落⑧,其味爲辛⑨,其志爲憂⑩。憂傷肺⑪,喜勝憂⑫;熱傷皮毛⑬,寒勝熱⑭;辛傷皮毛⑮,苦勝辛⑯。

---

① 固,堅定也。

② 物乘金化,則表彰縞素之色,今西方之野,草木之上,色皆兼白。乘乙歲,則白色之物,兼赤及蒼也。

③ 斂,收也。金化流行則物體堅斂。(新校正云:按《氣交變大論》云:其化緊斂。詳金之化爲斂,而木不及之氣亦斂者,蓋木不及而金勝之,故爲斂也。)

④ 介,甲也。外被介甲,金堅之象也。

⑤ 勁,前銳也。(新校正云:按《氣交變大論》云:其政勁切。)

⑥ 涼氣化生。

⑦ 天地慘悽,人所不喜,則其氣也。

⑧ 青乾而凋落。

⑨ 夫物之化之變而有辛味者,皆金氣之所離合也。今西方之野,草木多辛。

⑩ 憂,慮也,思也。(新校正云:詳王注以憂爲思,有害於義。按本論思爲脾之志,憂爲肺之志,是憂非思明矣。又《靈樞經》曰:愁憂則閉塞而不行。又云:愁憂而不解則傷意。若是則憂者,愁也,非思也。)

⑪ 愁憂則氣閉塞而不行,肺藏氣,故憂傷肺。

⑫ 神悅則喜,故喜勝憂。

⑬ 火有二別,故此再舉熱傷之形證也。火氣薄爍則物焦乾,故熱氣盛則皮毛傷也。

⑭ 以陰消陽,故寒勝熱。(新校正云:按《太素》作燥傷皮毛,熱勝燥。)

⑮ 過節也。辛熱又甚焉。

⑯ 苦,火味,故勝金之辛。

北方生寒①，寒生水②，水生鹹③，鹹生腎④，腎生骨髓⑤，髓生肝⑥。其在天爲寒⑦，在地爲水⑧，在體爲骨⑨，在氣爲堅⑩，在藏爲腎⑪。其性爲凜⑫，其德爲寒⑬，其用

---

①　陽氣伏，陰氣昇，政布而大行，故寒生也。太虚澄凈，黑氣浮空，天色黯然，高空之寒氣也。若氣似散麻，本末皆黑，微見黃色〔上二字，守〕，川澤之寒氣也。太虚清白，空猶雪映，遐邇一色，山谷之寒氣也。太虚白昏，火明不翳，如霧雨氣，遐邇蕭然，北望色玄，凝霧夜落，此水氣所生，寒之化也。太虚凝陰，白埃昏翳，天地一色，遠視不分，此寒濕凝結，雪之將至也。地裂水冰，河渠乾涸，枯澤浮鹹，水〔守〕斂土堅，是土勝水。水不得自清，水所生，寒之用也。

②　寒資陰化，水所由生，此寒氣之生化爾。寒氣施化則水冰雪雰，其爲變極則水涸冰堅。運乘丙寅、丙子、丙戌、丙申、丙午、丙辰之歲，則寒化大行。乘辛未、辛巳、辛卯、辛丑、辛亥、辛酉之歲，則寒化少。

③　物之有鹹味者，皆始自水化之所成結也。水澤枯涸，鹵鹹廼蕃，滄海味鹹，鹽從水化，則鹹因水産，其事炳然，煎水味鹹，近而可見。

④　鹹物入胃，先歸於腎，故諸丙歲鹹物多化，諸辛歲鹹物少化。

⑤　鹹味入腎，自腎藏布化，生養骨髓也。

⑥　鹹氣自生骨髓，廼流化生氣，入肝藏也。

⑦　神化也。凝慘冰雪，寒之化也。凜冽霜雹，寒之用也。歲屬太陽在上則寒化於天，太陽在下則寒行於地。

⑧　陰氣布化，流於地中，則爲水泉。澄徹流衍，水之體也。漂蕩没溺，水之用也。

⑨　強幹堅勁，骨之體也。包裹髓腦，骨之用也。

⑩　柔耎之物，遇寒則堅，寒之化也。

⑪　腎藏有二，形如豇豆相並，而曲附於脊筋，外有脂裹，裹白表黑，主藏精也。爲作強之官，伎巧出焉。乘辛歲，則腎藏及經絡受邪而爲病。膀胱府同。

⑫　凜，寒也，腎之性也。

⑬　水以寒爲德化。（新校正云：按《氣交變大論》：其德淒滄。）

爲□①,其色爲黑②,其化爲肅③,其蟲鱗④,其政爲静⑤,其令□□⑥,其變凝冽⑦,其眚冰雹⑧,其味爲鹹⑨,其志爲恐⑩。恐傷腎⑪,思勝恐⑫;寒傷血⑬,燥勝寒⑭;鹹傷血⑮,甘勝鹹⑯。五氣更立,各有所先⑰,非其位則邪,當其位則正⑱。帝曰:病生之變何如? 岐伯曰:氣相得則微,不相

---

①　本闕。

②　物禀水成,則表被玄黑之色。今北方之野,草木之上,色皆兼黑。乘辛歲,則黑色之物,兼黄及赤也。

③　肅,静謐也。(新校正云:按《氣交變大論》云:其化清謐。詳水之化爲肅,而金之政太過者爲肅,平金之政勁肅,金之變肅殺者,何也? 蓋水之化肅者,肅静也。金之政肅者,肅殺也。文雖同而事異者也。)

④　鱗,謂魚蛇之族類也。

⑤　水性澄徹而清静。(新校正云:按《氣交變大論》云:其政凝肅。詳水之政爲静,而平土之政安静,土太過之政亦爲静,土不及之政亦爲静定,水土異而静同者,非同也。水之静,清净也。土之静,安静也。)

⑥　本闕。

⑦　寒甚故致是。(新校正云:按《氣交變大論》云:其變凛冽。)

⑧　非時而有及暴過也。(新校正云:按《氣交變大論》云:其灾冰雪霜雹。)

⑨　夫物之化之變而有鹹味者,皆水化之所凝散也。今北方川澤,地多鹹鹵。

⑩　恐以遠禍。

⑪　恐甚動中則傷腎。《靈樞經》曰:恐懼而不解則傷精。腎藏精,故精傷而傷及於腎也。

⑫　思見禍機,故無憂恐。思一作憂,非也。

⑬　明勝心也。寒甚血凝,故傷血也。

⑭　寒化則水積,燥用則物堅,燥與寒兼,故相勝也。天地之化,物理之常也。

⑮　味過於鹹,則咽乾引飲,傷血之義,斷可知矣。

⑯　渴飲甘泉,咽乾自已,甘爲土味,故勝水鹹。(新校正云:詳自上岐伯曰至此,與《陰陽應象大論》同,小有增損,而注頗異。)

⑰　當其歲時,氣廼先也。

⑱　先立運,然後知非位與當位者也。

得則甚①。帝曰：主歲何如？岐伯曰：氣有餘，則制己所勝而侮所不勝；其不及，則己所不勝侮而乘之，己所勝輕而侮之②。侮反受邪③，侮而受邪，寡於畏也④。帝曰：善。

六微旨大論篇第六十八

黃帝問曰：嗚呼遠哉！天之道也，如迎浮云，若視深淵，視深淵尚可測，迎浮云莫知其極⑤。夫子數言謹奉天道，余聞而藏之，心私異之，不知其所謂也。願夫子溢志盡言其事，令終不滅，久而不絕，天之道可得聞乎⑥？岐伯稽首再拜對曰：明乎哉問天之道也！此因天之序，盛衰之時也。帝曰：願聞天道六六之節盛衰何也⑦？岐伯曰：

---

① 木居火位，火居土位，土居金位，金居水位，水居木位，木居君位，如是者爲相得。又木居水位，水居金位，金居土位，土居火位，火居木位，如是者雖爲相得，終以子僣居父母之位，下陵其上，猶爲小逆也。木居金土位，火居金水位，土居水火位，金居火木位，水居火土位，如是者爲不相得，故病甚也。皆先立運氣及司天之氣，則氣之所在，相得與不相得可知矣。

② 木餘，則制土，輕忽於金，以金氣不爭，故木恃其餘而欺侮也。又木少金勝，土反侮木，以木不及，故土妄凌之也。四氣率同。侮，謂侮慢〔守〕而凌忽之也。

③ 或以己强盛，或遇彼衰微，不度卑弱，妄行凌忽，雖侮而求勝，故終必受邪。

④ 受邪，各謂受己不勝之邪也。然舍己宮觀，適他鄉邦，外强中乾，邪盛真弱，寡於敬畏，由是納邪，故曰寡於畏也。（新校正云：按《六節藏象論》曰：未至而至，此謂太過，則薄所不勝而乘所勝，命曰氣淫。至而不至，此謂不及，則所勝妄行而所生受病，所不勝而薄之，命曰氣迫。即此之義也。）

⑤ 深淵静澄而澄徹，故視之可測其深淺；浮雲飄泊而合散，故迎之莫詣其邊涯。言蒼天之象，如淵可視乎鱗介；運化之道，猶雲莫測其去留。六氣深微，其於運化，當如〔守〕是喻矣。（新校正云：詳此文與《疏五過論》文重。）

⑥ 運化生成之道也。

⑦ 六六之節，經已啓〔守〕問，天師未敷其旨，故重問之。

上下有位,左右有紀①。故少陽之右,陽明治之;陽明之右,太陽治之;太陽之右,厥陰治之;厥陰之右,少陰治之;少陰之右,太陰治之;太陰之右,少陽治之。此所謂氣之標,蓋南面而待也②。故曰:因天之序,盛衰之時,移光定位,正立而待之。此之謂也③。少陽之上,火氣治之,中見厥陰④;陽明之上,燥氣治之,中見太陰⑤;太陽之上,寒氣治之,中見少陰⑥;厥陰之上,風氣治之,中見少陽⑦;少陰之上,熱氣治之,中見太陽⑧;太陰之上,濕氣治之,中見陽明⑨。所謂本也,本之下,中之見也,見之下,氣之標也⑩,本標不同,氣應異象⑪。帝曰:其有至而至,有至而

① 上下,謂司天地之氣二也。餘左右四氣,在歲之左右也。

② 標,末也。聖人南面而立,以閱氣之至也。

③ 移光,謂日移光。定位,謂面南觀氣,正立觀歲,數氣之至,則氣可待之也。

④ 少陽南方火,故上見火氣治之。與厥陰合,故中見厥陰也。

⑤ 陽明西方金,故上燥氣治之。與太陰合,故燥氣之下,中見太陰也。

⑥ 太陽北方水,故上寒氣治之。與少陰合,故寒氣之下,中見少陰也。(新校正云:按《六元正紀大論》云:太陽所至爲寒生,中爲溫。與此義同。)

⑦ 厥陰東方木,故上風氣治之。與少陽合,故風氣之下,中見少陽也。

⑧ 少陰東南方君火,故上熱氣治之。與太陽合,故熱氣之下,中見太陽也。(新校正云:按《六元正紀大論》云:少陰所至爲熱生,中爲寒。與此義同。)

⑨ 太陰西南方土,故上濕氣治之。與陽明合,故濕氣之下,中見陽明也。

⑩ 本,謂元氣也。氣則爲主,則文言著矣。(新校正云:詳注云文言著矣,疑誤。)

⑪ 本者應之元,標者病之始,病生形用求之標,方施其用求之本,標本不同求之中,見法萬全。(新校正云:按《至真要大論》云:六氣標本不同,氣有從本者,有從標本者,有不從標本者。少陽太陰從本,少陰太陽從本從標,陽明厥陰不從標本從乎中。故從本者化生於本,從標本者有標本之化,從中者以中氣爲化。)

不至,有至而太過,何也①? 岐伯曰:至而至者和;至而不至,來氣不及也;未至而至,來氣有餘也②。帝曰:至而不至,未至而至如何③? 岐伯曰:應則順,否則逆,逆則變生,變則病④。帝曰:善。請言其應。岐伯曰:物生其應也,氣脈其應也⑤。

帝曰:善。願聞地理之應六節氣位何如? 岐伯曰:顯明之右,君火之位也;君火之右,退行一步,相火治之⑥;

① 皆謂天之六氣也。初之氣,起於立春前十五日。餘二三四五終氣次至,而分治六十日餘八十七刻半。

② 時至而氣至,和平之應,此則爲平歲也。假令甲子歲氣有餘,於癸亥歲未當至之期,先時而至也。乙丑歲氣不足,於甲子歲當至之期,後時而至也。故曰來氣不及,來氣有餘也。言初氣之至期如此,歲氣有餘,六氣之至皆先時;歲氣不及,六氣之至皆後時。先時後至,後時先至,各差三十〔上二字,守〕日而應也。(新校正云:按《金匱要略》云:有未至而至,有至而不至,有至而不去,有至而太過。冬至之後得甲子,夜半少陽起,少陽〔守〕之時陽始生,天得溫和。以未得甲子,天因溫和,此爲未至而至也。以得甲子而天未溫和,此爲至而不至。以得甲子而天寒不解,此爲至而不去。以得甲子而天溫如盛夏時,此爲至而太過。此亦論氣應之一端也。)

③ 言太過不及歲,當至晚至早之時應也。

④ 當期爲應,愆時爲否,天地之氣生化不息,無止礙也。不應有而有,應有而不有,是造化之氣失常,失常則氣變,變常則氣血紛撓而爲病也。天地變而失常,則萬物皆病。

⑤ 物之生榮有常時,脈之至有常期,有餘歲早,不及歲晚,皆依期至也。

⑥ 日出謂之顯明,則卯地氣分春〔二字疑倒,守〕。自春分後六十日有奇,斗建卯正至於巳正,君火位也。自斗建巳正至未之中,三之氣分,相火治之,所謂少陽也。君火之位,所謂少陰,熱之分也,天度至此,暄淑大行。居熱之分,不行炎暑,君之德也。少陽居之爲僭逆,大熱早行,疫癘廼生。陽明居之爲溫涼不時。太陽居之爲寒雨間熱。厥陰居之爲風濕,雨生羽蟲。少陰居之爲天下疵疫,以其得位,君令宣行故也。太陰居之爲時雨。火有二位,故以君火爲六氣之始也。相火,則夏至日前後各三十日也,少陽之分,火之位也,天度至此,炎熱大行。少陽居之,爲熱暴至,草萎河乾,炎亢,濕化晚布。陽明居之爲涼氣間發。太陽居之爲寒氣間至,熱爭冰雹。厥陰居之爲風熱大行,雨生羽蟲。少陰居之爲大暑炎亢。太陰居之爲雲雨雷電。退,謂南面視之,在位之右也。一步,凡六十日又八十七刻半。餘氣同法。

復行一步，土氣治之①；復行一步，金氣治之②；復行一步，水氣治之③；復行一步，木氣治之④；復行一步，君火治之⑤。相火之下，水氣承之⑥；水位之下，土氣承之⑦；土位之下，風氣承之⑧；風位之下，金氣承之⑨；金位之下，火氣

---

① 雨之分也，即秋分前六十日而有奇，斗建未正至酉之中，四之氣也，天度至此，雲雨大行，濕蒸廼作。少陽居之爲炎熱沸騰，雲雨雷雹。陽明居之爲清雨霧露。太陽居之爲寒雨害物。厥陰居之爲暴風雨摧拉，雨生倮蟲。少陰居之爲寒熱氣反用，山澤浮雲，暴雨溽蒸。太陰居之爲大雨霆霍。

② 燥之分也，即秋分後六十日而有奇，自斗建酉正至亥之中，五之氣也，天度至此，萬物皆燥。少陽居之爲温清更正，萬物廼榮。陽明居之爲大涼燥疾。太陽居之爲早寒。厥陰居之爲涼風大行，雨生介蟲。少陰居之爲秋濕，熱病時行。太陰居之爲時雨沉陰。

③ 寒之分也，即冬至日前後各三十日，自斗建亥至丑之中，六之氣也，天度至此，寒氣大行。少陽居之爲冬温，蟄蟲不藏，流水不冰。陽明居之爲燥寒勁切。太陽居之爲大寒凝冽。厥陰居之爲寒風飄揚，雨生鱗蟲。少陰居之爲蟄蟲出見，流水不冰。太陰居之爲凝陰寒雪，地氣濕也。

④ 風之分也，即春分前六十日而有奇也，自斗建丑正至卯之中，初之氣也，天度至此，風氣廼行，天地神明號令之始也，天之使也。少陽居之爲温疫至。陽明居之爲清風，霧露朦昧。太陽居之爲寒風切冽，霜雪水冰。厥陰居之爲大風發榮，雨生毛蟲。少陰居之爲熱風傷人，時氣流行。太陰居之爲風雨，凝陰不散。

⑤ 熱之分也，復春分始也，自斗建卯正至巳之中，二之氣也。凡此六位，終紀一年，六六三百六十日，六八四百八十刻，六七四十二刻，其餘半刻積而爲三，約終三百六十五度也，餘奇細分率之可也。

⑥ 熱盛水承，條蔓柔弱，湊潤衍溢，水象可見。（新校正云：按《六元正紀大論》云：少陽所至爲火生，終爲蒸溽。則水承之義可見。又云：少陽所至爲飄風燔燎霜凝。亦下承之水氣也。）

⑦ 寒甚物堅，水冰流涸，土象斯見，承下明矣。（新校正云：按《六元正紀大論》云：太陽所至爲寒雪冰雹白埃。則土氣承之之義也。）

⑧ 疾風之後，時雨廼零，是則濕爲風吹，化而爲雨。（新校正云：按《六元正紀大論》云：太陰所至爲濕生，終爲注雨。則土位之下，風氣承之而爲雨也。又云：太陰所至爲雷霆驟注烈風。則風承之義也。）

⑨ 風動氣清，萬物皆燥，金承木下，其象昭然。（新校正云：按《六元正紀大論》云：厥陰所至爲風生，終爲肅。則金承之義可見。又云：厥陰所至飄怒大涼。亦金承之義也。）

承之①；君火之下，陰精承之②。帝曰：何也？岐伯曰：亢則害，承廼制，制則生化，外列盛衰，害則敗亂，生化大病③。帝曰：盛衰何如？岐伯曰：非其位則邪，當其位則正，邪則變甚，正則微。帝曰：何謂當位？岐伯曰：木運臨卯，火運臨午，土運臨四季，金運臨酉，水運臨子，所謂歲會，氣之平也④。帝曰：非位何如？岐伯曰：歲不與會也⑤。帝曰：土運之歲，上見太陰；火運之歲，上見少陽、少陰⑥；金運之歲，上見陽明；木運之歲，上見厥陰；水運之歲，上見太陽，奈何？岐伯曰：天之與會也⑦。故《天元

---

① 鍜金生熱，則火流金，乘火之上，理无妄也。（新校正云：按《六元正紀大論》云：陽明所至爲散落溫。則火乘之義也。）

② 君火之位，大熱不行，蓋爲陰制承其下也。諸以所勝之氣乘於下者，皆折其標〔借爲"熛"，火飛也〕盛，此天地造化之大體爾。（新校正云：按《六元正紀大論》云：少陰所至爲熱生，中逢寒。則陰承之義可知。又云：少陰所至爲大暄寒。亦其義也。又按《六元正紀》云：水發而雹雪，土發而飄驟，木發而毀折，金發而清明，火發而曛昧，何氣使然？曰：氣有多少，發有微甚，微者當其氣，甚者兼其下，徵其下氣而見可知也。所謂徵其下者，即此六承氣也。）

③ 亢，過極也，物惡其極。

④ 非太過，非不及，是謂平運主歲也。平歲之氣，物生脈應，皆必合期，無先後也。（新校正云：詳木運臨卯，丁卯歲也。火運臨午，戊午歲也。土運臨四季，甲辰、甲戌、己丑、己未歲也。金運臨酉，乙酉歲也。水運臨子，丙子歲也。內戊午、己丑、己未、乙酉，又爲太一天符。）

⑤ 不與本辰相逢會也。

⑥ 少陰少陽皆火氣。

⑦ 天氣與運氣相逢會也。（新校正云：詳土運之歲，上見太陰，己丑、己未也。火運之歲，上見少陽，戊寅、戊申也；上見少陰，戊子、戊午也。金運之歲，上見陽明，乙卯、乙酉也。木運之歲，上見厥陰，丁巳、丁亥也。水運之歲，上見太陽，丙辰、丙戌也。內己丑、己未、戊午、乙酉，又爲太一天符。按《六元正紀大論》云：太過而同天化者三，不及而同天化者亦三，戊子、戊午太徵上臨少陰，戊寅、戊申太徵上臨少陽，丙辰、丙戌太羽上臨太陽，如是者三。丁巳、丁亥少角上臨厥陰，乙卯、乙酉少商上臨陽明，己丑、己未少宮上臨太陰，如是者三。臨者太過不及，皆曰天符。）

册》曰天符。天符歲會何如？岐伯曰：太一天符之會
也①。帝曰：其貴賤何如？岐伯曰：天符爲執法，歲位爲
行令，太一天符爲貴人②。帝曰：邪之中也奈何？岐伯
曰：中執法者，其病速而危③；中行令者，其病徐而持④；中
貴人者，其病暴而死⑤。帝曰：位之易也何如？岐伯曰：
君位臣則順，臣位君則逆。逆則其病近，其害速；順則其
病遠，其害微。所謂二火也⑥。帝曰：善。願聞其步何
如？岐伯曰：所謂步者，六十度而有奇⑦，故二十四步積
盈百刻而成日也⑧。

　　帝曰：六氣應五行之變何如？岐伯曰：位有終始，氣
有初中，上下不同，求之亦異也⑨。帝曰：求之奈何？岐
伯曰：天氣始於甲，地氣治於子，子甲相合，命曰歲立，謹
候其時，氣可與期⑩。帝曰：願聞其歲，六氣始終，早晏何
如？岐伯曰：明乎哉問也！甲子之歲，初之氣，天數始於

---

　　①　是謂三合，一者天會，二者歲會，三者運會也。《天元紀大論》曰：三
合爲治。此之謂也。（新校正云：按太一天符之詳，具天元紀大論注中。）
　　②　執法猶相輔，行令猶方伯，貴人猶君主。
　　③　執法官人之繩準，自爲邪僻，故病速而危。
　　④　方伯無執法之權，故無速害，病但執持而已。
　　⑤　義無凌犯，故病則暴而死。
　　⑥　相火居君火，是臣居君位，故逆也。君火相火，是君居臣位，君臨
臣位，故順也。遠謂裹遠，近謂裹近也。
　　⑦　奇，謂八十七刻又十分刻之五也。
　　⑧　此言天度之餘也。夫言周天之度者，三百六十五度四分度之一也。
二十四步，正四歲也。四分度之一，二十五刻。四歲氣乘積已盈百刻，故
成一日。度，一日也。
　　⑨　位，地位也。氣，天氣也。氣與位互有差移，故氣之初，天用事，氣
之中，地主之。地主則氣流於地，天用則氣騰於天。初與中皆分天步而率刻
爾，初中各三十日餘四十三刻四分刻之三也。
　　⑩　子甲相合，命曰歲立，則甲子歲也。謹候水刻早晏，則六氣悉可與
期爾。

水下一刻^①，終於八十七刻半^②；二之氣，始於八十七刻六分^③，終於七十五刻^④；三之氣，始於七十六刻^⑤，終於六十二刻半^⑥；四之氣，始於六十二刻六分^⑦，終於五十刻^⑧；五之氣，始於五十一刻^⑨；終於三十七刻半^⑩；六之氣，始於三十七刻六分^⑪，終於二十五刻^⑫。所謂初六，天之數也^⑬。乙丑歲，初之氣，天數始於二十六刻^⑭，終於一十二刻半^⑮；二之氣，始於一十二刻六分^⑯，終於水下百刻^⑰；三之氣，始於一刻^⑱，終於八十七刻半^⑲；四之氣，始於八十七刻六分^⑳，終於七十五刻^㉑；五之氣，始於七十六刻^㉒，終

---

① 常起於平明寅初一刻，艮中之南也。（新校正云：按戊辰、壬申、丙子、庚辰、甲申、戊子、壬辰、丙申、庚子、甲辰、戊申、壬子、丙辰、庚申歲同，此所謂辰申子歲氣會同，《陰陽法》以是爲三合。）

② 子正之中，夜之半也。外十二刻半，入二氣之初。諸餘刻同入也。

③ 子中之左也。

④ 戌之後四刻也。外二十五刻，入次三氣之初率。

⑤ 亥初之一刻。

⑥ 酉正之中也。外三十七刻半差入後。

⑦ 酉中之北。

⑧ 未後之四刻也。外五十刻差入後。

⑨ 申初之一刻。

⑩ 午正之中，晝之半也。外六十二刻半差入後。

⑪ 午中之西。

⑫ 辰正之後四刻。外七十五刻差入後。

⑬ 天地之數，二十四氣廼大會而同，故命此曰初六天數也。

⑭ 巳初之一刻。（新校正云：按己巳、癸酉、丁丑、辛巳、乙酉、己丑、癸巳、丁酉、辛丑、乙巳、巳酉、癸丑、丁巳、辛酉歲同，所謂巳酉丑歲氣會同也。）

⑮ 卯正之中。

⑯ 卯中之南。

⑰ 丑後之四刻。

⑱ 又寅初之一刻。

⑲ 子正之中。

⑳ 子中正東。

㉑ 戌後之四刻。

㉒ 亥初之一刻。

於六十二刻半①；六之氣，始於六十二刻六分②，終於五十刻③。所謂六二，天之數也④。丙寅歲，初之氣，天數始於五十一刻⑤，終於三十七刻半⑥；二之氣，始於三十七刻六分⑦，終於二十五刻⑧；三之氣，始於二十六刻⑨，終於一十二刻半⑩；四之氣，始於一十二刻六分⑪，終於水下百刻⑫；五之氣，始於一刻⑬，終於八十七刻半⑭；六之氣，始於八十七刻六分⑮，終於七十五刻⑯。所謂六三，天之數也。丁卯歲，初之氣，天數始於七十六刻⑰，終於六十二刻半⑱；二之氣，始於六十二刻六分⑲，終於五十刻⑳；三之氣，始於五十一刻㉑，終於三十七刻半㉒；四之氣，始於三

---

① 酉正之中。
② 酉中之北。
③ 未後之四刻。
④ 一六爲初六，二六爲六二，名次也。
⑤ 申初之一刻。（新校正云：按庚午、甲戌、戊寅、壬午、丙戌、庚寅、甲午、戊戌、壬寅、丙午、庚戌、甲寅、戊午、壬戌歲同，此所謂寅午戌歲氣會同。）
⑥ 午正之中。
⑦ 午中之西。
⑧ 辰後之四刻。
⑨ 巳初之一刻。
⑩ 卯正之中。
⑪ 卯中之南。
⑫ 丑後之四刻。
⑬ 寅初之一刻。
⑭ 子正之中。
⑮ 子中之左。
⑯ 戌後之四刻。
⑰ 亥初之一刻。（新校正云：按辛未、乙亥、己卯、癸未、丁亥、辛卯、乙未、己亥、癸卯、丁未、辛亥、乙卯、己未、癸亥歲同，此所謂卯未亥歲氣會同。）
⑱ 酉正之中。
⑲ 酉中之北。
⑳ 未後之四刻。
㉑ 申初之一刻。
㉒ 午正之中。

十七刻六分①,終於二十五刻②;五之氣,始於二十六刻③,終於一十二刻半④;六之氣,始於一十二刻六分⑤,終於水下百刻⑥。所謂六四,天之數也。次戊辰歲,初之氣,復始於一刻,常如是無已,周而復始⑦。帝曰:願聞其歲候何如?岐伯曰:悉乎哉問也!日行一周,天氣始於一刻⑧,日行再周,天氣始於二十六刻⑨,日行三周,天氣始於五十一刻⑩,日行四周,天氣始於七十六刻⑪,日行五周,天氣復始於一刻⑫,所謂一紀也⑬。是故寅午戌歲氣會同,卯未亥歲氣會同,辰申子歲氣會同,巳酉丑歲氣會同,終而復始⑭。帝曰:願聞其用也。岐伯曰,言天者求之本,言地者求之位,言人者求之氣交⑮。帝曰:何謂氣交?岐伯曰:上下之位,氣交之中,人之居也⑯。故曰:天

---

① 午中之西。
② 辰後之四刻。
③ 巳初之一刻。
④ 卯正之中。
⑤ 卯中之南。
⑥ 丑後之四刻。
⑦ 始自甲子年,終於癸亥歲,常以四歲爲一小周,一十五周爲一大周,以辰命歲,則氣可與期。
⑧ 甲子歲也。
⑨ 乙丑歲也。
⑩ 丙寅歲也。
⑪ 丁卯歲也。
⑫ 戊辰歲也。餘五十五歲循環,周而復始矣。
⑬ 法以四年爲一紀,循環不已。餘三歲一會同,故有三合也。
⑭ 《陰陽法》以是爲三合者,緣其氣會同也。不爾,則各在一方,義無由合。
⑮ 本,謂天六氣,寒暑燥濕風火也。三陰三陽由是生化,故云本,所謂六元者也。位,謂金木火土水君火也。天地之氣,上下相交,人之所處者也。
⑯ 自天之下,地之上,則二氣交合之分也。人居地上,故氣交合之中,人之居也。是以化生變易,皆在氣交之中也。

329

樞之上，天氣主之；天樞之下，地氣主之；氣交之分，人氣從之，萬物由之。此之謂也①。帝曰：何謂初中？岐伯曰：初凡三十度而有奇，中氣同法②。帝曰：初中何也？岐伯曰：所以分天地也③。帝曰：願卒聞之。岐伯曰：初者地氣也，中者天氣也④。帝曰：其昇降何如？岐伯曰：氣之昇降，天地之更用也⑤。帝曰：願聞其用何如？岐伯曰：昇已而降，降者謂天；降已而昇，昇者謂地⑥。天氣下降，氣流於地；地氣上昇，氣騰於天。故高下相召，昇降相因，而變作矣⑦。

帝曰：善。寒濕相遘，燥熱相臨，風火相值，其有間乎？岐伯曰：氣有勝復，勝復之作，有德有化，有用有變，

① 天樞，當臍之兩傍也，所謂身半矣，伸臂指天，則天樞正當身之半也。三分折之，上分應天，下分應地，中分應氣交。天地之氣交合之際，所遇寒暑燥濕風火勝復之變之化，故人氣從之，萬物生化，悉由而合散也。

② 奇，謂三十日餘四十三刻又四十分刻之三十也。初中相合，則六十日餘八十七刻半也。以各餘四十分刻之三十，故云中氣同法也。

③ 以是知氣高下，生人病主之也。

④ 氣之初，天用事，天用事則地氣上騰於太虛之內。氣之中，地氣主之，地氣主則天氣下降於有質之中。

⑤ 昇，謂上昇。降，謂下降。昇極則降，降極則昇，昇降不已，故彰天地之更用也。

⑥ 氣之初，地氣昇；氣之中，天氣降。昇已而降以下，彰天氣之下流；降已而昇以上，表地氣之上應。天氣下降，地氣上騰，天地交合，泰之象也。《易》曰：天地交泰。是以天地之氣昇降，常以三十日半下上，下上不已，故萬物生化，無有休息，而各得其所也。

⑦ 氣有勝復，故變生也。（新校正云：按《六元正紀大論》云：天地之氣，盈虛何如？曰：天氣不足，地氣隨之，地氣不足，天氣從之，運居其中，而常先也。惡所不勝，歸所和同，隨運歸從，而生其病也。故上勝則天氣降而下，下勝則地氣遷而上，多少而差其分，微者小差，甚者大差，甚則位易氣交，易則大變生而病作矣。）

變則邪氣居之①。帝曰：何謂邪乎②？岐伯曰：夫物之生從於化，物之極由乎變，變化之相薄，成敗之所由也③。故氣有往復，用有遲速，四者之有，而化而變，風之來也④。帝曰：遲速往復，風所由生，而化而變，故因盛衰之變耳。成敗倚伏游乎中何也⑤？岐伯曰：成敗倚伏生乎動，動而不已，則變作矣⑥。帝曰：有期乎？岐伯曰：不生不化，靜之期也⑦。帝曰：不生化乎⑧？岐伯曰：出入廢則

① 夫撫掌成聲，沃火生沸，物之交合，象出其間，萬類交合，亦由是矣。天地交合，則八風鼓拆，六氣交馳於其間，故氣不能正者，反成邪氣。

② 邪者，不正之目也。天地勝復，則寒暑燥濕風火六氣互爲邪也。

③ 夫氣之有生化也，不見其形，不知其情，莫測其所起，莫究其所止，而萬物自生自化，近成無極，是謂天和。見其象，彰其動，震烈剛暴，飄泊驟卒，拉堅摧殘，折拆鼓慄，是謂邪氣。故物之生也靜而化成，其毀也躁而變革，是以生從於化，極由乎變，變化不息，則成敗之由常在，生有涯分者，言有終始爾。（新校正云：按《天元紀大論》云：物生謂之化，物極謂之變也。）

④ 天地易位，寒暑移方，水火易處，當動用時，氣之遲速往復，故不常在。雖不可究識意端，然微甚之用，而爲化爲變，風所由來也。人氣不勝，因而感之，故病生焉，風匪求勝於人也。

⑤ 夫倚伏者，禍福之萌也。有禍者，福之所倚也。有福者，禍之所伏也。由是故禍福互爲倚伏。物盛則衰，樂極則哀，是福之極，故爲禍所倚。否極之泰，未濟之濟，是禍之極，故爲福所伏。然吉凶成敗，目擊道存，不可以終，自然之理，故无尤也。

⑥ 動靜之理，氣有常運，其微也爲物之化，其甚也爲物之變。化流於物，故物得之以生，變行於物，故物得之以死。由是成敗倚伏，生於動之微甚遲速爾，豈唯氣獨有是哉，人在氣中，養生之道，進退之用，當皆然也。（新校正云：按《至真要大論》云：陰陽之氣，清靜則化生治，動則苛疾起。此之謂也。）

⑦ 人之期可見者，二也。天地之期，不可見也。夫二可見者，一曰生之終也，其二曰變易與土同體。然後舍小生化，歸於大化，以死後猶化變未已，故可見者二也。天地終極，人壽有分，長短不相及，故人見之者鮮矣。

⑧ 言亦有不生不化者乎？

神機化滅,昇降息則氣立孤危①。故非出入,則無以生長壯老已;非昇降,則無以生長化收藏②。是以昇降出入,無器不有③。故器者生化之宇,器散則分之,生化息矣④。故無不出入,無不昇降⑤。化有小大,期有近遠⑥,四者之有,而貴常守⑦,反常則災害至矣⑧。故曰:無形無患。此

————————

① 出入,謂喘息也。昇降,謂化氣也。夫毛羽倮鱗介,及飛走蚑行,皆生氣根於身中,以神爲動靜之主,故曰神機也。然金玉土石,熔埏草木,皆生氣根於外,假氣以成立主持,故曰氣立。《五常政大論》曰:根於中者,命曰神機,神去則機息。根於外者,命曰氣立,氣止則化絕。此之謂也。故無是四者,則神機與氣立者,生死皆絕。(新校正云:按《易》云:本乎天者親上,本乎地者親下。《周禮·大宗伯》有天産、地産,《大司徒》云動物、植物。即此神機、氣立之謂也。)

② 夫自東自西,自南自北者,假出入息以爲化主。因物以全質者,承〔守〕陰陽昇降之氣以作生源。若非此道,則無能致是十者也。

③ 包藏生氣者,皆謂生化之器,觸物然矣。夫竅橫者,皆有出入去來之氣。竅豎者,皆有陰陽昇降之氣往復於中。何以明之?則壁窗户牖兩面伺之,皆承來氣衝擊於人,是則出入氣也。夫陽昇則井寒,陰昇則水暖,以物投井,及葉墜空中,翩翩不疾,皆昇氣所礙也。虛管溉滿,捻上懸之,水固不泄,爲無昇氣而不能降也。空瓶小口,頓溉不入,爲氣不出而不能入也。由是觀之,昇無所不降,降無所不昇,無出則不入,無入則不出。夫群品之中,皆出入昇降不失常守,而云非化者,未之有也。有識無識,有情無情,去出入,已昇降,而云存者,未之有也。故曰昇降出入,無器不有。

④ 器,謂天地及諸身也。宇,謂屋宇也。以其身形,包藏府藏,受納神靈,與天地同,故皆名器也。諸身者,小生化之器宇。太虛者,廣生化之器宇也。生化之器,自有小大,無不散也。夫小大器,皆生有涯分,散有遠近也。

⑤ 真生假立,形器者無不有此二者。

⑥ 近者不見遠,謂遠者無涯。遠者無常見近而嘆有其涯矣。即近遠不同期,合散殊時節,即有無交競,異見常乖。及至分散之時,則近遠同歸於一變。

⑦ 四者,謂出入昇降也。有出入昇降,則爲常守。有出無入,有入無出,有昇無降,有降無昇,則非生之氣也。若非胎息道成,居常而生,則未之有屏出入息、泯昇降氣而能存其生化者,故貴常守。

⑧ 出入昇降,生化之元主,故不可無之。反常之道,則神去其室,生化微絕,非災害而何哉!

之謂也①。帝曰:善。有不生不化乎②? 岐伯曰:悉乎哉問也! 與道合同,惟真人也③。帝曰:善。

　　天元紀大論:鐫子泉切

　　五運行大論:憑扶冰切　礙音艾　俣音畫　眚所景切　摐音揔　蹔慈濫切　溽音辱　黔音今　銛音括　欬音救

　　六微旨大論:霪音淫　霆音注　涸胡各切　歧音祁　埏式連切

六微旨大論篇第六十八

---

　　①　夫喜於遂,悅於色,畏於難,懼於禍,外惡風寒暑濕,內繁飢飽愛欲,皆以形無所隱,故常嬰患累於人間也。若便想慕滋蔓,嗜慾無厭,外附權門,內豐情偽,則動以牢網,坐招燔炳,欲思釋縛,其可得乎! 是以身爲患階爾。《老子》曰:吾所以有大患者,爲吾有身,及吾無身,吾有何患。此之謂也。夫身形與太虛釋然消散,復未知生化之氣,爲有而聚耶? 爲無而滅乎?
　　②　言人有逃陰陽,免生化,而不生不化,無始無終,同太虛自然者乎?
　　③　真人之身,隱見莫測,出入天地內外,順道至真以生,其爲小也入於無間,其爲大也過虛空界,不與道如一,其孰能爾乎!

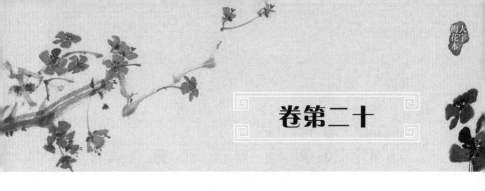

氣交變大論篇第六十九

新校正云：詳此論專明氣交之變，廼五運太過不及，德化政令，灾變勝復，爲病之事。

黃帝問曰：五運更治，上應天朞，陰陽往復，寒暑迎隨，眞邪相薄，內外分離，六經波蕩，五氣傾移，太過不及，專勝兼並，願言其始，而有常名，可得聞乎①? 岐伯稽首再拜對曰：昭乎哉問也！是明道也。此上帝所貴，先師傳之，臣雖不敏，往聞其旨②。帝曰：余聞得其人不敎，是謂失道，傳非其人，慢泄天寶。余誠菲德，未足以受至道；然而衆子哀其不終，願夫子保於無窮，流於無極，余司其事，則而行之奈何③? 岐伯曰：請遂言之也。《上經》曰：夫道

---

① 朞，三百六十五日四分日之一也。專勝，謂五運主歲太過也。兼並，謂主歲之不及也。常名，謂布化於太虛，人身參應，病之形診也。（新校正云：按《天元紀大論》云：五運相襲而皆治之，終朞之日，周而復始。又云：五氣運行，各終朞日。《太始天元册文》曰：萬物資始，五運終天。即五運更治上應天朞之義也。）

② 言非己心之生知備聞，先人往古受傳之遺旨也。

③ 至道者，非傳之難，非知之艱，行之難。聖人愍念蒼生，同居永壽，故屈身降志，請受於天師。太上貴德，故後己先人，苟非其人，則道無虛授。黃帝欲仁慈惠遠，博愛流行，尊道下身，拯乎黎庶，廼曰余司其事則而行之也。

者,上知天文,下知地理,中知人事,可以長久。此之謂也①。帝曰:何謂也? 岐伯曰:本氣位也。位天者,天文也。位地者,地理也。通於人氣之變化者,人事也。故太過者先天,不及者後天,所謂治化而人應之也②。帝曰:五運之化,太過何如③? 岐伯曰:歲木太過,風氣流行,脾土受邪④。民病飧泄食減,體重煩冤,腸鳴腹支滿,上應歲星⑤。甚則忽忽善怒,眩冒巔疾⑥。化氣不政,生氣獨治,雲物飛動,草木不寧,甚而搖落,反脅痛而吐甚,衝陽絕者死不治,上應太白星⑦。

歲火太過,炎暑流行,肺金〔守〕受邪⑧。民病瘧,少氣

---

① 夫道者,大無不包,細無不入,故天文地理人事咸通。(新校正云:詳夫道者一節,與《著至教論》文重。)

② 三陰三陽,司天司地,以表定陰陽生化之紀,是謂位天位地也。五運居中,司人氣之變化,故曰通於人氣也。先天後天,謂生化氣之變化所主時也。太過歲化先時至,不及歲化後時至。

③ 太過,謂歲氣有餘也。(新校正云:詳太過五化,具《五常政大論》中。)

④ 木餘故土氣卑屈。

⑤ 飧泄,謂食不化而下出也。脾虛,故食減,體重煩冤,腸鳴腹支滿也。歲木氣太盛,歲星光明逆守,星屬分皆災也。(新校正云:按《藏氣法時論》云:脾虛則腹滿腸鳴,飧泄食不化。)

⑥ 凌犯太甚,則遇於金,故自病。(新校正云:按《玉機真藏論》云:肝脈太過,則令人喜怒,忽忽眩冒巔疾。爲肝實而然,則此病不獨木太過遇金自病,肝實亦自病也。)

⑦ 諸壬歲也。木餘土抑,故不能布政於萬物也。生氣,木氣也,太過故獨治而生化。風不務德,非分而動,則太虛之中,雲物飛動,草木不寧,動而不止,金則勝之,故甚則草木搖落也。脅反痛,木乘土也。衝陽,胃脈也,木氣勝而土氣廼絕,故死也。金復而太白逆守,屬星者危也。其災之發,害於東方。人之内應,則先害於脾,後傷肝也。《書》曰:滿招損。此其類也。(新校正云:詳此太過五化,言星之例有三:木與土運,先言歲鎮,後言勝己之星;火與金運,先言熒惑太白,次言勝己之星,後再言熒惑太白;水運先言辰星,次言鎮星,後再言辰星兼見己勝之星也。)

⑧ 火不以德,則邪害於金。若以德行,則政和平也。

咳喘,血溢血泄注下,嗌燥耳聾,中熱肩背熱,上應熒惑星①。甚則胸中痛,脅支滿脅痛,膺背肩胛間痛,兩臂內痛②,身熱骨痛而爲浸淫③。收氣不行,長氣獨明,雨水霜寒④,上應辰星⑤。上臨少陰少陽,火燔焫,水泉涸,物焦槁⑥,病反譫妄狂越,咳喘息鳴,下甚血溢泄不已,太淵絕者死不治,上應熒惑星⑦。

　　歲土太過,雨濕流行,腎水受邪⑧。民病腹痛,清厥意不樂,體重煩冤,上應鎮星⑨。甚則肌肉萎,足痿不收,

---

　　① 少氣,謂氣少不足以息也。血泄,謂血利便血也。血溢,謂血上出於七竅也。注下,謂水利也。中熱,謂胸心之中也。背,謂胸中之府,肩接近之,故胸心中及肩背熱也。火氣太盛,則熒惑光芒逆臨,宿屬分皆灾也。(新校正云:詳火盛而克金,寒熱交爭,故爲瘧。按《藏氣法時論》云:肺病者,咳喘。肺虛者,少氣不能報息,耳聾嗌乾。)

　　② (新校正云:按《藏氣法時論》云:心病者,胸中痛,脅支滿,脅下痛,膺背肩甲間痛,兩臂內痛。)

　　③ 火無德令,縱熱害金,水爲復仇,故火自病。(新校正云:按《玉機真藏論》云:心脈太過,則令人身熱而膚痛,爲浸淫。此云骨痛者,誤也。)

　　④ 今詳水字當作冰。

　　⑤ 金氣退避,火氣獨行,水氣折之,故雨零冰雹及遍降霜寒而殺物也。水復於火,天象應之,辰星逆凌,廼寒灾於物也。占辰星者,常在日之前後三十度。其灾之發,當至南方。在人之應,則內先傷肺,後反傷心。(新校正云:按《五常政大論》雨水霜寒作雨冰霜雹。)

　　⑥ (新校正云:按《五常政大論》云:赫曦之紀,上徵而收氣後。又《六元正紀大論》云:戊子、戊午太徵上臨少陰。戊寅、戊申太徵上臨少陽。臨者太過不及,皆曰天符。)

　　⑦ 諸戊歲也。戊午、戊子歲少陰上臨,戊寅、戊申歲少陽上臨,是謂天符之歲。太淵,肺脈也,火勝而金絕故死。火既太過,又火熱上臨,兩火相合,故形斯候。熒惑逆犯,宿屬皆危。(新校正云:詳戊辰、戊戌歲上見太陽,是謂天刑運,故當盛而不得盛,則火化減半,非太過又非不及也。)

　　⑧ 土無德廼爾。

　　⑨ 腹痛,謂大腹、小腹痛也。清厥,謂足逆冷也。意不樂,如有隱憂也。土來刑水,象應之。鎮星逆犯,宿屬則灾。(新校正云:按《藏氣法時論》云:腎病者,身重。腎虛者,大腹小腹痛,清厥意不樂。)

行善瘛,腳下痛,飲發中滿食減,四支不舉①。變生得位②,藏氣伏,化氣獨治之,泉涌河衍,涸澤生魚,風雨大至,土崩潰,鱗見於陸,病腹滿溏泄腸鳴,反下甚而太谿絕者死不治,上應歲星③。

歲金太過,燥氣流行,肝木受邪④。民病兩脅下少腹痛,目赤痛眥瘍,耳無所聞⑤。肅殺而甚,則體重煩冤,胸痛引背,兩脅滿且痛引少腹,上應太白星⑥。甚則喘咳逆氣,肩背痛,尻陰股膝髀腨胻足皆病,上應熒惑星⑦。收氣峻,生氣下,草木斂,蒼乾雕隕,病反暴痛,胠脅不可反

---

① 脾主肌肉,外應四支。又其脈起於足中指之端,循核骨內側,斜出絡跗。故病如是。(新校正云:按《藏氣法時論》云:脾病者,身重善飢〔今《藏氣法時論》“飢”作“肌”,《甲乙經》云:“善飢,肌肉痿”。守〕肉痿,足不收,行善瘛,腳下痛。又《玉機真藏論》云:脾太過,則令人四支不舉。)

② (新校正云:詳太過五化,獨此言變生得位者,舉一而四氣可知也。又以土王時月難知,故此詳言之也。)

③ 諸甲歲也。得位,謂季月也。藏,水氣也。化,土氣也。化太過,故藏氣〔上二字原作“水藏”,據經文改〕伏匿而化氣獨治。土勝木復,故風雨大至,水泉涌,河渠溢,乾澤生魚。濕既甚矣,風又鼓之,故土崩潰。土崩潰,謂垣頹岸卜,山落地入也。河溢泉涌,枯澤水滋,鱗物豐盛,故見於陸地也。太谿,腎脈也,土勝而水絕,故死。木來折土,天象逆臨,加其宿屬,正可憂也。(新校正云:按《藏氣法時論》云:脾虛,則腹滿腸鳴,飧泄食不化也。)

④ 金暴虐迺爾。

⑤ 兩脅,謂兩乳之下,脅之下也。少腹,謂臍下兩傍髎骨內也。目赤,謂白睛色赤也。痛,謂滲痛也。眥,謂四際瞼睫之本也。

⑥ 金氣已過,肅殺又甚,木氣內畏,感而病生。金盛應天,太白明大,加臨宿屬,心受災害。(新校正云:按《藏氣法時論》云:肝病者,兩脅下痛引少腹。肝虛,則目䀮䀮無所見,耳無所聞。又《玉機真藏論》云:肝脈不及,則令人胸痛引背,下則兩脅胠滿也。)

⑦ 火氣復之,自生病也。天象示應,在熒惑逆,加守宿屬,則可憂也。(新校正云:按《藏氣法時論》云:肺病者,喘咳逆氣,肩背痛汗出,尻陰股膝髀腨胻足皆痛。)

側①，咳逆甚而血溢，太衝絕者死不治，上應太白星②。

歲水太過，寒氣流行，邪害心火③。民病身熱煩心躁悸，陰厥上下中寒，譫妄心痛，寒氣早至，上應辰星④。甚則腹大脛腫，喘咳，寢汗出憎風⑤，大雨至，埃霧朦鬱，上應鎮星⑥。上臨太陽，則〔原脫，據《五常政大論》新校正引文補〕雨冰雪，霜不時降，濕氣變物⑦，病反腹滿腸鳴，溏泄食不化⑧，渴而妄冒，神門絕者死不治，上應熒惑、辰星⑨。

帝曰：善。其不及何如⑩？岐伯曰：悉乎哉問也！歲

---

① （新校正云：詳此云反暴痛，不言何所痛者，按《至真要大論》云：心脅暴痛，不可反側。則此迺心脅暴痛也。）

② 諸庚歲也。金氣峻虐，木氣被刑，火未來復，則如是也。斂，謂已生枝葉，斂附其身也。太衝，肝脈也，金勝而木絕，故死。當是之候，太白應之，逆守星屬，病皆危也。（新校正云：按庚子、庚午、庚寅、庚申歲，上見少陰、少陽司天，是謂天刑運，金化減半，故當盛而不得盛，非太過又非不及也。）

③ 水不務德，暴虐迺然。

④ 悸，心跳動也。譫，亂語也。妄，妄見聞也。天氣水盛，辰星瑩明，加其宿屬，災迺至。（新校正云：按陰厥，在後金不及，復則陰厥，有注。）

⑤ （新校正云：按《藏氣法時論》云：腎病者，腹大脛腫，喘咳身重，寢汗出憎風。再詳太過五化，木言化氣不政，生氣獨治。火言收氣不行，長氣獨明。土言藏氣伏，長氣獨治。金言收氣峻，生氣下。水當言藏氣迺盛，長氣失政。今獨亡者，闕文也。）

⑥ 水盛不已，爲土所乘，故彰斯候。埃霧朦鬱，土之氣。腎之脈，從足下上行入腹，從腎上貫肝膈，入肺中，循喉嚨，故生是病。腎爲陰，故寢則汗出而憎風也。臥寢汗出，即其病也。夫土氣勝，折水之強，故鎮星明盛，昭其應也。

⑦ （新校正云：按《五常政大論》云：流衍之紀，上羽而長氣不化。又《六元正紀大論》云：丙辰、丙戌大羽上臨太陽。臨者太過不及，皆曰天符。）

⑧ （新校正云：按《藏氣法時論》云：脾虛，則腹滿腸鳴，飧泄食不化。）

⑨ 諸丙歲也。丙辰、丙戌歲太陽上臨，是謂天符之歲也。寒氣太甚，故雨化爲冰雪，雨冰，則雹也。霜不時降，彰其寒也。土復其水，則大雨霖霆。濕氣內深，故物皆濕變。神門，心脈也，水勝而火絕，故死。水盛太甚，則熒惑減曜，辰星明瑩，加以逆守宿屬，則危亡也。（新校正云：詳太過五，獨記火水之上臨者，火臨火，水臨水，爲天符故也。火臨水爲逆，水臨木爲順，火臨土爲順，水臨土爲運勝天，火臨金爲天刑運，水臨金爲逆，更不詳出也。又此獨言土應熒惑、辰星，舉此一例，餘從而可知也。）

⑩ 謂政化少也。（新校正云：詳不及五化，具《五常政大論》中。）

木不及，燥廼大行①，生氣失應，草木晚榮②，蕭殺而甚，則剛木辟著，柔〔守〕萎蒼乾，上應太白星③，民病中清，胠脅痛，少腹痛，腸鳴溏泄，凉雨時至，上應太白星④，其穀蒼⑤。上臨陽明，生氣失政，草木再榮，化氣廼急，上應太白、鎮星，其主蒼早⑥。復則炎暑流火，濕性燥，柔脆草木焦槁，下體再生，華實齊化，病寒熱瘡瘍疿胗癰痤，上應熒惑、太白，其穀白堅⑦。白露早降，收殺氣行，寒雨害物，

---

① 清冷時至，加之薄寒，是謂燥氣。燥，金氣也。

② 後時之謂失應也。

③ 天地淒滄，日見朦昧，謂雨非雨，謂晴非晴，人意慘然，氣象凝斂，是爲蕭殺甚也。剛，勁硬也。辟著，謂辟著枝莖，乾而不落也。柔，奐也。蒼，青也。柔木之葉，青色不變而乾卷也。木氣不及，金氣乘之，太白之明，光芒而照其空也。

④ （新校正云：按不及五化，民病證中，上應之星，皆言運星失色，畏星加臨宿屬爲災，此獨言畏星，不言運星者，經文闕也，當云上應太白星、歲星。）

⑤ 金氣乘木，肝之病也。乘此氣者，腸中自鳴而溏泄者，即無胠脅少腹之痛疾也。微者善之，甚者止之，遇夏之氣，亦自止也，遇秋之氣，而復有之。凉雨時至，謂應時而至也，金土齊化，故凉雨俱行，火氣來復，則夏雨少。金氣勝木，太白臨之，加其宿屬分皆災也。金勝畢歲，火氣不復，則蒼色之穀不成實也。（新校正云：詳中清，胠脅痛，少腹痛，爲金乘木，肝病之狀。腸鳴溏泄，廼脾病之證。蓋以木少，脾土無畏，侮反受邪之故也。）

⑥ 諸丁歲也。丁卯、丁酉歲陽明上臨，是謂天刑之歲也。金氣承天，下勝於木，故生氣失政，草木再榮。生氣失政，故木華晚啓。金氣抑木，故秋夏始榮，結實成熟，以化氣急速，故晚結成就也。金氣勝木，天應同之，故太白之見，光芒明盛。木氣既少，土氣無制，故化氣生長急速。木少金勝，天氣應之，故鎮星、太白，潤而明也。蒼色之物，又早凋落，木少金乘故也。（新校正云：按不及五化，獨紀木上臨陽明，土上臨厥陰，水上臨太陰，不紀木上臨厥陰，土上臨太陰，金上臨陽明者，經之旨省記其甚者也。故於太過運中，只言火臨火，水臨水。此不及運中，只言木臨金，土臨木，水臨土。故不言厥陰臨木，太陰臨土，陽明臨金也。）

⑦ 火氣復金，夏生大熱，故萬物濕性，時變爲燥。流火爍物，故柔脆草木及蔓延之類，皆上乾死而下體再生。若辛熱之草，死不再生也。小熱者死少，大熱者死多，火大復已，土氣間至，則凉雨降，其酸苦甘鹹性寒之物，廼再發生，新開之與先結者，齊承化而成熟。火復其金，太白減曜，熒惑上應，則益光芒，加其宿屬，則皆災也。以火反復，故曰白堅之穀，秀而不實。

蟲食甘黄,脾土受邪,赤氣後化,心氣晚治,上勝肺金,白氣廼屈,其穀不成,咳而鼽,上應熒惑、太白星①。

歲火不及,寒廼大行,長政不用,物榮而下,凝慘而甚,則陽氣不化,廼折榮美,上應辰星②,民病胸中痛,脅支滿,兩脅痛,膺背肩胛間及兩臂內痛③,鬱冒矇昧,心痛暴瘖,胸腹大,脅下與腰背相引而痛④,甚則屈不能伸,髖髀如別,上應熒惑、辰星,其穀丹⑤。復則埃鬱,大雨且至,黑氣廼辱,病鶩溏腹滿,食飲不下,寒中腸鳴,泄注腹痛,暴攣痿痹,足不任身,上應鎮星、辰星,玄穀不成⑥。

歲土不及,風廼大行,化氣不令,草木茂榮,飄颺而甚,秀而不實,上應歲星⑦,民病飧泄霍亂,體重腹痛,筋骨繇復,肌肉瞤酸,善怒,藏氣舉事,蟄蟲早附,咸病寒中,

---

① 陽明上臨,金自用事,故白露早降。寒凉大至,則收殺氣行。以太陽居土濕之位,寒濕相合,故寒雨害物,少於成實。金行伐木,假途於土,子居母內,蟲之象也,故甘物黄物,蟲蠱食之。清氣先勝,熱氣後復,復已廼勝,故火赤之氣後生化也。赤後化,謂草木赤華及赤實者,皆後時而再榮秀也。其五藏則心氣晚王,勝於肺,心勝於肺,則金之白氣廼屈退也。金穀,稻也。鼽,鼻中水出也。金爲火勝,天象應同,故太白星減,熒惑益明。

② 火少水勝,故寒廼大行。長政不用,則物容卑下。火氣既少,水氣洪盛,天象出見,辰星益明。

③ (新校正云:詳此證與火太過甚則反病之狀同,傍見《藏氣法時論》。)

④ (新校正云:按《藏氣法時論》云:心虛則胸腹大,脅下與腰背〔今《藏氣法時論》無“背”字,《脈經》有。守〕相引而痛。)

⑤ 諸癸歲也。患,以其脈行於是也。火氣不行,寒氣禁固,髖髀如別,屈不得伸。水行乘火,故熒惑芒減,丹穀不成,辰星臨其宿屬之分,則皆災也。

⑥ 埃鬱雲雨,土之用也。復寒之氣必以濕,濕氣內淫則生腹疾身重,故如是也。黑氣,水氣也。辱,屈辱也。鶩,鴨也。土復於水,故鎮星明潤,臨犯宿屬,則民受病矣。

⑦ 木無德也。木氣專行,故化氣不令。生氣獨擅,故草木茂榮。飄颺而甚,是木不以德。土氣薄少,故物實不成。不實,謂秕惡也。土不及,木乘之,故歲星之見,潤而明也。

上應歲星、鎮星，其穀齡①。復則收政嚴峻，名木蒼雕，胸
脅暴痛，下引少腹，善大息，蟲食甘黃，氣客於脾，齡穀迺
減，民食少失味，蒼穀迺損②，上應太白、歲星③。上臨厥
陰，流水不冰，蟄蟲來見，藏氣不用，白迺不復，上應歲星，
民迺康④。

歲金不及，炎火迺行，生氣迺用，長氣專勝，庶物以
茂，燥爍以行，上應熒惑星⑤，民病肩背瞀重，鼽嚏血便注
下，收氣迺後，上應太白星，其穀堅芒⑥。復則寒雨暴至，
迺零冰雹霜雪殺物，陰厥且格，陽反上行，頭腦戶痛，延及

---

① 諸己歲也。風客於胃，故病如是。土氣不及，水與齊化，故藏氣舉
事，蟄蟲早附於陽氣之所，人皆病中寒之疾也。繇，搖也。筋骨搖
動，已復常則已繇復也。土抑不伸，若歲星臨宿屬，則皆災也。（新校正云：詳此文云
筋骨繇復，王氏雖注，義不可解。按《至真要大論》云：筋骨繇並。疑此復
字，並字之誤也。）

② 金氣復木，故名木蒼凋。金入於土，母懷子也，故甘物黃物，蟲食其
中。金入土中，故氣客於脾。金氣大來，與土仇復，故齡穀〔原脱〕減實，蒼
〔原脱〕穀不成也。

③ 太白芒盛，歲減明也。一經少此六字，缺文耳。

④ 己亥己巳歲，厥陰上臨，其歲少陽在泉，火司於地，故蟄蟲來見，流
水不冰也。金不得復，故歲星之象如常，民康不病。（新校正云：詳木不及
上臨陽明，水不及上臨太陰，俱後言復。此先言復而後舉上臨之候者，蓋白
迺不復，嫌於此年有復也。）

⑤ 火不務德，而襲金危，炎火既流，則夏生大熱。生氣舉用，故庶物蕃
茂。燥爍氣至，物不勝之，〔原衍"爍勝之"，删。守〕爍石流金，涸泉焦草，山
澤燔燎，雨迺不降。炎火大盛，天象應之，熒惑之見而大明也。

⑥ 諸乙歲也。瞀，謂悶也。受熱邪故生是病。收，金氣也，火先勝，故
收氣後。火氣勝金，金不能盛，若熒惑逆守，宿屬之分皆受病。（新校正云：
詳其穀堅芒，白色可見，故不云其穀白也。經云上應太白，以前後例相照，經
脱熒惑二字。及詳王注言熒惑逆守之事，益知經中之闕也。）

囟頂發熱，上應辰星①，丹穀不成，民病口瘡，甚則心痛②。

歲水不及，濕迺大行，長氣反用，其化迺速，暑雨數至，上應鎮星③，民病腹滿身重，濡泄寒瘍流水，腰股痛發，膕腨股膝不便，煩冤足痿清厥，腳下痛，甚則跗腫，藏氣不政，腎氣不衡，上應辰星，其穀秬④。上臨太陰，則大寒數舉，蟄蟲早藏，地積堅冰，陽光不治，民病寒疾於下，甚則腹滿浮腫，上應鎮星⑤，其主黅穀⑥。復則大風暴發，草偃木零，生長不鮮，面色時變，筋骨並辟，肉瞤瘛，目視䀮䀮，物疏璺，肌肉胗發，氣並膈中，痛於心腹，黃氣迺損，其穀不登，上應歲星⑦。

帝曰：善。願聞其時也。岐伯曰：悉哉問也！木不及，春有鳴條律暢之化，則秋有霧露清凉之政，春有慘凄

---

① （新校正云：詳不及之運，克我者行勝，我〔原有"者"，詳文義刪〕之子來復，當來復之後，勝星減曜，復星明大。此只言上應辰星，而不言熒惑者，闕文也。當云上應辰星、熒惑。）

② 寒氣折火，則見冰雹霜雪，冰雹先傷而霜雪後損，皆寒氣之常也。其灾害迺傷於赤化也。諸不及而爲勝所犯，子氣復之者，皆歸其方也。陰厥，謂寒逆也。格，至也，亦拒也。水行折火，以救困金，天象應之，辰星明瑩。赤色之穀，爲霜雹損之。

③ 濕大行，謂數雨也。化速，謂物早成也。火濕齊化，故暑雨數至。乘水不及，而土勝之，鎮星之象，增益光明，逆凌留犯，其又甚矣。

④ 藏氣不能申其政令，故腎氣不能内致和平。衡，平也。辰星之應，當減其明，或遇鎮星臨宿屬者迺灾。（新校正云：詳經云上應辰星，注言鎮星，以前後例相校，此經闕鎮星二字。）

⑤ （新校正云：詳木不及上臨陽明，上應太白鎮星，此獨言鎮星而不言熒惑者，文闕也。蓋水不及而又上臨太陰，則鎮星明盛，以應土氣專盛。水既益弱，則熒惑無畏而明大。）

⑥ 諸辛歲也。辛丑、辛未歲，上臨太陰，太陽在泉，故大寒數舉也。土氣專盛，故鎮星益明，黅穀應天歲成也。

⑦ 木復其土，故黃氣反損，而黅穀不登也，謂實不成無以登祭器也。木氣暴復，歲星下臨宿屬分者灾。（新校正云：詳此當云上應歲星、鎮星爾。）

殘賊之勝,則夏有炎暑燔爍之復,其眚東①,其藏肝,其病
內舍胠脅,外在關節②。火不及,夏有炳明光顯之化,則
冬有嚴肅霜寒之政,夏有慘凄凝冽之勝,則不時有埃昏大
雨之復,其眚南③,其藏心,其病內舍膺脅,外在經絡④。
土不及,四維有埃雲潤澤之化,則春有鳴條鼓拆之政,四
維發振拉飄騰之變,則秋有肅殺霖霆之復,其眚四維⑤,
其藏脾,其病內舍心腹,外在肌肉四支⑥。金不及,夏有
光顯鬱蒸之令,則冬有嚴凝整肅之應,夏有炎爍燔燎之
變,則秋有冰雹霜雪之復,其眚西,其藏肺,其病內舍膺脅
肩背,外在皮毛⑦。水不及,四維有湍潤埃雲之化,則不
時有和風生發之應,四維發埃昏驟注之變,則不時有飄蕩
振拉之復,其眚北⑧,其藏腎,其病內舍腰脊骨髓,外在谿
谷踹膝⑨。夫五運之政,猶權衡也,高者抑之,下者舉之,
化者應之,變者復之,此生長化成收藏之理,氣之常也,失

———————————

① 化,和氣也。勝,金氣也。復,火氣也。火復於金,悉因其木,故災
眚之作,皆在東方。餘眚同。(新校正云:按木火不及,先言春夏之化秋冬
之政者,先言木火之政化,次言勝復之變也。)

② 東方,肝之主也。

③ 化,火德也。勝,水虐也。復,土變也。南方,火也。

④ 南方,心之主也。

⑤ 東南、東北、西南、西北方也。維,隅也,謂日在四隅月也。(新校正
云:詳土不及,亦先言政化,次言勝復。)

⑥ 四維中央,脾之主也。

⑦ 西方,肺之主也。

⑧ 飄蕩振拉,大風所作。(新校正云:詳金水不及,先言火土之化令與
應,故不當秋冬而言也。次言者,火土勝復之變。與木火土之例不同者,
互文也。)

⑨ 肉之大會爲谷,肉之小會爲谿。肉分之間,谿谷之會,以行榮衛,以
會大氣。

常則天地四塞矣①。故曰：天地之動靜，神明爲之紀，陰陽之往復，寒暑彰其兆。此之謂也②。

帝曰：夫子之言五氣之變，四時之應，可謂悉矣。夫氣之動亂，觸遇而作，發無常會，卒然災合，何以期之？岐伯曰：夫氣之動變，固不常在，而德化政令災變，不同其候也。帝曰：何謂也？岐伯曰：東方生風，風生木，其德敷和，其化生榮，其政舒啓，其令風，其變振發，其災散落③。南方生熱，熱生火，其德彰顯，其化蕃茂，其政明曜，其令熱，其變銷爍，其災燔焫④。中央生濕，濕生土，其德溽蒸，其化豐備，其政安靜，其令濕，其變驟注，其災霖潰⑤。西方生燥，燥生金，其德清潔，其化緊斂，其政勁切，其令燥，其變肅殺，其災蒼隕⑥。北方生寒，寒生水，其德凄滄，其化清謐，其政凝肅，其令寒，其變凓冽，其災冰雪霜雹⑦。是以察其動也，有德有化，有政有令，有變有災，而

① 失常之理，則天地四時之氣，閉塞而無所運行。故動必有靜，勝必有復，廼天地陰陽之道。

② （新校正云：按故曰已下，與《五運行大論》同，上兩句又與《陰陽應象大論》文重，彼云：陰陽之昇降，寒暑彰其兆也。）

③ 敷，布也。和，和氣也。榮，滋榮也。舒，展也。啓，開也。振，怒也。發，出也。散，謂物飄零而散落也。（新校正云：按《五運行大論》云：其德爲和，其化爲榮，其政爲散，其令宣發，其變摧拉，其眚爲隕。義與此通。）

④ （新校正云：詳《五運行大論》云：其德爲顯，其化爲茂，其政爲明，其令鬱蒸，其變炎爍，其眚燔焫。）

⑤ 溽，濕也。蒸，熱也。驟注，急雨也。霖，久雨也。潰，爛泥也。（新校正云：按《五運行大論》云：其德爲濡，其化爲盈，其政爲謐，其令云雨，其變動注，其眚淫潰。）

⑥ 緊，縮也。斂，收也。勁，銳也。切，急也。燥，乾也。肅殺，謂風動草樹，聲若乾也。殺氣太甚，則木青乾而落也。（新校正云：按《五運行大論》云：其德爲清，其化爲斂，其政爲勁，其令霧露，其變肅殺，其眚蒼落。）

⑦ 凄滄，薄寒也。謐，靜也。肅，中外〔守〕嚴整也。凓冽，甚寒也。冰雪霜雹，寒氣凝結所成，水復火則非時而有也。（新校正云：按《五運行大論》云：其德爲寒，其化爲肅，其政爲靜，其變凝冽，其眚冰雹。）

物由之，而人應之也①。帝曰：夫子之言歲候，其不及〔守〕太過。而上應五星。今夫德化政令，灾眚變易，非常而有也，卒然而動，其亦爲之變乎。岐伯曰：承天而行之，故无妄動，無不應也。卒然而動者，氣之交變也，其不應焉。故曰：應常不應卒。此之謂也②。帝曰：其應奈何？岐伯曰：各從其氣化也③。帝曰：其行之徐疾逆順何如？岐伯曰：以道留久，逆守而小，是謂省下④。以道而去，去而速來，曲而過之，是謂省遺過也⑤。久留而環，或離或附，是謂議灾與其德也⑥。應近則小，應遠則大⑦。芒而大倍常之一，其化甚；大常之二，其眚即發〔原脫，依注補。守〕也⑧。小常之一，其化減；小常之二，是謂臨視，省下之過與其德也⑨。德者福之，過者伐之⑩。是以象之見也，高而遠則

① 夫德化政令，和氣也，其動靜勝復，施於萬物，皆悉生成。變與灾，殺氣也，其出暴速，其動驟急，其行損傷，雖皆天地自爲動靜之用，然物有不勝其動者，且損且病且死焉。

② 德化政令，氣之常也。灾眚變易，氣卒交會而有勝負者也。常，謂歲四時之氣不差晷刻者，不常不久也。

③ 歲星之化，以風應之。熒惑之化，以熱應之。鎮星之化，以濕應之。太白之化，以燥應之。辰星之化，以寒應之。氣變則應，故各從其氣化也。上文言復勝皆上應之，今經言應常不應卒，所謂無大變易而不應。然其勝復，當色有枯燥潤澤之異，無見小大以應之。

④ 以道，謂順行。留久，謂過應留之日數也。省下，謂察天下人君之有德有過者也。

⑤ 順行已去，已去輒逆行而速，委曲而經過，是謂遺其過而輒省察之也。行急行緩，往多往少，蓋謂罪之有大有小，按其遺而斷之也。

⑥ 環，謂如環之繞，盤回而不去也。火議罪，金議殺，土木水議德也。

⑦ 近，謂犯星常在。遠，謂犯星去久。大小，謂喜慶及罰罪事。

⑧ 甚，謂政令大行也。發，謂起也，即至也，金火有之。

⑨ 省，謂省察萬國人吏侯王有德有過者也。故侯王人吏，安可不深思誠慎邪！

⑩ 有德，則天降福以應之。有過者，天降禍以淫之。則知禍福無門，惟人所召爾。

小,下而近則大①,故大則喜怒邇,小則禍福遠②。歲運太過,則運星北越③,運氣相得,則各行以道④。故歲運太過,畏星失色而兼其母⑤,不及,則色兼其所不勝⑥。肖者瞿瞿,莫知其妙,閔閔之當,孰者爲良⑦,妄行無徵,示畏侯王⑧。帝曰:其災應何如? 岐伯曰:亦各從其化也,故時至有盛衰,凌犯有逆順,留守有多少,形見有善惡,宿屬有勝負,徵應有吉凶矣⑨。帝曰:其善惡何謂也? 岐伯曰:有喜有怒,有憂有喪,有澤有燥,此象之常也,必謹察之⑩。帝曰:六者高下異乎? 岐伯曰:象見高下,其應一

---

① 見物之理也。

② 象見高而小,既未即禍,亦未即福。象見下而大,福既不遠,禍亦未遙。但當修德省過,以候厥終。苟未能慎禍,而務求福祐,豈有是者哉!

③ 火運火星,木運木星之類也。北越,謂北而行也。

④ 無克伐之嫌,故守常而各行於中道。

⑤ 木失色而兼玄〔守〕,火失色而兼蒼,土失色而兼赤,金失色而兼黃,水失色而兼白,是謂兼其母也。

⑥ 木兼白色,火兼玄色,土兼蒼色,金兼赤色,水兼黃色,是謂兼不勝也。

⑦ (新校正云:詳肖者至爲良,與《靈蘭秘典論》重,彼有注。)

⑧ 不識天意,心私度之,妄言災咎,卒無徵驗,適足以示畏之兆於侯王,熒惑於庶民矣。

⑨ 五星之至,相王爲盛,囚死爲衰。東行凌犯爲順,災輕,西行凌犯爲逆,災重。留守日多則災深,留守日少則災淺。星喜潤則爲見善,星怒燥〔守〕憂喪則爲見惡。宿屬,謂所生月之屬二十八宿,及十二辰相,分所屬之位也。命勝星不災不害,不勝星爲災小重,命與星相得雖災無害。災者,獄訟疾病之謂也。雖五星凌犯之事,時遇星之囚死時月,雖災不成。然火犯留守逆臨,則有誣讚獄訟之憂。金犯,則有刑殺氣鬱之憂。木犯,則有震驚風鼓之憂。土犯,則有中滿下利跗腫之憂。水犯,則有寒氣衝稽之憂。故曰徵應有吉凶也。

⑩ 夫五星之見也,從夜深見之。人見之喜,星之喜也,見之畏,星之怒也。光色微曜,乍明乍暗,星之憂也。光色迥然,不彰不瑩,不與眾同,星之喪也。光色圓明,不盈不縮,怡然瑩然,星之喜也。光色勃然臨人,芒彩滿溢,其象懍然,星之怒也。澤,洪潤也。燥,乾枯也。

也,故人亦應之①。帝曰:善。其德化政令之動靜損益皆何如?岐伯曰:夫德化政令災變,不能相加也②。勝復盛衰,不能相多也③。往來小大,不能相過也④。用之昇降,不能相無也⑤。各從其動而復之耳⑥。帝曰:其病生何如?岐伯曰:德化者氣之祥,政令者氣之章,變易者復之紀,災眚者傷之始,氣相勝者和,不相勝者病,重感於邪則甚也⑦。帝曰:善。所謂精光之論,大聖之業,宣明大道,通於無窮,究於無極也。余聞之,善言天者,必應於人,善言古者,必驗於今,善言氣者,必彰於物,善言應者,同天地之化,善言化言變者,通神明之理,非夫子孰能言至道歟⑧!迺擇良兆而藏之靈室,每旦讀之,命曰《氣交變》,

---

① 觀象覩色,則中外之應,人天咸一矣。

② 天地動靜,陰陽往復,以德報德,以化報化,政令災眚及動復亦然,故曰不能相加也。

③ 勝盛復盛,勝微復微,不應以盛報微,以化報變,故曰不能相多也。

④ 勝復日數,多少皆同,故曰不能相過也。

⑤ 木之勝,金必報,火土金水皆然,未有勝而無報者,故氣不能相使無也。

⑥ 動必有復,察動以言復也。《易》曰:吉凶悔吝者生乎動。此之謂歟。天雖高不可度,地雖廣不可量,以氣動復言之,其猶視其掌矣。

⑦ 祥,善應也。章,程也,式也。復紀,謂報復之綱紀也。重感,謂年氣已不及,天復又見克殺之氣,是爲重感。重,謂重累也。

⑧ 太過不及,歲化無窮,氣交遷變,流於無極。然天垂象,聖人則之以知吉凶。何者?歲太過而星大或明瑩,歲不及而星小或失色,故吉凶可指而見也。吉凶者何?謂物稟五常之氣以生成,莫不上參應之,有否有宜,故曰吉凶斯至矣。故曰善言天者,必應於人也。言古之道,而今必應之,故曰善言古者,必驗於今也。化氣生成,萬物皆稟,故言氣應者,以物明之,故曰善言應者,必彰於物也。彰,明也。氣化之應,如四時行,萬物備,故善言應者,必同天地之造化也。物生謂之化,物極謂之變,言萬物化變終始,必契於神明運爲,故言化變者,通於神明之理。聖人智周萬物,無所不通,故言必有發,動無不應之也。

非齋戒不敢發,慎傳也①。

五常政大論篇第七十

新校正云:詳此篇統論五運有平氣不及太過之事,次言地理有四方高下陰陽之異,又言歲有不病而藏氣不應爲天氣制之而氣有所從之説,仍言六氣五類相制勝而歲有胎孕不育之理,而後明在泉六化五味有薄厚之異,而以治法終之。此篇之大概如此,而專名五常政大論者,舉其所先者言也。

黃帝問曰:太虛寥廓,五運迴薄,衰盛不同,損益相從,願聞平氣何如而名? 何如而紀也? 岐伯對曰:昭乎哉問也! 木曰敷和②,火曰昇明③,土曰備化④,金曰審平⑤,水曰静順⑥。帝曰:其不及奈何? 岐伯曰:木曰委和⑦,火曰伏明⑧,土曰卑監⑨,金曰從革⑩,水曰涸流⑪。帝曰:太過何謂? 岐伯曰:木曰發生⑫,火曰赫曦⑬,土曰敦阜⑭,金

---

① 靈室,謂靈蘭室,黃帝之書府也。(新校正云:詳此文與《六元正紀大論》末同。)

② 敷布和氣,物以生榮。

③ 火氣高明。

④ 廣被化氣,資〔守〕於群品。

⑤ 金氣清,審平而定。

⑥ 水體清静,順於物也。

⑦ 陽和之氣,委屈而少用也。

⑧ 明曜之氣,屈伏不申。

⑨ 土雖卑少,猶監萬物之生化也。

⑩ 從順革易,堅成萬物。

⑪ 水少,故流注乾涸。

⑫ 宣發生氣,萬物以榮。

⑬ 盛明也。

⑭ 敦,厚也。阜,高也。土餘,故高而厚。

曰堅成①，水曰流衍②。

　　帝曰：三氣之紀，願聞其候。岐伯曰：悉乎哉問也③！敷和之紀，木德周行，陽舒陰布，五化宣平④，其氣端⑤，其性隨⑥，其用曲直⑦，其化生榮⑧，其類草木⑨，其政發散⑩，其候溫和⑪，其令風⑫，其藏肝⑬，肝其畏清⑭，其主目⑮，其穀麻⑯，其果李⑰，其實核⑱，其應春⑲，其蟲毛⑳，其畜犬㉑，

---

①　氣爽風勁，堅成庶物。
②　衍，泮衍也，溢也。
③　（新校正云：按此論與《五運行大論》及《陰陽應象大論》《金匱真言論》相通。）
④　自當其位，不與物爭，故五氣之化，各布政令於四方，無相干犯。（新校正云：按王注太過不及，各紀年辰。此平木運注不紀年辰者，平氣之歲，不可以定紀也。或者欲補注云：謂丁巳、丁亥、壬寅、壬申歲者，是未達也。）
⑤　端，直也，麗也。
⑥　順於物化。
⑦　曲直材幹，皆應用也。
⑧　木化宣行，則物生榮而美。
⑨　木體堅高，草形卑下，然各有堅脆剛柔，蔓結條屈者。
⑩　春氣發散，物稟以生，木之化也。
⑪　和，春之氣也。
⑫　木之令，行以和風。
⑬　五藏之氣與肝同。
⑭　清，金令也。木性暄，故畏清。《五運行大論》曰：木，其性暄。又曰：燥勝風。
⑮　陽昇明見，目與同也。
⑯　色蒼也。（新校正云：按《金匱真言論》云：其穀麥。與此不同。）
⑰　味酸也。
⑱　中有堅核者。
⑲　四時之中，春化同。
⑳　木化宣行，則毛蟲生。
㉑　如草木之生，無所避也。（新校正云：按《金匱真言論》云：其畜雞。）

其色蒼①,其養筋②,其病裏急支滿③,其味酸④,其音角⑤,其物中堅⑥,其數八⑦。

昇明之紀,正陽而治,德施周普,五化均衡⑧,其氣高⑨,其性速⑩,其用燔灼⑪,其化蕃茂⑫,其類火⑬,其政明曜⑭,其候炎暑⑮,其令熱⑯,其藏心⑰,心其畏寒⑱,其主舌⑲,其穀麥⑳,其果杏㉑,其實絡㉒,其應夏㉓,其蟲羽㉔,其

---

① 木化宣行,則物浮蒼翠。
② 酸入筋。
③ 木氣所生。(新校正云:按《金匱真言論》云:是以知病之在筋也。)
④ 木化敷和,則物酸味厚。
⑤ 調而直也。
⑥ 象土中之有木也。
⑦ 成數也。
⑧ 均,等也。衡,平也。
⑨ 火炎上。
⑩ 火性躁疾。
⑪ 灼,燒也。燔之與灼,皆火之用。
⑫ 長氣盛,故物大。
⑬ 五行之氣,與火類同。
⑭ 德合高明,火之政也。
⑮ 氣之至也,以是候之。
⑯ 熱至廼令行。
⑰ 心氣應之。
⑱ 寒,水令也。心性暑熱,故畏寒。《五運行大論》曰:心,其性暑。又曰:寒勝熱。
⑲ 火以燭幽,舌申明也。
⑳ 色赤也。(新校正云:按《金匱真言論》云:其穀黍。又《藏氣法時論》云麥也。)
㉑ 味苦也。
㉒ 中有支絡者。
㉓ 四時之氣,夏氣同。
㉔ 羽,火象也。火化宣行,則羽蟲生。

畜馬①,其色赤②,其養血,其病瞤瘛③,其味苦④,其音徵⑤,其物脈⑥,其數七⑦。

備化之紀,氣協天休,德流四政,五化齊修⑧,其氣平⑨,其性順⑩,其用高下⑪,其化豐滿⑫,其類土⑬,其政安靜⑭,其候溽蒸⑮,其令濕⑯,其藏脾⑰,脾其畏風⑱,其主口⑲,其穀稷⑳,其果棗㉑,其實肉㉒,其應長夏㉓,其蟲倮㉔,

---

① 健決躁速,火類同。（新校正云:按《金匱真言論》云:其畜羊。）
② 色同火明。
③ 火之性動也。（新校正云:按《金匱真言論》云:是以知病之在脈也。）
④ 外明氣化,則物苦味純。
⑤ 和而美。
⑥ 中多支脈,火之化也。
⑦ 成數也。
⑧ 土之德靜,分助四方,贊成金木水火之政。土之氣厚,應天休和之氣,以生長收藏,終而復始,故五化齊修。
⑨ 土之生也,平而正。
⑩ 應順群品,悉化成也。
⑪ 田土高下,皆應用也。
⑫ 豐滿萬物,非土化不可也。
⑬ 五行之化,土類同。
⑭ 土體厚,土德靜,故政化亦然。
⑮ 溽,濕也。蒸,熱也。
⑯ 濕化不絕竭,則土令延長。
⑰ 脾氣同。
⑱ 風,木令也。脾性雖四氣兼並,然其所主,猶畏木也。《五運行大論》云:脾,其性靜兼。又曰:風勝濕。
⑲ 土體包容,口主受納。
⑳ 色黃也。（新校正云:按《金匱真言論》作稷,《藏氣法時論》作粳。）
㉑ 味甘也。
㉒ 中有肌肉者。
㉓ 長夏,謂長養之夏。（新校正云:按王注《藏氣法時論》云:夏爲土母,土長於中,以長而治,故云長夏。又注《六節藏象論》云:所謂長夏者,六月也。土生於火,長在夏中,既長而王,故云長夏。）
㉔ 無毛羽鱗甲,土形同。

其畜牛①,其色黃②,其養肉③,其病否④,其味甘⑤,其音宮⑥,其物膚⑦,其數五⑧。

審平之紀,收而不爭,殺而無犯,五化宣明⑨,其氣潔⑩,其性剛⑪,其用散落⑫,其化堅斂⑬,其類金⑭,其政勁肅⑮,其候清切⑯,其令燥⑰,其藏肺⑱,肺其畏熱⑲,其主鼻⑳,其穀稻㉑,其果桃㉒,其實殼㉓,其應秋㉔,其蟲介㉕,其

---

① 成彼稼穡,土之用也。牛之應用,其緩而和。
② 土同也。
③ 所養者,厚而靜。
④ 土性擁礙。(新校正云:按《金匱真言論》云:病在舌本,是以知病之在肉也。)
⑤ 備化氣豐,則物味甘厚。
⑥ 大而重。
⑦ 物稟備化之氣,則多肌肉。
⑧ 生數也,正土不虛加故也。
⑨ 犯,謂刑犯於物也。收而不爭,殺而無犯,匪審平之德,何以能爲是哉!
⑩ 金氣以潔白瑩明爲事。
⑪ 性剛,故摧缺於物。
⑫ 金用,則萬物散落。
⑬ 收斂堅強,金之化也。
⑭ 審平之化,金類同。
⑮ 化急速而整肅也。勁,銳也。
⑯ 清,大涼也。切,急也,風聲也。
⑰ 燥,乾也。
⑱ 肺氣之用,同金化也。
⑲ 熱,火令也。肺性涼,故畏火熱。《五運行大論》曰:肺,其性涼。
⑳ 肺藏氣,鼻通息也。
㉑ 色白也。(新校正云:按《金匱真言論》作稻,《藏氣法時論》作黃黍。)
㉒ 味辛也。
㉓ 外有堅殼者。
㉔ 四時之化,秋氣同。
㉕ 外被堅甲者。

畜雞①,其色白②,其養皮毛③,其病咳④,其味辛⑤,其音商⑥,其物外堅⑦,其數九⑧。

靜順之紀,藏而勿害,治而善下,五化咸整⑨,其氣明⑩,其性下⑪,其用沃衍⑫,其化凝堅⑬,其類水⑭,其政流演⑮,其候凝肅⑯,其令寒⑰,其藏腎⑱,腎其畏濕⑲,其主二陰⑳,其穀豆㉑,其果栗㉒,其實濡㉓,其應冬㉔,其蟲鱗㉕,其

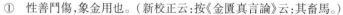

① 性善鬥傷,象金用也。(新校正云:按《金匱真言論》云:其畜馬。)
② 色同也。
③ 堅同也。
④ 有聲之病,金之應也。(新校正云:按《金匱真言論》云:病在背,是以知病之在皮毛也。)
⑤ 審平化治,則物辛味正。
⑥ 和利而揚。
⑦ 金化宣行,則物體外堅。
⑧ 成數也。
⑨ 治,化也。水之性下,所以德全。江海所以能爲百谷主者,以其善下之也。
⑩ 清净明昭,水氣所主。
⑪ 歸流於下。
⑫ 用非净事,故沫生而流溢。沃,沫也。衍,溢也。
⑬ 藏氣布化,則水物凝堅。
⑭ 净順之化,水同類。
⑮ 井泉不竭,河流不息,則流演之義也。
⑯ 凝,寒也。肅,静。寒來之氣候。
⑰ 水令宣行,則寒司物化。
⑱ 腎藏之用,同水化也。
⑲ 濕,土氣也。腎性凜,故畏土濕。《五運行大論》曰:腎,其性凜。
⑳ 流注應同。(新校正云:按《金匱真言論》曰:北方黑色,入通於腎,開竅於二陰。)
㉑ 色黑也。(新校正云:按《金匱真言論》及《藏氣法時論》同。)
㉒ 味鹹也。
㉓ 中有津液也。
㉔ 四時之化,冬氣同。
㉕ 鱗,水化生。

畜彘①,其色黑②,其養骨髓③,其病厥④,其味鹹⑤,其音羽⑥,其物濡⑦,其數六⑧。故生而勿殺,長而勿罰,化而勿制,收而勿害,藏而勿抑,是謂平氣⑨。

委和之紀,是謂勝生⑩,生氣不政,化氣迺揚⑪,長氣自平,收令迺早⑫,涼雨時降,風雲並興⑬,草木晚榮,蒼乾雕落⑭,物秀而實,膚肉內充⑮,其氣斂⑯,其用聚⑰,其動緛戾拘緩⑱,其發驚駭⑲,其藏肝⑳,其果棗李㉑,其實核

----

① 善下也。彘,豕也。

② 色同也。

③ 氣入也。

④ 厥,氣逆也,凌上也,倒行不順也。(新校正云:按《金匱真言論》云:病在谿,是以知病之在骨也。)

⑤ 味同也。

⑥ 深而和也。

⑦ 水化豐洽,庶物濡潤。

⑧ 成數也。

⑨ 生氣主歲,收氣不能縱其殺。長氣主歲,藏氣不能縱其罰。化氣主歲,生氣不能縱其制。收氣主歲,長氣不能縱其害。藏氣主歲,化氣不能縱其抑。夫如是者,皆天氣平,地氣正,五化之氣,不以勝克爲用,故謂曰平和氣也。

⑩ 丁卯、丁丑、丁亥、丁酉、丁未、丁巳之歲。

⑪ 木少,故生氣不政。土寬,故化氣迺揚。

⑫ 火無忤犯,故長氣自平。木氣既少,故收令迺早。

⑬ 涼,金化也。雨,濕氣也。風,木化也。云,濕氣也。

⑭ 金氣有餘,木不能勝故也。(新校正云:詳委和之紀,木不及而金氣乘之,故蒼乾雕落。非金氣有餘,木不能勝也,蓋木不足而金勝之也。)

⑮ 歲生雖晚,成者滿實,土化氣速,故如是也。

⑯ 收斂,兼金氣故。

⑰ 不布散也。

⑱ 緛,縮短也。戾,了戾也。拘,拘急也。緩,不收也。

⑲ 大屈卒伸,驚駭象也。

⑳ 内應肝。

㉑ 棗,土。李,木實也。(新校正云:詳李木實也,按火土金水不及之果,李當作桃,王注亦非。)

殼^①,其穀稷稻^②,其味酸辛^③,其色白蒼^④,其畜犬雞^⑤,其蟲毛介^⑥,其主霧露凄滄^⑦,其聲角商^⑧,其病搖動注恐^⑨,從金化也^⑩,少角與判商同^⑪,上角與正角同^⑫,上商與正商同^⑬,其病支廢癰腫瘡瘍^⑭,其甘蟲^⑮,邪傷肝也^⑯,上宮與正宮同^⑰,蕭飋肅殺則炎赫沸騰^⑱,眚於三^⑲,所謂復

──────────

① 核,木。殼,金主。
② 金土穀也。
③ 味酸之物熟,兼辛也。
④ 蒼色之物熟,兼白也。
⑤ 木從金畜。
⑥ 毛從介。
⑦ 金之化也。
⑧ 角從商。
⑨ 木受邪也。
⑩ 木不自政,故化從金。
⑪ 少角木不及,故半與商金化同。判,半也。(新校正云:按火土金水之文,判作少,則此當云少角與少商同,不云少商者,蓋少角之運共有六年,而丁巳、丁亥上角與正角同,丁卯、丁酉上商與正商同、丁未、丁丑上宮與正宮同,是六年者各有所同,與火土金水之少運不同,故不云同少商,只大約而言半從商化也。)
⑫ 上見厥陰,與敷和歲化同,謂丁亥、丁巳歲,上之所見者也。
⑬ 上見陽明,則與平金歲化同,丁卯、丁酉,歲上見陽明。
⑭ 金刑木也。
⑮ 子在母中。
⑯ 雖化悉與金同,然其所傷,則歸於肝木也。
⑰ 土蓋其木,與未出等也。木未出土,與無木同。土自用事,故與正土運歲化同也。上見太陰,是謂上宮。丁丑、丁未,歲上見太陰,司天化之也。
⑱ 蕭飋肅殺,金無德也。炎赫沸騰,火之復也。
⑲ 火爲木復,故其眚在東。三,東方也。此言金之物勝也。(新校正云:按《六元正紀大論》云:災三宮也。)

也①,其主飛蠹蛆雉②,廼爲雷霆③。

伏明之紀,是謂勝長④,長氣不宣,藏氣反布⑤,收氣自政,化令廼衡⑥,寒清數舉,暑令廼薄⑦,承化物生,生而不長⑧,成實而稚,遇化已老⑨,陽氣屈伏,蟄蟲早藏⑩,其氣鬱⑪,其用暴⑫,其動彰伏變易⑬,其發痛⑭,其藏心⑮,其果栗桃⑯,其實絡濡⑰,其穀豆稻⑱,其味苦鹹⑲,其色玄丹⑳,其畜馬彘㉑,其蟲羽鱗㉒,其主冰雪霜寒㉓,其聲徵

---

① 復,報復也。
② 飛,羽蟲也。蠹,內生蟲也。蛆,蠅之生者,此則物內自化爾。雉,鳥耗也。
③ 雷,謂大聲生於太虛云暝之中也。霆,謂迅雷,卒如火之爆者,即霹靂也。
④ 藏氣勝長也,謂癸酉、癸未、癸巳、癸卯、癸丑、癸亥之歲也。
⑤ 火之長氣不能施化,故水之藏氣反布於時。
⑥ 金土之義,與歲氣素無干犯,故金自行其政,土自平其氣也。
⑦ 火氣不用故。
⑧ 火令不振,故承化生之物皆不長也。
⑨ 物實成熟,苗尚稚短,及遇化氣,未長極而氣已老矣。
⑩ 陽不用而陰勝也。若上臨癸卯、癸酉歲,則蟄反不藏。(新校正云:詳癸巳、癸亥之歲,蟄亦不藏。)
⑪ 鬱燠不舒暢。
⑫ 速也。
⑬ 彰,明也。伏,隱也。變易,謂不常其象見也。
⑭ 痛由心所生。
⑮ 歲運之氣通於心。
⑯ 栗,水。桃,金果也。
⑰ 絡,支脈也。濡,有汁也。
⑱ 豆,水。稻,金穀也。
⑲ 苦兼鹹也。
⑳ 色丹之物熟,兼玄也。
㉑ 火從水畜。
㉒ 羽從鱗。
㉓ 水之氣也。

羽①,其病昏惑悲忘②,從水化也③,少徵與少羽同④,上商與正商同⑤,邪傷心也⑥,凝慘凜冽則暴雨霖霆⑦,眚於九⑧,其主驟注雷霆震驚⑨,沉黔淫雨⑩。

卑監之紀,是謂減化⑪,化氣不令,生政獨彰⑫,長氣整,雨廼愆,收氣平⑬,風寒並興,草木榮美⑭,秀而不實,成而粃也⑮,其氣散⑯,其用靜定⑰,其動瘍涌分潰癰腫⑱,其發濡滯⑲,其藏脾⑳,其果李栗㉑,其實濡核㉒,其穀豆

---

① 徵從羽。
② 火之躁動,不拘常律,陰冒陽火,故昏惑不治。心氣不足,故喜悲善忘也。
③ 火弱水強,故伏明之紀,半從水之政化。
④ 火少故半同水化。(新校正云:詳少徵運六年内,癸卯、癸酉同正商,癸巳、癸亥同歲會外,癸未、癸丑二年,少徵與少羽同,故不云判羽也。)
⑤ 歲上見陽明,則與平金歲化同也。癸卯及癸酉,歲上見陽明。(新校正云:詳此不言上宮上角者,蓋宮角於火無大克罰,故經不備云。)
⑥ 受病者心。
⑦ 凝慘慄冽,水無德也。暴雨霖霆,土之復也。
⑧ 九,南方也。(新校正云:按《六元正紀大論》云:眚九宮。)
⑨ 天地氣爭而生是變,氣交之内,害及粢盛,及傷鱗類。
⑩ 沉陰淫雨,濕變所生也。黔,音陰。
⑪ 謂化氣減少,己巳、己卯、巳丑、己亥、己酉、己未之歲也。
⑫ 土少而木專其用。
⑬ 不相干犯,則平整。化氣減,故雨愆期。
⑭ 風,木也。寒,水也。土少故寒氣得行,生氣獨彰,故草木敷榮而端美。
⑮ 榮秀而美,氣生於木。化氣不滿,故物實中空,是以粃惡。
⑯ 氣不安静,水且乘之,從木之風,故施散也。
⑰ 雖不能專政於時物,然或舉用,則終歸土德而靜定。
⑱ 瘍,瘡也。涌,嘔吐也。分,裂也。潰,爛也。癰腫,膿瘡也。
⑲ 土性也。濡,濕也。
⑳ 主藏病。
㉑ 李,木。栗,水果也。
㉒ 濡,中有汁者。核,中堅者。(新校正云:詳前後濡實主水,此濡字當作肉,王注亦非。)

麻①，其味酸甘②，其色蒼黃③，其畜牛犬④，其蟲倮毛⑤，其主飄怒振發⑥，其聲宮角⑦，其病留滿否塞⑧，從木化也⑨，少宮與少角同⑩，上宮與正宮同⑪，上角與正角同⑫，其病殞泄⑬，邪傷脾也⑭，振拉飄颺則蒼乾散落⑮，其眚四維⑯，其主敗折虎狼⑰，清氣廼用，生政廼辱⑱。

　　從革之紀，是謂折收⑲，收氣廼後，生氣廼揚⑳，長化合德，火政廼宣，庶類以蕃㉑，其氣揚㉒，其用躁切㉓，其動

---

① 豆，水。麻，木穀也。
② 甘味之物熟，兼酸也。
③ 色黃之物，外兼蒼也。
④ 土從木畜。
⑤ 倮從毛。
⑥ 木之氣用也。
⑦ 宮從角。
⑧ 土氣擁礙故。
⑨ 不勝，故從他化。
⑩ 土少，故半從木化也。（新校正云：詳少宮之運六年內，除己丑、己未與正宮同，己巳、己亥與正角同外，有己卯、己酉二年，少宮與少角同，故不云判角也。）
⑪ 上見太陰，則與平土運生化同也。己丑、己未其歲見也。
⑫ 上見厥陰，則悉是敷和之紀也。己亥、己巳其歲見也。
⑬ 風之勝也。
⑭ 縱諸氣金病即自傷脾。（新校正云：詳此不言上商者，土與金無相克罰，故經不紀之也。又注云：縱諸氣金病即自傷脾也，金字疑誤。）
⑮ 振拉飄颺，木無德也。蒼乾散落，金之復也。
⑯ 東南、西南、東北、西北，土之位也。（新校正云：按《六元正紀大論》云：災五宮。）
⑰ 虎、狼、猴、豺、豹、鹿、馬、獐、麂，諸四足之獸，害於粢盛及生命也。
⑱ 金氣行，則木氣屈。
⑲ 火折金收之氣也，謂乙丑、乙亥、乙酉、乙未、乙巳、乙卯之歲也。
⑳ 後，不及時也。收氣不能以時而行，則生氣自應布揚而用之也。
㉑ 火土之氣，同生化也。宣，行也。
㉒ 順火也。
㉓ 少雖後用，用則切急，隨火躁也。

鏗禁瞀厥①,其發咳喘②,其藏肺③,其果李杏④,其實殼絡⑤,其穀麻麥⑥,其味苦辛⑦,其色白丹⑧,其畜鷄羊⑨,其蟲介羽⑩,其主明曜炎爍⑪,其聲商徵⑫,其病嚏咳鼽衄⑬,從火化也⑭,少商與少徵同⑮,上商與正商同⑯,上角與正角同⑰,邪傷肺也⑱,炎光赫烈則冰雪霜雹⑲,眚於七⑳,其主鱗伏彘鼠㉑,歲氣早至,廼生大寒㉒。

---

① 鏗,咳聲也。禁,謂二陰禁止也。瞀,悶也。厥,謂氣上逆也。

② 咳,金之有聲。喘,肺藏氣也。

③ 主藏病。

④ 李,木。杏,火果也。

⑤ 外有殼,內有支絡之實也。

⑥ 麻,木。麥,火穀也。麥色赤也。〔程瑤田云:經注三"麥"字本皆"黍"字,後人因火日昇明其穀"麥"而妄改之。守〕

⑦ 苦味勝辛,辛兼苦也。

⑧ 赤加白也。

⑨ 金從火土之兼化。(新校正云:詳火畜馬,土畜牛。今言羊,故王注云從火土之兼化爲羊也。或者云〔原脫〕:當去注中之土字,甚非。)

⑩ 介從羽。

⑪ 火之勝也。

⑫ 商從徵。

⑬ 金之病也。

⑭ 火氣來勝,故屈已以從之。

⑮ 金少,故半同火化也。(新校正云:詳少商運六年內,除乙卯、乙酉同正商,乙巳、乙亥同正角外,乙未、乙丑二年,爲少商同少徵,故不云判徵也。)

⑯ 上見陽明,則與平金運生化同,乙卯、乙酉其歲上見也。

⑰ 上見厥陰,則與平木運生化同,乙巳乙亥其歲上見也。(新校正云:詳金土無相勝克,故經不言上宮與正宮同也。)

⑱ 有邪之勝則歸肺。

⑲ 炎光赫烈,火無德也。冰雪霜雹,水之復也。水復之作,雹形如半珠。(新校正云:詳注云雹形如半珠,半字疑誤。)

⑳ 七,西方也。(新校正云:按《六元正紀大論》云:災七宮。)

㉑ 突庚潛伏,歲主縱之,以傷赤實及羽類也。

㉒ 水之化也。

涸流之紀,是謂反陽①,藏令不舉,化氣迺昌②,長氣宣布,蟄蟲不藏③,土潤水泉減,草木條茂,榮秀滿盛④,其氣滯⑤,其用滲泄⑥,其動堅止⑦,其發燥槁⑧,其藏腎⑨,其果棗杏⑩,其實濡肉⑪,其穀黍稷⑫,其味甘鹹⑬,其色黅玄⑭,其畜彘牛⑮,其蟲鱗倮⑯,其主埃鬱昏翳⑰,其聲羽宮⑱,其病痿厥堅下⑲,從土化也⑳,少羽與少宮同㉑,上宮

---

　　① 陰氣不及,反爲陽氣代之,謂辛未、辛巳、辛卯、辛酉、辛亥、辛丑之歲也。
　　② 少水而土盛。
　　③ 太陽在泉,經文背也。厥陰陽明司天,迺如經謂也。
　　④ 長化之氣,豐而厚也。
　　⑤ 從土也。
　　⑥ 不能流也。
　　⑦ 謂便瀉也。水少不濡,則乾而堅止。藏氣不能固,則注下而奔速。
　　⑧ 陰少而陽盛故爾。
　　⑨ 主藏病也。
　　⑩ 棗,土。杏,火果也。
　　⑪ 濡,水。肉,土化也。
　　⑫ 黍,火。稷,土穀也。(新校正云:按本論上文麥爲火之穀,今言黍者,疑麥字誤爲黍也。雖《金匱真言論》作黍,然本論作麥,當從本篇之文也。)〔此黍字不誤。守〕
　　⑬ 甘入於鹹,味甘美也。
　　⑭ 黃加黑也。
　　⑮ 水從土畜。
　　⑯ 鱗從倮。
　　⑰ 土之勝也。
　　⑱ 羽從宮。
　　⑲ 水土參並,故如是。
　　⑳ 不勝於土,故從他化。
　　㉑ 水土各半化也。(新校正云:詳少羽之運六年內,除辛壬、辛未與正宮同外,辛卯、辛酉、辛巳、辛亥四歲爲同少宮,故不言判宮也。)

與正宮同①,其病癃閟②,邪傷腎也③,埃昏驟雨則振拉摧拔④,眚於一⑤,其主毛顯狐狢,變化不藏⑥。故乘危而行,不速而至,暴虐無德,災反及之,微者復微,甚者復甚,氣之常也⑦。

發生之紀,是謂啓敕⑧,土疏泄,蒼氣達⑨,陽和布化,陰氣廼隨⑩,生氣淳化,萬物以榮⑪,其化生,其氣美⑫,其政散⑬,其令條舒⑭,其動掉眩巔疾⑮,其德鳴靡啓坼⑯,其

① 上見太陰,則與平土運生化同,辛丑辛未歲上見之。(新校正云:詳此不言上角、上商者,蓋水於金木無相克罰故也。)

② 癃,小便不通。閟,大便乾澀不利也。

③ 邪勝則歸腎。

④ 埃昏驟雨,土之虐也。振拉摧拔,木之復也。

⑤ 一,北方也。諸謂方者,國郡州縣境之方也。(新校正云:按《六元正紀大論》云災一宮。)

⑥ 毛顯,謂毛蟲麋鹿麞麂猫兔虎狼顯見,傷於黃實,兼害倮蟲之長也。變化,謂爲魅狐狸當之。不藏,謂害粢盛,鼠猫兔狸狢當之,所謂毛顯不藏也。

⑦ 通言五行氣少而有勝復之大凡也。乘彼孤危,恃乎强盛,不召而往,專肆威刑,怨禍自招,又誰咎也!假令木弱,金氣來乘,暴虐蒼卒,是無德也。木被金害,火必仇之,金受火燔,則災及也。夫如是者,刑甚則復甚,刑微則復微,氣動之常,固其宜也,五行之理,咸迭然乎!(新校正云:按五運不及之詳,具《氣交變大論》中。)

⑧ 物乘木氣,以發生而啓陳其容質也。是謂壬申、壬午、壬辰、壬寅、壬子、壬戌之六歲化也。敕,古陳字。

⑨ 生氣上發,故土體疏泄。木之專政,故蒼氣上達。達,通也,出也,行也。

⑩ 少陽先生,發於萬物之表。厥陰次隨,營運於萬象之中也。

⑪ 歲木有餘,金不來勝,生令布化,故物以舒榮。

⑫ 木化宣行,則物容端美。

⑬ 布散生榮,無所不至。

⑭ 條,直也,理也。舒,啓也。端直舒啓,萬物隨之,發生之化,無非順理者也。

⑮ 掉,搖動也。眩,旋轉也。巔,上首也。疾,病氣也。(新校正云:詳王不解其動之義。按後敦阜之紀,其動濡積並稸。王注云:動,謂變動。又堅成之紀,其動暴折瘍疰。王注云:動以生病。蓋謂氣既變,因動以生病也。則木火土金水之動義皆同也。又按王注《脈要精微論》云:巔疾,上巔疾也。又注《奇病論》云:巔,謂上巔,則頭首也。此注云:巔,上首也。疾,病氣也。氣字爲衍也。)

⑯ 風氣所生。(新校正云:按《六元正紀大論》云:其化鳴紊啓拆。)

361

變振拉摧拔①,其穀麻稻②,其畜雞犬③,其果李桃④,其色青黃白⑤,其味酸甘辛⑥,其象春⑦,其經足厥陰少陽⑧,其藏肝脾⑨,其蟲毛介⑩,其物中堅外堅⑪,其病怒⑫,太角與上商同⑬,上徵則其氣逆,其病吐利⑭,不務其德則收氣復,秋氣勁切,甚則肅殺,清氣大至,草木雕零,邪廼傷肝⑮。

赫曦之紀,是謂蕃茂⑯,陰氣內化,陽氣外榮⑰,炎暑

---

① 振,謂振怒。拉,謂中折。摧,謂仆落。拔,謂出本。(新校正云:按《六元正紀大論》同。)

② 木化齊金。

③ 齊雞孕也。

④ 李齊桃實也。

⑤ 青加於黃白,自正也。

⑥ 酸入於甘辛,齊化也。

⑦ 如春之氣,布散陽和。

⑧ 厥陰,肝脈。少陽,膽脈。

⑨ 肝勝脾。

⑩ 木餘,故毛齊介育。

⑪ 中堅有核之物,齊等於皮殼之類也。

⑫ 木餘故。

⑬ 太過之木氣,與金化齊等。(新校正云:按太過五運,獨太角言與上商同,餘四運並不言者,疑此文為衍。)

⑭ 上見少陰、少陽,則其氣逆行。壬子、壬午,歲上見少陰。壬寅、壬申,歲上見少陽。木臨遇火,故氣不順。(新校正云:按《五運行大論》云:氣相得而病者,以下臨上,不當位也。不云上羽者,水臨木為相得故也。)

⑮ 恃己太過,凌犯於土,土氣屯極,金為復仇,金行殺令,故邪傷肝木也。

⑯ 物遇太陽,則蕃而茂,是謂戊辰、戊寅、戊子、戊戌、戊申、戊午之歲也。(新校正云:按或者云:注中太陽,當作太徵。詳木土金水之太過,注俱不言角宮商羽等運,而水太過注云陰氣大行,此火太過,是物遇太陽也,安得謂之太徵乎?)

⑰ 陰陽之氣,得其序也。

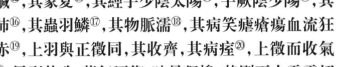

施化,物得以昌①,其化長,其氣高②,其政動③,其令鳴顯④,其動炎灼妄擾⑤,其德暄暑鬱蒸⑥,其變炎烈沸騰⑦,其穀麥豆⑧,其畜羊彘⑨,其果杏栗⑩,其色赤白玄⑪,其味苦辛鹹⑫,其象夏⑬,其經手少陰太陽⑭,手厥陰少陽⑮,其藏心肺⑯,其蟲羽鱗⑰,其物脈濡⑱,其病笑瘧瘡瘍血流狂妄目赤⑲,上羽與正徵同,其收齊,其病痓⑳,上徵而收氣後也㉑,暴烈其政,藏氣廼復,時見凝慘,甚則雨水霜雹切

① 長氣多故爾。

② 長化行,則物容大。高氣達,則物色明。

③ 革易其象不常也。

④ 火之用而有聲,火之燔而有焰,象無所隱,則其信也。顯,露也。

⑤ 妄,謬也。擾,撓也。

⑥ 熱化所生,長於物也。(新校正云:按《六元正紀大論》云:其化暄囂鬱燠。又作暄曤。)

⑦ 勝復之有,極於是也。

⑧ 火齊水化也。

⑨ 齊孕育也。(新校正云:按本論上文馬爲火之畜,今言羊者,疑馬字誤爲羊。《金匱真言論》及《藏氣法時論》俱作羊,然本論作馬,當從本論之文也。)

⑩ 等實也。

⑪ 赤色加白黑,自正也。

⑫ 辛物兼苦與鹹,化齊成也。

⑬ 如夏氣之熱也。

⑭ 少陰,心脈。太陽,小腸脈。

⑮ 厥陰,心包脈。少陽,三焦脈。

⑯ 心勝肺。

⑰ 火餘,故鱗羽齊化。

⑱ 脈,火物。濡,水物。水火齊也。(新校正云:詳脈即絡也,文雖殊而義同。)

⑲ 火盛故。

⑳ 上見太陽,則天氣且制,故太過之火,反與平火運生化同也,戊辰、戊戌歲上見之。若平火運同,則五常之氣無相凌犯,故金收之氣生化同等。

㉑ 上見少陰少陽,則其生化自政,金氣不能與之齊化。戊子、戊午歲上見少陰,戊寅、戊申歲上見少陽。火盛,故收氣後化。(新校正云:按《氣交變大論》云:歲火太過,上臨少陰少陽火,燔焫水泉,涸物焦槁。)

寒,邪傷心也①。

　　敦阜之紀,是謂廣化②,厚德清静,順長以盈③,至陰内實,物化充成④,煙埃朦鬱,見於厚土⑤,大雨時行,濕氣廼用,燥政廼辟⑥,其化圓,其氣豐⑦,其政静⑧,其令周備⑨,其動濡積並稿⑩,其德柔潤重淖⑪,其變震驚飄驟崩潰⑫,其穀稷麻⑬,其畜牛犬⑭,其果棗李⑮,其色黅玄蒼⑯,其味甘鹹酸⑰,其象長夏⑱,其經足太陰陽明⑲,其藏脾

────────────

　　① 不務其德,輕侮致之也。(新校正云:按《氣交變大論》云:雨冰霜寒。與此互文也。)

　　② 土餘,故化氣廣被於物也,是謂甲子、甲戌、甲申、甲午、甲辰、甲寅之歲也。

　　③ 土性順用,無與物爭,故德厚而不躁。順火之長育,使萬物化氣盈滿也。

　　④ 至陰,土精氣也。夫萬物所以化成者,皆以至陰之靈氣,生化於中也。

　　⑤ 厚土,山也。煙埃,土氣也。

　　⑥ 濕氣用則燥政辟,自然之理爾。

　　⑦ 化氣豐圓,以其清静故也。

　　⑧ 静而能久,故政常存。

　　⑨ 氣緩故周備。

　　⑩ 動,謂變動。

　　⑪ 静而柔潤,故厚德常存。(新校正云:按《六元正紀大論》云:其化柔潤重澤。)

　　⑫ 震驚,雷霆之作也。飄驟,暴風雨至也。大雨暴注,則山崩土潰,隨水流注。

　　⑬ 土木齊化。

　　⑭ 齊孕育也。

　　⑮ 土齊木化。

　　⑯ 黃色加黑蒼,自正也。

　　⑰ 甘入於鹹酸,齊化也。

　　⑱ 六月之氣生化同。

　　⑲ 太陰,脾脈。陽明,胃脈。

腎①,其蟲倮毛②,其物肌核③,其病腹滿四支不舉④,大風迅至,邪傷脾也⑤。

堅成之紀,是謂收引⑥,天氣潔,地氣明⑦,陽氣隨,陰治化⑧,燥行其政,物以司成⑨,收氣繁布,化洽不終⑩,其化成,其氣削⑪,其政肅⑫,其令銳切⑬,其動暴折瘍疰⑭,其德霧露蕭飋⑮,其變肅殺雕零⑯,其穀稻黍⑰,其畜鷄馬⑱,其果桃杏⑲,其色白青丹⑳,其味辛酸苦㉑,其象秋㉒,

---

① 脾勝腎。
② 土餘,故毛倮齊化。
③ 肌,土。核,木化也。
④ 土性靜,故病如是。(新校正云:詳此不云上羽上徵者,徵羽不能虧盈於土,故無他候也。)
⑤ 木盛怒,故土脾傷。
⑥ 引,斂也。陽氣收,陰氣用,故萬物收斂,謂庚午、庚辰、庚寅、庚子、庚戌、庚申之歲也。
⑦ 秋氣高潔,金氣同。
⑧ 陽順陰而生化。
⑨ 燥氣行化萬物,專司其成熟,無遺略也。
⑩ 收殺氣早,土之化不得終其用也。(新校正云:詳繁字疑誤。)
⑪ 削,減也。
⑫ 肅,清也,靜也。
⑬ 氣用不屈,勁而急。
⑭ 動以病生。
⑮ 燥之化也。蕭飋,風聲也。靜爲霧露,用則風生。(新校正云:按《六元正紀大論》德作化。)
⑯ 隕墜於物。
⑰ 金火齊化也。(新校正云:按本論上文麥爲火之穀,當言其穀稻麥。)〔此黍字不誤。守〕
⑱ 齊孕育也。
⑲ 金火齊實。
⑳ 白加於青丹,自正也。
㉑ 辛入酸苦齊化。
㉒ 氣爽清潔,如秋之化。

其經手太陰陽明①，其藏肺肝②，其蟲介羽③，其物殼絡④，其病喘喝胸憑仰息⑤，上徵與正商同，其生齊，其病咳⑥，政暴變則名木不榮，柔脆焦首，長氣斯救，大火流，炎爍且至，蔓將槁，邪傷肺也⑦。

流衍之紀，是謂封藏⑧，寒司物化，天地嚴凝⑨，藏政以布，長令不揚⑩，其化凜，其氣堅⑪，其政謐⑫，其令流注⑬，其動漂泄沃涌⑭，其德凝慘寒霧⑮，其變冰雪霜雹⑯，其穀豆稷⑰，其畜彘牛⑱，其果栗棗⑲，其色黑丹黅⑳，其味鹹苦

---

① 太陰，肺脈。陽明，大腸脈。
② 肺勝肝。
③ 金餘，故介羽齊育。
④ 殼，金。絡，火化也。
⑤ 金氣餘故。
⑥ 上見少陰少陽，則天氣見抑，故其生化與平金歲同。庚子、庚午歲上見少陰，庚寅、庚申歲上見少陽。上火制金，故生氣與之齊化。火乘金肺，故病咳。（新校正云：詳此不言上羽者，水與金非相勝克故也。）
⑦ 變，謂太甚也。政太甚則生氣抑，故木不榮，草首焦死。政暴不已則火氣發怒，故火流炎爍至，柔條蔓草之類皆乾死也。火乘金氣，故肺傷也。
⑧ 陰氣大行，則天地封藏之化也，謂丙寅、丙子、丙戌、丙申、丙午、丙辰之歲。
⑨ 陰之氣也。
⑩ 藏氣用則長化止，故令不發揚。
⑪ 寒氣及物則堅定。
⑫ 謐，靜也。
⑬ 水之象也。
⑭ 沃，沫也。涌，溢也。
⑮ 寒之化也。（新校正云：按《六元正紀大論》作其化凝慘慓冽。）
⑯ 非時而有。
⑰ 水齊土化。
⑱ 齊孕育也。
⑲ 水土齊實。
⑳ 黑加於丹黃，自正也。

366

甘①,其象冬②,其經足少陰太陽③,其藏腎心④,其蟲鱗
倮⑤,其物濡滿⑥,其病脹⑦,上羽而長氣不化也⑧。政過則
化氣大舉,而埃昏氣交,大雨時降,邪傷腎也⑨。故曰:不
恒其德,則所勝來復,政恒其理,則所勝同化。此之謂也⑩。

帝曰:天不足西北,左寒而右涼,地不滿東南,右
熱而左溫,其故何也⑪? 岐伯曰:陰陽之氣,高下之理,太
少之異也⑫。東南方,陽也,陽者其精降於下,故右熱而
左溫⑬。西北方,陰也,陰者其精奉於上,故左寒而右
涼⑭。是以地有高下,氣有溫涼,高者氣寒,下者氣熱⑮,

---

① 鹹入於苦甘,化齊焉。
② 氣序凝肅,似冬之化。
③ 少陰,腎脈。太陽,膀胱脈也。
④ 腎勝心。
⑤ 水餘,故鱗倮齊育。
⑥ 濡,水。滿,土化也。(新校正云:按土不及作肉,土太過作肌,此作
滿,互相成也。)
⑦ 水餘也。
⑧ 上見太陽,則火不能布化以長養也,丙辰、丙戌之歲,上見天符水運
也。(新校正云:按《氣交變大論》云:上臨太陽,則雨冰雪,霜不時降,濕氣變
物。不云上徵者,運所勝也。)
⑨ 暴寒數舉,是謂政過。火被水凌,土來仇復,故天地昏翳,土水氣
交,大雨斯降,而邪傷腎也。
⑩ 不恒,謂恃已有餘,凌犯不勝。恒,謂守常之化,不肆威刑。如是則
克己之氣,歲同治化也。(新校正云:詳五運太過之說,具《氣交變大論》中。)
⑪ 面異言也。
⑫ 高下,謂地形。太少,謂陰陽之氣盛衰之異。今中原地形,西北方
高,東南方下,西方涼,北方寒,東方溫,南方熱,氣化猶然矣。
⑬ 陽精下降,故地以溫而知之於下矣。陽氣生於東而盛於南,故東方
溫而南方熱,氣之多少明矣。
⑭ 陰精奉上,故地以寒而知之於上矣。陰氣生於西而盛於北,故西方涼
北方寒,君面異而言,臣面乾而對也。(新校正云:詳天地不足陰陽之說,亦具
《陰陽應象大論》中。)
⑮ (新校正云:按《六元正紀大論》云:至高之地,冬氣常在。至下之地,春
氣常在。)

故適寒涼者脹,之溫熱者瘡,下之則脹已,汗之則瘡已,此腠理開閉之常,太少之異耳①。帝曰:其於壽夭何如②?岐伯曰:陰精所奉其人壽,陽精所降其人夭③。帝曰:善。

① 西北、東南,言其大也。夫以氣候驗之,中原地形所居者,悉以居高則寒,處下則熱。嘗試觀之,高山多雪,平川多雨,高山多寒,平川多熱,則高下寒熱可徵見矣。中華之地,凡有高下之大者,東西、南北各三分也。其一者自漢蜀江南至海也,二者自漢江北至平遥縣也,三者自平遥北山北至蕃界北海也。故南分大熱,中分寒熱兼半,北分大寒。南北分外,寒熱尤極。大熱之分其寒微,大寒之分其熱微。然其登陟極高山頂,則南面北面,寒熱懸殊,榮枯倍異也。又東西高下之別亦三矣,其一者自汧源縣西至沙州,二者自開封縣西至汧源縣,三者自開封縣東至滄海也。故東分大溫,中分溫涼兼半,西分大涼。大溫之分,其寒五分之二;大涼之分,其熱五分之二。溫涼分外,溫涼尤極,變爲大暄大寒也。約其大凡如此。然九分之地,寒極於西〔守〕北,熱極於東〔守〕南。九分之地,其中有高下不同,地高處則燥〔守〕,下處則濕〔守〕,此一方之中小異也。若大而言之,是則高下之有二也。何者? 中原地形,西高北高,東下南下。今百川滿湊,東之滄海,則東南西北高下可知。一爲地形高下,故寒熱不同;二則陰陽之氣有少有多,故表溫涼之異爾。今以氣候驗之,迺春氣西行,秋氣東行,冬氣南行,夏氣北行。以中分校之,自開封至汧源,氣候正與歷候同。以東行校之,自開封至滄海,每一百里,秋氣至晚一日,春氣發早一日。西行校之,自汧源縣西至蕃界磧石,其以南向及西北東南者,每四十里,春氣發晚一日,秋氣至早一日;北向及東北西南者,每一十五里,春氣發晚一日,秋氣至早一日。南行校之,川形有北向及東北西南者,每五百里(新校正云:按別本作二〔守〕十五里),陽氣行早〔守〕一日,陰氣行晚〔守〕一日,南向及東南西北川,每一十五里,熱氣至早一日,寒氣至晚一日;廣平之地,則每二〔守〕十里,陽氣發早一日,寒氣至晚一日。北行校之,川形有南向及東南西北者,每二十五里,陽氣行晚一日,陰氣行早一日,北向及東北西南川,每一十五里,寒氣至早一日,熱氣至晚一日;廣平之地,則每二十里,熱氣行晚一日,寒氣至早一日。大率如此。然高處峻處,冬氣常在,平處下處,夏氣常在,觀其雪零草茂,則可知矣。然地土固有弓形川、蛇行川、月形川,地勢不同,生殺榮枯,地同而天異。凡此之類,有離向丙向巽向乙向震向艮向〔守〕處,則春氣早至,秋氣晚至,早晚校十五日,有丁向坤向庚向兌向辛向乾向坎向處,則秋氣早至,春氣晚至,早晚亦校二十日,是所謂帶山之地也,審觀向背,氣候可知。寒涼之地,腠理開少而閉多,閉多則陽氣不散,故適寒涼腹必脹也。濕熱之地,腠理開多而閉少,開多則陽發散,故往溫熱皮必瘡也。下之則中氣不餘,故脹已。汗之則陽氣外泄,故瘡愈。
② 言土地居人之壽夭。
③ 陰精所奉,高之地也。陽精所降,下之地也。陰方之地,陽不妄泄,寒氣外持,邪不數中而正氣堅守,故壽延。陽方之地,陽氣耗散,發泄無度,風濕數中,真氣傾竭,故夭折。即事驗之,今中原之境,西北方衆人壽,東南方衆人夭,其中猶各有微甚爾,此壽夭之大異也,方者審之乎!

其病也,治之奈何? 岐伯曰:西北之氣散而寒之,東南之氣收而溫之,所謂同病異治也①。故曰:氣寒氣涼,治以寒涼,行水漬之。氣溫氣熱,治以溫熱,强其内守。必同其氣,可使平也,假者反之②。帝曰:善。一州之氣,生化壽夭不同,其故何也? 岐伯曰:高下之理,地勢使然也。崇高則陰氣治之,污下則陽氣治之,陽勝者先天,陰勝者後天③,此地理之常,生化之道也。帝曰:其有壽夭乎? 岐伯曰:高者其氣壽,下者其氣夭,地之小大異也,小者小異,大者大異④。故治病者,必明天道地理,陰陽更勝,氣之先後,人之壽夭,生化之期,迺可以知人之形氣矣⑤。

帝曰:善。其歲有不病,而藏氣不應不用者何也? 岐伯曰:天氣制之,氣有所從也⑥。帝曰:願卒聞之。岐伯曰:少陽司天,火氣下臨,肺氣上從,白起金用,草木眚,火見燔焫,革金且耗,大暑以行,咳嚏鼽衄鼻窒,曰瘍,寒熱

① 西方北方人皮膚腠理密,人皆食熱,故宜散宜寒。東方南方人皮膚疏,腠理開,人皆食冷,故宜收宜溫。散,謂溫浴,使中外條達。收,謂溫中,不解表也。今土俗皆反之,依而療之則反甚矣。(新校正云:詳分方爲治,亦具《異法方宜論》中。)

② 寒方以寒,熱方以熱,溫方以溫,涼方以涼,是正法也,是同氣也。行水漬之,是湯漬漬也。平,謂平調也。若西方北方有冷病,假熱方溫方以除之,東方南方有熱疾,須涼方寒方以療者,則反上正法以取之。

③ 先天,謂先天時也。後天,謂後天時也。悉言土地生榮枯落之先後也。物既有之,人亦如然。

④ 大,謂東南西北相遠萬里許也。小,謂居所高下相近,二十三十里或百里許也。地形高下懸倍不相計者,以近爲小,則十里二十里。高下平慢氣相接者,以遠爲小,則三百里二百里。地氣不同迺異也。

⑤ 不明天地之氣,又昧陰陽之候,則以壽爲夭,以夭爲壽,雖盡上聖救生之道,畢經脈藥石之妙,猶未免世中之誣斥也。

⑥ 從,謂從事於彼,不及營於私應用之。

胕腫①。風行於地，塵沙飛揚，心痛胃脘痛，厥逆鬲不通，其主暴速②。陽明司天，燥氣下臨，肝氣上從，蒼起木用而立，土迺眚，凄滄數至，木伐草萎，脅痛目赤，掉振鼓慄，筋痿不能久立③。暴熱至，土迺暑，陽氣鬱發，小便變，寒熱如瘧，甚則心痛，火行於稿，流水不冰，蟄蟲迺見④。太陽司天，寒氣下臨，心氣上從，而火且明⑤，丹起金迺眚，寒清時舉，勝則水冰，火氣高明，心熱煩，嗌乾善渴，鼽嚏，喜悲數欠，熱氣妄行，寒迺復，霜不時降，善忘，甚則心痛⑥。土迺潤，水豐衍，寒客至，沉陰化，濕氣變物，水飲內稿，中滿不食，皮㿀肉苛，筋脈不利，甚則胕腫身後癰⑦。厥陰司天，風氣下臨，脾氣上從，而土且隆，黃起水迺眚，土用革，體重肌肉萎，食減口爽，風行太虛，云物搖

---

① 寅申之歲候也。臨，謂臨〔原脫〕御於下。從，謂從事於上。起，謂價高於市。用，謂用行刑罰也。臨從起用同之。革，謂皮革，亦謂革易也。金，謂器屬也。耗，謂費用也。火氣燔灼，故曰生瘡。瘡，身瘡也。瘍，頭瘡也。寒熱，謂先寒而後熱，則瘧疾也。肺為寒害，水且救之，水守肺中，故為胕腫。胕腫，謂腫滿，按之不起。此天氣之所生也。（新校正云：詳注云故曰生瘡，瘡，身瘡也。瘍，頭瘡也。今經只言曰瘍，疑經脫一瘡字。別本曰字作口。）

② 厥陰在泉，故風行於地。風淫所勝，故是病生焉。少陽厥陰，其化急速，故病氣起發，疾速而為，故云其主暴速。此地氣不順而生是也。（新校正云：詳厥陰與少陽在泉，言其主暴速，其發機速，故不言甚則某病也。）

③ 卯酉之歲候也。木用，亦謂木功也。凄滄，大凉也。此病之起，天氣生焉。

④ 少陰在泉，熱監於地而為是也，病之所有，地氣生焉。

⑤ （新校正云：詳火且明三字，當作火用二字。）

⑥ 辰戌之歲候也。寒清時舉，太陽之令也。火氣高明，謂燔炳於物也。不時，謂太早及偏害，不循時令，不普及於物也。病之所起，天氣生焉。

⑦ 太陰在泉，濕監於地，而為是也。病之源始，地氣生焉。（新校正云：詳身後癰，當作身後難。）

動,目轉耳鳴①。火縱其暴,地迺暑,大熱消爍,赤沃下,蟄蟲數見,流水不冰②,其發機速③。少陰司天,熱氣下臨,肺氣上從,白起金用,草木告,喘嘔寒熱,嚏鼽衄鼻窒,大暑流行④,甚則瘡瘍燔灼,金爍石流⑤。地迺燥清,凄滄數至,脅痛善太息,蕭殺行,草木變⑥。太陰司天,濕氣下臨,腎氣上從,黑起水變⑦,埃冒云雨,胸中不利,陰痿氣大衰而不起不用⑧。當其時反腰膇痛,動轉不便也⑨,厥逆⑩。地迺藏陰,大寒且至,蟄蟲早附,心下否痛,地裂冰堅,少腹痛,時害於食,乘金則止水增,味迺鹹,行水減也⑪。

帝曰:歲有胎孕不育,治之不全,何氣使然? 岐伯曰:六氣五類,有相勝制也,同者盛之,異者衰之,此天地之道,生化之常也。故厥陰司天,毛蟲靜,羽蟲育,介蟲不

① 巳亥之歲候也。土隆、土用革,謂土氣有用而革易其體,亦謂土功事也。云物搖動,是謂風高。此病所生,天之氣也。
② 少陽在泉,火監於地,而爲是也。病之宗兆,地氣生焉。
③ 少陽厥陰之氣,變化卒急,其爲疾病,速若發機,故曰其發機速。
④ 子午之歲候也。熱司天氣,故是病生,天氣之作也。
⑤ 天之交也。
⑥ 變,謂變易容質也。脅痛太息,地氣生也。
⑦ (新校正云:詳前後文,此少火迺害三字。)
⑧ (新校正云:詳不用二字,當作水用。)
⑨ 丑未之歲候也。水變,謂甘泉變鹹也。埃,土霧也。冒,不分遠也。雲雨,土化也。膇,謂腎肉也。病之有者,天氣生焉。
⑩ (新校正云:詳厥逆二字,疑當連上文。)
⑪ 止水,井泉也。行水,河渠流注者也。止水雖長,迺變常甘美而爲鹹味也。病之有者,地氣生焉。(新校正云:詳太陰司天之化,不言甚則病某,而云當其時,又云乘金則云云者,與前條互相發明也。)

成①；在泉，毛蟲育，倮蟲耗，羽蟲不育②。少陰司天，羽蟲靜，介蟲育，毛蟲不成③；在泉，羽蟲育，介蟲耗不育④。太陰司天，倮蟲靜，鱗蟲育，羽蟲不成⑤；在泉，倮蟲育，鱗蟲⑥不成⑦。少陽司天，羽蟲靜，毛蟲育，倮蟲不成⑧；在泉，羽蟲育，介蟲耗，毛蟲不育⑨。陽明司天，介蟲靜，羽蟲育，介蟲不成⑩；在泉，介蟲育，毛蟲耗，羽蟲不成⑪。太陽司天，鱗蟲靜，倮蟲育⑫；在泉，鱗蟲耗，倮蟲不育⑬。諸

---

① 謂乙巳、丁巳、己巳、辛巳、癸巳、乙亥、丁亥、己亥、辛亥、癸亥之歲也。靜，無聲也，亦謂靜退，不先用事也。羽爲火蟲，氣同地也。火制金化，故介蟲不成，謂白色有甲之蟲少孕育也。

② 地氣制土，黃倮耗損，歲乘木運，其又甚也。羽蟲不育，少陽自抑之，是則五寅五申歲也。凡稱不育不成，皆謂少，非悉無也。

③ 謂甲子、丙子、戊子、庚子、壬子、甲午、丙午、戊午、庚午、壬午之歲也。靜，謂胡越燕、百舌鳥之類也。是歲黑色毛蟲孕育少成。

④ 地氣制金，白介蟲不育，歲乘火運，斯復甚焉，是則五卯五酉歲也。（新校正云：詳介蟲耗，以少陰在泉，火克金也。介蟲不育，以陽明在天，自抑之也。）

⑤ 謂乙丑、丁丑、己丑、辛丑、癸丑、乙未、丁未、己未、辛未、癸未之歲也。倮蟲，謂人及蝦蟆之類也。羽蟲，謂青綠色者，則鸚鵡、鴑鳥、翠碧鳥之類，諸青綠色之有羽者也。歲乘金運，其復甚焉。

⑥ （新校正云：詳此少一耗字。）

⑦ 地氣制水，黑鱗不育，歲乘土運，而又甚乎，是則五辰五戌歲也。

⑧ 謂甲寅、丙寅、戊寅、庚寅、壬寅、甲申、丙申、戊申、庚申、壬申之歲也。倮蟲，謂青綠色者也。羽蟲謂黑色諸有羽翼者，則越燕、百舌鳥之類是也。

⑨ 地氣制金、白介耗損，歲乘火運，其又甚也。毛蟲不育，天氣制之。是則五巳五亥歲也。

⑩ 謂乙卯、丁卯、己卯、辛卯、癸卯、乙酉、丁酉、己酉、辛酉、癸酉歲也。羽爲火蟲，故蕃育也。介蟲，諸有赤色甲殼者也。赤介不育，天氣制之也。

⑪ 地氣制木，黑毛蟲耗，歲乘金運，損復甚焉，是則五子五午歲也。羽蟲不就，以上見少陰也。

⑫ 謂甲辰、丙辰、戊辰、庚辰、壬辰、甲戌、丙戌、戊戌、庚戌、壬戌之歲也。倮蟲育，地氣同也。鱗蟲靜，謂黃鱗不用也。是歲雷霆少舉，以天氣抑之也。（新校正云：詳此當云鱗蟲不成。）

⑬ 天氣制勝，黃黑鱗耗，是則五丑五未歲也。（新校正云：詳此當爲鱗蟲育，羽蟲耗倮蟲不育。注中鱗字亦當作羽。）

乘所不成之運,則甚也①。故氣主有所制,歲立有所生,地氣制己勝,天氣制勝己,天制色,地制形②,五類衰盛,各隨其氣之所宜也③。故有胎孕不育,治之不全,此氣之常也④,所謂中根也⑤。根於外者亦五⑥,故生化之別,有五氣五味五色五類五宜也⑦。帝曰:何謂也?岐伯曰:根於中者,命曰神機,神去則機息。根於外者,命曰氣立,氣

---

① 乘木之運,倮蟲不成。乘火之運,介蟲不成。乘土之運,鱗蟲不成。乘金之運,毛蟲不成。乘水之運,羽蟲不成。當是歲者;與上文同,悉少能孕育也。斯並運與氣同者,運乘其勝,復遇天符及歲會者,十孕不全一二也。

② 天氣隨己不勝者制之,謂制其色也。地氣隨己所勝者制之,謂制其形也。故又曰天制色,地制形爲。是以天地之間,五類生化,互有所勝,互有所化,互有所生,互有所制矣。

③ 宜則蕃息。

④ 天地之間,有生之物,凡此五類也。五,謂毛羽倮鱗介也。故曰:毛蟲三百六十,麟爲之長。羽蟲三百六十,鳳爲之長。倮蟲三百六十,人爲之長。鱗蟲三百六十,龍爲之長。介蟲三百六十,龜爲之長。凡諸有形,跂行飛走,喘息胎息,大小高下,青黃赤白黑,身被毛羽鱗介者,通而言之,皆謂之蟲矣。不具是四者,皆爲倮蟲。凡此五物,皆有胎生、卵生、濕生、化生也。因人致問,言及五類也。

⑤ 生氣之根本,發自身形之中,中根也。非是五類,則生氣根系,悉因外物以成立,去之則生氣絕矣。

⑥ 謂五味五色類也。然木火土金水之形類,悉假外物色藏,廼能生化。外物既去,則生氣離絕,故皆是根於外也。(新校正云:詳注中色藏二字,當作已成。)

⑦ 然是二十五者,根中根外悉有之。五氣,謂臊、焦、香、腥、腐也。五味,謂酸、苦、辛、鹹、甘也。五色,謂青、黃、赤、白、黑也。五類有二矣,其一者謂毛、羽、倮、鱗、介。其二者謂燥、濕、液、堅、耎也。夫如是等,於萬物之中互有所宜。

止則化絶①。故各有制，各有勝，各有生，各有成②。故曰：不知年之所加，氣之同異，不足以言生化。此之謂也③。

帝曰：氣始而生化，氣散而有形，氣布而蕃育，氣終而象變，其致一也④。然而五味所資，生化有薄厚，成熟有少多，終始不同，其故何也？岐伯曰：地氣制之也，非天不生，地不長也⑤。帝曰：願聞其道。岐伯曰：寒熱燥濕，不同其化也⑥。故少陽在泉，寒毒不生，其味辛，其治苦酸，

---

① 諸有形之類，根於中者，生源繫天，其所動靜，皆神氣爲機發之主，故其所爲也，物莫之知，是以神舍去，則機發動用之道息矣。根於外者，生源繫地，故其所生長化成收藏，皆爲造化之氣所成立，故其所出也，亦物莫之知，是以氣止息，則生化結成之道絶滅矣。其木火土金水，燥濕液堅柔，雖常性不易，及乎外物去，生氣離，根化絶止，則其常體性顔色，皆必小變移其舊也。（新校正云：按《六微旨大論》云：出入廢則神機化滅，昇降息則氣立孤危。故非出入，則無以生、長、壯、老、已；非昇降，則無以生、長、化、收、藏。）

② 根中根外悉如是。

③ （新校正云：按《六節藏象論》云：不知年之所加，氣之盛衰，虛實之所起，不可以爲工矣。）

④ 始，謂始發動。散，謂流散於物中。布，謂布化於結成之形。終，謂〔上二字，守〕終極〔守〕於收藏之用也。故始動而生化，流散而有形，布化而成結，終極而萬象皆變也。即事驗之，天地之間，有形之類，其生也柔弱，其死也堅强。凡如此類，皆謂變易生死之時形質，是謂氣之終極。（新校正云：按《天元紀大論》云：物生謂之化，物極謂之變。又《六微旨大論》云：物之生從於化，物之極由乎變，變化相薄，成敗之所由也。）

⑤ 天地雖無情於生化，而生化之氣自有異同爾。何者？以地體之中有六入故也。氣有同異，故有生有化，有不生有不化，有少生少化，有廣生廣化矣。故天地之間，無必生必化，必不生必不化，必少生少化，必廣生廣化也。各隨其氣分所好所惡所異所同也。

⑥ 舉寒、熱、燥、濕四氣不同，則溫、清異化可知之矣。

其穀蒼丹①。陽明在泉，濕毒不生，其味酸，其氣濕②，其治辛苦甘，其穀丹素③。太陽在泉，熱毒不生，其味苦，其治淡鹹，其穀黅秬④。厥陰在泉，清毒不生，其味甘，其治酸苦，其穀蒼赤⑤，其氣專，其味正⑥。少陰在泉，寒毒不生，其味辛，其治辛苦甘，其穀白丹⑦。太陰在泉，燥毒不生，其味鹹，其氣熱，其治甘鹹，其穀黅秬⑧。化淳則鹹

① 巳亥歲氣化也。夫毒者，皆五行標〔借爲“標”〕盛暴烈之氣所爲也。今火在地中，其氣正熱，寒毒之物，氣與地殊，生死不同，故生少也。火制金氣，故味辛者不化也。少陰之氣上奉厥陰，故其歲化苦與疫也。六氣主歲，唯此歲通和，木火相承，故無間氣也。苦丹地氣所化，酸蒼天氣所生矣。餘所生化，悉有上下勝克，故皆有間氣矣。

② （新校正云：詳在泉六，唯陽明與太陰在泉之歲，云其氣濕其氣熱，蓋以濕燥未見寒溫之氣，故再云其氣也。）

③ 子午歲氣化也。燥在地中，其氣涼清，故濕溫毒藥少生化也。金木相制，故味酸者少化也。陽明之氣上奉少陰，故其歲化辛與苦也。辛素，地氣也。苦丹，天氣也。甘，間氣也，所以間金火之勝克，故兼治甘。

④ 丑未歲氣化也。寒在地中與熱殊〔守〕化，故其歲物熱毒不生。水勝火，味故當苦。太陽之氣上奉太陰，故其歲化生淡鹹也。太陰土氣上主於天，氣遠而高，故甘之化薄而爲淡也。味以淡亦屬甘，甘之類也。淡黅，天化也。鹹秬，地化也。黅，黃也。（新校正云：詳注云味故當苦，當作故味苦者不化，傳寫誤也。）

⑤ 寅申歲氣化也。溫在地中與清殊性，故其歲物清毒不生。木勝其土，故味甘少化也。厥陰之氣上合少陽，所合之氣既無乖忤，故其治化酸與苦也。酸蒼，地化也。苦赤，天化也。氣無勝克，故不間氣以甘化。

⑥ 厥陰少陽在泉之歲，皆氣化專一，其味純正。然餘歲悉上下有勝克之氣，故皆有間氣間味矣。

⑦ 卯酉歲氣化也。熱在地中與寒殊化，故其歲藥寒毒甚微。火氣爍金，故味辛少化也。少陰陽明主天主地，故其所治苦與辛焉。苦丹爲地氣所育，辛白爲天氣所生。甘，間氣也，所以間止克伐也。

⑧ 辰戌歲氣化也。地中有濕與燥不同，故乾毒之物不生化也。土制於水，故味鹹少化也。太陰之氣上承太陽，故其歲化甘與鹹也。甘黅，地化也。鹹秬，天化也。寒濕不爲大忤，故間氣同而氣熱者應之。

守,氣專則辛化而俱治①。故曰:補上下者從之,治上下者逆之,以所在寒熱盛衰而調之②。故曰:上取下取,內取外取,以求其過。能毒者以厚藥,不勝毒者以薄藥。此之謂也③。氣反者,病在上,取之下;病在下,取之上;病在中,傍取之④。治熱以寒,溫而行之;治寒以熱,涼而行之;治溫以清,冷而行之;治清以溫,熱而行之⑤。故消之削之,吐之下之,補之瀉之,久新同法⑥。帝曰:病在中而不實不堅,且聚且散,奈何? 岐伯曰:悉乎哉問也! 無積

---

① 淳,和也。化淳,謂少陽在泉之歲也,火來居水而反能化育,是水鹹自守不與火爭化也。氣專,謂厥陰在泉之歲也,木居於水而復下化,金不受害,故辛復生化,與鹹俱王也。唯此兩歲,上下之氣無克伐之嫌,故辛得與鹹同應王而生化也。餘歲皆上下有勝克之變,故其中間甘味兼化以緩其制。抑餘苦鹹酸三味不同其生化也,故天地之間,藥物辛甘者多也。

② 上,謂司天。下,謂在泉也。司天地氣太過,則逆其味以治之。司天地氣不及,則順其味以和之。從,順也。

③ 上取,謂以藥制有過之氣也,制而不順則吐之。下取,謂以迅疾之藥除下病,攻之不去則下之。內取,謂食及以藥內之,審其寒熱而調之。外取,謂藥熨令所病氣調適也。當寒反熱,以冷調之,當熱反寒,以溫和之,上盛不已,吐而脫之,下盛不已,下而奪之,謂求得氣過之道也。藥厚薄,謂氣味厚薄者也。(新校正云:按《甲乙經》云:胃厚色黑大骨肉肥者,皆勝毒。其瘦而薄胃者,皆不勝毒。又按《異法方宜論》云:西方之民,陵居而多風,水土剛強,不衣而褐薦,華食而脂肥,故邪不能傷其形體,其病生於內,其治宜毒藥。)

④ 下取,謂寒逆於下,而熱攻於上,不利於下,氣盈於上,則溫下以調之。上取,謂寒積於下,溫之不去,陽藏不足,則補其陽。傍取,謂氣並於左,則藥熨其右,氣並於右,則熨其左以和之,必隨寒熱為適。凡是七者,皆病無所逃,動而必中,斯為妙用矣。

⑤ 氣性有剛柔,形證有輕重,方用有大小,調制有寒溫。盛大則順氣性以取之,小夒則逆氣性以伐之,氣殊則主必不容,力倍則攻之必勝,是則謂湯飲調氣之制也。(新校正云:按《至真要大論》云:熱因寒用,寒因熱用,必伏其所主,而先其所因,其始則同,其終則異,可使破積,可使潰堅,可使氣和,可使必已者也。)

⑥ 量氣盛虛而行其法,病之新久無異道也。

者求其藏,虚則補之①,藥以袪之,食以隨之②,行水漬之,和其中外,可使畢已③。帝曰:有毒無毒,服有約乎?岐伯曰:病有久新,方有大小,有毒無毒,固宜常制矣。大毒治病,十去其六④,常毒治病,十去其七⑤,小毒治病,十去其八⑥,無毒治病,十去其九⑦,穀肉果菜,食養盡之,無使過之,傷其正也⑧。不盡,行復如法⑨,必先歲氣,無伐天和⑩,無盛盛,無虛虛,而遺人天殃⑪,無致邪,無失正,絕人長命⑫。帝曰:其久病者,有氣從不康,病去而瘠,奈

---

① 隨病所在,命其藏以補之。

② 食以無毒之藥,隨湯丸以迫逐之,使其盡也。

③ 中外通和,氣無流礙,則釋然消散,真氣自平。

④ 下品藥毒,毒之大也。

⑤ 中品藥毒,次於下也。

⑥ 上品藥毒,毒之小也。

⑦ 上品中品下品無毒藥,悉謂之平。

⑧ 大毒之性烈,其爲傷也多。小毒之性和,其爲傷也少。常毒之性,減大毒之性一等,加小毒之性一等,所傷可知也。故至約必止之,以待來證爾。然無毒之藥,性雖平和,久而多之,則氣有偏勝,則〔《類經》作“必”。守〕有偏絕,久攻之則藏氣偏弱,既弱且困,不可長也,故十去其九而止。服至約已,則以五穀五肉五果五菜,隨五藏宜者食之,以盡其餘病,藥食兼行亦通也。(新校正云:按《藏氣法時論》云:毒藥攻邪,五穀爲養,五果爲助,五畜爲益,五菜爲充。)

⑨ 法,謂前四約也。餘病不盡,然再行之,毒之大小,至約而止,必無過也。

⑩ 歲有六氣分主,有南面北面之政,先知此六氣所在,人脈至尺寸應之。太陰所在其脈沉,少陰所在其脈鈎,厥陰所在其脈弦,太陽所在其脈大而長,陽明所在其脈短而濇,少陽所在其脈大而浮。如是六脈,則謂天和,不識不知,呼爲寒熱。攻寒令熱,脈不變而熱疾已生,制熱令寒,脈如故而寒病又起。欲求其適,安可得乎!夭枉之來,率由於此。

⑪ 不察虛實,但思攻擊,而盛者轉盛,虛者轉虛,萬端之病,從茲而甚,真氣日消,病勢日侵,殃咎之來,苦夭之興,難可逃也,悲夫!

⑫ 所謂伐天和也。攻虛謂實,是則致邪。不識藏之虛,斯爲失正。正氣既失,則爲死之由矣。

何①？岐伯曰：昭乎哉聖人之問也！化不可代，時不可違②。夫經絡以通，血氣以從，復其不足，與眾齊同，養之和之，靜以待時，謹守其氣，無使傾移，其形迺彰，生氣以長，命曰聖王。故大要曰：無代化，無違時，必養必和，待其來復。此之謂也。帝曰：善③。

氣交變大論：槁苦老切　瞼音檢　睽音接　蠱音妬　驁音木　璺音問　謐音蜜

五常政大論：眴如勻切　清妻徑切〔經文"清"作"清"。守〕厲音瑟　黅音今〔誤，王註音"陰"。守〕麂音几　鏗音坑　瞀音冒　拉音蠟　猯他端切　磧妻力切　鴷音列

---

① 從，謂順也。

② 化，謂造化也。代大匠斲，猶傷其手，況造化之氣，人能以力代之乎。夫生長收藏，各應四時之化，雖巧智者亦無能先時而致之，明非人力所及。由是觀之，則物之生長收藏化，必待其時也。物之成敗理亂，亦待其時也。物既有之，人亦宜然。或言力必可致，而能代造化、違四時者，妄也。

③ 《大要》，上古經法也。引古之要旨，以明時化之不可違，不可以力代也。

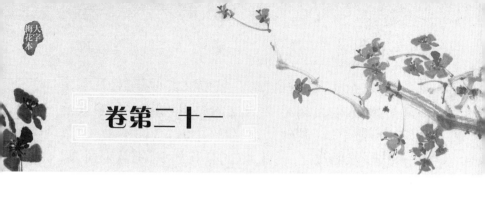

六元正紀大論篇第七十一
刺法論篇第七十二亡
本病論篇第七十三亡

新校正云：詳此二篇，亡在王注之前。按《病能論》篇末王冰注云世本既闕第七二篇，謂此二篇也。而今世有《素問亡篇》及《昭明隱旨論》，以謂此三篇，仍托名王冰爲注，辭理鄙陋，無足取者。舊本此篇名在《六元正紀篇》後列之，爲後人移於此。若以《尚書》亡篇之名皆在前篇之末，則舊本爲得。

六元正紀大論篇第七十一

黃帝問曰：六化六變，勝復淫治，甘苦辛鹹酸淡先後，余知之矣。夫五運之化，或從五氣①，或逆天氣，或從天氣而逆地氣，或從地氣而逆天氣，或相得，或不相得，余未能明其事。欲通天之紀，從地之理，和其運，調其化，使上下合德，無相奪倫，天地昇降，不失其宜，五運宣行，勿乖

---

① （新校正云：詳五氣疑作天氣，則與下文相協。）

其政,調之正味,從逆奈何①? 岐伯稽首再拜對曰:昭乎哉問也,此天地之綱紀,變化之淵源,非聖帝孰能窮其至理歟! 臣雖不敏,請陳其道,令終不滅,久而不易②。帝曰:願夫子推而次之,從其類序,分其部主,別其宗司,昭其氣數,明其正化,可得聞乎③? 岐伯曰:先立其年以明其氣,金木水火土運行之數,寒暑燥濕風火臨御之化,則天道可見,民氣可調,陰陽卷舒,近而無惑,數之可數者,請遂言之④。帝曰:太陽之政奈何? 岐伯曰:辰戌之紀也。

太陽　太角　太陰　壬辰　壬戌　其運風,其化鳴紊啓拆⑤,其變振拉摧拔⑥,其病眩掉目瞑⑦。

太角初正　少徵　太宮　少商　太羽終

太陽　太徵　太陰　戊辰　戊戌同正徵⑧。其運熱,其化暄暑鬱燠⑨,其變炎烈沸騰,其病熱鬱。

太徵　少宮　太商　少羽終　少角初

----

① 氣同謂之從,氣異謂之逆,勝制爲不相得,相生爲相得。司天地之氣更淫勝復,各有主治法則。欲令平調氣性,不違忤天地之氣,以致清静和平也。

② 氣主循環,同於天地,太過不及,氣序常然。不言永定之制,則久而更易,去聖遼遠,何以明之。

③ 部主,謂分六氣所部主者也。宗司,謂配五氣運行之位也。氣數,謂天地五運氣更用之正數也。正化,謂歲直氣味所宜,酸苦甘辛鹹,寒溫冷熱也。

④ 遂,盡也。

⑤ (新校正云:按《五常政大論》云:其德鳴靡啓拆。)

⑥ (新校正云:詳此其運其化其變,從太角等運起。)

⑦ (新校正云:詳此病證,以運加司〔守〕天地爲言。)

⑧ (新校正云:按《五常政大論》云:赫曦之紀,上羽與正徵同。)

⑨ (新校正云:按《五常政大論》燠作蒸。)

太陽　太宮　太陰　甲辰歲會_{同天符}　甲戌歲會_{同天}符①　其運陰埃②，其化柔潤重澤③，其變震驚飄驟，其病濕下重。

太宮　少商　太羽_終　太角_初　少徵

太陽　太商　太陰　庚辰　庚戌　其運涼，其化霧露蕭瑟，其變肅殺雕零，其病燥背瞀胸滿。

太商　少羽_終　少角_初　太徵　少宮

太陽　太羽④　太陰　丙辰天符　丙戌天符⑤。其運寒⑥，其化凝慘溧冽⑦，其變冰雪霜雹，其病大寒留於谿谷。

太羽_終　太角_初　少徵　太宮　少商

凡此太陽司天之政，氣化運行先天⑧，天氣肅，地氣靜，寒臨太虛，陽氣不令，水土合德，上應辰星鎮星⑨。其穀玄黅⑩，其政肅，其令徐。寒政大舉，澤無陽焰，則火發

---

① （新校正云：按《天元紀大論》云：承歲爲歲直。又《六微旨大論》云：木運臨卯，火運臨午，土運臨四季，金運臨酉，水運臨子，所謂歲會，氣之平也。王冰云：歲直亦曰歲會。此甲爲太宮，辰戌爲四季，故曰歲會。又云同天符者，按本論下文云：太過而加同天符。是此歲，一爲歲會，又爲同天符也。）

② （新校正云：詳太宮三運，兩曰陰雨，獨此曰陰埃，埃疑作雨。）

③ （新校正云：按《五常政大論》澤作淖。）

④ （新校正云：按《五常政大論》云：上羽而長氣不化也。）

⑤ （新校正云：按《天元紀大論》云：應天爲天符。又《六微旨大論》云：土運之歲，上見太陰；火運之歲，上見少陽、少陰；金運之歲，上見陽明；木運之歲，上見厥陰；水運之歲，上見太陽，曰天與之會，故曰天符。又本論下文云：五運行同天化者，命曰天符。又云：臨者太過不及，皆曰天符。）

⑥ （新校正云：詳太羽三運，此爲上羽，少陽少陰司天爲上〔守〕徵。而少陽司天，運言寒肅，此與少陰司天，運言其運寒者，疑此太陽司天，運合太羽，當言其運寒肅。少陽少陰司天，運當云其運寒也。）

⑦ （新校正云：按《五常政大論》作凝慘寒霧。）

⑧ 六步之氣，生長化成收藏，皆先天時而應至也。餘歲先天同之也。

⑨ 明而大也。

⑩ 天地正氣之所生長化成也。黅，黃也。

待時①。少陽中治,時雨迺涯,止極雨散,還於太陰,云朝北極,濕化迺布②,澤流萬物,寒敷於上,雷動於下,寒濕之氣,持於氣交③。民病寒濕,發肌肉萎,足痿不收,濡瀉血溢④。初之氣,地氣遷,氣迺大溫⑤,草迺早榮,民迺厲,溫病迺作,身熱頭痛嘔吐,肌腠瘡瘍⑥。二之氣,大涼反至,民迺慘,草迺遇寒,火氣遂抑,民病氣鬱中滿,寒迺始⑦。三之氣,天政布,寒氣行,雨迺降。民病寒,反熱中,癰疽注下,心熱瞀悶,不治者死⑧。四之氣,風濕交爭,風化爲雨,迺長迺化迺成。民病大熱少氣,肌肉萎足痿,注下赤白。五之氣,陽復化,草迺長迺化迺成,民迺舒⑨。終之氣,地氣正,濕令行,陰凝太虛,埃昏郊野,民迺慘凄,寒風以至,反者孕迺死。故歲宜苦以燥之溫之⑩,必折其鬱氣,先資其化源⑪,抑其運氣,扶其不勝⑫,

----

① 寒甚則火鬱,待四氣迺發,暴爲炎熱也。
② 北極,雨府也。
③ 歲氣之大體也。
④ (新校正云:詳血溢者,火發待時所爲之病也。)
⑤ 畏火致之。
⑥ 赤斑也,是爲膚腠中瘡,在皮內也。
⑦ 因涼而反〔守〕之於寒氣,故寒氣始來近人也。
⑧ 當寒反熱,是反天常,熱起於心,則神之危亟,不急扶救,神必消亡,故治者則生,不治則死。
⑨ 大火臨御,故萬物舒榮。
⑩ (新校正云:詳故歲宜苦以燥之溫之九字,當在避虛邪以安其正下,錯簡在此。)
⑪ 化源,謂九月,迎而取之,以補心火。(新校正云:詳水將勝也,先於九月迎取其化源,先瀉腎之源也。蓋以水王十月,故先於九月迎而取之,瀉水所以補火也。)
⑫ 太角歲脾不勝,太徵歲肺不勝,太宮歲腎不勝,太商歲肝不勝,太羽歲心不勝,歲之宜也如此。然太陽司天五歲之氣,通宜先助心,後扶腎氣。

無使暴過而生其疾，食歲穀以全其真，避虛邪以安其正①。適氣同異，多少制之，同寒濕者燥熱化，異寒濕者燥濕化②，故同者多之，異者少之③，用寒遠寒，用涼遠涼，用溫遠溫，用熱遠熱，食宜同法。有假者反常，反是者病，所謂時也④。

帝曰：善。陽明之政奈何？岐伯曰：卯酉之紀也。

陽明　少角　少陰　清熱勝復同，同正商⑤。丁卯歲會　丁酉　其運風清熱⑥。

少角初正　太徵　少宮　太商　少羽終

陽明　少徵　少陰　寒雨勝復同，同正商⑦。癸卯同歲會　癸酉同歲會⑧　其運熱寒雨。

少徵　太宮　少商　太羽終　太角初

陽明　少宮　少陰　風涼勝復同。　己卯　己酉

① 木過則脾病生，火過則肺病生，土過則腎病生，金過則肝病生，水過則心病生，天地之氣過亦然也。歲穀，謂黃色黑色。虛邪，謂從衝後來之風也。
② 太宮太商太羽歲同寒濕，宜治以燥熱化。太角太徵歲異寒濕，宜治以燥濕化也。
③ 多，謂燥熱。少，謂燥濕。氣用少多，隨其歲也。
④ 時，謂春夏秋冬及間氣所在，同則遠之，即離其時。若六氣臨御，假寒熱溫涼以除疾病者，則勿遠之。如太陽司天寒為病者，假熱以療，則用熱不遠夏，餘氣例同，故曰有假反常也。食同藥法爾。若無假反法，則為病之媒，非方制養生之道。（新校正云：按用寒遠寒，及有假者反常等事，下文備矣。）
⑤ 清勝少角，熱復清氣，故曰清熱勝復同也。餘少運皆同。同正商者，上見陽明，上商與正商同，言歲木不及也。餘准此。（新校正云：按《五常政大論》云：委和之紀，上商與正商同。）
⑥ 不及之運，常兼勝復之氣言之。風，運氣也。清，勝氣也。熱，復氣也。餘少運悉同。
⑦ （新校正云：按伏明之紀，上商與正商同。）
⑧ （新校正云：按本論下文云：不及而加同歲會。此運少徵為不及，下加少陰，故云同歲會。）

383

其運雨風涼。

　　少宮　太商　少羽終　少角初　太徵

　　陽明　少商　少陰　熱寒勝復同，同正商①。乙卯天符　乙酉歲會，太一天符②。其運涼熱寒。

　　少商　太羽終　太角初　少徵　太宮

　　陽明　少羽　少陰　雨風勝復同，同少宮③。辛卯辛酉　其運寒雨風。

　　少羽終　少角初　太徵　少宮　太商

　　凡此陽明司天之政，氣化運行後天④，天氣急，地氣明，陽專其令，炎暑大行，物燥以堅，淳風迺治，風燥橫運〔一作"逆"〕，流於氣交，多陽少陰，雲趨雨府，濕化迺敷⑤。

---

　　① （新校正云：按《五常政大論》云：從革之紀，上商與正商同。）

　　② （新校正云：按《天元紀大論》云：三合爲治。又《六微旨大論》云：天符歲會曰太一天符。王冰云：是謂三合，一者天會，二者歲會，三者運會。或云：此歲三合曰太一天符，不當更曰歲會者，甚不然也。乙酉本爲歲會，又爲太一天符，歲會之名不可去也。或云：己丑、己未、戊午，何以不連言歲會，而單言太一天符？曰：舉一隅不以三隅反，舉一則三者可知，去之則是〔守〕太一天符不爲歲會，故曰不可去也。）

　　③ （新校正云：按《五常政大論》云：五運不及，除同正角正商正宮外，癸丑、癸未當云少徵與少羽同，己卯、乙酉少宮與少角同，乙丑、乙未少商與少徵同，辛卯、辛酉、辛巳、辛亥少羽與少宮同，合有十年。今此論獨於此言同少宮者，蓋以癸丑、癸未，丑未爲土，故不更同少羽。己卯、己酉爲金，故不更同少角。辛巳、辛亥爲太徵，不更同少宮。乙丑、乙未下見太陽爲水，故不更同少徵。又除此八年外，只有辛卯、辛酉二年爲少羽同少宮也。）

　　④ 六步之氣，生長化成，庶務動靜，皆後天時而應。餘少歲同。

　　⑤ 雨府，太陰之所在也。

燥極而澤①,其穀白丹②,間穀命太者③,其耗白甲品羽④,金火合德,上應太白熒惑⑤。其政切,其令暴,蟄蟲廼見,流水不冰,民病咳嗌塞,寒熱發,暴振溧癃閟,清先而勁,毛蟲廼死,熱後而暴,介蟲廼殃,其發躁,勝復之作,擾而大亂⑥,清熱之氣,持於氣交。初之氣,地氣遷,陰始凝,氣始肅,水廼冰,寒雨化。其病中熱脹,面目浮腫,善眠,鼽衄嚏欠嘔,小便黃赤,甚則淋⑦。二之氣,陽廼布,民廼舒,物廼生榮。厲大至,民善暴死⑧。三之氣,天政布,涼廼行,燥熱交合,燥極而澤,民病寒熱⑨。四之氣,寒雨降。病暴仆,振慄譫妄,少氣嗌乾引飲,及爲心痛癰腫瘡瘍瘧寒之疾,骨痿血便⑩。五之氣,春令反行,草廼生榮,民氣和。終之氣,陽氣布,候反溫,蟄蟲來見,流水不冰,民廼康平,其病溫⑪。故食歲穀以安其氣,食間穀以去其邪,歲宜以鹹以苦以辛,汗之清之散之,安其運氣,無使受

---

① 燥氣欲終,則化爲雨澤,是謂三氣之分也。

② 天地正氣所化生也。

③ 命太者,謂前文太角商等氣之化者,間氣化生,故云間穀也。(新校正云:按《玄珠》云:歲穀與間穀者何? 即在泉爲歲穀,及在泉之左右間者皆爲歲穀。其司天及運間而化者,名間穀。又別有一名間穀者,是地化不及,即反有所勝而生者,故名間穀。即邪氣之化,又名並化之穀也,亦名間穀。與王注頗異。)

④ 白色甲蟲,多品羽類,有羽翼者耗散粢盛,蟲鳥甲兵,歲爲灾以耗竭物類。

⑤ 見大而明。

⑥ 金先勝,木已承害,故毛蟲死。火後勝,金不勝,故介蟲復殃。勝而行殺,羽者已亡,復者後來,强者又死,非大亂氣,其何謂也?!

⑦ 太陰之化。(新校正云:詳氣肅水冰,疑非太陰之化。)

⑧ 臣位君故爾。

⑨ 寒熱,瘧也。

⑩ 骨痿,無力。

⑪ 君之化也。

邪,折其鬱氣,資其化源①。以寒熱輕重少多其制,同熱者多天化,同清者多地化②,用涼遠涼,用熱遠熱,用寒遠寒,用溫遠溫,食宜同法。有假者反之,此其道也。反是者,亂天地之經,擾陰陽之紀也。

帝曰:善。少陽之政奈何?岐伯曰:寅申之紀也。

少陽　太角③　厥陰　壬寅同天符　壬申同天符　其運風鼓④,其化鳴紊啓坼⑤,其變振拉摧拔,其病掉眩支脅驚駭。

太角初正　少徵　太宮　少商　太羽終

少陽　太徵⑥　厥陰　戊寅天符　戊申天符　其運暑,其化暄嚣鬱燠⑦,其變炎烈沸騰,其病上熱、鬱血、溢血、泄心痛。

太徵　少宮　太商　少羽終　少角初

少陽　太宮　厥陰　甲寅　甲申　其運陰雨,其化柔潤重澤,其變震驚飄驟,其病體重胕腫痞飲。

太宮　少商　太羽終　太角初　少徵

少陽　太商　厥陰　庚寅　庚申　同正商⑧　其運

①　化源,謂六月,迎而取之也。(新校正云:按金王七月,故逆於六月瀉金氣。)

②　少角少徵歲同熱,用方多以天清之化治之。少宮少商少羽歲同清,用方多以地熱之化治之。火在地,故同清者多地化。金在天,故同熱者多天化。

③　(新校正云:按《五常政大論》云:上徵則其氣逆。)

④　(新校正云:詳風火合勢,故其運風鼓。少陰司天太角運亦同。)

⑤　(新校正云:按《五常政大論》云:其德鳴靡啓坼。)

⑥　(新校正云:按《五常政大論》云:上徵而收氣後。)

⑦　(新校正云:按《五常政大論》作暄暑鬱燠,此變暑爲嚣者,以上臨少陽故也。)

　⑧　(新校正云:按《五常政大論》云:堅成之紀,上徵與正商同。)

凉,其化霧露清切①,其變肅殺凋零,其病肩背胸中。

太商　少羽終　少角初　太徵　少宮

少陽　太羽　厥陰　丙寅　丙申　其運寒肅②,其化凝慘㵽冽③,其變冰雪霜雹,其病寒浮腫。

太羽終　太角初　少徵　太宮　少商

凡此少陽司天之政,氣化運行先天,天氣正④,地氣擾,風㳂暴舉,木偃沙飛,炎火㳂流,陰行陽化,雨㳂時應,火木同德,上應熒惑歲星⑤。其穀丹蒼,其政嚴,其令擾。故風熱參布,雲物沸騰,太陰橫流,寒㳂時至,涼雨並起。民病寒中,外發瘡瘍,內爲泄滿。故聖人遇之,和而不爭。往復之作,民病寒熱瘧泄,聾瞑嘔吐,上怫腫色變。初之氣,地氣遷,風勝㳂搖,寒㳂去,候㳂大溫,草木早榮。寒來不殺,溫病㳂起,其病氣怫於上,血溢目赤,咳逆頭痛,血崩⑥脅滿,膚腠中瘡⑦。二之氣,火反鬱⑧,白埃四起,雲趨雨府,風不勝濕,雨㳂零,民㳂康。其病熱鬱於上,咳逆嘔吐,瘡發於中,胸嗌不利,頭痛身熱,昏憒膿瘡。三之氣,天政布,炎暑至,少陽臨上,雨㳂涯。民病熱

---

①　（新校正云:按《五常政大論》云:霧露蕭飈。又太商三運,兩言蕭飈,獨此言清切。詳此下加厥陰,當云蕭飈。）

②　（新校正云:詳此運不當言寒肅,已注太陽司天太羽運中。）

③　（新校正云:按《五常政大論》作凝慘寒霧。）

④　（新校正云:詳少陽司天,厥陰司地,正得天地之正。又厥陰少陽司地,各云得其正者,以地主生榮爲言也。本或作天氣止者,少陽火之性用動躁,云止義不通也。）

⑤　見明而大。（新校正云:詳六氣惟少陽厥陰司天司地爲上下通和,無相勝克,故言火木同德。餘氣皆有勝克,故言合德。）

⑥　今詳崩字當作崩。

⑦　少陰之化。

⑧　太陰分故爾。

中,聾瞑血溢,膿瘡咳嘔,衄衊渴嚔欠,喉痹目赤,善暴死。四之氣,涼廼至,炎暑間化,白露降,民氣和平,其病滿身重。五之氣,陽廼去,寒廼來,雨廼降,氣門廼閉①,剛木早雕,民避寒邪,君子周密。終之氣,地氣正,風廼至,萬物反生,霿霧以行。其病關閉不禁,心痛,陽氣不藏而咳。抑其運氣,贊所不勝,必折其鬱氣,先取化源②,暴過不生,苛疾不起③。故歲宜鹹辛宜酸,滲之泄之,漬之發之,觀氣寒溫以調其過,同風熱者多寒化,異風熱者少寒化④,用熱遠熱,用溫遠溫,用寒遠寒,用涼遠涼,食宜同法,此其道也。有假者反之,反是者病之階也。

帝曰:善。太陰之政奈何? 岐伯曰:丑未之紀也。

太陰　少角　太陽　清熱勝復同,同正宮⑤。丁丑丁未　其運風清熱。

少角初正　太徵　少宮　太商　少羽終

太陰　少徵　太陽　寒雨勝復同。　癸丑　癸未其運熱寒雨。

少徵　太宮　少商　太羽終　太角

---

① （新校正云:按王注《生氣通天論》,氣門,玄府也。所以發泄經脈榮衛之氣,故謂之氣門。）

② 化源,年之前十二月,迎而取之。（新校正云:詳王注資取化源,俱注云取,其意有四等:太陽司天取九月,陽明司天取六月,是二者先取在天之氣也;少陽司天取年前十二月,太陰司天取九月,是二者廼先時取在地之氣也。少陰司天取年前十二月,厥陰司天取四月,義不可解。按《玄珠》之說則不然,太陽陽明之月與王注合,少陽少陰俱取三月,太陰取五月,厥陰取年前十二月。《玄珠》之義可解,王注之月疑有誤也。）

③ 苛,重也。（新校正云:詳此不言食歲穀間穀者,蓋此歲天地氣正,上下通和,故不言也。）

④ 太角太徵歲同風熱,以寒化多之。太宮太商太羽歲異風熱,以涼調其過也。

⑤ （新校正云:按《五常政大論》云:委和之紀,上宮與正宮同。）

太陰　少宮　太陽　風清勝復同，同正宮①。己丑
太一天符　己未太一天符　其運雨風清。

少宮　太商　少羽終　少角初　太徵

太陰　少商　太陽　熱寒勝復同。　乙丑　乙未
其運涼熱寒。

少商　太羽終　太角初　少徵　太宮

太陰　少羽　太陽　雨風勝復同，同正宮②。辛丑同
歲會　辛未同歲會　其運寒雨風。

少羽終　少角初　太徵　少宮　太商

凡此太陰司天之政，氣化運行後天③，陰專其政，陽
氣退辟，大風時起④，天氣下降，地氣上騰，原野昏霧，白
埃四起，雲奔南極，寒雨數至，物成於差夏⑤。民病寒濕，
腹滿身䐜憤胕腫，痞逆寒厥拘急。濕寒合德，黃黑埃昏，
流行氣交，上應鎮星辰星⑥。其政肅，其令寂，其穀黅
玄⑦。故陰凝於上，寒積於下，寒水勝火，則為冰雹，陽光
不治，殺氣廼行⑧。故有餘宜高，不及宜下，有餘宜晚，不
及宜早，土之利，氣之化也，民氣亦從之，間穀命其太

---

① （新校正云：按《五常政大論》云：卑監之紀，上宮與正宮同。）
② （新校正云：按《五常政大論》云：涸流之紀，上宮與正宮同。或以
此二歲爲同歲會，爲平水運，欲去同正宮三字者，非也。蓋此歲有二義，而輒
去其一，甚不可也。）
③ 萬物生長化成，皆後天時而生成也。
④ （新校正云：詳此太陰之政，何以言大風時起？蓋厥陰爲初氣，居木
位春氣，正風廼來，故言大風時起。）
⑤ 南極，雨府也。差夏，謂立秋之後三〔守〕十日也。
⑥ 見而大明。
⑦ 正氣所生成也。
⑧ 黃黑昏埃，是謂殺氣，自北及西，流行於東及南也。

也①。初之氣,地氣遷,寒廼去,春氣正,風廼來,生布萬物以榮,民氣條舒,風濕相薄,雨廼後。民病血溢,筋絡拘強,關節不利,身重筋痿。二之氣,大火正,物承化,民廼和,其病溫屬大行,遠近咸若,濕蒸相薄,雨廼時降②。三之氣,天政布,濕氣降,地氣騰,雨廼時降,寒廼隨之。感於寒濕,則民病身重胕腫,胸腹滿。四之氣,畏火臨,溽蒸化,地氣騰,天氣否隔,寒風曉暮,蒸熱相薄,草木凝煙,濕化不流,則白露陰布,以成秋令③。民病腠理熱,血暴溢瘧,心腹滿熱臚脹,甚則胕腫。五之氣,慘令已行,寒露下,霜廼早降,草木黃落,寒氣及體,君子周密,民病皮腠。終之氣,寒大舉,濕大化,霜廼積,陰廼凝,水堅冰,陽光不治。感於寒,則病人關節禁固,腰脽痛,寒濕推於氣交而爲疾也。必折其鬱氣,而取化源④,益其歲氣,無使邪勝,食歲穀以全其真,食間穀以保其精。故歲宜以苦燥之溫之,甚者發之泄之。不發不泄,則濕氣外溢,肉潰皮拆而水血交流。必贊其陽火,令御甚寒⑤,從氣異同,少多其判也⑥,同寒者以熱化,同濕者以燥化⑦,異者少之,同者多之,用涼遠涼,用寒遠寒,用溫遠溫,用熱遠熱,食宜同法。假者反之,此其道也,反是者病也。

---

① 以間氣之大者,言其穀也。

② 應順天常,不愆時候,謂之時雨。(新校正云:詳此以少陰居君火之位,故言大火正也。)

③ 萬物得之以成。

④ 九月化源,迎而取之,以補益也。

⑤ 冬之分,其用五步,量氣用之也。

⑥ 通言歲運之同異也。

⑦ 少宮、少商、少羽歲同寒,少宮歲又同濕,濕過故宜燥,寒過故宜熱,少角、少徵歲,平和處之也。

帝曰：善。少陰之政奈何？岐伯曰：子午之紀也。

少陰　太角① 　陽明　壬子　壬午　其運風鼓，其化鳴紊啓拆②，其變振拉摧拔，其病支滿。

太角初正　少徵　太宮　少商　太羽終

少陰　太徵③ 　陽明　戊子天符　戊午太一天符其運炎暑④，其化暄曜鬱燠⑤，其變炎烈沸騰，其病上熱血溢。

太徵　少宮　太商　少羽終　少角初

少陰　太宮　陽明　甲子　甲午　其運陰雨，其化柔潤時雨⑥，其變震驚飄驟，其病中滿身重。

太宮　少商　太羽終　太角初　少徵

少陰　太商　陽明　庚子同天符　庚午同天符　同正商⑦　其運涼勁⑧，其化霧露蕭瑟，其變肅殺凋零，其病下清。

太商　少羽終　少角初　太徵　少宮

少陰　太羽　陽明　丙子歲會　丙午　其運寒，其化凝慘溧冽⑨，其變冰雪霜雹，其病寒下。

太羽終　太角初　少徵　太宮　少商

---

① （新校正云：按《五常政大論》云：上徵則其氣逆。）

② （新校正云：按《五常政大論》云：其德鳴靡啓拆。）

③ （新校正云：按《五常政大論》云：上徵而收氣後。）

④ （新校正云：詳太徵運太陽司天曰熱，少陽司天曰暑，少陰司天曰炎暑，兼司天之氣而言運也。）

⑤ （新校正云：按《五常政大論》作暄暑鬱燠，此變暑爲曜者，以上臨少陰故也。）

⑥ （新校正云：按《五常政大論》云：柔潤重淖。又太宮三運，兩作柔潤重澤，此時雨二字疑誤。）

⑦ （新校正云：按《五常政大論》云：堅成之紀，上徵與正商同。）

⑧ （新校正云：詳此以運合在泉，故云涼勁。）

⑨ （新校正云：按《五常政大論》作凝慘寒霧。）

　　凡此少陰司天之政，氣化運行先天，地氣肅，天氣明，寒交暑，熱加燥①，雲馳雨府，濕化廼行，時雨廼降，金火合德，上應熒惑太白②。其政明，其令切，其穀丹白。水火寒熱持於氣交而為病始也，熱病生於上，清病生於下，寒熱凌犯而爭於中，民病咳喘，血溢血泄鼽嚏，目赤眥瘍，寒厥入胃，心痛腰痛，腹大嗌乾腫上。初之氣，地氣遷，燥將去③，寒廼始，蟄復藏，水廼冰，霜復降，風廼至④，陽氣鬱，民反周密，關節禁固，腰脽痛，炎暑將起，中外瘡瘍。二之氣，陽氣布，風廼行，春氣以正，萬物應榮，寒氣時至，民廼和。其病淋，目瞑目赤，氣鬱於上而熱。三之氣，天政布，大火行，庶類番鮮，寒氣時至。民病氣厥心痛，寒熱更作，咳喘目赤。四之氣，溽暑至，大雨時行，寒熱互至。民病寒熱，嗌乾黃癉，鼽衄飲發。五之氣，畏火臨，暑反至，陽廼化，萬物廼生廼長榮，民廼康，其病溫。終之氣，燥令行，餘火內格，腫於上，咳喘，甚則血溢。寒氣數舉，則霿霧翳，病生皮腠，內舍於脅，下連少腹而作寒中，地將易也⑤。必抑其運氣，資其歲勝，折其鬱發，先取化源⑥，無使暴過而生其病也。食歲穀以全真氣，食間穀以辟虛邪。歲宜鹹以耎之，而調其上，甚則以苦發之；以酸

————————

　　①　（新校正云：詳此云寒交暑者，謂前歲終之氣少陽，今歲初之氣太陽，太陽寒交前歲少陽之暑也。熱加燥者，少陰在上而陽明在下也。）

　　②　見而明大。

　　③　（新校正云：按陽明在泉之前歲為少陽，少陽者暑，暑往而陽明在地。太陽初之氣，故上文寒交暑，是暑去而寒始也。此燥字廼是暑字之誤也。）

　　④　（新校正云：按王注《六微旨大論》云：太陽居木位，為寒風切冽。此風廼至當作風廼冽。）

　　⑤　氣終則遷，何可長也。

　　⑥　先於年前十二月，迎而取之。

收之,而安其下,甚則以苦泄之。適氣同異而多少之,同天氣者以寒清化,同地氣者以溫熱化①,用熱遠熱,用涼遠涼,用溫遠溫,用寒遠寒,食宜同法。有假則反,此其道也,反是者病作矣。

帝曰:善。厥陰之政奈何? 岐伯曰:巳亥之紀也。

厥陰　少角　少陽　清熱　勝復同,同正角②。丁巳天符　丁亥天符　其運風清熱。

少角初正　太徵　少宮　太商　少羽終

厥陰　少徵　少陽　寒雨勝復同。　癸巳同歲會　癸亥同歲會　其運熱寒雨。

少徵　太宮　少商　太羽終　太角初

厥陰　少宮　少陽　風清勝復同,同正角③。己巳己亥　其運雨風清。

少宮　太商　少羽終　少角初　太徵

厥陰　少商　少陽　熱寒勝復同,同正角④。乙巳乙亥　其運涼熱寒。

少商　太羽終　太角初　少徵　太宮

厥陰　少羽　少陽　雨風勝復同。辛巳　辛亥其運寒雨風。

少羽終　少角初　太徵　少宮　太商

凡此厥陰司天之政,氣化運行後天,諸同正歲,氣

---

① 太角、太徵歲同天氣,宜以寒清治之。太宮、太商、太羽歲同地氣,宜以溫熱治之。化,治也。

② (新校正云:按《五常政大論》云:委和之紀,上角與正角同。)

③ (新校正云:按《五常政大論》云:卑監之紀,上角與正角同。)

④ (新校正云:按《五常政大論》云:從革之紀,上角與正角同。)

化運行同天①,天氣擾,地氣正,風生高遠,炎熱從之,雲趨雨府,濕化迺行,風火同德,上應歲星熒惑。其政撓,其令速,其穀蒼丹,間穀言太者,其耗文角品羽。風燥火熱,勝復更作,蟄蟲來見,流水不冰,熱病行於下,風病行於上,風燥勝復形於中。初之氣,寒始肅,殺氣方至,民病寒於右之下。二之氣,寒不去,華雪水冰,殺氣施化,霜迺降,名草上焦,寒雨數至,陽復化,民病熱於中。三之氣,天政布,風迺時舉,民病泣出耳鳴掉眩。四之氣,溽暑濕熱相薄,爭於左之上,民病黃癉而爲胕腫。五之氣,燥濕更勝,沉陰迺布,寒氣及體,風雨迺行。終之氣,畏火司令,陽迺大化,蟄蟲出見,流水不冰,地氣大發,草迺生,人迺舒,其病溫厲。必折其鬱氣,資其化源②,贊其運氣,無使邪勝。歲宜以辛調上,以鹹調下,畏火之氣,无妄犯之③。用溫遠溫,用熱遠熱,用涼遠涼,用寒遠寒,食宜同法。有假反常,此之道也,反是者病。

帝曰:善。夫子之〔守〕言可謂悉矣,然何以明其應乎? 岐伯曰:昭乎哉問也! 夫六氣者,行有次,止有位,故常以正月朔日平旦視之,視其位而知其所在矣④。運有餘,其至先,運不及,其至後⑤,此天之道,氣之常也⑥。運

---

① 太過歲運化氣行先天時,不及歲化生成後天時,同正歲化生成與天二十四氣遲速同,無先後也。(新校正云:詳此注云同正歲與二十四氣同,疑非。恐是與大寒日交司氣候同。)

② 化源,四月也,迎而取之。

③ (新校正云:詳此運何以不言適氣同異少多之制者,蓋厥陰之政與少陽之政同,六氣分政,惟厥陰與少陽之政,上下無克罰之異,治化惟一,故不再言同風熱者多寒化,異風熱者少寒化也。)

④ 陰之所在,天應以云。陽之所在,天應以清净。自然分布,象見不差。

⑤ 先後,皆寅時之先後也。先則丑後,後則卯初。

⑥ 天道昭然,當期必應,見無差失,是氣之常。

非有餘非不足，是謂正歲，其至當其時也①。帝曰：勝復之氣，其常在也，災眚時至，候也奈何？岐伯曰：非氣化者，是謂災也②。帝曰：天地之數，終始奈何？岐伯曰：悉乎哉問也！是明道也。數之始，起於上而終於下，歲半之前，天氣主之，歲半之後，地氣主之③，上下交互，氣交主之，歲紀畢矣④。故曰：位明氣月可知乎，所謂氣也⑤。帝曰：余司其事，則而行之，不合其數何也？岐伯曰：氣用有多少，化治有盛衰，衰盛多少，同其化也。帝曰：願聞同化何如？岐伯曰：風溫春化同，熱曛昏火夏化同，勝與復同，燥清煙露秋化同，云雨昏暝埃長夏化同，寒氣霜雪冰冬化同，此天地五運六氣之化，更用盛衰之常也。帝曰：五運行同天化者，命曰天符，余知之矣。願聞同地化者何謂也？岐伯曰：太過而同天化者三，不及而同天化者亦三，太過而同地化者三，不及而同地化者亦三，此凡二十四歲也⑥。帝曰：願聞其所謂也。岐伯曰：甲辰甲戌太宮下加太陰，壬寅壬申太角下加厥陰，庚子庚午太商下加陽明，如是者三。癸巳癸亥少徵下加少陽，辛丑辛未少羽下加太陽，癸卯癸酉少徵下加少陰，如是者三。戊子戊午太徵上臨少陰，戊寅戊申太徵上臨少陽，丙辰丙戌太羽上臨太

---

① 當時，謂當寅之正也。

② 十二變備矣。

③ 歲半，謂立秋之日也。（新校正云：詳初氣交司在前歲大寒日，歲半當在立秋前一氣十五日，不得云立秋日也。）

④ 交互，互體也。上體下體之中，有二互體也。

⑤ 大凡一氣，主六十日而有奇，以立位數之位，同一氣則月之節氣中氣可知也。故言天地氣者以上下體，言勝復者以氣交，言橫運者以上下互，皆以節氣準之，候之災眚，變復可期矣。

⑥ 六十年中，同天地之化者，凡二十四歲，餘悉隨己多少。

陽,如是者三。丁巳丁亥少角上臨厥陰,乙卯乙酉少商上
臨陽明,己丑己未少宮上臨太陰,如是者三。除此二十四
歲,則不加不臨也。帝曰:加者何謂? 岐伯曰:太過而加
同天符,不及而加同歲會也。帝曰:臨者何謂? 岐伯曰:
太過不及,皆曰天符,而變行有多少,病形有微甚,生死有
早晏耳。帝曰:夫子言用寒遠寒,用熱遠熱,余未知其然
也,願聞何謂遠? 岐伯曰:熱無犯熱,寒無犯寒,從者和,
逆者病,不可不敬畏而遠之,所謂時與六位也①。帝曰:
溫涼何如②? 岐伯曰:司氣以熱,用熱無犯,司氣以寒,用
寒無犯,司氣以涼,用涼無犯,司氣以溫,用溫無犯,間氣
同其主無犯,異其主則小犯之,是謂四畏,必謹察之。帝
曰:善。其犯者何如③? 岐伯曰:天氣反時,則可依時④,
及勝其主則可犯⑤,以平爲期,而不可過⑥,是謂邪氣反勝
者⑦。故曰:無失天信,無逆氣宜,無翼其勝,無贊其復,
是謂至治⑧。

　　帝曰:善。五運氣行主歲之紀,其有常數乎? 岐伯
曰:臣請次之。

　　甲子　甲午歲

---

①　四時氣王之月,藥及食衣寒熱溫涼同者皆宜避之。若四時同犯,則
以水濟水,以火助火,病必生也。
②　溫涼減於寒熱,可輕犯之乎?
③　須犯者。
④　反甚爲病,則可依時。
⑤　夏寒〔守〕甚,則可以熱犯熱。寒氣不甚,則不可犯之。
⑥　氣平則止,過則病生,過而病生,與犯同也。
⑦　氣動有勝是謂邪,客勝於主,不可不御也。六步之氣,於六位中應
寒反熱,應熱反寒,應溫反涼,應涼反溫,是謂六步之邪勝也。若冬反溫,若
夏反冷,若秋反熱,若春反涼,是謂四時之邪勝也。勝則反其氣以平之。

⑧　天信,謂至時必定。翼贊,皆佐之。謹守天信,是謂至真妙理也。

上少陰火　中太宮土運　下陽明金　熱化二①,雨化五②,燥化四,所謂正化日也③。其化上鹹寒,中苦熱,下酸熱,所謂藥食宜也④。

乙丑　乙未歲

上太陰土　中少商金運　下太陽水　熱化寒化勝復同,所謂邪氣化日也。災七宮⑤。濕化五⑥,清化四⑦,寒化六⑧,所謂正化日也。其化上苦熱,中酸和,下甘熱,所謂藥食宜也⑨。

丙寅　丙申歲⑩

上少陽相火　中太羽水運　下厥陰木　火化二⑪,寒化六,風化三⑫,所謂正化日也。其化上鹹寒,中鹹溫,下辛溫,所謂藥食宜也⑬。

———————————

① (新校正云:詳對化從標成數,正化從本生數。甲子之年,熱化七,燥化九。甲午之年,熱化二,燥化四。)
② (新校正云:按本論正文云:太過不及,其數何如?太過者其數成,不及者其數生,土常以生也。甲年太宮,土運太過,故言雨化五。五,土數也。)
③ 正氣,化也。
④ (新校正云:按《玄珠》云:下苦熱。又按《至真要大論》云:熱淫所勝,平以鹹寒。燥淫於內,治以苦溫。此云下酸熱,疑誤也。)
⑤ (新校正云:詳七宮,西室兌位,天柱司也。災之方,以運之當方言。)
⑥ (新校正云:詳太陰正司於未,對化於丑,其化皆五,以生數也。不以成數者,土王四季,不得正方,又天有九宮,不可至十。)
⑦ (新校正云:按本論下文云:不及者其數生。乙年少商,金運不及,故言清化四。四,金生數也。)
⑧ (新校正云:詳乙丑,寒化六。乙未,寒化一。)
⑨ (新校正云:按《玄珠》云:上酸平,下甘溫。又按《至真要大論》云:濕淫所勝,平以苦熱。寒淫於內,治以甘熱。)
⑩ (新校正云:詳丙申之歲,申金生水,水化之令轉盛,司天相火爲病減半。)
⑪ (新校正云:詳丙寅,火化二。丙申,火化七。)
⑫ (新校正云:詳丙寅,風化八。丙申,風化三。)
⑬ (新校正云:按《玄珠》云:下辛涼。又按《至真要大論》云:火淫所勝,平以鹹冷。風淫於內,治以辛涼。)

丁卯歲會　丁酉歲①

上陽明金　中少角木運　下少陰火　清化熱化勝復同,所謂邪氣化日也。灾三宮②。燥化九③,風化三,熱化七④,所謂正化日也。其化上苦小溫,中辛和,下鹹寒,所謂藥食宜也⑤。

戊辰　戊戌歲

上太陽水　中太徵火運⑥　下太陰土　寒化六⑦,熱化七,濕化五,所謂正化日也。其化上苦溫,中甘和,下甘溫,所謂藥食宜也⑧。

己巳　己亥歲

上厥陰木　中少宮土運⑨　下少陽相火　風化清化勝復同,所謂邪氣化日也。灾五宮⑩。風化三⑪,濕化五,火化七⑫,所謂正化日也。其化上辛涼,中甘和,下鹹寒,所謂藥食宜也⑬。

---

① （新校正云:詳丁年正月壬寅爲干德符,便爲平氣,勝復不至,運同正角,金不勝木,木亦不灾土。又丁卯年,得卯木佐之,即上陽明不能灾之。）

② （新校正云:詳三宮,東室震位,天衝司。）

③ （新校正云:詳丁卯,燥化九。丁酉,燥化四。）

④ （新校正云:詳丁卯,熱化二。丁酉,熱化七。）

⑤ （新校正云:按《至真要大論》云:燥淫所勝,平以苦溫。熱淫於內,治以鹹寒。又《玄珠》云:上苦熱也。）

⑥ （新校正云:詳此上見太陽,火化減半。）

⑦ （新校正云:詳戊辰,寒化六。戊戌,寒化一。）

⑧ （新校正云:按《至真要大論》云:寒淫所勝,平以辛熱。濕淫於內,治以苦熱。又《玄珠》云:上甘溫,下酸平。）

⑨ （新校正云:詳至九月甲戌月,己得甲戌,方還正宮。）

⑩ （新校正云:按《五常政大論》云:其眚四維。又按《天元玉册》云:中室天禽司,非維宮,同正宮寄位二宮坤位。）

⑪ （新校正云:詳己巳,風化八。己亥,風化三。）

⑫ （新校正云:詳己巳,熱化七。己亥,熱化二。）

⑬ （新校正云:按《至真要大論》云:風淫所勝,平以辛涼。火淫於內,治以鹹冷。）

庚午_{同天符} 庚子歲_{同天符}

上少陰火 中太商金運① 下陽明金 熱化七②,清化九,燥化九,所謂正化日也。其化上鹹寒,中辛溫,下酸溫,所謂藥食宜也③。

辛未_{同歲會} 辛丑歲_{同歲會}

上太陰土 中少羽水運④ 下太陽水 雨化風化勝復同,所謂邪氣化日也。災一宮⑤。雨化五,寒化一⑥,所謂正化日也。其化上苦熱,中苦和,下苦熱,所謂藥食宜也⑦。

壬申_{同天符} 壬寅歲_{同天符}

上少陽相火 中太角木運 下厥陰木 火化二⑧,風化八⑨,所謂正化日也。其化上鹹寒,中酸和,下辛涼,所謂藥食宜也。

癸酉_{同歲會} 癸卯歲_{同歲會}

上陽明金 中少徵火運⑩ 下少陰火 寒化雨化勝

---

① (新校正云:詳庚午年金令減半,以上見少陰君火,年午亦爲火故也。庚子年,子是水,金氣相得,與庚午年又異。)

② (新校正云:詳庚午年,熱化二,燥化四。庚子年,熱化七,燥化九。)

③ (新校正云:按《玄珠》云:下苦熱。又按《至真要大論》云:燥淫於內,治以苦熱。)

④ (新校正云:詳此至七月丙申月,水還正羽。)

⑤ (新校正云:詳一宮,北室坎位,天玄司。)

⑥ (新校正云:詳此以運與在泉俱水,故只言寒化一。寒化一者,少羽之化氣也。若太陽在泉之化,則辛未寒化一,辛丑寒化六。)

⑦ (新校正云:按《玄珠》云:上酸和,下甘溫。又按《至真要大論》云:濕淫所勝,平以苦熱。寒淫於內,治以甘熱。)

⑧ (新校正云:詳壬申熱化七,壬寅熱化二。)

⑨ (新校正云:詳此以運與在泉俱木,故只言風化八。風化八,迺太角之運化也。若厥陰在泉之化,則壬申風化三,壬寅風化八。)

⑩ (新校正云:詳此五月遇戊午月,火還正徵。)

復同,所謂邪氣化日也。灾九宮①。燥化九②,熱化二③,所謂正化日也。其化上苦小溫,中鹹溫,下鹹寒,所謂藥食宜也④。

甲戌_{歲會同天符} 甲辰_{歲歲會同天符}

上太陽水 中太宮土運 下太陰土 寒化六⑤,濕化五⑥,正化日也。其化上苦熱,中苦溫,下苦溫,藥食宜也⑦。

乙亥 乙巳歲

上厥陰木,中少商金運⑧,下少陽相火,熱化寒化勝復同,邪氣化日也。灾七宮。風化八⑨,清化四,火化二⑩,正化度也⑪。其化上辛涼,中酸和,下鹹寒,藥食宜也。

丙子_{歲會} 丙午歲

上少陰火 中太羽水運 下陽明金 熱化二⑫,寒

---

① (新校正云:詳九宮,離位南室,天英司也。)

② (新校正云:詳癸酉燥化四,癸卯燥化九。)

③ (新校正云:詳此以運與在泉俱火,故只言熱化二。熱化二者,少徵之運化也。若少陰在泉之化,癸酉熱化七,癸卯熱化二。)

④ (新校正云:按《玄珠》云:上苦熱。)

⑤ (新校正云:詳甲戌寒化一,甲辰寒化六。)

⑥ (新校正云:詳此以運與在泉俱土,故只言濕化五。)

⑦ (新校正云:按《玄珠》云:上甘溫,下酸平。又按《至真要大論》云:寒淫所勝,平以辛熱。濕淫於內,治以苦熱。)

⑧ (新校正云:詳乙亥年三月得庚辰月,早見干德符,即氣還正商,火未得王而先平,火不勝則水不復,又亥是水得力年,故只不勝也。乙巳歲火來小勝,巳爲火,佐於勝也。即二月中氣君火時化日,火來行勝,不待永復,遇三月庚辰月,乙見庚而氣自全,金還正商。)

⑨ (新校正云:詳乙亥風化三,乙巳風化八。)

⑩ (新校正云:詳乙亥熱化二,乙巳熱化七。)

⑪ 度,謂日也。

⑫ (新校正云:詳丙子歲熱化七,金之灾得其半,以運水太過,勝於天命,天令減半。丙午熱化二,午爲火,少陰君火司天,運雖水,一水不能勝二火,故異於丙子歲。)

化六,清化四①,正化度也。其化上鹹寒,中鹹熱,下酸溫,藥食宜也②。

丁丑　丁未歲

上太陰土③　中少角木運④　下太陽水　清化熱化勝復同,邪氣化度也。災三宮。雨化五,風化三,寒化一⑤,正化度也。其化上苦溫,中辛溫,下甘熱,藥食宜也⑥。

戊寅　戊申歲天符⑦

上少陽相火　中太徵火運　下厥陰木　火化七⑧,風化三⑨,正化度也。其化上鹹寒,中甘和,下辛涼,藥食宜也。

己卯⑩　己酉歲

上陽明金　中少宮土運⑪　下少陰火　風化清化勝復同,邪氣化度也。災五宮。清化九⑫,雨化五,熱化七⑬,正化度也。其化上苦小溫,中甘和,下鹹寒,藥食宜也。

---

①　(新校正云:詳丙子燥化九,丙午燥化四。)
②　(新校正云:按《玄珠》云:下苦熱。又按《至真要大論》云:燥淫於內,治以酸溫。)
③　(新校正云:詳此木運平氣上刑,天令減半。)
④　(新校正云:詳丁年正月壬寅爲干德符,爲正角。)
⑤　(新校正云:詳丁丑寒化六,丁未寒化一。)
⑥　(新校正云:按《玄珠》云:上酸平,下甘溫。又按《至真要大論》云:濕淫所勝,平以苦熱。寒淫於內,治以甘熱。)
⑦　(新校正云:詳戊申年與戊寅年小異,申爲金,佐於肺,肺受火刑,其氣稍實,民病得半。)
⑧　(新校正云:詳天符司天與運相合,故只言火化七。火化七者,太徵之運氣也。若少陽司天之氣,則戊寅火化二,戊申火化七。)
⑨　(新校正云:詳戊寅風化八,戊申風化三。)
⑩　(新校正云:詳己卯金與運土相得,子臨父位爲逆。)
⑪　(新校正云:詳復罷土氣未正,後九月甲戌月土還正宮。己酉之年,木勝火微。)
⑫　(新校正云:詳己卯燥化九,己酉燥化四。)
⑬　(新校正云:詳己卯熱化二,己酉熱化七。)

庚辰　庚戌歲

上太陽水　中太商金運　下太陰土　寒化一①,清化九,雨化五,正化度也。其化上苦熱,中辛溫,下甘熱,藥食宜也②。

辛巳　辛亥歲

上厥陰木　中少羽水運③　下少陽相火　雨化風化勝復同,邪氣化度也。災一宮。風化三④,寒化一,火化七⑤,正化度也。其化上辛涼,中苦和,下鹹寒,藥食宜也。

壬午　壬子歲

上少陰火　中太角木運　下陽明金　熱化二⑥,風化八,清化四⑦,正化度也。其化上鹹寒,中酸涼,下酸溫。藥食宜也⑧。

癸未　癸丑歲

上太陰土　中少徵火運⑨　下太陽水　寒化雨化勝復同,邪氣化度也。災九宮。雨化五,火化二,寒化一⑩,

---

① （新校正云:詳庚辰寒化六,庚戌寒化一。）

② （新校正云:按《玄珠》云:上甘溫,下酸平。又按《至真要大論》云:寒淫所勝,平以辛熱。濕淫於內,治以苦熱。）

③ （新校正云:詳辛巳年木復土罷,至七月丙申月水還正羽。辛亥年爲水平氣,以亥爲水,相佐爲正羽,與辛巳年小異。）

④ （新校正云:詳辛巳風化八,辛亥風化三。）

⑤ （新校正云:詳辛巳熱化七,辛亥熱化二。）

⑥ （新校正云:詳壬午熱化二,壬子熱化七。）

⑦ （新校正云:詳壬午燥化四,壬子燥化九。）

⑧ （新校正云:按《玄珠》云:下苦熱。又按《至真要大論》云:燥淫於內,治以苦熱。）

⑨ （新校正云:詳癸未癸丑,左右二火爲間相佐,又五月戊午干德符,癸見戊而氣全,水未行勝,爲正徵。）

⑩ （新校正云:詳癸未寒化一,癸丑寒化六。）

正化度也。其化上苦溫,中鹹溫,下甘熱,藥食宜也①。

　　甲申　甲寅歲

　　上少陽相火　中太宮土運②　下厥陰木　火化二③,雨化五,風化八④,正化度也。其化上鹹寒,中鹹和,下辛涼,藥食宜也。

　　乙酉太一天符　乙卯歲天符

　　上陽明金　中少商金運⑤　下少陰火　熱化寒化勝復同,邪氣化度也。災七宮。燥化四⑥,清化四,熱化二⑦,正化度也。其化上苦小溫,中苦和,下鹹寒,藥食宜也。

　　丙戌天符　丙辰歲天符

　　上太陽水　中太羽水運　下太陰土　寒化六⑧,雨化五,正化度也。其化上苦熱,中鹹溫,下甘熱,藥食宜也⑨。

　　丁亥天符　丁巳歲天符

　　上厥陰木　中少角木運⑩　下少陽相火　清化熱化

---

　　①　(新校正云:按《玄珠》云:上酸和,下甘溫。又按《至真要大論》云:濕淫所勝,平以苦熱。寒淫於內,治以甘熱。)

　　②　(新校正云:詳甲寅之歲,小異於甲申,以寅木可刑土氣之平也。)

　　③　(新校正云:詳甲申火化七,甲寅火化二。)

　　④　(新校正云:詳甲申風化三,甲寅風化八。)

　　⑤　(新校正云:按乙酉爲正商,以酉金相佐,故得平氣。乙卯之年,二之氣君火分中,火來行勝,水未行復,其氣未〔守〕平;以三月庚辰,乙得庚合,金運正商,其氣廼平。)

　　⑥　(新校正云:詳乙酉燥化四,乙卯燥化九。)

　　⑦　(新校正云:詳乙酉熱化七,乙卯熱化二。)

　　⑧　(新校正云:詳此以運與司天俱水運,故只言寒化六。寒化六者,太羽之運化也。若太陽司天之化,則丙戌寒化一,丙辰寒化六。)

　　⑨　(新校正云:按《玄珠》云:上甘溫,下酸平。又按《至真要大論》云:寒淫所勝,平以辛熱。濕淫於內,治以苦熱。)

　　⑩　(新校正云:詳丁年正月壬寅,丁得壬合,爲干德符,爲正角平氣。)

勝復同,邪氣化度也。灾三宮。風化三①,火化七②,正化度也。其化上辛涼,中辛和,下鹹寒,藥食宜也。

戊子_{天符}　戊午歲_{太一天符}

上少陰火　中太徵火運　下陽明金　熱化七③,清化九④,正化度也。其化上鹹寒,中甘寒,下酸温,藥食宜也⑤。

己丑_{太一天符}　己未歲_{太一天符}

上太陰土　中少宮土運⑥　下太陽水　風化清化勝復同,邪氣化度也。灾五宮。雨化五⑦,寒化一⑧,正化度也。其化上苦熱,中甘和,下甘熱,藥食宜也⑨。

庚寅　庚申歲

上少陽相火　中太商金運⑩　下厥陰木　火化七⑪,清化九,風化三⑫,正化度也。其化上鹹寒,中辛温,下辛涼,藥食宜也。

---

① (新校正云:詳此運與司天俱木,故只言風化三。風化三者,少角之運化也。若厥陰司天之化,則丁亥風化三,丁巳風化八。)

② (新校正云:詳丁亥熱化二,丁巳熱化七。)

③ (新校正云:詳此運與司天俱火,故只言熱化七。熱化七者,太徵之運化也。若少陰司天之化,則戊子熱化七,戊午熱化二。)

④ (新校正云:詳戊子清化九,戊午清化四。)

⑤ (新校正云:按《玄珠》云:下苦熱。又按《至真要大論》云:燥淫於內,治以苦温。)

⑥ (新校正云:詳是歲木得初氣而來勝,脾廼病久,土至危,金廼來復,至九月甲戌月,己得甲合,土還正宮。)

⑦ (新校正云:詳此運與司天俱土,故只言雨化五。)

⑧ (新校正云:詳己丑寒化六,己未寒化一。)

⑨ (新校正云:按《玄珠》云:上酸平。又按《至真要大論》云:濕淫所勝,平以苦熱。)

⑩ (新校正云:詳庚寅歲爲正商得平氣,以上見少陽相火,下克於金運,不能太過。庚申之歲,金金佐之,廼爲太商。)

⑪ (新校正云:詳庚寅熱化二,庚申熱化七。)

⑫ (新校正云:詳庚寅風化八,庚申風化三。)

辛卯　辛酉歲

上陽明金　中少羽水運①　下少陰火　雨化風化勝復同，邪氣化度也。災一宮。清化九②，寒化一，熱化七③，正化度也。其化上苦小溫，中苦和，下鹹寒，藥食宜也。

壬辰　壬戌歲

上太陽水　中太角木運　下太陰土　寒化六④，風化八，雨化五，正化度也。其化上苦溫，中酸和，下甘溫，藥食宜也⑤。

癸巳同歲會　癸亥同歲會

上厥陰木　中少徵火運⑥　下少陽相火　寒化雨化勝復同，邪氣化度也。災九宮。風化八⑦，火化二⑧，正化度也。其化上辛涼，中鹹和，下鹹寒，藥食宜也。

凡此定期之紀，勝復正化，皆有常數，不可不察。故知其要者，一言而終，不知其要，流散無窮，此之謂也。

帝曰：善。五運之氣，亦復歲乎⑨？岐伯曰：鬱極迺

---

① （新校正云：詳此歲七月丙申，水還正羽。）
② （新校正云：詳辛卯燥化九，辛酉燥化四。）
③ （新校正云：詳辛卯熱化二，辛酉熱化七。）
④ （新校正云：詳壬辰寒化六，壬戌寒化一。）
⑤ （新校正云：按《玄珠》云：上甘溫，下酸平。又按《至真要大論》云：寒淫所勝，平以辛熱。濕淫於內，治以苦熱。）
⑥ （新校正云：詳癸巳正徵火氣平，一謂巳為火，亦名歲會，二謂水未得化，三謂五月戊午月，癸得戊合，故得平氣。癸亥之歲，亥為水，水得年力，便來行勝，至五月戊午，火還正徵，其氣始平。）
⑦ （新校正云：詳癸巳風化八，癸亥風化三。）
⑧ （新校正云：詳此運與在泉俱火，故只言火化二。火化二者，少徵火運之化也。若少陽在泉之化，則癸巳熱化七，癸亥熱化二。）
⑨　復，報也。先有勝制，則後必復也。

發，待時而作也①。帝曰：請問其所謂也？岐伯曰：五常之氣，太過不及，其發異也②。帝曰：願卒聞之。岐伯曰：太過者暴，不及者徐，暴者爲病甚，徐者爲病持③。帝曰：太過不及，其數何如？岐伯曰：太過者其數成，不及者其數生，土常以生也④。帝曰：其發也何如？岐伯曰：土鬱之發，巖谷震驚，雷殷氣交，埃昏黃黑，化爲白氣，飄驟高深⑤，擊石飛空，洪水迺從，川流漫衍，田牧土駒⑥。化氣迺敷，善爲時雨，始生始長，始化始成⑦。故民病心腹脹，腸鳴而爲數後，甚則心痛脅腹，嘔吐霍亂，飲發注下，胕腫身重⑧。雲奔雨府，霞擁朝陽，山澤埃昏，其迺發也，以其

---

① 待，謂五及差分位也。大溫發於辰巳，大熱發於申未，大涼發於戌亥，大寒發於丑寅。上件所勝臨之，亦待間氣而發，故曰待時也。（新校正云：詳注及字疑作氣。）

② 歲太過，其發早。歲不及，其發晚。

③ 持，謂相執持也。

④ 數，謂五常化行之數也。水數一，火數二，木數三，金數四，土數五。成數，謂水數六，火數七，木數八，金數九，土數五。故曰土常以生也。數生者，各取其生數多少以占，故政令德化勝復之休作日，及尺寸分毫，並以準之，此蓋都明諸用者也。

⑤ 鬱，謂鬱抑天氣之甚也，故雖天氣亦有涯也，分終則衰，故雖鬱者怒發也。土化不行，炎亢無雨，木盛過極，故鬱怒發焉。土性靜定，至動也雷雨大作，而木土相持之氣迺休解也。《易》曰：雷雨作，解。此之謂也。土雖獨怒，木尚制之，故但震驚於氣交之中，而聲尚不能高遠也，故曰雷殷氣交。氣交，謂土之上，盡山之高也。《詩》云：殷其雷。所謂雷雨生於山中者，土既鬱抑，天木制之，平川土薄，氣常乾燥，故不能先發也；山原土厚，濕化豐深，土厚氣深，故先怒發也。

⑥ 疾氣驟雨，岸落山化，大水橫流，石迸勢急，高山空谷，擊石先飛，而洪水隨至也。洪，大也。巨川衍溢，流漫平陸，漂蕩瘞沒於粢盛。大水去已，石土危然，若群駒散牧於田野。凡言土者，沙石同也。

⑦ 化，土化也。土被制，化氣不敷，否極則泰，屈極則伸，處怫之時，化氣因之，迺能敷布於庶類，以時而雨，滋澤草木而成也。善，謂應時也。化氣既少，長氣已過，故萬物始生始長，始化始成。言是四始者，明萬物化成之晚也。

⑧ 脾熱之生。

四氣①。云橫天山，浮游生滅。怫之先兆②。金鬱之發，天潔地明，風清氣切，大涼迺舉，草樹浮煙，燥氣以行，霧霧數起，殺氣來至，草木蒼乾，金迺有聲③。故民病咳逆，心脅滿引少腹，善暴痛，不可反側，嗌乾面塵色惡④。山澤焦枯，土凝霜鹵，怫迺發也，其氣五⑤。夜零白露，林莽聲悽，怫之兆也⑥。水鬱之發，陽氣迺辟，陰氣暴舉，大寒迺至，川澤嚴凝，寒霧結爲霜雪⑦，甚則黃黑昏翳，流行氣交，迺爲霜殺，水迺見祥⑧。故民病寒客心痛，腰脽痛，大關節不利，屈伸不便，善厥逆，痞堅腹滿⑨。陽光不治，空積沉陰，白埃昏暝，而迺發也，其氣二火前後⑩。太虛深玄，氣猶麻散，微見而隱，色黑微黃，怫之先兆也⑪。木鬱

---

　　①　雨府，太陰之所在也。埃，白氣似云而薄也。埃固有微甚，微者如紗縠之騰，甚者如薄云霧也。甚者發近，微者發遠。四氣，謂夏至後三十一日起，盡至秋分日也。

　　②　天際云橫，山猶冠帶，巖谷叢薄，乍滅乍生，有土之見，怫兆已彰，皆平明占之。浮游，以午前候望也。

　　③　大涼，次寒也。舉，用事也。浮煙，燥氣也。殺氣，霜氛。正殺氣者，以丑時至，長者亦卯時時也。其氣之來，色黃赤黑雜而至也。物不勝殺，故草木蒼乾。蒼，薄青色也。

　　④　金勝而木病也。

　　⑤　夏火炎亢，時雨既愆，故山澤焦枯，土上凝白鹹鹵，狀如霜也。五氣，謂秋分後，至立冬後十五日內也。

　　⑥　夜濡白露，曉聽風悽，有是迺爲金發徵也。

　　⑦　霧，音紛。寒霧，白氣也，其狀如霧而不流行，墜地如霜雪，得日晞也。

　　⑧　黃黑，亦濁惡氣，水氣也。祥，妖祥，亦謂泉出平地。

　　⑨　陰勝陽故。

　　⑩　陰精與水，皆上承火，故其發也，在君相二火之前後，亦猶辰星迎隨日也。

　　⑪　深玄，言高遠而黯黑也。氣似散麻，薄微可見之也。寅後卯時候之，夏月兼辰前之時亦可候也。

之發，太虛埃昏，雲物以擾，大風迺至，屋發折木，木有變①。故民病胃脘當心而痛，上支兩脅，膈咽不通，食飲不下，甚則耳鳴眩轉，目不識人，善暴殭仆②。太虛蒼埃，天山一色，或氣濁色，黃黑鬱若，橫雲不起雨，而迺發也，其氣無常③。長川草偃，柔葉呈陰，鬆吟高山，虎嘯巖岫，佛之先兆也④。火鬱之發，太虛腫〔據下文"火發而曛昧"及上文"熱曛昏火夏化同"，當作"曛"。《五運行大論》南方生熱王注作"昏"〕翳，大明不彰⑤，炎火行，大暑至，山澤燔燎，材木流津，廣廈騰煙，土浮霜鹵，止水迺減，蔓草焦黃，風行惑言，濕化迺後⑥。故民病少氣，瘡瘍癰腫，脅腹胸背，面首四支，䐜憤臚脹，瘍痱嘔逆，瘛瘲骨痛，節迺有動，注下溫瘧，腹中暴痛，血溢流注，精液迺少，目赤心熱，甚則瞀悶懊憹，善暴死⑦。刻終大溫，汗濡玄府，其迺發也，其氣四⑧。動復則

① 屋發，謂發鴟吻。折木，謂大樹摧拔折落，懸竿中拉也。變，謂土生異木奇狀也。

② 筋骨強直而不用，卒倒而無所知也。

③ 氣如塵如雲，或黃黑鬱然，猶在太虛之間，而特異於常，迺其候也。

④ 草偃，謂無風而自低。柔葉，謂白楊葉也。無風而葉皆背見，是謂呈陰。如是皆通微甚，甚者發速，微者發徐也。山行之候，則以鬆虎期之，原行亦以麻黃爲候，秋冬則以梧桐蟬葉候之。

⑤ 腫〔同上〕翳，謂赤氣也。大明，日也。（新校正云：詳經注中腫字疑誤。）

⑥ 太陰太陽在上，寒濕流於太虛，心火應天，鬱抑而莫能彰顯，寒濕盛已，火迺與行，陽氣火光，故山澤燔燎，井水減少，妄作訛言，雨已愆期也。濕化迺後，謂陽亢主時，氣不爭長，故先旱而後雨也。

⑦ 火鬱而怒，爲土水相持，客主皆然，悉無深犯，則无咎也。但熱已勝寒，則爲摧敵，而熱從心起，是神氣孤危，不速救之，天真將竭，故死。火之用速，故善暴死。

⑧ 刻終，謂晝夜水刻之終盡時也。大溫，次熱也。玄府，汗空也。汗濡玄府，謂早行而身蒸熱也。刻盡之時，陰盛於此，反無涼氣，是陰不勝陽，熱既已萌，故當怒發也。（新校正云：詳二火俱發四氣者何？蓋火有二位，爲水發之所，又大熱發於申未，故火鬱之發在四氣也。）

静,陽極反陰,濕令迺化迺成①。華發水凝,山川冰雪,焰陽午澤,怫之先兆也②。有怫之應而後報也,皆觀其極而迺發也,木發無時,水隨火也③。謹候其時,病可與期,失時反歲,五氣不行,生化收藏,政無恒也④。帝曰:水發而雹雪,土發而飄驟,木發而毀折,金發而清明,火發而曛昧,何氣使然? 岐伯曰:氣有多少,發有微甚,微者當其氣,甚者兼其下,徵其下氣而見可知也⑤。帝曰:善。五氣之發,不當位者何也⑥? 岐伯曰:命其差⑦。帝曰:差有數乎⑧? 岐伯曰:後皆三十度而有奇也⑨。帝曰:氣至而先後者何⑩? 岐伯曰:運太過則其至先,運不及則其至後,此候之常也。帝曰:當時而至者何也? 岐伯曰:非太

---

① 火怒爍金,陽極過亢,畏火求救土中,土救熱金,發爲飄驟,繼爲時雨,氣迺和平,故萬物由是迺生長化成。壯極則反,盛亦何長也。

② 謂君火王時有寒至也,故歲君火發亦待時也。

③ 應爲先兆,發必後至,故先有應而後發也。物不可以終壯,觀其壯極則怫氣作焉,有鬱則發,氣之常也。

④ 人失其時,則候無期準也。

⑤ 六氣之下,各有承氣也。則如火位之下,水氣承之。水位之下,土氣承之。土位之下,木氣承之。木位之下,金氣承之。金位之下,火氣承之。君位之下,陰精承之。各徵其下,則象可見矣。故發兼其下,則與本氣殊異。

⑥ 言不當其正月也。

⑦ 謂差四時之正月位也。(新校正云:按《至真要大論》云:勝復之作,動不當位,或後時而至,其故何也? 岐伯曰:夫氣之生化,與其衰盛異也。寒暑溫凉盛衰之用,其在四維。故陽之動,始於溫,盛於暑;陰之動,始於清,盛於寒。春夏秋冬,各差其分。故《大要》曰:彼春之暖,爲夏之暑,彼秋之忿,爲冬之怒,謹按四維,斥候皆歸,其終可見,其始可知。彼論勝復之不當位,此論五氣之發不當位,所論勝復五發之事則異,而命其差之義則同也。)

⑧ 言日數也。

⑨ 後,謂四時之後也。差三十日餘八十七刻半,氣猶來去而甚盛也。度,日也。四時之後今常爾。(新校正云:詳注云八十七刻半,當作四十三刻又四十分刻之三十。)

⑩ 謂未應至而至太早,應至而至反太遲之類也。正謂氣至在期前後。

過非不及,則至當時,非是者眚也①。帝曰:善。氣有非時而化者何也? 岐伯曰:太過者當其時,不及者歸其己勝也②。帝曰:四時之氣,至有早晏高下左右,其候何如? 岐伯曰:行有逆順,至有遲速,故太過者化先天,不及者化後天③。帝曰:願聞其行何謂也? 岐伯曰:春氣西行,夏氣北行,秋氣東行,冬氣南行④。故春氣始於下,秋氣始於上,夏氣始於中,冬氣始於標。春氣始於左,秋氣始於右,冬氣始於後,夏氣始於前。此四時正化之常⑤。故至高之地,冬氣常在,至下之地,春氣常在⑥,必謹察之。帝曰:善⑦。

黃帝問曰:五運六氣之應見,六化之正,六變之紀何如? 岐伯對曰:夫六氣正紀,有化有變,有勝有復,有用有病,不同其候,帝欲何乎? 帝曰:願盡聞之。岐伯曰:請遂言之⑧。夫氣之所至也,厥陰所至爲和平⑨,少陰所至爲暄⑩,太陰所至爲埃溽⑪,少陽所至爲炎暑⑫,陽明所至爲

---

① 當時,謂應日刻之期也。非應先後至而有先後至者,皆爲災。眚,災也。

② 冬雨春涼秋熱夏寒之類,皆爲歸己勝也。

③ 氣有餘,故化先。氣不足,故化後。

④ 觀萬物生長收藏,如斯言。

⑤ 察物以明之,可知也。

⑥ 高山之巔,盛夏冰雪,污下川澤,嚴冬草生,長在之義足明矣。(新校正云:按《五常政大論》云:地有高下,氣有溫涼,高者氣寒,下者氣熱。)

⑦ 天地陰陽,視而可見,何必思新冥昧,演法求求,智極心勞而無所得邪!

⑧ 遂,盡也。

⑨ 初之氣,木之化。

⑩ 二之氣,君火也。

⑪ 四之氣,土之化。

⑫ 三之氣,相火也。

清勁①,太陽所至爲寒霧②,時化之常也③。厥陰所至爲風府爲璺啓④,少陰所至爲火府爲舒榮,太陰所至爲雨府爲員盈⑤,少陽所至爲熱府爲行出⑥,陽明所至爲司殺府爲庚蒼⑦,太陽所至爲寒府爲歸藏⑧,司化之常也。厥陰所至爲生爲風搖⑨,少陰所至爲榮爲形見⑩,太陰所至爲化爲雲雨⑪,少陽所至爲長爲番鮮⑫,陽明所至爲收爲霧露⑬,太陽所至爲藏爲周密⑭,氣化之常也。厥陰所至爲風生,終爲肅⑮;少陰所至爲熱生,中爲寒⑯;太陰所至爲濕生,終爲注雨⑰;少陽所至爲火生,終爲蒸溽⑱;陽明所

---

① 五之氣,金之化。

② 終之氣,水之化。

③ 四時氣正化之常候。

④ 璺,微裂也。啓,開坼也。

⑤ 物承土化,質員盈滿。又雨界地綠,文見如環,爲員化明矣。

⑥ 藏熱者,出行也。

⑦ 庚,更也。更,代也,易也。

⑧ 物寒,故歸藏也。

⑨ 木之化也。

⑩ 火之化也。

⑪ 土之化也。

⑫ 火之化也。

⑬ 金之化也。

⑭ 水之化也。

⑮ 風化以生,則風生也。肅,靜也。(新校正云:按《六微旨大論》云:風位之下,金氣承之。故厥陰爲風生而終爲肅也。)

⑯ 熱化以生,則熱生也。陰精承上,故中爲寒也。(新校正云:按《六微旨大論》云:少陰之上,熱氣治之,中見太陽。故爲熱生而中爲寒也。又云:君位之下,陰精承之。亦爲寒之義也。)

⑰ 濕化以生,則濕生也。太陰在上,故終爲注雨。(新校正云:按《六微旨大論》云:土位之下,風氣承之。王注云:疾風之後,時雨廼零,濕爲風吹,化而爲雨。故太陰爲濕生而終爲注雨也矣。)

⑱ 火化以生,則火生也。陽在上,故終爲蒸溽。(新校正云:按《六微旨大論》云:相火之下,水氣承之。故少陽爲火生而終爲蒸溽也矣。)

至爲燥生,終爲凉①;太陽所至爲寒生,中爲温②。德化之常也③。厥陰所至爲毛化④,少陰所至爲羽化⑤,太陰所至爲倮化⑥,少陽所至爲羽化⑦,陽明所至爲介化⑧,太陽所至爲鱗化⑨,德化之常也。厥陰所至爲生化⑩,少陰所至爲榮化⑪,太陰所至爲濡化⑫,少陽所至爲茂化⑬,陽明所至爲堅化⑭,太陽所至爲藏化⑮,布政之常也。厥陰所至爲飄怒大凉⑯,少陰所至爲大暄寒⑰,太陰所至爲雷霆驟注烈風⑱,少陽所至爲飄風燔燎霜凝⑲,陽明所至爲散落

---

①　燥化以生,則燥生也。陰在上故終爲凉。(新校正云:詳此六氣俱先言本化,次言所反之氣,而獨陽明之化言燥生終爲凉,未見所反之氣。再尋上下文義,當云陽明所至爲凉生終爲燥,方與諸氣之義同貫。蓋以金位之下,火氣承之,故陽明爲清生而終爲燥也。)

②　寒化以生,則寒生也。陽在内,故中爲温。(新校正云:按《五運行大論》云:太陽之上,寒氣治之,中見少陰。故爲寒生而中爲温。)

③　風生毛形,熱生翮形,濕生倮形,火生羽形,燥生介形,寒生鱗形,六化皆爲主歲及間氣所在而各化生,常無替也,非德化則無能化生也。

④　形之有毛者。

⑤　有羽翮〔守〕飛行之類也。

⑥　無毛羽鱗甲之類也。

⑦　薄明羽翼,蜂蟬之類,非翎羽之羽也。

⑧　有甲之類。

⑨　身有鱗也。

⑩　温化也。

⑪　暄化也。

⑫　濕化也。

⑬　熱化也。

⑭　凉化也。

⑮　寒化也。

⑯　飄怒,木也。大凉,下承之金氣也。

⑰　大暄,君火也。寒,下承之陰精也。

⑱　雷霆驟注,土也。烈風,下承之水氣也。

⑲　飄風,旋轉風也。霜凝,下承之水氣也。

温①，太陽所至爲寒雪冰雹白埃②，氣變之常也③。厥陰所至爲撓動爲迎隨④，少陰所至爲高明焰爲曛⑤，太陰所至爲沉陰爲白埃爲晦暝⑥，少陽所至爲光顯爲彤雲爲曛⑦，陽明所至爲煙埃爲霜爲勁切爲悽鳴⑧，太陽所至爲剛固爲堅芒爲立⑨，令行之常也⑩。厥陰所至爲裏急⑪，少陰所至爲瘍疹身熱⑫，太陰所至爲積飲否隔⑬，少陽所至爲嚔嘔爲瘡瘍⑭，陽明所至爲浮虛⑮，太陽所至爲屈伸不利，病之常也。厥陰所至爲支痛⑯，少陰所至爲驚惑惡寒戰慄譫妄⑰，太陰所至爲稸滿，少陽所至爲驚躁瞀昧暴病，陽明所至爲鼽尻陰股膝髀腨䯒足病，太陽所至爲腰痛，病之常也。厥陰所至爲緛戾，少陰所至爲悲妄衄衊⑱，太陰所至爲中滿霍亂吐下，少陽所至爲喉痹耳鳴嘔涌⑲，陽明所

──────────

① 散落，金也。温，下承之火氣也。
② 霜雪冰雹，水也。白埃，下承之土氣也。
③ 變，謂變常平之氣而爲甚用也。甚用不已，則下承之氣兼行，故皆非本氣也。
④ 風之性也。
⑤ 焰，陽焰也。曛，赤黃色也。
⑥ 暗蔽不明也。
⑦ 光顯，電也，流光也，明也。彤，赤色也。少陰氣同。
⑧ 殺氣也。
⑨ 寒化也。
⑩ 令行則庶物無違。
⑪ 筋緩〔守〕縮，故急。
⑫ 火氣生也。
⑬ 土礙也。
⑭ 火氣生也。
⑮ 浮虛，薄腫按之復起也。
⑯ 支柱，妨也。
⑰ 譫，亂言也。今詳慄字當作慓字。
⑱ 衊，污血，亦脂也。
⑲ 涌，謂溢食不下也。

至爲皴揭①,太陽所至爲寢汗痙②,病之常也。厥陰所至爲脅痛嘔泄③,少陰所至爲語笑,太陰所至爲重胕腫④,少陽所至爲暴注瞤瘛暴死,陽明所至爲鼽嚏,太陽所至爲流泄禁止,病之常也。凡此十二變者,報德以德,報化以化,報政以政,報令以令,氣高則高,氣下則下,氣後則後,氣前則前,氣中則中,氣外則外,位之常也⑤。故風勝則動⑥,熱勝則腫⑦,燥勝則乾⑧,寒勝則浮⑨,濕勝則濡泄,甚則水閉胕腫⑩,隨氣所在,以言其變耳。帝曰:願聞其用也。岐伯曰:夫六氣之用,各歸不勝而爲化⑪,故太陰雨化,施於太陽;太陽寒化,施於少陰⑫;少陰熱化,施於陽明;陽明燥化,施於厥陰;厥陰風化,施於太陰。各命其所在以徵之也。帝曰:自得其位何如? 岐伯曰:自得其位。常化也。帝曰:願聞所在也。岐伯曰:命其位而方月可知也⑬。

帝曰:六位之氣盈虛何如? 岐伯曰:太少異也,太者

---

① 身皮數象。

② 寢汗,謂睡中汗發於胸嗌頸掖之間也。俗誤呼爲盜汗。

③ 泄,謂利也。

④ 胕腫,謂肉泥按之不起也。

⑤ 氣報德報化,謂天地氣也。高下前後中外,謂生病所也。手之陰陽其氣高,足之陰陽其氣下,足太陽氣在身後,足陽明氣在身前,足太陰少陰厥陰氣在身中,足少陽氣在身側,各隨所在言之,氣變生病象也。

⑥ 動不寧也。(新校正云:詳風勝則動至濕勝則濡泄五句,與《陰陽應象大論》文重,而兩注不同。)

⑦ 熱勝氣則爲丹熛,勝血則爲癰膿,勝骨肉則爲胕腫,按之不起。

⑧ 乾於外則皮膚皺拆,乾於內則精血枯涸,乾於氣及津液,則肉乾而皮著於骨。

⑨ 浮,謂浮起按之處見也。

⑩ 濡泄,水利也。胕腫,肉泥按之陷而不起也。水閉,則逸於皮中也。

⑪ 用,謂施其化氣。

⑫ (新校正云:詳此當云少陰少陽。)

⑬ 隨氣所在,以定其方,六分占之,則日及地分無差矣。

之至徐而常,少者暴而亡①。帝曰:天地之氣,盈虛何如?岐伯曰:天氣不足,地氣隨之,地氣不足,天氣從之,運居其中而常先也②。惡所不勝,歸所同和,隨運歸從而生其病也③。故上勝則天氣降而下,下勝則地氣遷而上④,多少而差其分⑤,微者小差,甚者大差,甚則位易氣交易,則大變生而病作矣。《大要》曰:甚紀五分,微紀七分,其差可見。此之謂也⑥。帝曰:善。論言熱無犯熱,寒無犯寒。余欲不遠寒,不遠熱奈何?岐伯曰:悉乎哉問也!發表不遠熱,攻裏不遠寒⑦。帝曰:不發不攻而犯寒犯熱何如?岐伯曰:寒熱內賊,其病益甚⑧。帝曰:願聞無病者何如?岐伯曰:無者生之,有者甚之⑨。帝曰:生者何如?岐伯曰:不遠熱則熱至,不遠寒則寒至,寒至則堅否腹滿,痛急下利之病生矣⑩,熱至則身熱,吐下霍亂,癰疽瘡瘍,瞀鬱注下,膶瘛腫脹,嘔鼽衄頭痛,骨節變肉痛,血溢血

① 力強而作,不能久長,故暴而無也。亡,無也。
② 運,謂木火土金水各主歲者也。地氣勝則歲運上昇,天氣勝則歲氣下降,上昇下降,運氣常先降也。
③ 非其位則變生,變生則病作。
④ 勝,謂多也。上多則自降,下多則自遷,多少相移,氣之常也。(新校正云:按《六微旨大論》云:昇已而降,降者謂天;降已而昇,昇者謂地。天氣下降,氣流於地;地氣上昇,氣騰於天。故高下相召,昇降相因,而變作矣。此亦昇降之義也矣。)
⑤ 多則遷降多,少則遷降少,多少之應,有微有甚之異〔原作"異之"〕也。
⑥ 以其五分七分之紀〔原脱〕,所以知天地陰陽過差矣。
⑦ 汗泄故用熱不遠熱,下利故用寒不遠寒,皆以其不住於中也。如是則夏可用熱,冬可用寒。不發不泄而無畏忌,是謂妄遠,法所禁也。皆謂不獲已而用之也。春秋亦同。(新校正云:按《至真要大論》云:發不遠熱,無犯溫涼。)
⑧ 以水濟水,以火濟火,適足以更生病,豈唯本病之益甚乎!
⑨ 無病者犯禁,猶能生病,況有病者而求輕減,不亦難乎!
⑩ 食已不飢,吐利腥穢,亦寒之疾也。

泄,淋閟之病生矣①。帝曰:治之奈何? 岐伯曰:時必順
之,犯者治以勝也②。黃帝問曰:婦人重身,毒之何如?
岐伯曰:有故無殞,亦無殞也③。帝曰:願聞其故何謂也?
岐伯曰:大積大聚,其可犯也,衰其太半而止,過者死④。
帝曰:善。鬱之甚者治之奈何⑤? 岐伯曰:木鬱達之,火
鬱發之,土鬱奪之,金鬱泄之,水鬱折之,然調其氣⑥,過
者折之,以其畏也,所謂瀉之⑦。帝曰:假者何如? 岐伯
曰:有假其氣,則無禁也⑧。所謂主氣不足,客氣勝也⑨。
帝曰:至哉聖人之道! 天地大化運行之節,臨御之紀,陰
陽之政,寒暑之令,非夫子孰能通之! 請藏之靈蘭之室,
署曰《六元正紀》,非齋戒不敢示,慎傳也⑩。

六元正紀大論:憒音會　矇音蒙　憹奴董切　翮胡革切
痙巨郢切

---

① 暴瘖冒昧,目不識人,躁擾狂越,妄見妄聞,罵詈驚癇,亦熱之病。
② 春宜涼,夏宜寒,秋宜溫,冬宜熱,此時之宜,不可不順。然犯熱治
以寒,犯寒治以熱,犯春宜用涼,犯秋宜用溫,是以勝也。犯熱治以鹹寒,犯
寒治以甘熱,犯涼治以苦溫,犯溫治以辛涼,亦勝之道也。
③ 故,謂有大堅癥瘕,痛甚不堪,則治以破積愈癥之藥。是謂不救必
迺盡死,救之蓋存其大也,雖服毒不死也。上無殞,言母必全。亦無殞,言子
亦不死也。
④ 衰其太半,不足以害生,故衰太半則止其藥。若過禁待盡,毒氣內
餘,無病可攻,以當毒藥,毒攻不已,則敗損中和,故過則死。(新校正云:詳
此婦人身重一節,與上下文義不接,疑他卷脫簡於此。)
⑤ 天地五行應運,有鬱抑不申之甚者〔守〕。
⑥ 達,謂吐之,令其條達也。發,謂汗之,令其疏散也。奪,謂下之,令
無壅礙也。泄,謂滲泄之,解表利小便也。折,謂抑之,制其衝逆也,通是五
法,迺氣可平調,後迺觀其虛盛而調理之也。
⑦ 過,太過也。太過者,以其味瀉之,以鹹瀉腎,酸瀉肝,辛瀉肺,甘瀉
脾,苦瀉心。過者畏瀉,故謂瀉爲畏也。
⑧ 正氣不足,臨氣勝之,假寒熱溫涼,以資四正之氣,則可以熱犯熱,
以寒犯寒,以溫犯溫,以涼犯涼也。
⑨ 客氣,謂六氣更臨之氣。主氣,謂五藏應四時,正王春夏秋冬也。
⑩ (新校正云:詳此與《氣交變大論》末文同。)

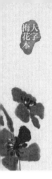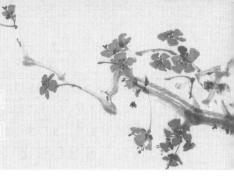

卷第二十二

至真要大論篇第七十四

黃帝問曰：五氣交合，盈虛更作，余知之矣。六氣分治，司天地者，其至何如^①？岐伯再拜對曰：明乎哉問也！天地之大紀，人神之通應也^②。帝曰：願聞上合昭昭，下合冥冥奈何？岐伯曰：此道之所主，工之所疑也^③。帝曰：願聞其道也。岐伯曰：厥陰司天，其化以風^④；少陰司天，其化以熱^⑤；太陰司天，其化以濕^⑥；少陽司天，其化以火^⑦；陽明司天，其化以燥^⑧；太陽司天，其化以寒^⑨。以所臨藏位，命其病者也^⑩。帝曰：地化奈何？岐伯曰：司天

---

① 五行主歲，歲有少多，故曰盈虛更作也。《天元紀大論》曰：其始也，有餘而往，不足隨之，不足而往，有餘從之。則其義也。天分六氣散主太虛，三之氣司天，終之氣監地，天地生化，是爲大紀，故言司天地者，餘四可知矣。

② 天地變化，人神運爲，中外雖殊，然其通應則一也。

③ 不知其要，流散無窮。

④ 飛揚鼓拆，和氣發生，萬物榮枯，皆因而化變成敗也。

⑤ 炎蒸鬱燠，故庶類蕃茂。

⑥ 雲雨潤澤，津液生成。

⑦ 炎熾赫烈，以爍寒灾。

⑧ 乾化以行，物無濕敗。

⑨ 對陽之化也。（新校正云：詳注云對陽之化，陽字疑誤。）

⑩ 肝木位東方，心火位南方，脾土位西南方及四維，肺金位西方，腎水位北方，是五藏定位。然六氣所〔原脫〕御，五運所至，氣不相得則病，相得則和，故先以六氣所臨，後言五藏之病也。

同候,間氣皆然①。帝曰:間氣何謂? 岐伯曰:司左右者,是謂間氣也②。帝曰:何以異之? 岐伯曰:主歲者紀歲,間氣者紀步也③。帝曰:善。歲主奈何? 岐伯曰:厥陰司天爲風化④,在泉爲酸化⑤,司氣爲蒼化⑥,間氣爲動化⑦。少陰司天爲熱化⑧,在泉爲苦化⑨,不司氣化⑩,居氣爲灼化⑪。太陰司天爲濕化⑫,在泉爲甘化⑬,司氣爲黅化⑭,間氣爲柔化⑮。少陽司天爲火化⑯,在泉爲苦化⑰,司氣爲

---

① 六氣之本,自有常性,故雖位易,而化治皆同。

② 六氣分化,常以二之氣司天地,爲上下吉凶勝復客主之事,歲中悔吝從而明之,餘四氣散居左右也。故《陰陽應象大論》曰:天地者,萬物之上下。左右者,陰陽之道路。此之謂也。

③ 歲,三百六十五日四分日之一。步,六十日餘八十七刻半也。積步之日而成歲也。

④ 巳亥之歲,風高氣遠,云飛物揚,風之化也。

⑤ 寅申之歲,木司地氣,故物化從酸。

⑥ 木運之氣,丁壬之歲化。蒼,青也。

⑦ 偏主六十日餘八十七刻半也。(新校正云:詳丑未之歲厥陰爲初之氣,子午之歲爲二之氣,辰戌之歲爲四之氣,卯酉之歲爲五之氣。)

⑧ 子午之歲,陽光熠燿,暄暑流行,熱之化也。

⑨ 卯酉之歲,火司地氣,故物以苦生。

⑩ 君不主運。(新校正云:按《天元紀大論》云:君火以名,相火以位。謂君火不主運也。)

⑪ 六十日餘八十七刻半也。居本位君火爲居,不當間之也。(新校正云:詳少陰不曰間氣而云居氣者,蓋尊君火無所不居,不當間之也。王注云居本位爲居不當間之,則居他位不爲居而可間也。寅申之歲爲初之氣,丑未之歲爲二之氣,巳亥之歲爲四之氣,辰戌之歲爲五之氣也。)

⑫ 丑未之歲,埃鬱曚昧,雲雨潤澤,濕之化也。

⑬ 辰戌之歲也,土司地氣,故甘化生焉。

⑭ 土運之氣,甲巳之歲。黅,黃也。

⑮ 濕化行,則庶物柔耎。(新校正云:詳太陰卯酉之歲爲初之氣,寅申之歲爲二之氣,子午之歲爲四之氣,巳亥之歲爲五之氣。)

⑯ 寅申之歲也,炎光赫烈,燔灼焦然,火之化也。

⑰ 巳亥之歲也,火司地氣,故苦化先焉。

丹化①,間氣爲明化②。陽明司天爲燥化③,在泉爲辛化④,司氣爲素化⑤,間氣爲清化⑥。太陽司天爲寒化⑦,在泉爲鹹化⑧,司氣爲玄化⑨,間氣爲藏化⑩。故治病者,必明六化分治,五味五色所生,五藏所宜,迺可以言盈虛病生之緒也⑪。帝曰:厥陰在泉而酸化先,余知之矣。風化之行也何如?岐伯曰:風行於地,所謂本也,餘氣同法⑫。本乎天者,天之氣也,本乎地者,地之氣也⑬,天地合氣,六節分而萬物化生矣⑭。故曰:謹候氣宜,無失病機。此之謂也⑮。帝曰:其主病何如⑯?岐伯曰:司歲備

---

① 火運之氣,戊癸歲也。

② 明,炳明也,亦謂霞燒。(新校正云:詳少陽辰戌之歲爲初之氣,卯酉之歲爲二之氣,寅申之歲爲四之氣,丑未之歲爲五之氣。)

③ 卯酉之歲,清切高明,霧露蕭瑟,燥之化也。

④ 子午之歲也,金司地氣,故辛化先焉。

⑤ 金運之氣,乙庚歲也。

⑥ 風生高勁,草木清冷,清之化也。(新校正云:詳陽明巳亥之歲爲初之氣,辰戌之歲爲二之氣,寅申之歲爲四之氣,丑未之歲爲五之氣。)

⑦ 辰戌之歲,嚴肅峻整,慘慄凝堅,寒之化也。

⑧ 丑未之歲,水司地氣,故化從鹹。

⑨ 水運之氣,丙辛歲也。

⑩ 陰凝而冷,庶物斂容,歲之化也。(新校正云:詳子午之歲,太陽爲初之氣,巳亥之歲爲二之氣,卯酉之歲爲四之氣,寅申之歲爲五之氣也。)

⑪ 學不厭備習也。

⑫ 厥陰在泉,風行於地。少陰在泉,熱行於地。太陰在泉,濕行於地。少陽在泉,火行於地。陽明在泉,燥行於地。太陽在泉,寒行於地。故曰餘氣同法也。本,謂六氣之上元氣也。

⑬ 化於天者爲天氣,化於地者爲地氣。(新校正云:按《易》曰:本乎天者親上,本乎地者親下。此之謂也。)

⑭ 萬物居天地之間,悉爲六氣所生化,陰陽之用,未嘗有逃生化出陰陽也。

⑮ 病機,下文具矣。

⑯ 言采藥之歲也。

物,則無遺主矣①。帝曰:先歲物何也? 岐伯曰:天地之
專精也②。帝曰:司氣者何如③? 岐伯曰:司氣者主歲同,
然有餘不足也④。帝曰:非司歲物何謂也? 岐伯曰:散
也⑤,故質同而異等也⑥,氣味有薄厚,性用有躁静,治保
有多少,力化有淺深,此之謂也⑦。帝曰:歲主藏害何謂?
岐伯曰:以所不勝命之,則其要也⑧。帝曰:治之奈何?
岐伯曰:上淫於下,所勝平之,外淫於內,所勝治之⑨。帝
曰:善。平氣何如⑩? 岐伯曰:謹察陰陽所在而調之,以
平爲期,正者正治,反者反治⑪。帝曰:夫子言察陰陽所
在而調之,論言人迎與寸口相應,若引繩小大齊等,命曰
平⑫,陰之所在寸口何如⑬? 岐伯曰:視歲南北,可知之

---

① 謹候司天地所生化者,則其味正當其歲也。故彼藥工,專司歲氣,
所收藥物,則一歲二歲,其所主用無遺略也。今詳則字當作用。

② 專精之氣,藥物肥濃,又於使用,當其正氣味也。(新校正云:詳先
歲疑作司歲。)

③ 司運氣也。

④ 五運主歲者,有餘不足,比之歲物,〔疑脱“然不足之歲”〕恐有薄,
有餘之歲藥專精也。

⑤ 非專精則散氣,散氣則物不純也。

⑥ 形質雖同,力用則異,故不尚之。

⑦ 物與歲不同者何? 以此爾。

⑧ 木不勝金,金不勝火之類是也。

⑨ 淫,謂行所不勝己者也。上淫於下,天之氣也。外淫於內,地之氣
也。隨所制勝而以平治之也。制勝,謂五味寒熱温涼隨勝用之,下文備矣。
(新校正云:詳天氣主歲,雖有淫勝,但當平調之,故不曰治而曰平也。)

⑩ 平,謂診平和之氣。

⑪ 知陰陽所在,則知尺寸應與不應。不知陰陽所在,則以得爲失,以
逆爲從。故謹察之也。陰病陽不病,陽病陰不病,是爲正病,則正治之,謂以
寒治熱,以熱治寒也。陰位已見陽脈,陽位又見陰脈,是謂反病,則反治之,
謂以寒治寒,以熱治熱也。諸方之制,咸悉不然,故曰反者反治也。

⑫ (新校正云:詳論言至曰平,本《靈樞經》之文,今出《甲乙經》,云寸
口主中,人迎主外,兩者相應,俱往俱來,若引繩小大齊等,春夏人迎微大,秋
冬寸口微大者,故名曰平也。)

　⑬ 陰之所在,脈沉不應,引繩齊等,其候頗乖,故問以明之。

矣。帝曰：願卒聞之。岐伯曰：北政之歲，少陰在泉，則寸口不應^①；厥陰在泉，則右不應^②；太陰在泉，則左不應^③。南政之歲，少陰司天，則寸口不應^④；厥陰司天，則右不應；太陰司天，則左不應^⑤。諸不應者，反其診則見矣^⑥。帝曰：尺候何如？岐伯曰：北政之歲，三陰在下，則寸不應；三陰在上，則尺不應^⑦。南政之歲，三陰在天，則寸不應；三陰在泉，則尺不應。左右同^⑧。故曰：知其要者，一言而終，不知其要，流散無窮。此之謂也^⑨。

　　帝曰：善。天地之氣，內淫而病何如？岐伯曰：歲厥陰在泉，風淫所勝，則地氣不明，平野昧，草迺早秀。民病灑灑振寒，善伸數欠，心痛支滿，兩脅裏急，飲食不下，膈咽不通，食則嘔，腹脹善噫，得後與氣，則快然如衰，身體

---

①　木火金水運，面北受氣，凡氣之在泉者，脈悉不見，唯其左右之氣脈可見之。在泉之氣，善則不見，惡者可見，病以氣及客主淫勝名之。在天之氣，其亦然矣。

②　少陰在右故。

③　少陰在左故。

④　土運之歲，面南行令，故少陰司天，則二手寸口不應也。

⑤　亦左右義也。

⑥　不應皆爲脈沉，脈沉下者仰手而沉，復其手則沉爲浮，細爲大也。

⑦　司天曰上，在泉曰下。

⑧　天不應寸，左右悉與寸不應義同。

⑨　要，謂知陰陽所在也。知則用之不惑，不知則尺寸之氣，沉浮小大，常三歲一差。欲求其意，猶繞樹問枝，雖白首區區，尚未知所詣，況其旬月而可知乎！

421

皆重①。歲少陰在泉，熱淫所勝，則焰浮川澤，陰處反明。民病腹中常鳴，氣上衝胸，喘不能久立，寒熱皮膚痛，目瞑齒痛頔腫，惡寒發熱如瘧，少腹中痛腹大，蟄蟲不藏②。歲太陰在泉，草廼早榮③，濕淫所勝，則埃昏巖谷，黃反見黑，至陰之交。民病飲積，心痛，耳聾渾渾焞焞，嗌腫喉痺，陰病血見，少腹痛腫，不得小便，病衝頭痛，目似脫，項似拔，腰似折，髀不可以回，膕如結，腨如別④。歲少陽在泉，火淫所勝，則焰明郊野，寒熱更至。民病注泄赤白，少腹痛溺赤，甚則血便。少陰同候⑤。歲陽明在泉；燥淫所勝，則霿霧清暝。民病喜嘔，嘔有苦，善大息，心脅痛不能

---

① 謂甲寅、丙寅、戊寅、庚寅、壬寅、甲申、丙申、戊申、庚申、壬申歲也。氣不明，謂天圍之際，氣色昏暗。風行地上，故平野皆然。昧，謂暗也。脅，謂兩乳之下及肤外也。伸，謂以欲伸努筋骨也。（新校正云：按《甲乙經》灑灑振寒，善伸數欠，爲胃病。食則嘔，腹脹善噫，得後與氣，則快然如衰，身體皆重，爲脾病。飲食不下，鬲咽不通，邪在胃脘也。蓋厥陰在泉之歲，木王而克脾胃，故病如是。又按《脈解》云：所謂食則嘔者，物盛滿而上溢，故嘔也。所謂得後與氣則快然如衰者，十二月陰氣下衰而陽氣且出，故曰得後與氣則快然如衰也。）

② 謂乙卯、丁卯、己卯、辛卯、癸卯、乙酉、丁酉、己酉、辛酉、癸酉歲也。陰處，北方也。不能久立，足無力也。腹大，謂心氣不足也。金火相薄而爲是也。（新校正云：按《甲乙經》齒痛頔腫，爲大腸病。腹中雷鳴，氣常衝胸，喘不能久立，邪在大腸也。蓋少陰在泉之歲，火克金，故大腸病也。）

③ （新校正云：詳此四字疑衍。）

④ 謂甲辰、丙辰、戊辰、庚辰、壬戌、甲戌、丙戌、戊戌、庚戌、壬戌歲也。太陰爲土，色見應黃於天中，而反見於北方黑處也。水土同見，故曰至陰之交，合其氣色也。衝頭痛，謂腦後眉間痛也。膕，謂膝後曲腳之中也。腨，腳後軟肉處也。（新校正云：按《甲乙經》耳聾渾渾焞焞，嗌腫喉痺，爲三焦病。病衝頭痛，目似脫，項似拔，腰似折，髀不可以回，膕如結，腨如裂，爲膀胱足太陽病。又少腹腫痛，不得小便，邪在三焦。蓋太陰在泉之歲，土正克太陽，故病如是也。）

⑤ 謂乙巳、丁巳、己巳、辛巳、癸巳、乙亥、丁亥、己亥、辛亥、癸亥歲也。處寒之時，熱更其氣，熱氣既往，寒氣後來，故云更至也。餘候與少陰在泉正同。

反側，甚則嗌乾面塵，身無膏澤，足外反熱①。歲太陽在泉，寒淫所勝，則凝肅慘慄。民病少腹控睪，引腰脊，上衝心痛，血見，嗌痛頷腫②。帝曰：善。治之奈何？岐伯曰：諸氣在泉，風淫於內，治以辛涼，佐以苦，以甘緩之，以辛散之③。熱淫於內，治以鹹寒，佐以甘苦，以酸收之，以苦發之④。濕淫於內，治以苦熱，佐以酸淡，以苦燥之，以淡泄之⑤。火淫於內，治以鹹冷，佐以苦辛，以酸收之，以苦

---

① 謂甲子、丙子、戊子、庚子、壬子、甲午、丙午、戊午、庚午、壬午歲也。霿霧，謂霧暗不分，似霧也。清，薄寒也。言霧起霧暗，不辨物形而薄寒也。心脅痛，謂心之傍，脅中痛也。面塵，謂面上如有觸冒塵土之色也。（新校正云：按《甲乙經》病喜嘔，嘔有苦，善大息，心脅痛不能反側，甚則面塵，身無膏澤，足外反熱，爲膽病。嗌乾面塵，爲肝病。蓋陽明在泉之歲，金王克木，故病如是。又按《脈解》云：少陽所謂心脅痛者，言少陽盛〔戌〕也，盛〔戌〕者心之所表也，九月陽氣盡而陰氣盛，故心脅痛。所謂不可反側者，陰氣藏物也，物藏則不動，故不可反側也。）

② 謂乙丑、丁丑、己丑、辛丑、癸丑、乙未、丁未、己未、辛未、癸未歲也。凝肅，謂寒氣藹空，凝而不動，萬物靜肅其儀形也。慘慄，寒甚也。控，引也。睪，陰丸也。頷，頰車前牙之下也。（新校正云：按《甲乙經》嗌痛頷腫，爲小腸病。又少腹控睪，引腰脊，上衝心肺，邪在小腸也。蓋太陽在泉之歲，水克火，故病如是。）

③ 風性喜溫而惡清，故治之涼，是以勝氣治之也。佐以苦，隨其所利也。木苦急，則以甘緩之。苦抑，則以辛散之。《藏氣法時論》曰：肝苦急，急食甘以緩之。肝欲散，急食辛以散之。此之謂也。食亦音飼，己曰食，他曰飼也。大法正味如此，諸爲方者不必盡用之，但一佐二佐，病已則止，餘氣皆然。

④ 熱性惡寒，故治以寒也。熱之大盛甚於表者，以苦發之，不盡復寒制之，寒制不盡，復苦發之，以酸收之。甚者再方，微者一方，可使必已。時發時止，亦以酸收之。

⑤ 濕與燥反，故治以苦熱，佐以酸淡。燥除濕，故以苦燥其濕也。淡利竅，故以淡滲泄也。《藏氣法時論》曰：脾苦濕，急食苦以燥之。《靈樞經》曰：淡利竅也。《生氣通天論》曰：味過於苦，脾氣不濡，胃氣迺厚。明苦燥也。（新校正云：按《六元正紀大論》曰：下太陰，其化下甘溫。）

發之①。燥淫於内,治以苦温,佐以甘辛,以苦下之②。寒淫於内,治以甘熱,佐以苦辛,以鹹瀉之,以辛潤之,以苦堅之③。帝曰:善。天氣之變何如? 岐伯曰:厥陰司天,風淫所勝,則太虛埃昏,雲物以擾,寒生春氣,流水不冰。民病胃脘當心而痛,上支兩脅,膈咽不通,飲食不下,舌本强,食則嘔,冷泄腹脹,溏泄瘕水閉,蟄蟲不去,病本於脾④。衝陽絶,死不治⑤。少陰司天,熱淫所勝,怫熱至,火行其政。民病胸中煩熱,嗌乾,右胠滿,皮膚痛,寒熱咳喘,大雨且至,唾血血泄,鼽衄嚏嘔,溺色變,甚則瘡瘍胕腫,肩背臂臑及缺盆中痛,心痛肺䐜,腹大滿,膨膨而喘

---

① 火氣大行心腹,心怒之所生也,鹹性柔㪍,故以治之,以酸收之。大法候其須汗者,以辛佐之,不必要資苦味令其汗也。欲柔㪍者,以鹹治之。《藏氣法時論》曰:心欲㪍,急食鹹以㪍之。心苦緩,急食酸以收之。此之謂也。

② 温利涼性,故以苦治之。下,謂利之使不得〔一本有"燥結"〕也。(新校正云:按《藏氣法時論》曰:肺苦氣上逆,急食苦以泄之。用辛瀉之,酸補之。又按下文司天燥淫所勝,佐以酸辛。此云甘辛者,甘字疑當作酸。《六元正紀大論》云:下酸熱。與苦温之治又異。又云:以酸收之而安其下,甚則以苦泄之也。

③ 以熱治寒,是爲摧勝,折其氣用,令不滋繁也。苦辛之佐,通事行之。(新校正云:按《藏氣法時論》曰:腎苦燥,急食辛以潤之。腎欲堅,急食苦以堅之,用苦補之,鹹瀉之。舊注引此在濕淫於内之下,無義,今移於此矣。)

④ 謂乙巳、丁巳、己巳、辛巳、癸巳、乙亥、丁亥、己亥、辛亥、癸亥歲也。是歲民病集於中也。風自天行,故太虛埃起。風動飄蕩,故云物擾也。埃,青塵也。不分遠物,是爲埃昏。土之爲病,其善泄利。若病水,則小便閉而不下。若大泄利,則經水亦多閉絶也。(新校正云:按《甲乙經》舌本强,食則嘔,腹脹溏泄瘕水閉,爲脾病。又胃病者,腹䐜〔原作"脾",據甲乙卷九第七改〕脹,胃脘當心而痛,上支兩脅,膈咽不通,食飮不下。蓋厥陰司天之歲,木勝土,故病如是也。)

⑤ 衝陽在足跗上動脈應手,胃之氣也。衝陽脈微則食飮減少,絶則藥食不入,亦下嗌還出也。攻之不入,養之不生,邪氣日强,真氣内絶,故其必死,不可復也。

咳，病本於肺①。尺澤絕，死不治②。太陰司天，濕淫所勝，則沉陰且布，雨變枯槁，胕腫骨痛陰痹，陰痹者按之不得，腰脊頭項痛，時眩，大便難，陰氣不用，飢不欲食，咳唾則有血，心如懸，病本於腎③。太谿絕，死不治④。少陽司天，火淫所勝。則温氣流行，金政不平。民病頭痛，發熱惡寒而瘧，熱上皮膚痛，色變黃赤，傳而爲水，身面胕腫，腹滿仰息，泄注赤白，瘡瘍咳唾血，煩心胸中熱，甚則鼽衄，病本於肺⑤。天府絕，死不治⑥。陽明司天，燥淫所勝，則木廼晚榮，草廼晚生，筋骨內變，民病左胠脅痛，寒清於中，感而瘧，大涼革候，咳，腹中鳴，注泄鶩溏，名木斂，生菀於下，草焦上首，心脅暴痛，不可反側，嗌乾面塵

① 謂甲子、丙子、戊子、庚子、壬子、甲午、丙午、戊午、庚午、壬午歲也。怫熱至，是火行其政廼爾。是歲民病集於右，蓋以小腸通心故也。病自肺生，故曰病本於肺也。（新校正云：按《甲乙經》溺色變，肩背臂臑及缺盆中痛，肺脹滿膨膨而喘咳，爲肺病。鼽衄，爲大腸病。蓋少陰司天之歲，火克金，故病如是。又王注民病集於右，以小腸通心故。按《甲乙經》小腸附脊左環，迴腸附脊右〔守〕環。所説不應，得非火勝克金而大腸病歟。）

② 尺澤在肘內廉大文中，動脈應手，肺之氣也。火爍於金，承天之命，金氣內絕，故必危亡，尺澤不至，肺氣已絕，榮衛之氣，宣行無主，真氣內竭，生之何有哉！

③ 謂乙丑、丁丑、己丑、辛丑、癸丑、乙未、丁未、己未、辛未、癸未歲也。沉，久也。腎氣受邪，水無能潤，下焦枯涸，故大便難也。（新校正云：按《甲乙經》飢不用食，咳唾則有血，心懸如飢狀，爲腎病。又邪在腎，則骨痛陰痹，陰痹者按之而不得，腹脹腰痛，大便難，肩背頸項強痛，時眩。蓋太陰司天之歲，土克水，故病如是矣。）

④ 太谿在足內踝後跟骨上，動脈應手，腎之氣也。土邪勝水而腎氣內絕，邪甚正微，故方無所用矣。

⑤ 謂甲寅、丙寅、戊寅、庚寅、壬寅、甲申、丙申、戊申、庚申、壬申歲也。火來用事，則金氣受邪，故曰金政不平也。火炎於上，金肺受邪，客熱內燔，水無能救，故化生諸病也。制火之客則已矣。（新校正云：按《甲乙經》邪在肺，則皮膚痛，發寒熱。蓋少陽司天之歲，火克金，故病如是也。）

⑥ 天府在肘後內側上，掖下同身寸之三寸，動脈應手，肺之氣也。火勝而金脈絕，故死。

425

腰痛，丈夫㿉疝，婦人少腹痛，目眛眦，瘍瘡痤癰，蟄蟲來見，病本於肝①。太衝絕，死不治②。太陽司天，寒淫所勝，則寒氣反至，水且冰，血變於中，發爲癰瘍，民病厥心痛，嘔血血泄鼽衄，善悲時眩仆。運火炎烈，雨暴迺雹，胸腹滿，手熱肘攣掖腫，心澹澹大動，胸脇胃脘不安，面赤目黃，善噫嗌乾，甚則色炲，渴而欲飲，病本於心③。神門絕，死不治④。所謂動氣，知其藏也⑤。帝曰：善。治之奈何⑥？岐伯曰：司天之氣，風淫所勝，平以辛涼，佐以苦

---

① 謂乙卯、丁卯、己卯、辛卯、癸卯、乙酉、丁酉、己酉、辛酉、癸酉歲也。金勝，故草木晚生榮也。配於人身，則筋骨內應而不用也。大涼之氣，變易時候，則人寒清發於中，內感寒氣，則爲痎瘧也。大腸居右，肺氣通之，今肺氣內淫，肝居於左，故左胠脇痛，如刺割也。其歲民自注泄，則無淫勝之疾也。大涼，次寒也。大涼且甚，陽氣不行，故木容收斂，草榮悉晚。生氣已昇，陽不布令，故閉積生氣而稸於下也。在人之應，則少腹之內，痛氣居之。發疾於仲夏，瘍瘡之疾猶及秋中，瘡痤之類生於上，癰腫之患生於下，瘡色雖赤，中心正白，物氣之常也。（新校正云：按《甲乙經》腰痛不可以俯仰，丈夫㿉疝，婦人少腹腫，甚則嗌乾面塵，爲肝病。又胸滿洞泄，爲肝病。又心脇痛不能反側，目銳眦痛，缺盆中腫痛，掖下腫馬刀挾癭，汗出振寒瘧，爲膽病。蓋陽明司天之歲，金克木，故病如是。又按《脈解》云：厥陰所謂㿉疝婦人少腹腫者，厥陰者辰也，三月陽中之陰，邪在中，故曰㿉疝少腹腫也。）

② 太衝在足大指本節後二寸，脈動應手，肝之氣也。金來伐木，肝氣內絕，真不勝邪，死其宜也。

③ 謂甲辰、丙辰、戊辰、庚辰、壬辰、甲戌、丙戌、戊戌、庚戌、壬戌歲也。太陽司天，寒氣布化，故水且冰，而血凝皮膚之間，衛氣結聚，故爲癰也。若乘火運而火熱炎烈，與水交戰，故暴雨半珠形雹也。心氣爲噫，故善噫。是歲民病集於心脇之中也，陽氣內鬱，濕氣下蒸，故心厥痛而嘔血血泄鼽衄，面赤目黃，善噫，手熱肘攣掖腫，嗌乾。甚則寒氣勝陽，水行凌火，火氣內鬱，故渴而欲飲也。病始心生，爲陰凌犯，故云病本於心也。（新校正云：按《甲乙經》手熱肘攣掖腫，甚則胸脇支滿，心澹澹大動，面赤目黃，爲手心主病。又邪在心，則病心痛善悲，時眩仆。蓋太陽司天之歲，水克火，故病如是。）

④ 神門在手之掌後銳骨之端，動脈應手，真心氣也。水行乘火，而心氣內結，神氣已亡，不死何待，善知其診，故不治也。

⑤ 所以診視而知死者何？以皆是藏之經脈動氣，知神藏之存亡爾。

⑥ 謂可攻治者。

甘,以甘緩之,以酸瀉之①。熱淫所勝,平以鹹寒,佐以苦甘,以酸收之②。濕淫所勝,平以苦熱,佐以酸辛,以苦燥之,以淡泄之③。濕上甚而熱,治以苦溫,佐以甘辛,以汗爲故而止④。火淫所勝,平以酸冷,佐以苦甘,以酸收之,以苦發之,以酸復之,熱淫同⑤。燥淫所勝,平以苦濕,佐以酸辛,以苦下之⑥。寒淫所勝,平以辛熱,佐以甘苦,以鹹瀉之⑦。帝曰:善。邪氣反勝,治之奈何⑧? 岐伯曰:風

---

① 厥陰之氣,未爲盛熱,故曰凉藥平之。夫氣之用也,積凉爲寒,積溫爲熱。以熱少之,其則溫也。以寒少之,其則凉也。以溫多之,其則熱也。以凉多之,其則寒也。各當其分,則寒寒也,溫溫也,熱熱也,凉凉也,方書之用,可不務乎! 故寒熱溫凉,遷〔守〕降多少,善爲方者,意必精通,餘氣皆然,從其制也。(新校正云:按本論上文云:上淫於下,所勝平之。外淫於内,所勝治之。故在泉曰治,司天曰平也。)
② 熱氣已退,時發動者,是爲心虛,氣散不斂,以酸收之。雖以酸收,亦兼寒助,廼能殄除其源本矣。熱見太甚,則以苦發之。汗已便凉,是邪氣盡,勿寒水之。汗已猶熱,是邪氣未盡,則以酸收之。已又熱,則復汗之。已汗復熱,是藏虛也,則補其心可矣。法則合爾,諸治熱者,亦未必得再三發三治,況四變而反復者乎。
③ 濕氣所淫,皆爲腫滿,但除其濕,腫滿自衰。因濕生病不腫不滿者,亦爾治之。濕氣在上,以苦吐之,濕氣在下,以苦泄之,以淡滲之,則皆燥也。泄,謂滲泄,以利水道下小便爲法。然酸雖熱,亦用利小便,去伏水也。治濕之病,不下小便,非其法也。(新校正云:按濕淫於内,佐以酸淡。此云酸辛者,辛疑當作淡。)
④ 身半以上,濕氣餘,火氣復鬱,鬱濕相薄,則云以苦溫甘辛之藥,解表流汗而袪之,故云以汗爲除病之故而已也。
⑤ 同熱淫義,熱亦如此法,以酸復其本氣也。不復其氣,則淫氣空虛,招其損。
⑥ 制燥之勝,必以苦濕,是以火之氣味也。宜下必以苦,宜補必以酸,宜瀉必以辛。清甚生寒,留而不去,則以苦濕下之。氣有餘,則以辛瀉之。諸氣同。(新校正云:按上文燥淫於内,治以苦溫。此云苦濕者,濕當爲溫,文注中濕字三,並當作溫。又按《六元正紀大論》亦作苦小溫。)
⑦ 淫散止之,不可過也。(新校正云:按上文寒淫於内,治以甘熱,佐以苦辛。此云平以辛熱,佐以甘苦者,此文爲誤。又按《六元正紀大論》云:太陽之政,歲宜苦以燥之也。)
⑧ 不能淫勝於他氣,反爲不勝之氣爲邪以勝之。

司於地,清反勝之,治以酸溫,佐以苦甘,以辛平之①。熱司於地,寒反勝之,治以甘熱,佐以苦辛,以鹹平之②。濕司於地,熱反勝之,治以苦冷,佐以鹹甘,以苦平之③。火司於地,寒反勝之,治以甘熱,佐以苦辛,以鹹平之④。燥司於地,熱反勝之,治以平寒,佐以苦甘,以酸平之,以和爲利⑤。寒司於地,熱反勝之,治以鹹冷,佐以甘辛,以苦平之⑥。帝曰:其司天邪勝何如?岐伯曰:風化於天,清反勝之,治以酸溫,佐以甘苦⑦。熱化於天,寒反勝之,治以甘溫,佐以苦酸辛⑧。濕化於天,熱反勝之,治以苦寒,佐以苦酸⑨。火化於天,寒反勝之,治以甘熱,佐以苦辛⑩。燥化於天,熱反勝之,治以辛寒,佐以苦甘⑪。寒化於天,熱反勝之,治以鹹冷,佐以苦辛⑫。

帝曰:六氣相勝奈何⑬?岐伯曰:厥陰之勝,耳鳴頭眩,憒憒欲吐,胃膈如寒,大風數舉,倮蟲不滋,胠脅氣並,

---

① 厥陰在泉,則風司於地,謂五寅歲、五申歲。邪氣勝盛,故先以酸瀉,佐以苦甘。邪氣退則正氣虛,故以辛補養而平之。

② 少陰在泉,則熱司於地,謂五卯五酉之歲也。先瀉其邪,而後平其正氣也。

③ 太陰在泉,則濕司於地,謂五辰五戌歲也。補瀉之義,餘氣皆同。

④ 少陽在泉,則火司於地,謂五巳五亥歲也。

⑤ 陽明在泉,則燥司於地,謂五子五午歲也。燥之性,惡熱亦畏寒,故以冷熱和平爲制也。

⑥ 太陽在泉,則寒司於地,謂五丑五未歲也。此六氣方治,與前淫勝法殊貫〔藏本作"其",屬下〕。云治者,瀉客邪之勝氣也。云佐者,皆所利所宜也。云平者,補已弱之正氣也。

⑦ 亥巳歲也。

⑧ 子午歲也。

⑨ 丑未歲也。

⑩ 寅申歲也。

⑪ 卯酉歲也。

⑫ 辰戌歲也。

⑬ 先舉其用爲勝。

化而爲熱，小便黃赤，胃脘當心而痛，上支兩脅，腸鳴飧泄，少腹痛，注下赤白，甚則嘔吐，膈咽不通①。少陰之勝，心下熱善飢，臍下反動，氣游三焦，炎暑至，木迺津，草迺萎，嘔逆躁煩，腹滿痛溏泄，傳爲赤沃②。太陰之勝，火氣內鬱，瘡瘍於中，流散於外，病在胠脅，甚則心痛熱格，頭痛喉痹項強，獨勝則濕氣內鬱，寒迫下焦，痛留頂，互引眉間，胃滿，雨數至，燥〔張介賓云：當作“濕”。類經卷二十七第二十七〕化迺見，少腹滿，腰䐴重強，內不便，善注泄，足下溫，頭重足脛胕腫，飲發於中，胕腫於上③。少陽之勝，熱客於胃，煩心心痛，目赤欲嘔，嘔酸善飢，耳痛溺赤，善驚譫妄，暴熱消爍，草萎水涸，介蟲迺屈，少腹痛，下沃赤白④。陽明之勝，清發於中，左胠脅痛溏泄，內爲嗌塞，外發㿉疝，大涼肅殺，華英改容，毛蟲迺殃，胸中不便，嗌塞而咳⑤。太陽之勝，凝慄且至，非時水冰，羽迺後化，痔瘧發，寒厥入胃，則內生心痛，陰中迺瘍，隱曲不利，互引陰

---

① 五巳五亥歲也。心下臍上，胃之分。胃鬲，謂胃脘之上，及大鬲之下，風寒氣生也。氣並，謂偏著一邊。膈咽，謂食飲入而復出也。（新校正云：按《甲乙經》胃病者，胃脘當心而痛，上支兩脅，膈咽不通也。）

② 五子五午歲也。沃，沫也。

③ 五丑五未歲也。濕勝於上，則火氣內鬱。勝於中，則寒迫下焦。水溢河渠，則鱗蟲離水也。䐴，謂臀肉也。不便，謂腰重內強直，屈伸不利也。獨勝，謂不兼鬱火也。胕腫於上，謂首面也。足脛腫，是火鬱所生也。（新校正云：詳注云：水溢河渠，則鱗蟲離水也。王作此注，於經文無所解。又按太陰之復云：大雨時行，鱗見於陸。則此文於雨數至下，脫少鱗見於陸四字。不然，則王注無因爲解也。）

④ 五寅五申歲也。熱暴甚，故草萎水涸，陰氣消爍。介蟲，金化也，火氣大勝，故介蟲屈伏。酸，醋水也。

⑤ 五卯五酉歲也。大涼肅殺，金氣勝木，故草木華英，爲殺氣損削，改易形容，而焦其上首也。毛蟲木化，氣不宜金，故金政大行，而毛蟲死耗也。肝木之氣，下主於陰，故大涼行而㿉疝發也。胸中不便，謂呼吸回轉，或痛或緩急，而不利便也。氣太盛，故嗌塞而咳也。嗌，謂喉之下，接連胸中，肺兩葉之間者也。

股,筋肉拘苛,血脈凝泣,絡滿色變,或爲血泄,皮膚否腫,腹滿食減,熱反上行,頭項囟頂腦戶中痛,目如脫,寒入下焦,傳爲濡瀉①。帝曰:治之奈何? 岐伯曰:厥陰之勝,治以甘清,佐以苦辛,以酸瀉之。少陰之勝,治以辛寒,佐以苦鹹,以甘瀉之。太陰之勝,治以鹹熱,佐以辛甘,以苦瀉之。少陽之勝,治以辛寒,佐以甘鹹,以甘瀉之。陽明之勝,治以酸溫,佐以辛甘,以苦泄之。太陽之勝,治以甘熱,佐以辛酸,以鹹瀉之②。帝曰:六氣之復何如③? 岐伯曰:悉乎哉問也! 厥陰之復,少腹堅滿,裏急暴痛,偃木飛沙,倮蟲不榮,厥心痛,汗發嘔吐,飲食不入,入而復出,筋骨掉眩清厥,甚則入脾,食痹而吐④。衝陽絕,死不治⑤。少陰之復,燠熱內作,煩躁鼽嚏,少腹絞痛,火見燔焫,嗌燥,分注時止,氣動於左,上行於右,咳,皮膚痛,暴瘖心

① 五辰五戌歲也。寒氣凌逼,陽不勝之,故非寒時而止水冰結也。水氣大勝,陽火不行,故諸羽蟲生化而後也。拘,急也。苛,重也。絡,絡脈也。太陽之氣,標在於巔,故熱反上行於頭也。以其脈起於目內眥,上額交巔上,入絡腦,還出別下項,故囟頂及腦戶中痛,目如欲脫也。濡,謂水利也。(新校正云:按《甲乙經》痔癃,頭項囟頂腦戶中痛,目如脫,爲太陽經病。)

② 六勝之至,皆先歸其不勝己者,故不勝者當先瀉之以通其道,次瀉所勝之氣令其退釋。治諸勝而不瀉遣之,則勝氣浸盛而內生諸病也。(新校正云:詳此爲治,皆先瀉其不勝,而後瀉其來勝,獨太陽之勝治以甘熱爲異,疑甘字苦之誤也,若云治以苦熱,則六勝之治皆一貫也。)

③ 復,謂報復,報其勝也。(新校正云:按《玄珠》云:六氣分正化對化,厥陰正司於亥,對化於巳。少陰正司於午,對化於子。太陰正司於未,對化於丑。少陽正司於寅,對化於申。陽明正司於酉,對化於卯。太陽正司於戌,對化於辰。正司化令之實,對司化令之虛。對化勝而有復,正化勝而不復。此注云:凡先有勝,後必有復。似未然。)

④ 裏,腹脅之內也。木偃沙飛,風之大也。風爲木勝,故土不榮。氣厥,謂氣衝胸脅而凌及心也,胃受逆氣而上攻心痛也。痛甚,則汗發泄。掉,謂肉中動也。清厥,手足冷也。食痹,謂食已心下痛陰陰然,不可名也,不可忍也,吐出迺止,此爲胃氣逆而不下流也。食飲不入,入而復出,肝乘脾胃,故令爾也。

⑤ 衝陽,胃脈氣也。

痛,鬱冒不知人,迺灑淅惡寒,振慄譫妄,寒已而熱,渴而欲飲,少氣骨痿,隔腸不便,外爲浮腫噦噫,赤氣後化,流水不冰,熱氣大行,介蟲不復,病痱胕瘡瘍,癰疽痤痔,甚則入肺,咳而鼻淵①。天府絕,死不治②。太陰之復,濕變迺舉,體重中滿,食飲不化,陰氣上厥,胸中不便,飲發於中,咳喘有聲,大雨時行,鱗見於陸,頭頂痛重,而掉瘛尤甚,嘔而密默,唾吐清液,甚則入腎,竅瀉無度③。太谿絕,死不治④。少陽之復,大熱將至,枯燥燔爇,介蟲迺耗,驚瘛咳衄,心熱煩躁,便數憎風,厥氣上行,面如浮埃,目迺瞤瘛,火氣內發,上爲口糜嘔逆,血溢血泄,發而爲瘧,惡寒鼓慄,寒極反熱,嗌絡焦槁,渴引水漿,色變黃赤,

---

　　① 火熱之氣,自小腸從臍下之左入大腸,上行至左脅,甚則上行於右而入肺,故動於左,上行於右,皮膚痛也。分注,謂大小俱下也。骨痿,言骨弱而無力也。隔腸,謂腸如隔絕而不便瀉也,寒熱甚則然。陽明先勝,故赤氣後化。流水不冰,少陰之本司於地也。在人之應,則冬脈不凝。若高山窮谷,已是至高之處,水亦當冰,平下川流,則如經矣。火氣內蒸,金氣外拒,陽熱內鬱,故爲痱胕瘡瘍。胕甚,亦爲瘡也。熱少則外生痱胕,熱多則內結癰痤,小腸有熱則中外爲痔,其復熱之變,皆病於身後及外側也。瘡瘍痱胕生於上,癰疽痤痔生於下,反其處者皆爲逆也。

　　② 天府,肺脈氣也。(新校正云:按上文少陰司天,熱淫所勝,尺澤絕,死不治。少陽司天,火淫所勝,天府絕,死不治。此云少陰之復,天府絕,死不治。下文少陽之復,尺澤絕,死不治。文如相反者,蓋尺澤天府,俱手太陰脈之所發動,故此互文也。)

　　③ 濕氣內逆,寒氣不行,太陽上流,故爲是病。頭頂痛重,則腦中掉瘛尤甚。腸胃寒濕,熱無所行,重灼胸府,故胸中不便,食飲不化。嘔而密默,欲靜定也。喉中惡冷,故唾吐冷水也。寒氣易位,上入肺喉,則息道不利,故咳喘而喉中有聲也。水居平澤,則魚游於市。頭項凶痛,女人亦兼痛於眉間也。(新校正云:按上文太陰在泉,頭痛項似拔。又太陰司天云頭項痛。此云頭頂痛,頂疑當作項。)

　　④ 太谿,腎脈氣也。

少氣脈萎，化而爲水，傳爲胕腫，甚則入肺，欬而血泄①。尺澤絕，死不治②。陽明之復，清氣大舉，森木蒼乾，毛蟲廼厲，病生胠脅，氣歸於左，善太息，甚則心痛否滿，腹脹而泄，嘔苦欬噦煩心，病在膈中頭痛，甚則入肝，驚駭筋攣③。太衝絕，死不治④。太陽之復，厥氣上行，水凝雨冰，羽蟲廼死，心胃生寒，胸膈不利，心痛否滿，頭痛善悲，時眩仆，食減，腰脽反痛，屈伸不便，地裂冰堅，陽光不治，少腹控睾，引腰脊，上衝心，唾出清水，及爲噦噫，甚則入心，善忘善悲⑤。神門絕，死不治⑥。帝曰：善。治之奈何⑦？岐伯曰：厥陰之復，治以酸寒，佐以甘辛，以酸瀉之，以甘緩之⑧。少陰之復，治以鹹寒，佐以苦辛，以甘瀉之，以酸收之，辛苦發之，以鹹耎之⑨。太陰之復，治以苦

---

　　①　火氣專暴，枯燥草木，燔焰自生，故燔熱也。熱，音炳。火内爍，故驚瘛欬衄，心熱煩躁，便數憎風也。火炎於上，則庶物失色，故如塵埃浮於面，而目瞤動也。火爍於内，則口舌糜爛嘔逆，及爲血溢血泄。風火相薄，則爲温瘧。氣蒸熱化，則爲水病，傳爲胕腫。胕，謂皮肉俱腫，按之陷下，泥而不起也。如是之證，皆火氣所生也。

　　②　尺澤，肺脈氣也。

　　③　殺氣大舉，木不勝之，故蒼青之葉，不及黄而乾燥也。厲，謂疵厲，疾疫死也，清甚於内，熱鬱於外故也。

　　④　太衝，肝脈氣也。

　　⑤　雨冰，謂雹也。寒而遇雹，死亦其宜。寒化於地，其上復土，故地體分裂，水積冰堅。久而不釋，是陽光之氣，不治寒凝之物也。太陽之復，與不相持，上濕下寒，火無所往，心氣内鬱，熱由是生，火熱内燔，故生斯病。（新校正云：詳注云與不相持，不字疑作土。）

　　⑥　神門，真心脈氣。

　　⑦　復氣倍勝，故先問以治之。

　　⑧　不大緩之，夏猶不已，復重於勝，故治以辛寒也。（新校正云：按别本治以酸寒作治以辛寒也。）

　　⑨　不大發汗，以寒攻之，持至仲秋，熱内伏結而爲心熱，少氣少力而不能起矣。熱伏不散，歸於骨矣。

熱,佐以酸辛,以苦瀉之,燥之,泄之①。少陽之復,治以
鹹冷,佐以苦辛,以鹹耎之,以酸收之,辛苦發之。發不遠
熱,無犯温凉,少陰同法②。陽明之復,治以辛温,佐以苦
甘,以苦泄之,以苦下之,以酸補之③。太陽之復,治以鹹
熱,佐以甘辛,以苦堅之④。治諸勝復,寒者熱之,熱者寒
之,温者清之,清者温之,散者收之,抑者散之,燥者潤之,
急者緩之,堅者耎之,脆者堅之,衰者補之,强者瀉之,各
安其氣,必清必静,則病氣衰去,歸其所宗,此治之大
體也⑤。

帝曰:善。氣之上下何謂也? 岐伯曰:身半以上,其
氣三矣,天之分也,天氣主之。身半以下,其氣三矣,地之
分也,地氣主之。以名命氣,以氣命處,而言其病。半,所

---

① 不燥泄之,久而爲身腫腹滿,關節不利,腨及伏菟怫滿内作,膝腰脛
内側胕腫病。
② 不發汗以奪盛陽,則熱内淫於四支,而爲解㑊不可名也。謂熱不
甚,謂寒不甚,謂强不甚,謂弱不甚,不可以名言,故謂之解㑊。粗醫呼爲鬼
氣惡病也。久久不已,則骨熱髓涸齒乾,廼爲骨熱病也。發汗奪陽,故無留
熱。故發汗者,雖熱生病夏月,及差亦用熱藥以發之。當春秋時,縱火熱勝,
亦不得以熱藥發汗,汗不發而藏熱内甚,助病爲虐,逆伐神靈,故曰無犯温
凉。少陰氣熱,爲療則同,故云與少陰同法也。數奪其汗,則津竭涸,故以酸
收,以鹹潤也。(新校正云:按《六元正紀大論》云:發表不遠熱。)
③ 泄,謂滲泄,汗及小便湯浴皆是也。秋分前後則亦發之,春有勝則
依勝法,或不已,亦湯漬和其中外也。怒復之後,其氣皆虚,故補之以安全其
氣。餘復治同。
④ 不堅則寒氣内變,止而復發,發而復止,綿歷年歲,生大寒疾。
⑤ 太陽氣寒,少陰少陽氣熱,厥陰氣温,陽明氣清,太陰氣濕,有勝復
則各倍其氣以調之,故可使平也。宗,屬也。調不失理,則餘之氣自歸其所
屬,少之氣自安其所居。勝復衰已,則各補養而平定之,必清必静,无妄撓
之,則六氣循環,五神安泰。若運氣之寒熱,治之平之,亦各歸司天地氣也。

謂天樞也①。故上勝而下俱病者,以地名之。下勝而上俱病者,以天名之②。所謂勝至,報氣屈伏而未發也。復至則不以天地異名,皆如復氣爲法也③。帝曰:勝復之動,時有常乎? 氣有必乎? 岐伯曰:時有常位,而氣無必也④。帝曰:願聞其道也。岐伯曰:初氣終三氣,天氣主之,勝之常也。四氣盡終氣,地氣主之,復之常也。有勝則復,無勝則否。帝曰:善。復已而勝何如? 岐伯曰:勝

---

① 身之半,正謂臍中也。或以腰爲身半,是以居中爲義,過天中也,中原之人悉如此矣。當伸臂指天,舒足指地,以繩量之,中正當臍也,故又曰半,所謂天樞也。天樞,正當臍兩傍同身寸之二寸也。其氣三者,假如少陰司天,則上有熱中有太陽兼之三也。六氣皆然。司天者其氣三,司地者其氣三,故身半以上三氣,身半以下三氣也。以名言其氣,以氣言其處,以氣處寒熱,而言其病之形證也。則如足厥陰氣,居足及股脛之內側,上行於少腹循脅。足陽明氣,在足之上,骱之外,股之前,上行腹臍之傍,循胸乳上面。足太陽氣,起於目,上額絡頭,下項背過腰,橫過髀樞股後,下行入膕貫腨,出外踝之後,足小指外側。足太陰氣,循足及股脛之內側,上行腹脅之前。足少陰同之。足少陽氣,循脛外側,上行腹脅之側,循頰耳至目銳眦,在首之側。此足六氣之部主也。手厥陰少陰太陰氣,從心胸橫出,循臂內側,至中指小指大指之端。手陽明少陽太陽氣,並起手表,循臂外側,上肩及甲上頭。此手六氣之部主也。欲知病診,當隨氣所在以言之,當陰之分,冷病歸之,當陽之分,熱病歸之,故勝復之作,先言病生寒熱者,必依此物理也。(新校正云:按《六微旨大論》云:天樞之上,天氣主之。天樞之下,地氣主之。氣交之分,人氣從之也。)

② 彼氣既勝,此未能復,抑鬱不暢而無所行,進則困於讎嫌,退則窮於怫塞,故上勝至則下與俱病,下勝至則上與俱病。上勝下病,地氣鬱也,故從地鬱以名地病。下勝上病,天氣塞也,故從天塞以名天病。夫以天名者,方順天氣爲制,逆地氣而攻之。以地名者,方從天氣爲制則可。假如陽明司天,少陰在泉,上勝而下俱病者,是〔疑脫"熱"〕怫於下而生也,天氣正勝,天〔疑"安"〕可逆之,故順天之氣,方同清也。少陰等司天上下勝同法。(新校正云:按《六元正紀大論》云:上勝則天氣降而下,下勝則地氣遷而上。此之謂也。)

③ 勝至未復而病生,以天地異名爲式。復氣已發,則所生無問上勝下勝,悉皆依復氣爲病,寒熱之主也。

④ 雖位有常,而發動有無,不必定之也。

至則復,無常數也,衰廼止耳①。復已而勝,不復則害,此傷生也②。帝曰:復而反病何也? 岐伯曰:居非其位,不相得也。大復其勝則主勝之,故反病也③。所謂火燥熱也④。帝曰:治之何如? 岐伯曰:夫氣之勝也,微者隨之,甚者制之。氣之復也,和者平之,暴者奪之。皆隨勝氣,安其屈伏,無問其數,以平爲期,此其道也⑤。帝曰:善。客主之勝復奈何⑥? 岐伯曰:客主之氣,勝而無復也⑦。帝曰:其逆從何如? 岐伯曰:主勝逆,客勝從,天之道也⑧。帝曰:其生病何如? 岐伯曰:厥陰司天,客勝則耳鳴掉眩,甚則咳;主勝則胸脅痛,舌難以言⑨。少陰司天,客勝則鼽嚏頸項强,肩背瞀熱,頭痛少氣,發熱耳聾目瞑,甚則府腫血溢,瘡瘍咳喘;主勝則心熱煩躁,甚則脅痛支滿⑩。太陰司天,客勝則首面胕腫,呼吸氣喘;主勝則胸腹滿,食已而瞀⑪。少陽司天,客勝則丹胗外發,及爲丹

① 勝微則復微,故復已而又勝。勝甚則復甚,故復已則少有再勝者也。假有勝者,亦隨微甚而復之爾。然勝復之道雖無常數,至其衰謝,則勝復皆自止也。

② 有勝無復,是復氣已衰,衰不能復,是天真之氣已傷敗甚而生意盡。

③ 舍己宮觀,適於他邦,己力已衰,主不相得,怨隨其後,唯便是求,故力極而復,主反襲之,反自病者也。

④ 少陽,火也。陽明,燥也。少陰,熱也。少陰少陽在泉,爲火居水位。陽明司天,爲金居火位。金復其勝,則火主勝之。火復其勝,則水主勝之。餘氣勝復,則無主之病氣。故又曰所謂火燥熱也。

⑤ 隨,謂隨之。安,謂順勝氣以和之也。制,謂制止。平,謂平調。奪,謂奪其盛氣也。治此者,不以數之多少,但以氣平和爲準度爾。

⑥ 客,謂天之六氣。主,謂五行之位也。氣有宜否,故各有勝復之者。

⑦ 客主自有多少,以其爲勝與常勝殊。

⑧ 客承天命,部統其方,主爲之下,固宜只奉天命,不順而勝,則天命不行,故爲逆也。客勝於主,承天而行理之道,故爲順也。

⑨ 五巳五亥歲也。

⑩ 五子五午歲也。

⑪ 五丑五未歲也。

㶶瘡瘍，嘔逆喉痹，頭痛嗌腫，耳聾血溢，內爲癭瘻；主勝則胸滿咳仰息，甚而有血，手熱[1]。陽明司天，清復內餘，則咳衄嗌塞，心膈中熱，咳不止而白血出者死[2]。太陽司天，客勝則胸中不利，出清涕，感寒則咳；主勝則喉嗌中鳴[3]。厥陰在泉，客勝則大關節不利，內爲痙強拘瘈，外爲不便；主勝則筋骨繇並，腰腹時痛[4]。少陰在泉，客勝則腰痛，尻股膝髀腨胻足病，瞀熱以酸，胕腫不能久立，溲便變；主勝則厥氣上行，心痛發熱，膈中，衆痹皆作，發於胠脅，魄汗不藏，四逆而起[5]。太陰在泉，客勝則足痿下重，便溲不時，濕客下焦，發而濡瀉。及爲腫隱曲之疾；主勝則寒氣逆滿，食飲不下，甚則爲疝[6]。少陽在泉，客勝則腰腹痛而反惡寒，甚則下白溺白；主勝則熱反上行而客於心，心痛發熱，格中而嘔。少陰同候[7]。陽明在泉，客勝則清氣動下，少腹堅滿而數便瀉；主勝則腰重腹痛，少腹生寒，下爲鶩溏，則寒厥於腸，上衝胸中，甚則喘不能久立[8]。太陽在泉，寒復內餘，則腰尻痛，屈伸不利，股脛足膝中痛[9]。帝曰：善。治之奈何？岐伯曰：高者抑之，下者舉之，有餘折之，不足補之，佐以所利，和以所宜，必安

---

① 五寅五申歲也。

② 復，謂復舊居也。白血，謂咳出淺紅色血，似肉似肺者。五卯五酉歲也。（新校正云：詳此不言客勝主勝者，以金居火位，無客勝之理，故不言也。）

③ 五辰五戌歲也。

④ 五寅五申歲也。大關節，腰膝也。

⑤ 五卯五酉歲也。

⑥ 五辰五戌歲也。隱曲之疾，謂隱蔽委曲之處病也。

⑦ 五巳五亥歲也。

⑧ 五子五午歲也。鶩，鴨也，言如鴨之後也。

⑨ 五丑五未歲也。（新校正云：詳此不言客主勝者，蓋太陽以水居水位，故不言也。）

其主客,適其寒温,同者逆之,異者從之①。帝曰:治寒以熱,治熱以寒,氣相得者逆之,不相得者從之,余以知之矣。其於正味何如? 岐伯曰:木位之主,其瀉以酸,其補以辛②。火位之主,其瀉以甘,其補以鹹③。土位之主,其瀉以苦,其補以甘④。金位之主,其瀉以辛,其補以酸⑤。水位之主,其瀉以鹹,其補以苦⑥。厥陰之客,以辛補之,以酸瀉之,以甘緩之。少陰之客,以鹹補之,以甘瀉之,以鹹收之⑦。太陰之客,以甘補之,以苦瀉之,以甘緩之。少陽之客,以鹹補之。以甘瀉之,以鹹耎之。陽明之客,以酸補之,以辛瀉之,以苦泄之。太陽之客,以苦補之,以鹹瀉之,以苦堅之,以辛潤之。開發腠理,致津液通氣也⑧。帝曰:善。願聞陰陽之三也何謂? 岐伯曰:氣有多

---

① 高者抑之,制其勝也。下者舉之,濟其弱也。有餘折之,屈其銳也。不足補之,全其氣也。雖制勝扶弱,而客主須安。一氣失所,則矛楯更作,榛棘互興,各伺其便,不相得志,内淫外並,而危敗之由作矣。同,謂寒熱温清,氣相比和者。異,謂水火木金土,不比和者。氣相得者,則逆所勝之氣以治之。不相得,則順所不勝氣以治之。治火勝負,欲益者以其味,欲瀉者亦以其味,勝與不勝,皆折其氣也。何者? 以其性躁動也。治熱亦然。
② 木位春分前六十一日,初之氣也。
③ 君火之位,春分之後六十一日,二之氣也。相火之位,夏至前後各三十日,三之氣也。二火之氣則殊,然其氣用則一矣。
④ 土之位,秋分前六十一日,四之氣也。
⑤ 金之位,秋分後六十一日,五之氣也。
⑥ 水之位,冬至前後各三十日,終之氣也。
⑦ (新校正云:按《藏氣法時論》云:心苦緩,急食酸以收之。心欲耎。急食鹹以耎之。此云以鹹收之者,誤也。)
⑧ 客之部主,各六十一日,居無常所,隨歲遷移。客勝則瀉客而補主,主勝則瀉主而補客,應隨當緩當急以治之。

少,異用也①。帝曰:陽明何謂也? 岐伯曰:兩陽合明也②。帝曰:厥陰何也? 岐伯曰:兩陰交盡也③。

帝曰:氣有多少,病有盛衰④,治有緩急,方有大小,願聞其約奈何? 岐伯曰:氣有高下,病有遠近,證有中外,治有輕重,適其至所爲故也⑤。大要曰:君一臣二,奇之制也;君二臣四,偶之制也;君二臣三,奇之制也;君二臣六,偶之制也⑥。故曰:近者奇之,遠者偶之,汗者不以奇,下者不以偶,補上治上制以緩,補下治下制以急,急則氣味厚,緩則氣味薄,適其至所,此之謂也⑦。病所遠而中道氣味之〔之,疑"乏"〕者,食而過之,無越其制度也⑧。是故平氣之道,近而奇偶,制小其服也。遠而奇偶,制大

---

① 太陰爲正陰,太陽爲正陽,次少者爲少陰,次少者爲少陽,又次爲陽明,又次爲厥陰。厥陰爲盡,義具《靈樞·繫日月論》中。(新校正云:按《六元紀大論》云:何謂氣有多少? 鬼臾區曰:陰陽之氣,各有多少,故曰三陰三陽也。)

② 《靈樞·繫日月論》曰:辰者三月,主左足之陽明,巳者四月,主右足之陽明,兩陽合於前,故曰陽明也。

③ 《靈樞·繫日月論》曰:戌者九月,主右足之厥陰,亥者十月,主左足之厥陰,兩陰交盡,故曰厥陰也。

④ (新校正云:按《天元紀大論》曰:形有盛衰。)

⑤ 藏位有高下,府氣有遠近,病證有表裏,藥用有輕重,調其多少,和其緊慢,令藥氣至病所爲故,勿太過與不及也。

⑥ 奇,謂古之單方。偶,謂古之複方也。單複一制皆有小大,故奇方云君一臣二君二臣三,偶方云君二臣四君二臣六也。病有小大,氣有遠近,治有輕重所宜,故云制也。

⑦ 汗藥不以偶方,氣不足以外發泄。下藥不以奇制,藥毒攻而致過。治上補上,方迅急則止不住而迫下。治下補下,方緩慢則滋道路而力又微。制急方而氣味薄,則力與緩等。制緩方而氣味厚,則勢與急同。如是爲緩不能緩,急不能急,厚而不厚,薄而不薄。則大小非制,輕重無度。則虛實寒熱,藏府紛撓,無由致理,豈神靈而可望安哉!

⑧ 假如病在腎而心之〔疑"乏"〕氣味,飼而令〔守〕足,仍急過之。不飼以氣味,腎藥凌心,心復益衰。餘上下遠近例同。

其服也。大則數少,小則數多。多則九之,少則二之①。奇之不去則偶之,是謂重方。偶之不去,則反佐以取之,所謂寒熱溫涼,反從其病也②。帝曰:善。病生於本,余知之矣。生於標者,治之奈何?岐伯曰:病反其本,得標之病,治反其本,得標之方③。帝曰:善。六氣之勝,何以候之?岐伯曰:乘其至也,清氣大來,燥之勝也,風木受邪,肝病生焉④。熱氣大來,火之勝也,金燥受邪,肺病生焉⑤。寒氣大來,水之勝也,火熱受邪,心病生焉⑥。濕氣大來,土之勝也,寒水受邪,腎病生焉⑦。風氣大來,木之勝也,土濕受邪,脾病生焉⑧。所謂感邪而生病也⑨。乘

---

① 湯丸多少,凡如此也。近遠,謂府藏之位也。心肺爲近,腎肝爲遠,脾胃居中。三陽胞䐈膽亦有遠近,身三分之上爲近,下爲遠也。或識見高遠,權以合宜,方奇而分兩偶,方偶而分兩奇,如是者近而偶制,多數服之,遠而奇制,少數服之,則肺服九,心服七,脾服五,肝服三,腎服一〔守〕,爲常制矣。故曰小則數多,大則數少。(新校正云:詳注云三陽胞䐈膽,一本作三腸胞䐈膽。再詳三陽無義,三腸亦未爲得。腸有大小,並䐈腸爲三,今已云胞䐈,則不得云三腸,三當作二。)

② 方與其重也寧輕,與其毒也寧善,與其大也寧小。是以奇方不去,偶方主之,偶方病在,則反其佐,以同病之氣而取之也。夫熱與寒背,寒與熱違。微小之熱,爲寒所折,微小之冷,爲熱所消。甚大寒熱,則必能與違性者爭雄,能與異氣者相格,聲不同不相應,氣不同不相合,如是則且憚而不敢攻之,攻之則病氣與藥〔守〕氣抗行,而自爲寒熱以關閉固守矣。是以聖人反其佐以同其氣,令聲氣應合,復令寒熱參合,使其終異始同,燥潤而敗,堅剛必折,柔脆自消爾。

③ 言少陰太陽之二氣。餘四氣標本同。

④ 流於膽也。

⑤ 流於迴腸大腸。(新校正云:詳注云迴腸大腸,按《甲乙經》迴腸即大腸。)

⑥ 流於三焦小腸。

⑦ 流於膀胱。

⑧ 流於胃。

⑨ 外有其氣而内惡之,中外不喜,因而遂病,是謂感也。

年之虛,則邪甚也①。失時之和,亦邪甚也②。遇月之空,亦邪甚也③。重感於邪,則病危矣④。有勝之氣,其必來復也⑤。帝曰:其脈至何如? 岐伯曰:厥陰之至其脈弦⑥,少陰之至其脈鈎⑦,太陰之至其脈沉⑧,少陽之至大而浮⑨,陽明之至短而濇⑩,太陽之至大而長⑪。至而和則平⑫,至而甚則病⑬,至而反者病⑭,至而不至者病⑮,未至

---

①　年木不足,外有清邪。年火不足,外有寒邪。年土不足,外有風邪。年金不足,外有熱邪。年水不足,外有濕邪。是年之虛也。歲氣不足,外邪湊甚。

②　六氣臨統,與位氣相克,感之而病,亦隨所不勝而與內藏相應,邪復甚也。

③　謂上弦前,下弦後,月輪中空也。

④　年已不足,邪氣大至,是一感也。年已不足,天氣克之,此時感邪,是重感也。內氣召邪,天氣不祐,病不危可乎!

⑤　天地之氣,不能相無,故有勝之氣,其必來復也。

⑥　耎虛而滑,端直以長,是謂弦。實而強則病,不實而微亦病,不端直長亦病,不當其位亦病,位不能弦亦病。

⑦　來盛去衰,如偃帶鈎,是謂鈎。來不盛去反盛則病,來盛去盛亦病,來不盛去不盛亦病,不偃帶鈎亦病,不當其位亦病,位不能鈎亦病。

⑧　沉,下也。按之廼得,下諸位脈也。沉甚則病,不沉亦病,不當其位亦病,位不能沉亦病。

⑨　浮,高也。大,謂稍大諸位脈也。大浮甚則病,浮而不大亦病,大而不浮亦病,不大不浮亦病,不當其位亦病,位不能大浮亦病。

⑩　往來不利,是謂濇也。往來不遠,是謂短也。短甚則病,濇甚則病,不短不濇亦病,不當其位亦病,位不能短濇亦病。

⑪　往來遠是謂長。大甚則病,長甚則病,長而不大亦病,大而不長亦病,不當其位亦病,位不能長大亦病。

⑫　去太甚,則爲平調。不弱不強,是爲和也。

⑬　弦似張弓弦,滑如連珠,沉而附骨,浮高於皮,濇而止住,短如麻黍,大如帽簪,長如引繩,皆謂至而太甚也。

⑭　應弦反濇,應大反細,應沉反浮,應浮反沉,應短濇反長滑,應耎虛反強實,應細反大,是皆爲氣反常平之候,有病廼如此見也。

　⑮　氣位已至,而脈氣不應也。

而至者病①,陰陽易者危②。

帝曰:六氣標本,所從不同奈何? 岐伯曰:氣有從本者,有從標本者,有不從標本者也。帝曰:願卒聞之。岐伯曰:少陽太陰從本,少陰太陽從本從標,陽明厥陰,不從標本從乎中也③。故從本者化生於本,從標本者有標本之化,從中者以中氣爲化也④。帝曰:脈從而病反者,其診何如? 岐伯曰:脈至而從,按之不鼓,諸陽皆然⑤。帝曰:諸陰之反,其脈何如? 岐伯曰:脈至而從,按之鼓甚而盛也⑥。是故百病之起,有生於本者,有生於標者,有生於中氣者,有取本而得者,有取標而得者,有取中氣而得者,有取標本而得者,有逆取而得者,有從取而得者⑦。

---

① 按歷占之,凡得節氣,當年六位之分,當如南北之歲,脈象改易而應之。氣序未移而脈先變易,是先天而至,故病。

② 不應天常,氣見交錯,失其恒位,更易見之,陰位見陽脈,陽位見陰脈,是易位而見也,二氣之亂,故危。(新校正云:按《六微旨大論》云:帝曰:其有至而至,有至而不至,有至而太過何也? 岐伯曰:至而至者和;至而不至,來氣不及也;未至而至,來氣有餘也。帝曰:至而不至,未至而至何如?岐伯曰:應則順,否則逆,逆則變生,變生則病。帝曰:請言其應。岐伯曰:物生其應也,氣脈其應也。所謂脈應,即此應也。)

③ 少陽之本火,太陰之本濕,本末同,故從本也。少陰之本熱,其標陰,太陽之本寒,其標陽,本末異,故從本從標。陽明之中太陰,厥陰之中少陽,本末與中不同,故不從標本從乎中也。從本從標從中,皆以其爲化主之用也。

④ 化,謂氣化之元主也。有病以元主氣用寒熱治之。(新校正云:按《六微旨大論》云:少陽之上,火氣治之,中見陽明;厥陰之上,燥氣治之,中見太陰;太陽之上,寒氣治之,中見少陰;厥陰之上,風氣治之,中見少陽;少陰之上,熱氣治之,中見太陽;太陰之上,濕氣治之,中見陽明。所謂本也,本之下,中之見也,見之下,氣之標也,本標不同,氣應異象。此之謂也。)

⑤ 言病熱而脈數,按之不動,廼寒盛格陽而致之,非熱也。

⑥ 形證是寒,按之而脈氣鼓擊於手下盛者,此爲熱盛拒陰而生病,非寒也。

⑦ 反佐取之,是爲逆取。奇偶取之,是爲從取。寒病治以寒,熱病治以熱,是爲逆取。從,順也。

逆，正順也。若順，逆也①。故曰：知標與本，用之不殆，明知逆順，正行無問。此之謂也。不知是者，不足以言診，足以亂經。故《大要》曰：粗工嘻嘻，以爲可知，言熱未已，寒病復始，同氣異形，迷診亂經。此之謂也②。夫標本之道，要而博，小而大，可以言一而知百病之害，言標與本，易而勿損，察本與標，氣可令調，明知勝復，爲萬民式，天之道畢矣③。帝曰：勝復之變，早晏何如？岐伯曰：夫所勝者，勝至已病，病已慍慍，而復已萌也④。夫所復

---

① 寒盛格陽，治熱以熱，熱盛拒陰，治寒以寒之類，皆時謂之逆，外雖用逆，中廼順也，此逆廼正順也。若寒格陽而治以寒，熱拒寒而治以熱，外則雖順，中氣廼逆，故方若順，是逆也。

② 嘻嘻，悦也。言心意怡悦，以爲知道終盡也。六氣之用，粗之與工，得其半也。厥陰之化，粗以爲寒，其廼是溫。太陽之化，粗以爲熱，其廼是寒。由此差互，用失其道，故其學問識用，不達工之道半矣。夫太陽少陰，各有寒化熱，量其標本應用則正反矣。何以言之？太陽本爲寒，標爲熱，少陰本爲熱，標爲寒，方之用亦如是也。厥陰陽明，中氣亦爾。厥陰之中氣爲熱，陽明之中氣爲濕，此二氣亦反，其類太陽少陰也。然太陽與少陰有標本，用與諸氣不同，故曰同氣異形也。夫一經之標本，寒熱既殊，言本當究其標，論標合尋其本。言氣不窮其標本，論病未辨其陰陽，雖同一氣而生，且阻寒溫之候，故心迷正理，治益亂經，呼曰粗工，允膺其稱爾。

③ 天地變化，尚可盡知，況一人之診，而云冥昧，得經之要，持法之宗，爲天下師，尚卑其道，萬民之式，豈曰大哉。（新校正云：按《標本病傳論》云：有其在標而求之於標，有其在本而求之於本，有其在本而求之於標，有其在標而求之於本。故治有取標而得者，有取本而得者，有逆取而得者，有從取而得者。故知逆與從，正行無問，知標本者，萬舉萬當，不知標本，是爲妄行。夫陰陽逆從標本之爲道也，小而大，言一而知百病之害；少而多，淺而博，可以言一而知百也。以淺而知深，察近而知遠，言標與本，易而勿及。治反爲逆，治得爲從。先病而後逆者治其本，先逆而後病者治其本，先寒而後生病者治其本，先熱而後生病者治其本，先熱而後生中滿者治其標，先病而後泄者治其本，先泄而後生他病者治其本，必且調之，廼治其他病，先病而後生中滿者治其標，先中滿而後煩心者治其本。人有客氣，有同氣。小大不利治其標，小大利治其本。病發而有餘，本而標之，先治其本，後治其標；病發而不足，標而本之，先治其標，後治其本。謹察間甚，以意調之，間者並行，甚者獨行。先小大不利而後生病者治其本。此經論標本尤詳。）

④ 復心之慍，不遠而有。

者,勝盡而起,得位而甚,勝有微甚,復有少多,勝和而和,勝虛而虛,天之常也。帝曰:勝復之作,動不當位,或後時而至,其故何也①? 岐伯曰:夫氣之生,與其化〔上三字《六元正紀大論》王注作"化,與其",文義似勝〕衰盛異也。寒暑溫涼盛衰之用,其在四維。故陽之動,始於溫,盛於暑;陰之動,始於清,盛於寒。春夏秋冬,各差其分②。故《大要》曰:彼春之暖,爲夏之暑,彼秋之忿,爲冬之怒,謹按四維,斥候皆歸,其終可見,其始可知。此之謂也③。帝曰:差有數乎? 岐伯曰:又凡三十度也④。帝曰:其脈應皆何如? 岐伯曰:差同正法,待時而去也⑤。脈要曰:春不沉,夏不弦,冬不澀,秋不數,是謂四塞⑥。沉甚曰病,弦甚曰病,澀甚曰病,數甚曰病⑦,參見曰病,復見曰病,未去而去曰

---

① 言陽盛於夏,陰盛於冬,清盛於秋,溫盛於春,天之常候。然其勝復氣用,四序不同,其何由哉?

② 言春夏秋冬四正之氣,在於四維之分也。即事驗之,春之溫正在辰巳之月,夏之暑正在未申〔守〕之月,秋之涼正在戌亥之月,冬之寒正在寅丑之月。春始於仲春,夏始於仲夏,秋始於仲秋,冬始於仲冬。故丑之月,陰結層冰於厚地;未之月,陽焰電掣於天垂;戌之月,霜清肅殺而庶物堅成〔守〕;辰之月,風扇和舒而陳柯榮秀。此則氣差其分,昭然而不可蔽也。然陰陽之氣,生發收藏,與常法相會;徵其氣化及在人之應,則四時每差其日數,與常法相違。從差法,廼正當之也。

③ 言氣之少壯也。陽之少爲暖,其壯也爲暑;陰之少爲忿,其壯也爲怒。此悉謂少壯之異氣,證用之盛衰,但立盛衰於四維之位,則陰陽終始應用皆可知矣。

④ 度者,日也。(新校正云:按《六元正紀大論》曰:差有數乎? 曰:後皆三十度而有奇。此云三十度也者,此文爲略。)

⑤ 脈亦差,以隨氣應也。待差日足,應王氣至而廼去也。

⑥ 天地四時之氣,閉塞而無所運行也。

⑦ 但應天和氣,是則爲平。形見太甚,則爲力致,以力而致,安能久乎! 故甚皆病。

病,去而不去曰病①,反者死②。故曰:氣之相守司也,如權衡之不得相失也③。夫陰陽之氣,清静則生化治,動則苛疾起,此之謂也④。帝曰:幽明何如? 岐伯曰:兩陰交盡故曰幽,兩陽合明故曰明,幽明之配,寒暑之異也⑤。帝曰:分至何如? 岐伯曰:氣至之謂至,氣分之謂分,至則氣同,分則氣異,所謂天地之正紀也⑥。帝曰:夫子言春秋氣始於前,冬夏氣始於後,余已知之矣。然六氣往復,主歲不常也,其補瀉奈何⑦? 岐伯曰:上下所主,隨其攸利,正其味,則其要也,左右同法。《大要》曰:少陽之主,先甘後鹹;陽明之主,先辛後酸;太陽之主,先鹹後苦;厥

---

① 參見〔原脱〕,謂參和諸氣來見。復見,謂再見已衰已死之氣也。去,謂王已而去者也。日行之度未出於差,是爲天氣未去。日度過差,是謂天氣已去,而脈尚在,既非得應,故曰病也。

② 夏見沉,秋見數,冬見緩,春見濇,是謂反也。犯違天命,生其能久乎!(新校正云:詳上文秋不數是謂四塞,此注云秋見數是謂反,蓋以脈差只在仲月,差之度盡而數不去,謂秋之季月而脈尚數,則爲反也。)

③ 權衡,秤也。天地之氣,寒暑相對,温清相望,如持秤也。高者否,下者否,兩者齊等,無相奪倫,則清静而生化各得其分也。

④ 動,謂變動常平之候而爲災眚也。苛,重也。(新校正云:按《六微旨大論》云:成敗倚伏生乎動,動而不已,則變作矣。)

⑤ 兩陰交盡於戌亥,兩陽合明於辰巳。《靈樞·繫日月論》云:亥十月,左足之厥陰。戌九月,右足之厥陰。此兩陰交盡,故曰厥陰。辰三月,左足之陽明。巳四月,右足之陽明。此兩陽合於前,故曰陽明。然陰交則幽,陽合則明,幽明之象,當由是也。寒暑位西南、東北,幽明位西北、東南。幽明之配,寒暑之位,誠斯異也。(新校正云:按《太始天元册文》云:幽明既位,寒暑弛張。)

⑥ 因幽明之問,而形斯義也。言冬夏二至是天地氣主歲至其所在也。春秋二分,是間氣初二四五四氣各分其政於主歲左右也。故曰至則氣同,分則氣異也。所言二至二分之氣配者,此所謂是天地之正紀也。

⑦ 以分至明六氣分位,則初氣四氣,始於立春立秋前各一十五日爲紀法。三氣六氣,始於立夏立冬後各一十五日爲紀法。由是四氣前後之紀,則三氣六氣之中,正當二至日也。故曰春秋氣始於前,冬夏氣始於後。然以三百六十五日易一氣,一歲已往,氣則改新,新氣既來,舊氣復去,所宜之味,天地不同,補瀉之方,應知先後,故復以問之也。

陰之主,先酸后辛;少陰之主,先甘後鹹;太陰之主,先苦後甘。佐以所利,資以所生,是謂得氣①。

帝曰:善。夫百病之生也,皆生於風寒暑濕燥火,以之化之變也②。經言盛者瀉之,虛者補之,余錫以方士,而方士用之尚未能十全,余欲令要道必行,桴鼓相應,猶拔刺雪污,工巧神聖,可得聞乎③?岐伯曰:審察病機,無失氣宜,此之謂也④。帝曰:願聞病機何如? 岐伯曰:諸風掉眩,皆屬於肝⑤。諸寒收引,皆屬於腎⑥。諸氣膹鬱,皆屬於肺⑦。諸濕腫滿,皆屬於脾⑧。諸熱瞀瘛,皆屬於火⑨。諸痛癢瘡,皆屬於心⑩。諸厥固泄,皆屬於下⑪。諸痿喘嘔,皆屬於上⑫。諸禁鼓慄,如喪神守,皆屬於火⑬。諸痙項強,皆

---

① 主,謂主歲。得,謂得其性用也。得其性用,則舒卷由人,不得性用,則動生乖忤,豈祛邪之可望乎!適足以伐天真之妙氣爾。如是先後之味,皆謂有病先瀉之而後補之也。

② 風寒暑濕燥火,天之六氣也。靜而順者爲化,動而變者爲變,故曰之化之變也。

③ 針曰工巧,藥曰神聖。(新校正云:按《難經》云:望而知之謂之神,聞而知之謂之聖,問而知之謂之工,切脈而知之謂之巧,以外知之曰聖,以內知之曰神。)

④ 得其機要,則動小而功大,用淺而功深也。

⑤ 風性動,木氣同之。

⑥ 收,謂斂也。引,謂急也。寒物收縮,水氣同也。

⑦ 高秋氣凉,霧氣煙集,凉至則氣熱,復甚則氣殫,徵其物象,屬可知也。膹,謂膹滿。鬱,謂奔迫也。氣之爲用,金氣同之。

⑧ 土薄則水淺,土厚則水深,土平則乾,土高則濕,濕氣之有,土氣同之。

⑨ 火象徵。

⑩ 心寂則痛微,心躁則痛甚,百端之起,皆自心生,痛癢瘡瘍,生於心也。

⑪ 下,謂下焦肝腎氣也。夫守司在下,腎之氣也,門户束要,肝之氣也,故厥固泄皆屬下也。厥,謂氣逆也。固,謂禁固也。諸有氣逆上行,及固不禁,出入無度,燥濕不恒,皆由下焦之主守也。

⑫ 上,謂上焦心肺氣也。炎熱薄爍,心之氣也,承熱分化,肺之氣也,熱鬱化上,故病屬上焦。(新校正云:詳痿之爲病,似非上病,王注不解所以屬上之由,使後人疑議。今按《痿論》云:五藏使人痿者,因肺熱葉焦,發爲痿躄。故云屬於上也。痿又謂肺痿也。)

⑬ 熱之內作。

屬於濕①。諸逆衝上,皆屬於火②。諸脹腹大,皆屬於熱③。諸躁狂越,皆屬於火④。諸暴强直,皆屬於風⑤。諸病有聲,鼓之如鼓,皆屬於熱⑥。諸病胕腫疼酸驚駭,皆屬於火⑦。諸轉反戾,水液渾濁,皆屬於熱⑧。諸病水液,澄徹清冷,皆屬於寒⑨。諸嘔吐酸,暴注下迫,皆屬於熱⑩。故《大要》曰:謹守病機,各司其屬,有者求之,無者求之,盛者責之,虛者責之,必先五勝,疏其血氣,令其調達,而致和平。此之謂也⑪。

帝曰:善。五味陰陽之用何如? 岐伯曰:辛甘發散爲陽,酸苦涌泄爲陰,鹹味涌泄爲陰,淡味滲泄爲陽。六者

---

① 太陽傷濕。
② 炎上之性用也。
③ 熱鬱於内,肺脹所生。
④ 熱盛於胃,及四末也。
⑤ 陽内鬱而陰行於外。
⑥ 謂有聲也。
⑦ 熱氣多也。
⑧ 反戾,筋轉也。水液,小便也。
⑨ 上下所出,及吐出溺出也。
⑩ 酸,酸水及沫〔守〕也。
⑪ 深乎聖人之言,理宜然也。有無求之,虛盛責之,言悉由也。夫如大寒而甚,熱之不熱,是無火也;熱來復去,晝見夜伏,夜發晝止,時節而動,是無火也,當助其心。又如大熱而甚,寒之不寒,是無水也;熱動復止,倏忽往來,時動時止,是無水也,當助其腎。内格嘔逆,食不得入,是有火也。病嘔而吐,食久反出,是無火也。暴速注下,食不及化,是無〔疑"有"〕水也。溏泄而久,止發無恒,是無火〔守〕也。故心盛則生熱,腎盛則生寒。腎虛則寒動於中,心虛則熱收於内。又熱不得寒,是無水〔守〕也。寒不得熱,是無火〔守〕也。夫寒之不寒,責其無水。熱之不熱,責其無火。熱之不久,責心之虛。寒之不久,責腎之少。有者瀉之,無者補之,虛者補之,盛者瀉之,適〔守〕其中外〔守〕,疏其〔守〕壅塞,令上下無礙,氣血通調,則寒熱自和,陰陽調達矣。是以方有治熱以寒,寒之而水食不入,攻寒以熱,熱之而昏躁以生,此則氣不疏通,壅而爲是也。紀於水火,餘氣可知。故曰有者求之,無者求之,盛者責之,虛者責之,令氣通調,妙之道也。五勝,謂五行更勝也,先以五行寒暑温凉濕,酸鹹甘辛苦相勝爲法也。

或收或散，或緩或急，或燥或潤，或耎或堅，以所利而行之，調其氣使其平也①。帝曰：非調氣而得者，治之奈何？有毒無毒，何先何後？願聞其道②。岐伯曰：有毒無毒，所治爲主，適大小爲制也③。帝曰：請言其制。岐伯曰：君一臣二，制之小也；君一臣三佐五，制之中也；君一臣三佐九，制之大也。寒者熱之，熱者寒之，微者逆之，甚者從之④，堅者削之，客者除之，勞者溫之，結者散之，留者攻之，燥者濡之，急者緩之，散者收之，損者溫之，逸者行之，驚者平之，上之下之，摩之浴之，薄之劫之，開之發之，適

① 涌，吐也。泄，利也。滲泄，小便也。言水液自迴腸泌別汁，滲入膀胱之中，自胞氣化之，而爲溺以泄出也。（新校正云：按《藏氣法時論》云：辛散，酸收，甘緩，苦堅，鹹耎。又云：辛酸甘苦鹹，各有所利，或散或收，或緩或急，或堅或耎，四時五藏，病隨五味所宜也。）

② 夫病生之類，其有四焉，一者始因氣動而内有所成，二者不因氣動而外有所成，三者始因氣動而病生於内，四者不因氣動而病生於外。夫因氣動而内成者，謂積聚癥瘕，瘤氣癭氣〔守〕，結核癲癎之類也。外成者，謂癰腫瘡瘍，痂疥疽痔，掉瘛浮腫，目赤瘭胗，胕腫痛癢之類也。不因氣動而病生於内者，謂留飲澼食，飢飽勞損，宿食霍亂，悲恐喜怒，想慕憂結之類也。生於外者，謂瘴氣賊魅，蟲蛇蠱毒，蜚尸鬼擊，衝薄墜墮，風寒暑濕，斫射刺割棰仆之類也。如是四類，有獨治内而愈者，有兼治内而愈者，有獨治外而愈者，有兼治外而愈者，有先治内後治外而愈者，有先治外後治内而愈者，有須齊毒而攻擊者，有須無毒而調引者。凡此之類，方法所施，或重或輕，或緩或急，或收或散，或潤或燥，或耎或堅，方士之用，見解不同，各擅己心，好丹非素，故復問之者也。

③ 言但能破積愈疾，解急脱死，則爲良方。非必要言以先毒爲是，後毒爲非，無毒爲非，有毒爲是，必量病輕重，大小制之者也。

④ 夫病之微小者，猶人火也，遇草而焫，得木而燔，可以濕伏，可以水滅，故逆其性氣以折之攻之。病之大甚者，猶龍火也，得濕而焰，遇水而燔，不知其性以水濕折之，適足以光焰詣天，物窮方止矣；識其性者，反常之理，以火逐之，則燔灼自消，焰光撲滅。然逆之者，謂以寒攻熱，以熱攻寒。從之，謂攻以寒熱，雖從其性，用不必皆同。是以下文曰：逆者正治，從者反治，從少從多，觀其事也。此之謂乎？（新校正云：按神農云：藥有君臣佐使以相宜攝，合和宜用一君二臣三佐五使，又可一君二臣九佐使也。）

447

事爲故①。帝曰:何謂逆從? 岐伯曰:逆者正治,從者反治,從少從多,觀其事也②。帝曰:反治何謂? 岐伯曰:熱因寒用,寒因熱用,塞因塞用,通因通用,必伏其所主,而先其所因,其始則同,其終則異,可使破積,可使潰堅,可使氣和,可使必已③。帝曰:善。氣調而得者何如? 岐伯曰:逆之從之,逆而從之,從而逆之,疏氣令調,則其道也④。帝曰:善。病之中外何如? 岐伯曰:從内之外者,

---

① 量病證候,適事用之。

② 言逆者,正治也。從者,反治也。逆病氣而正治,則以寒攻熱,以熱攻寒。雖從順病氣,廼反治法也。從少,謂一同而二異。從多,謂二同而三異也。言盡同者,是奇制也。

③ 夫大寒内結,稸聚疝瘕,以熱攻除,寒格熱反,〔守〕縱之則痛發尤甚,攻之則熱不得前。方以蜜煎烏頭,佐之以熱,蜜多其藥,服已便消,是則張公從此,而以熱因寒用也。有火氣動,服冷已過,熱爲寒格,而身冷嘔噦,噦乾口苦,惡熱好寒,衆議攸同,咸呼爲熱,冷治則甚,其如之何? 逆其好則拒治,順其心則加病,若謂寒熱逆,冷熱必行,則熱物冷服,下嗌之後,冷體既消,熱性便發,由是病氣隨愈,嘔噦皆除,情且不違,而致大益,醇酒冷飲,則其類矣,是則以熱因寒用也。所謂惡熱者,凡諸食餘氣主於王者(新校正云:詳王字疑誤上),見之已嘔也。又病熱者,寒攻不入,惡其寒勝,熱廼消除。從其氣則熱增,寒攻之則不入。以豉豆諸冷藥酒漬或熅而服之,酒熱氣同,固無違忤,酒熱既盡,寒藥乃行,從其服食,熱便隨散,此則寒因熱用也。或以諸冷物,熱齊和之,服之食之,熱復圍解,是亦寒因熱用也。又熱食猪肉及粉葵乳,以椒薑橘熱齊和之,亦其類也。又熱在下焦,治亦然。假如下氣虛乏,中焦氣擁,胠脅滿甚,食已轉增,粗工之見無能斷也,欲散滿則恐虛其下,補下則滿甚於中,散氣則下焦轉虛,補虛則中滿滋甚,醫病參議,言意皆同,不救其虛,且攻其滿,藥入則減,藥過依然,故中滿下虛,其病常在。廼不知疏啓其中,峻補於下,少服則資壅,多服則宣通,由是而療,中滿自除,下虛斯實,此則塞因塞用也。又大熱内結,注泄不止,熱宜寒療,結復須除,以寒下之,結散利止,此則通因通用也。又大熱凝内,久利溏泄,愈而復發,綿歷歲年,以熱下之,寒去利止,亦其類也。投寒以熱,涼而行之,投熱以寒,温而行之,始同終異,斯之謂也。諸如此等,其徒實繁,略舉宗兆,猶是反治之道,斯其類也。(新校正云:按《五常政大論》云:治熱以寒,温而行之。治寒以熱,涼而行之。亦熱因寒用,寒因熱用之義也。)

④ 逆,謂逆病氣以正治。從,謂從病氣而反療。逆其氣以正治,使其從順,從其病以反取,令彼和調,故曰逆從也。不疏其氣令道路開通,則氣感寒熱而爲變,始生化多端也。

調其內;從外之內者,治其外①;從內之外而盛於外者,先調其內而後治其外;從外之內而盛於內者,先治其外而後調其內②;中外不相及,則治主病③。帝曰:善。火熱復,惡寒發熱,有如瘧狀,或一日發,或間數日發,其故何也?岐伯曰:勝復之氣,會遇之時,有多少也。陰氣多而陽氣少,則其發日遠;陽氣多而陰氣少,則其發日近。此勝復相薄,盛衰之節,瘧亦同法④。帝曰:論言治寒以熱,治熱以寒,而方士不能廢繩墨而更其道也。有病熱者寒之而熱,有病寒者熱之而寒,二者皆在,新病復起,奈何治⑤?岐伯曰:諸寒之而熱者取之陰,熱之而寒者取之陽,所謂求其屬也⑥。帝曰:善。服寒而反熱。服熱而反寒,其故

① 各絕其源。
② 皆謂先除其根屬,後削其枝條也。
③ 中外不相及,自各一病也。
④ 陰陽齊等,則一日之中,寒熱相半。陽多陰少,則一日一發而但熱不寒。陽少陰多,則隔日發而先寒後熱。雖勝復之氣,若氣微則一發後六七日迺發,時謂之愈而復發,或頻三日發而六七日止,或隔十日發而四五日止者,皆由氣之多少,會遇與不會遇也。俗見不遠,迺謂鬼神暴疾,而又祈禱避匿,病勢已過,旋至其斃,病者殞歿,自謂其分,致令冤魂塞於冥路,夭死盈於曠野,仁愛鑒玆,能不傷楚,習俗既久,難卒厘革,非復可改,未如之何,悲哉悲哉!
⑤ 謂治之而病不衰退,反因藥寒熱而隨生寒熱,病之新者也。亦有止而復發者,亦有藥在而除藥去而發者,亦有全不息者。方士若廢此繩墨,則無更新之法,欲依標格,則病勢不除,舍之則阻彼凡情,治之則藥無能驗,心迷意惑,無由通悟,不知其道,何恃而為,因藥病生,新舊相對,欲求其愈,安可奈何?
⑥ 言益火之源,以消陰翳,壯水之主,以制陽光,故曰求其屬也。夫粗工褊淺,學未精深,以熱攻寒,以寒療熱,治熱未已而冷疾已生,攻寒日深而熱病更起,熱起而中寒尚在,寒生而外熱不除,欲攻寒則懼熱不前,欲療熱則思寒又止,進退交戰,危亟厘臻,豈知藏府之源,有寒熱溫涼之主哉。取心者不必齊以熱,取腎者不必齊以寒,但益心之陽,寒亦通行,強腎之陰,熱之猶可。觀斯之故,或治熱以熱,治寒以寒,萬舉萬全,孰知其意,思方智極,理盡辭窮,嗚呼!人之死者,豈謂命,不謂方士愚昧而殺之耶?!

何也？岐伯曰：治其王氣，是以反也①。帝曰：不治王而然者何也？岐伯曰：悉乎哉問也！不治五味屬也。夫五味入胃，各歸所喜，故〔守〕酸先入肝，苦先入心，甘先入脾，辛先入肺，鹹先入腎②，久而增氣，物化之常也。氣增而久，夭之由也③。帝曰：善。方制君臣何謂也？岐伯曰：主病之謂君，佐君之謂臣，應臣之謂使，非上下三品之謂也④。帝曰：三品何謂？岐伯曰：所以明善惡之殊貫也⑤。帝曰：善。病之中外何如⑥？岐伯曰：調氣之方，必別陰陽，定其中外，各守其鄉，內者內治，外者外治，微者調之，其次平之，盛者奪之，汗之下之，寒熱溫凉，衰之以

---

① 物體有寒熱，氣性有陰陽，觸王之氣，則強其用也。夫肝氣溫和，心氣暑熱，肺氣清涼，腎氣寒冽，脾氣兼並之。故春以清治肝而反溫，夏以冷治心而反熱，秋以溫治肺而反清，冬以熱治腎而反寒，蓋由補益王氣太甚也。補王太甚，則藏之寒熱氣自多矣。

② （新校正云：按《宣明五氣》篇云：五味所入：酸入肝，辛入肺，苦入心，鹹入腎，甘入脾，是謂五入也。）

③ 夫入肝爲溫，入心爲熱，入肺爲清，入腎爲寒，入脾爲至陰而四氣兼之，皆爲增其味而益其氣，故各從本藏之氣用爾。故久服黃連苦參而反熱者，此其類也。餘味皆然。但人疏忽，不能精候矣。故曰久而增氣，物化之常也。氣增不已，益以歲年則藏氣偏勝，氣有偏勝則有偏絕，藏有偏絕則有暴夭者。故曰氣增而久，夭之由也。是以《正理觀化藥集商較服餌》曰：藥不具五味，不備四氣，而久服之，雖且獲勝益，久必致暴夭。此之謂也。絕粒服餌，則不暴亡，斯何由哉？無五穀味資助故也。復令食穀，其亦夭焉。

④ 上藥爲君，中藥爲臣，下藥爲佐使，所以異善惡之名位，服餌之道，當從此爲法。治病之道，不必皆然，以主病者爲君，佐君者爲臣，應臣之用者爲使，皆所以贊成方用也。

⑤ 三品，上中下品，此明藥善惡不同性用也。（新校正云：按神農云：上藥爲君，主養命以應天。中藥爲臣，養性以應人。下藥爲佐使，主治病以應地也。）

⑥ 前問病之中外，謂調氣之法，今此未盡，故復問之。此下對，當次前求其屬也之下，應古之錯簡也。

屬,隨其攸利①,謹道如法,萬舉萬全,氣血正平,長有天命②。帝曰:善。

至真要大論:熠羊入切　焞土渾切　膹普盲切　痤殂禾切
蕘如悅切　熛匹搖切　䐜之力切　脆須醉切

---

①　病有中外,治有表裏。在内者,以内治法和之;在外者,以外治法和之;氣微不和,以調氣法調之;其次大者,以平氣法平之;盛甚不已,則奪其氣,令其衰也。假如小寒之氣,温以和之;大寒之氣,熱以取之;甚寒之氣,則下奪之;奪之不已,則逆折之;折之不盡,則求其屬以衰之。小熱之氣,凉以和之;大熱之氣,寒以取之;甚熱之氣,則汗發之;發之不盡,則逆制之;制之不盡,則求其屬以衰之。故曰汗之下之,寒熱温凉,衰之以屬,隨其攸利。攸,所也。

②　守道以行,舉無不中,故能驅役草石,召遣神靈,調御陰陽,蠲除衆疾,血氣保平和之候,天真無耗竭之由。夫如是者,蓋以舒卷在心,去留從意,故精神内守,壽命靈長。

451

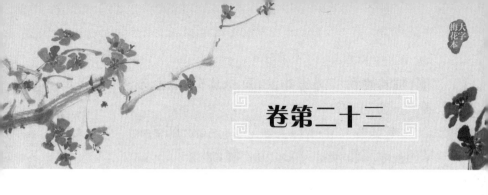

著至教論篇第七十五

新校正云:按全元起本在《四時病類論》篇末。

　　黃帝坐明堂,召雷公而問之曰:子知醫之道乎①?雷
公對曰:誦而未〔守〕能解,解而未能別,別而未能明,明而未能
彰②,足以治群僚,不足治〔守〕侯王③。願得受樹天之度,四時陰
陽合之,別星辰與日月光,以彰經術,後世益明④,上通神農,著至
教疑於二皇⑤。帝曰:善。無失之,此皆陰陽表裏上下雌雄相輸
應也,而道上知天文,下知地理,中知人事,可以長久,以教衆庶,
亦不疑殆,醫道論篇,可傳後世,可以為寶⑥。雷公曰:請受道,諷
誦用解⑦。帝曰:子不聞《陰陽傳》乎?曰:不知。曰:夫三陽天為

---

　　① 明堂,布政之宮也,八窗四闥,上圓下方,在國之南,故稱明堂。夫
求民之瘼,恤民之隱,大聖之用心,故召引雷公,問拯濟生靈之道也。
　　② 言所知解,但得法守數而已,猶未能深盡精微之妙用也。(新校正
云:按楊上善云:習道有五:一誦,二解,三別,四明,五彰。)
　　③ 公不敢自高其道,然則布衣與血食,主療亦殊矣。
　　④ 樹天之度,言高遠不極。四時陰陽合之,言順氣序也。別星辰與日
月光,言別學者二明大小異也。(新校正云:按《太素》別作列字。)
　　⑤ 公欲其經法明著,通於神農,使後世見之,疑是二皇並行之教。(新
校正云:按全元起本及《太素》疑作擬。)
　　⑥ 以明著故。
452　　⑦ 誦,亦諭也。諷諭者,所以比切近而令解也。

業①,上下無常,合而病至,偏害陰陽②。雷公曰:三陽莫當,請聞其解③。帝曰:三陽獨至者,是三陽並至,並至如風雨,上爲巔疾,下爲漏病④。外無期,內無正,不中經紀,診無上下,以書別⑤。雷公曰:臣治疏愈,說意而已⑥。帝曰:三陽者,至陽也⑦,積並則爲驚,病起疾風,至如礔礰,九竅皆塞,陽氣滂溢,乾嗌喉塞⑧。並於陰,則上下無常,薄爲腸澼⑨。此謂三陽直心,坐不得起,臥者便身全,三陽之病⑩。且以知天下,何以別陰陽,應四時,合之五行⑪。雷公曰⑫:陽言不別,陰言不理,請起受解,以爲至道⑬。帝曰:子若受傳。不知合至道以惑師

———————————

① 天爲業,言三陽之氣,在人身形,所行居上也。《陰陽傳》,上古書名也。(新校正云:按《太素》天作太。)

② 上下無常,言氣乖違〔疑"違"〕,不定在上下也。合而病至,謂手足三陽氣相合而爲病至也。陽並至則精氣微,故偏損害陰陽之用也。

③ 莫當,言氣並至而不可當。

④ 並至,謂手三陽足三陽氣並合而至也。足太陽脈起於目內眥,上額交巔上;其支別者,從巔至耳上角;其直行者,從巔入絡腦,還出別下項,從肩髆內夾脊抵腰中,入循膂絡腎屬膀胱。手太陽脈起於手,循臂上行交肩上,入缺盆絡心,循咽下膈抵胃屬小腸。故上爲巔疾,下爲漏病也。漏,血膿出。所謂並至如風雨者,言無常準也。故下文曰:(新校正云:按楊上善云:漏病,謂膀胱漏泄,大小便數,不禁守也。)

⑤ 言三陽並至,上下無常,外無色氣可期,內無正經常爾。所至之時,皆不中經脈綱紀,所病之證,又復上下無常,以書記銓量,廼應分別爾。

⑥ 雷公言,臣之所治,稀得痊愈,請言深意而已疑心。已,止也,謂得說則疑心廼止。

⑦ 六陽並合,故曰至盛之陽也。

⑧ 積,謂重也,言六陽重並,洪盛莫當,陽憤鬱惟盛,是爲滂溢無涯,故嗌〔原脫〕乾竅塞也。

⑨ 陰,謂藏也。然陽薄於藏爲病,亦上下無常定之診。若在下爲病,便數赤白。

⑩ 足太陽脈,循脊〔原作"肩"〕下至腰,故坐不得起,臥便身全也。所以然者,起則陽盛鼓,故常得欲臥,臥則經氣均,故身安全。(新校正云:按《甲乙經》便身全作身重也。)

⑪ 言知未備也。

⑫ (新校正云:按自此至篇末,全元起本別爲一篇,名《方盛衰》也。)

⑬ 帝未許爲深知,故重請也。

教,語子至道之要①。病傷五藏,筋骨以消,子言不明不別,是世主學盡矣②。腎且絕,惋惋日暮,從容不出,人事不殷③。

示從容論篇第七十六

新校正云:按全元起本在第八卷,名《從容別白黑》。

黃帝燕坐,召雷公而問之曰:汝受術誦書者,若能覽觀雜學,及於比類,通合道理,爲余言子所長,五藏六府,膽胃大小腸脾胞膀胱,腦髓涕唾,哭泣悲哀,水所從行,此皆人之所生,治之過失④,子務明之,可以十全,即不能知,爲世所怨⑤。雷公曰:臣請誦《脈經》上下篇甚衆多矣,別異比類,猶未能以十全,又安足以明之⑥。帝曰:子別試通五藏之過,六府之所不和,針石之敗,毒藥所宜,湯

---

① 不知其要,流散無窮,後世相習,去聖久遠,而學者各自是其法,則惑亂於師氏之教旨矣。

② 言病之深重,尚不明別,然輕微者,亦何開愈令得遍知耶?!然由是不知,明世主學教之道從斯盡矣。

③ 舉藏之易知者也。然腎脈且絕,則心神內爍,筋骨脈肉日晚酸空也。暮,晚也。若以此之類,諸藏氣俱少不出者,當人事萎弱,不復殷多。所以爾者,是則腎不足,非傷損故也。(新校正云:按《太素》作腎且絕死,死日暮也。)

④ 《五藏別論》黃帝問曰:余聞方士或以髓腦爲藏,或以腸胃爲藏,或以爲府,敢問更相反,皆自謂是,不知其道,願聞其說。岐伯曰:腦、髓、骨、脈、膽、女子胞,此六者地氣所生也,皆藏於陰而象於地,故藏而不瀉,名曰奇恒之府。夫胃、大腸、小腸、三焦、膀胱,此五者天氣之所生也,其氣象天,瀉而不藏,此受五藏濁氣,故名曰傳化之府。是以古之治病者,以爲過失也。

⑤ 不能知之,動傷生者,故人聞議諭,多有怨咎之心焉。

⑥ 言臣所請誦《脈經》兩篇衆多,別異此類例,猶未能以義而會見十全,又何足以心明至理乎。安,猶何也。

液滋味,具言其狀,悉言以對,請問不知①。雷公曰:肝虛腎虛脾虛,皆令人體重煩冤,當投毒藥刺灸砭石湯液,或已或不已,願聞其解②。帝曰:公何年之長而問之少,余真問以自謬也③。吾問子窈冥,子言上下篇以對,何也④?夫脾虛浮似肺,腎小浮似脾,肝急沉散似腎,此皆工之所時亂也,然從容得之⑤。若夫三藏土木水參居,此童子之所知,問之何也⑥?雷公曰:於此有人,頭痛筋攣骨重,怯然少氣,噦噫腹滿,時驚不嗜臥,此何藏之發也?脈浮而弦,切之石堅,不知其解,復問所以三藏者,以知其比類也⑦。帝曰:夫從容之謂也⑧。夫年長則求之於府,年少則求之於經,年壯則求之於藏⑨。今子所言皆失,八風菀熟〔疑"熱"〕,五藏消爍,傳邪相受。夫浮而弦者,是腎不足也⑩。

---

①　過,謂過失,所謂不率常候而生病者也。毒藥攻邪,滋味充養,試公之問,知與不知爾。(新校正云:按《太素》別試作誠別而已。)

②　公以帝問,使言五藏之過,毒藥湯液滋味,故問此病也。

③　言問之不相應也。以問不相應,故言余真發問以自招謬誤之對也。

④　窈冥,謂不可見者,則形氣榮衛也。《八正神明論》:岐伯對黃帝曰:觀其冥冥者,言形氣榮衛之不形於外,而工獨知之,以日之寒溫,月之虛盛,四時氣之浮沉,參伍相合而調之,工常先見之,然而不形於外,故曰觀於冥冥焉。由此,帝故曰吾問子窈冥也。然肝虛、腎虛、脾虛,則上下篇之旨,帝故曰子言上下篇以對何也耳。

⑤　脾虛脈浮候則似肺,腎小浮上候則似脾,肝急沉散候則似腎者,何以然?以三藏相近,故脈象參差而相類也,是以工惑亂之,爲治之過失矣。雖爾乎,猶宜從容安緩,審比類之,而得三藏之形候矣。何以取之?然浮而緩曰脾,浮而短曰肺,小浮而滑曰心,急緊而散曰肝,搏沉而滑曰腎,不能比類,則疑亂彌甚。

⑥　脾合土,肝合木,腎合水,三藏皆在膈下,居止相近也。

⑦　脈有浮弦石堅,故云問所以三藏者,以知其比類也。

⑧　言比類也。

⑨　年之長者甚於味,年之少者勞於使,年之壯者過於內。過於內則耗傷精氣,勞於使則經中風邪,甚於味〔守〕則傷於府,故求之異也。

⑩　脈浮爲虛,弦爲肝氣,以腎氣不足,故脈浮弦也。

沉而石者,是腎氣内著也①。怯然少氣者,是水道不行,形
氣消索也②。咳嗽煩冤者,是腎氣之逆也③。一人之氣,病
在一藏也。若言三藏俱行,不在法也④。雷公曰:於此有
人,四支解墮,喘咳血泄,而愚診之,以爲傷肺,切脈浮大而
緊,愚不敢治,粗工下砭石,病愈多出血,血止身輕,此何物
也? 帝曰:子所能治,知亦衆多,與此病失矣⑤。譬以鴻
飛,亦衝於天⑥。夫聖人之治病,循法守度,援物比類,化
之冥冥,循上及下,何必守經⑦今夫脈浮大虛者,是脾氣之
外絶,去胃外歸陽明也⑧。夫二火不勝三水,是以脈亂而
無常也⑨。四支解墮,此脾精之不行也⑩。喘咳者,是水氣
並陽明也⑪。血泄者,脈急血無所行也⑫。若夫以爲傷肺
者,由失以狂也。不引比類,是知不明也⑬。夫傷肺者,脾
氣不守,胃氣不清,經氣不爲使,真藏壞決,經脈傍絶,五藏

---

① 石之言堅也。著,謂腎氣内薄,著而不行也。
② 腎氣不足,故水道不行。肺藏被衝,故形氣消散。索,盡也。
③ 腎氣内著,上歸於母也。
④ 經不然也。
⑤ 以爲傷肺而不敢治,是廼狂見,法所失也。
⑥ 鴻飛衝天,偶然而得,豈其羽翮之所能哉! 粗工下砭石,亦猶是矣。
⑦ 經,謂經脈,非經法也。
⑧ 足太陰絡支別者,入絡腸胃,是以脾氣外絶,不至胃外歸陽明也。
⑨ 二火,謂二陽藏。三水,謂三陰藏。二陽藏者,心、肺,以在膈上
故。三陰藏者,肝脾腎也,以在膈下故。然三陰之氣,上勝二陽,陽不勝陰,
故脈亂而無常也。
⑩ 土主四支,故四支解墮。脾精不化,故使之然。
⑪ 腎氣逆入於胃,故水氣並於陽明。
⑫ 泄,謂泄出也。然脈氣數急,血溢於中,血不入經,故爲血泄。以脈
奔急而血溢,故曰血無所行也。
⑬ 言所識不明,不能比類,以爲傷肺,猶失狂言耳。

漏泄,不衄則嘔,此二者不相類也①。譬如天之無形,地之無理,白與黑相去遠矣②。是失吾過矣,以子知之,故不告子③,明引比類《從容》,是以名曰診輕④,是謂至道也⑤。

疏五過論篇第七十七

新校正云:按全元起本在第八卷,名《論過失》。

黃帝曰:嗚呼遠哉! 閔閔乎若視深淵, 若迎浮雲, 視深淵尚可測, 迎浮雲莫知其際⑥。聖人之術, 爲萬民式, 論裁志意, 必有法則, 循經守數, 按循醫事, 爲萬民副, 故事有五過四德, 汝知之乎⑦? 雷公避席再拜曰:臣

---

① 肺氣傷則脾外救,故云脾氣不守。肺藏損則氣不行,不行則胃滿,故云胃氣不清。肺者主行榮衛陰陽,故肺傷則經脈不能爲之行使也。真藏,謂肺藏也。若肺藏損壞,皮膜決破,經脈傍絕而不流行,五藏之氣上溢而漏泄者,不衄血則嘔血也。何者? 肺主鼻,胃應口也。然口鼻者,氣之門户也。今肺藏已損,胃氣不清,不上衄則血下流於胃中,故不衄則嘔出也。然傷肺傷脾,衄血泄血,標出且異,本歸亦殊,故此二者不相類也。

② 言傷肺傷脾,形證懸別,譬天地之相遠,如黑白之異象也。

③ 是,猶此也,言雷公子之此見病疏者,是吾不告子比類之道,故自謂過也。

④ (新校正云:按《太素》輕作經。)

⑤ 明引形證,比量類例,合從容之旨,則輕微之者亦不失矣。所以然者何哉? 以道之至妙而能爾也。《從容》,上古經篇名也。何以明之? 《陰陽類論》:雷公曰:臣悉盡意,受傳經脈,頌得從容之道,以合《從容》。明古文有《從容》矣。

⑥ 嗚呼遠哉,嘆至道之不極也。閔閔乎,言妙用之不窮也。深淵清澄,見之必定,故可測。浮雲漂寓,際不守常,故莫知。(新校正云:詳此文與《六微旨論》文重。)

⑦ 慎五過,則敬順四時之德氣矣。然德者,道之用,生之主,故不可不敬順之也。《上古天真論》曰:所以能年皆度百歲而動作不衰者,以其德全不危故也。《靈樞經》曰:天之在我者德也。由此則天降德氣,人賴而生,主氣抱神,上通於天。《生氣通天論》曰:夫自古通天者,生之本。此之謂也。(新校正云:按爲萬民副,楊上善云:副,助也。)

457

年幼小,蒙愚以惑,不聞五過與四德,比類形名,虛引其經,心無所對①。帝曰:凡未診病者,必問嘗貴後賤,雖不中邪,病從內生,名曰脫營②。嘗富後貧,名曰失精,五氣留連,病有所並③。醫工診之,不在藏府,不變軀形,診之而疑,不知病名④。身體日減,氣虛無精⑤,病深無氣,洒洒然時驚⑥,病深者,以其外耗於衛,內奪於榮⑦。良工所失,不知病情,此亦治之一過也⑧。凡欲診病者,必問飲食居處。⑨ 暴樂暴苦,始樂後苦⑩,皆傷精氣,精氣竭絕,

① 經未師受,心匪生知,功業微薄,故卑辭也。

② 神屈故也,貴之尊榮,賤之屈辱,心懷眷慕,志結憂惶,故雖不中邪,而病從內生,血脈虛減,故曰脫營。

③ 富而從欲,貧奪豐財,內結憂煎,外悲過物。然則心從想慕,神隨往計,榮衛之道,閉以遲留,氣血不行,積並為病。

④ 言病之初也。病由想戀所為,故未居藏府。事因情念所起,故不變軀形。醫不悉之,故診而疑也。

⑤ 言病之次也。氣血相逼,形肉消爍,故身體日減。《陰陽應象大論》曰:氣歸精,精食氣。今氣虛不化,精無所滋故也。

⑥ 言病之深也。病氣深,穀氣盡,陽氣內薄,故惡寒而驚。洒洒,寒貌。

⑦ 血為憂煎,氣隨悲減,故外耗於衛,內奪於榮。病深者何?以此耗奪故爾也。(新校正云:按《太素》病深者以其作病深以甚也。)

⑧ 失,謂失問其所始也。

⑨ 飲食居處,五方〔守〕不同,故問之也。《異法方宜論》曰:東方之域,天地之所始生,魚鹽之地,海濱傍水,其民食魚而嗜鹹,皆安其處,美其食。西方者,金玉之域,沙石之處,天地之所收引,其民陵居而多風,水土剛强,其民不衣而褐薦,其民華食而脂肥。北方者,天地所閉藏之域,其地高陵居,風寒冰冽,其民樂野處而乳食。南方者,天地所長養,陽之所盛處,其地下,水土弱,霧露之所聚,其民嗜酸而食胕。中央者,其地平以濕,天地所以生萬物也衆,其民食雜而不勞。由此則診病之道,當先問焉。故聖人雜合以法,各得其所宜,此之謂矣。

⑩ (新校正云:按《太素》作始苦。)

形體毀沮①。暴怒傷陰，暴喜傷陽②，厥氣上行，滿脈去形③。愚醫治之，不知補瀉，不知病情，精華日脱，邪氣廼並，此治之二過也④。善爲脈者，必以比類奇恒從容知之，爲工而不知道，此診之不足貴，此治之三過也⑤。診有三常，必問貴賤，封君敗傷，及欲侯王⑥。故貴脱勢，雖不中邪，精神内傷，身必敗亡⑦。始富後貧，雖不傷邪，皮焦筋屈，痿躄爲攣⑧。醫不能嚴，不能動神，外爲柔弱，亂至失常，病不能移，則醫事不行，此治之四過也⑨。凡診者，必知終始，有〔即"又"。守〕知餘緒，切脈問名，當合男女⑩。離絶菀結，憂恐喜怒，五藏空虚，血氣離守，工不能

---

① 喜則氣緩，悲則氣消。然悲哀動中者，竭絶而失生，故精氣竭絶，形體殘毁，心神沮喪矣。

② 怒則氣逆，故傷陰。喜則氣緩，故傷陽。

③ 厥，氣逆也。逆氣上行，滿於經絡，則神氣憚散，去離形骸矣。

④ 不知喜怒哀樂之殊情，概爲補瀉而同貫，則五藏精華之氣日脱，邪氣薄蝕而廼並於正真之氣矣。

⑤ 奇恒，謂氣候奇異於恒常之候也。從容，謂分別藏氣虚實，脈見高下，幾相似也。《示從容論》曰：脾虚浮似肺，腎小浮似脾，肝急沉散似腎，此皆工之所時亂，然從容分別而得之矣。

⑥ 貴則形樂志樂，賤則形苦志苦，苦樂殊貫，故先問也。封君敗傷，降君之位，封公卿也。及欲侯王，謂情慕尊貴，而妄爲不已也。（新校正云：按《太素》欲作公。）

⑦ 憂惶煎迫，怫結所爲。

⑧ 以五藏氣留連，病有所並而爲是也。

⑨ 嚴，謂戒，所以禁非也。動〔原脱〕，所以令從命也。外爲柔弱，言委隨而順從也。然戒不足以禁非，動不足以從令，委隨任物，亂失天常，病且不移，何醫之有！

⑩ 終始，謂氣色也。《脈要精微論》曰：知外者終而始之。明知五氣色象，終而復始也。餘緒，謂病發端之餘緒也。切，謂以指按脈也。問名，謂問病證之名也。男子陽氣多而左脈大爲順，女子陰氣多而右脈大爲順，故宜以候，常先合之也。

知，何術之語①。嘗富大傷，斬筋絶脈，身體復行，令澤不息②。故傷敗結，留薄歸陽，膿積寒炅③。粗工治之，亟刺陰陽，身體解散，四支轉筋，死日有期④，醫不能明，不問所發，唯言死日，亦爲粗工，此治之五過也⑤。凡此五者，皆受術不通，人事不明也⑥。故曰：聖人之治病也，必知天地陰陽，四時經紀，五藏六府，雌雄表裏，刺灸砭石、毒藥所主，從容人事，以明經道，貴賤貧富，各異品理，問年少長，勇怯之理，審於分部，知病本始，八正九候，診必副矣⑦。治病之道，氣內爲寶，循求其理，求之不得，過在表裏⑧。守數據治，無失俞理，能行此術，終身不殆⑨。不知

---

① 離，謂離間親愛。絶，謂絶念所懷。菀，謂菀積思慮。結，謂結固餘怨。夫間親愛者魂游，絶所懷者意喪，積所慮者神勞，結餘怨者志苦，憂愁者閉塞而不行，恐懼者蕩憚而失守，盛忿者迷惑而不治，喜樂者憚散而不藏，由是八者，故五藏空虛，血氣離守，工不思曉，又何言哉！（新校正云：按蕩憚而失守，《甲乙經》作不收。）

② 斬筋絶脈，言非分之過損也。身體雖已復舊而行，且令津液不爲滋息也。何者？精氣耗減也。澤者，液也。

③ 陽，謂諸陽脈及六府也。炅，謂熱也。言非分傷敗筋脈之氣，血氣內結，留而不去，薄於陽脈，則化爲膿，久積腹中，則外爲寒熱也。

④ 不知寒熱爲膿積所生，以爲常熱之疾，概施其法，數刺陰陽經脈，氣奪病甚，故身體解散而不用，四支廢運而轉筋，如是故知死日有期，豈謂命不謂醫耶？！

⑤ 言粗工，不必謂解〔即"懈"。守〕不備學者，縱備盡三世經法，診不備三常，療不慎五過，不求餘緒，不問持身亦足爲粗略之醫爾。

⑥ 言是五者，但名受術之徒，未足以通悟精微之理，人間之事尚猶懵然。

⑦ 聖人之備識也如此，工宜勉之。

⑧ 工之治病，必在於形氣之內求有過者，是爲聖人之寶也。求之不得，則以藏府之氣陰陽表裏而察之。（新校正云：按全元起本及《太素》作氣內爲實。楊上善云：天地間氣爲外氣，人身中氣爲內氣，外氣裁成萬物，是爲外實。內氣榮衛裁生，故爲內實。治病能求內氣之理，是治病之要也。）

⑨ 守數，謂知血氣多少及刺深淺之數也。據治，謂據穴俞所治之旨而用之也。但守數據治而用之，則不失穴俞之理矣。殆者，危也。

俞理,五藏菀熟,癰發六府①。診病不審,是謂失常②,謹守此治,與經相明③,《上經》《下經》,揆度陰陽,奇恒五中,決以明堂,審於終始,可以横行④。

徵四失論篇第七十八

新校正云:按全元起本在第八卷,名《方論得失明著》。

黄帝在明堂,雷公侍坐,黄帝曰:夫子所通書受事衆多矣,試言得失之意,所以得之,所以失之。雷公對曰:循經受業,皆言十全,其時有過失者,請聞其事解也⑤。帝曰:子年少智未及邪? 將言以雜合耶⑥? 夫經脈十二,絡脈三百六十五,此皆人之所明知,工之所循用也⑦。所以不十全者,精神不專,志意不理,外内相失,故時疑殆⑧。

----

① 菀,積也。熟,熱也。五藏積熱,六府受之,陽熱相薄,熱之所過則爲癰矣。

② 謂失常經術正用之道也。

③ 謂前氣内循求俞會之理也。

④ 所謂《上經》者,言氣之通天也。《下經》者,言病之變化也。言此二經,揆度陰陽之氣,奇恒五中,皆決於明堂之部分也。揆度者,度病之深淺也。奇恒者,言奇病也。五中者,謂五藏之氣色也。夫明堂者,所以視萬物,別白黑,審長短,故曰決以明堂也。審於終始者,謂審察五色囚王,終而復始也。夫道循如是,應用不窮,目牛無全,萬舉萬當,由斯高遠,故可以横行於世間矣。

⑤ 言循學經師,受傳事業,皆謂十全於人庶,及乎施用正術,宣行至道,或得失之於世中,故請聞其解説也。

⑥ 言謂年少智未及而不得十全耶? 爲復且以言而雜合衆人之用耶? 帝疑先知而反問也。

⑦ 謂循學而用也。

⑧ 外,謂色。内,謂脈也。然精神不專於循用,志意不從於條理,所謂粗略,揆度失常,故色脈相失而時自疑殆也。

診不知陰陽逆從之理，此治之一失矣①。受師不卒，妄作雜術，謬言爲道，更名自功②，妄用砭石，後遺身咎，此治之二失也③。不適貧富貴賤之居，坐之薄厚，形之寒溫，不適飲食之宜，不別人之勇怯，不知比類，足以自亂，不足以自明，此治之三失也④。診病不問其始，憂患飲食之失節，起居之過度，或傷於毒，不先言此，卒持寸口，何病能中，妄言作名，爲粗所窮，此治之四失也⑤。是以世人之語者，馳千里之外，不明尺寸之論，診無人事⑥。治數之道，從容之葆⑦，坐持寸口，診不中五脈，百病所起，始以自怨，遺師其咎⑧。是故治不能循理，棄術於市，妄治時

---

① 《脈要精微論》曰：冬至四十五日，陽氣微上，陰氣微下。夏至四十五日，陰氣微上，陽氣微下。陰陽有時，與脈爲期。又曰：微妙在脈，不可不察，察之有紀，從陰陽始。由此故診不知陰陽逆從之理，爲一失矣。

② （新校正云：按《太素》功作巧。）

③ 不終師術，惟妄是爲，易古變常，自功循己，遺身之咎，不亦宜乎！故爲失二也。《老子》曰：無遺身殃，是謂襲常。蓋嫌其妄也。

④ 貧賤者勞，富貴者佚。佚則邪不能傷，易傷以勞，勞則易傷以邪。其於勞也，則富者處貴者之半。其於邪也，則貧者居賤者之半。例率如此。然世禄之家，或此殊矣。夫勇者難感，怯者易傷，二者不同，蓋以其神氣有壯弱也。觀其貧賤富貴之義，則坐之薄厚，形之寒溫，飲食之宜，理可知矣。不知比類，用必乖衰〔守〕，則適足以汨亂心緒，豈通明之可望乎！故爲失三也。

⑤ 憂，謂憂懼也。患，謂患難也。飲食失節，言甚飽也。起居過度，言潰耗也。或傷於毒，謂病不可拘於藏府相乘之法而爲療也。卒持寸口，謂不先持寸口之脈和平與不和平也。然工巧備識，四術猶疑，故診不能中病之形名，言不能合經而妄作，粗略醫者，尚能窮妄謬之違背，況深明者見而不謂非乎！故爲失四也。

⑥ 言工之得失毀譽，在世人之言語，皆可至千里之外，然其不明尺寸之診論，當以何事知見於人耶！

⑦ 治，王也。葆，平也。言診數當王之氣，皆以氣高下而爲比類之原本也。故下文曰：

⑧ 自不能深學道術，而致診差違，始上申怨謗之詞，遺過咎於師氏者，未之有也。

愈，愚心自得①。嗚呼！竊竊冥冥，熟知其道②?！道之大者，擬於天地，配於四海，汝不知道之論，受以明爲晦③。

　　著至教論：恤音戌

　　示從容論：砭方驗切

　　疏五過論：沮七余反　憚音但

　　徵四失論：佚音逸　葆音保

---

　　①　不能修學至理，廼衒賣於市厘，人不信之，謂乎虛謬，故云棄術於市也。然愚者百慮而一得，何自功之有耶！（新校正云：按全元起本作自巧，《太素》作自功。）

　　②　今詳熟當作孰。

　　③　嗚呼，嘆也。竊竊冥冥，言玄遠也。至道玄遠，誰得知之?！孰，誰也。擬於天地，言高下之不可量也。配於四海，言深廣之不可測也。然不能曉諭於道，則受明道而成暗昧也。晦，暗也。

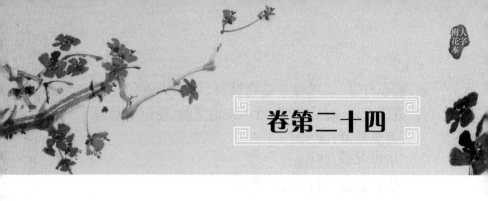

卷第二十四

陰陽類論篇第七十九

新校正云：按全元起本在第八卷。

　　孟春始至，黃帝燕坐，臨觀八極，正八風之氣，而問雷公曰：陰陽之類，經脈之道，五中所主，何藏最貴①？雷公對曰：春甲乙青，中主肝，治七十二日，是脈之主時，臣以其藏最貴②。帝曰：却念上下經陰陽從容，子所言貴，最其下也③。雷公致齋七日，旦復侍坐④。帝曰：三陽爲經，二陽爲維，

　　① 孟春始至，謂立春之日也。燕，安也。觀八極，謂視八方遠際之色。正八風，謂候八方所至之風，朝會於太一者也。五中謂五藏。（新校正云：詳八風朝太一，具《天元玉册》中。又按楊上善云：夫天爲陽，地爲陰，人爲和。陰無其陽，衰殺無已，陽無其陰，生長不止。生長不止則傷於陰，陰傷則陰灾起，衰殺不已則傷於陽，陽傷則陽禍生矣。故須聖人在天地間，和陰陽氣，令萬物生也。和氣之道，謂先修身爲德則陰陽氣和，陰陽氣和則八節風調，八節風調則八虛風止。於是疵癘不起，嘉祥竟集，此亦不知所以然而然也。故黃帝問身之經脈貴賤，依之調攝，修德於身，以正八風之氣。）
　　② 東方甲乙，春氣主之，自然青色内通肝也。《金匱真言論》曰：東方青色，入通於肝。故曰青中主肝也。然五行之氣，各王七十二日，五積而乘之，則終一歲之數三百六十日，故云治七十二日也。夫四時之氣，以春爲始，五藏之應，肝藏合之，公故以其藏爲最貴。藏或爲道，非也。
　　③ 從容，謂安緩比類也。帝念《脈經·上下篇》陰陽此類形氣，不以肝藏爲貴，故謂公之所貴，最其下也。
　　④ 悟非，故齋以洗心。願益，故坐而復請。

464

一陽爲游部①,此知五藏終始②。三陽〔張介賓云:當作"陰"。《類經》卷十三第七〕爲表,二陰爲裏③,一陰至絕作朔晦,却具合以正其理④。雷公曰:受業未能明⑤。帝曰:所謂三陽者,太陽爲經⑥,三陽脈至手太陰,弦浮而不沉,決以度,察以心,合之陰陽之論⑦。所謂二陽者,陽明也⑧,至手太陰,弦而沉急不鼓,炅至以病皆死⑨。一陽者,少陽也⑩,至手太陰,上連人迎,弦急懸不絕,此少陽之病也⑪,專陰

---

① 經,謂經綸,所以濟成務。維,謂維持,所以繫天真。游,謂遊行。部,謂身形部分也。故主氣者濟成務,化穀者繫天真,主色者散布精微,遊行諸部也。(新校正云:按楊上善云:三陽,足太陽脈也,從目内眦上頭,分爲四道下項,並正別脈上下六道以行於背,與身爲經。二陽,足陽明脈也,從鼻而起,下咽分爲四道,並正別脈六道,上下行腹,綱維於身。一陽,足少陽脈也,起目外眦絡頭,分爲四道,下缺盆,並正別脈六道上下,主經營百節,流氣三部,故曰游部。)

② 觀其經綸維繫游部之義,則五藏之終始可知矣。

③ 三陽,太陽。二陰,少陰也。少陰與太陽爲表裏,故曰三陽爲表,二陰爲裏。

④ 一陰,厥陰也。厥,猶盡也。《靈樞經》曰:亥爲左足之厥陰,戌爲右足之厥陰,兩陰俱盡,故曰厥陰。夫陰盡爲晦,陰生爲朔。厥陰者,以陰盡爲義也,徵其氣生〔守〕則朔〔守〕,適言其氣盡則晦,既見其朔,又當其晦,故曰一陰至絕作朔晦也。然徵彼俱盡之陰,合此發生之木,以正應五行之理,而無替循環,故云却具合以正其理也。(新校正云:按注言陰盡爲晦,陰生爲朔,疑是陽生爲朔。)

⑤ 言未明氣候之應見。

⑥ 陽氣盛大,故曰太陽。

⑦ 太陰,謂寸口也。寸口者,手太陰也,脈氣之所行,故脈皆至於寸口也。太陽之脈,洪大以長,今弦浮不沉,則當約以四時高下之度而斷決之,察以五藏異同之候而參合之,以應陰陽之論,知其藏否耳。

⑧ 《靈樞經》曰:辰爲左足之陽明,巳爲右足之陽明。兩陽合明,故曰二陽者陽明也。

⑨ 鼓,謂鼓動。炅,熱也。陽明之脈,浮大而短,今弦而沉急不鼓者,是陰氣勝陽,木來乘土也。然陰氣勝陽,木來乘土,而反熱病至者,是陽氣之衰敗也,猶燈之焰欲滅反明,故皆死也。

⑩ 陽氣未大,故曰少陽。

⑪ 人迎,謂結喉兩傍同身寸之一寸五分,脈動應手者也。弦爲少陽之脈,今急懸不絕,是經氣不足,故曰少陽之病也。懸者,謂如懸物之動搖也。

則死①。三陰者,六經之所主也②,交於太陰③,伏鼓不浮,上空志心④。二陰至肺,其氣歸膀胱,外連脾胃⑤。一陰獨至,經絕,氣浮不鼓,鉤而滑⑥。此六脈者,乍陰乍陽,交屬相並,繆通五藏,合於陰陽⑦,先至爲主,後至爲客⑧。雷公曰:臣悉盡意,受傳經脈,頌得從容之道,以合《從容》,不知陰陽,不知雌雄⑨。帝曰:三陽爲父⑩,二陽爲衛⑪,一陽爲紀⑫。三陰爲母⑬,二陰爲雌⑭,一陰爲獨

---

① 專,獨也。言其獨有陰氣而無陽氣,則死。

② 三陰者,太陰也。言所以諸脈皆至手太陰者何耶?以是六經之主故也。六經,謂三陰三陽之經脈也。所以至手太陰者何?以肺朝百脈之氣,皆交會於氣口。故下文曰:

③ 此正發明肺朝百脈之義也。《經脈別論》曰:肺朝百脈。

④ 脈伏鼓擊而不上浮者,是心氣不足,故上控引於心而爲病也。志心,謂小心也。《刺禁論》曰:七節之傍,中有小心。此之謂也。(新校正云:按楊上善云:肺脈浮澀,此爲平也。今見伏鼓,是腎脈也。足少陰脈,貫脊屬腎,上入肺中,從肺出絡心。肺氣下入腎志,上入心神也。王氏謂志心爲小心,義未通。)

⑤ 二陰,謂足少陰腎之脈。少陰之脈,別行者,入跟中,以上至股內後廉,貫脊屬腎絡膀胱;其直行者,從腎上貫肝膈,入肺中。故上至於肺,其氣歸於膀胱,外連於脾胃也。

⑥ 若一陰獨至肺,經氣內絕則氣浮不鼓於手,若經不內絕則鉤而滑。(新校正云:按楊上善云:一陰,厥陰也。)

⑦ 或陰見陽脈,陽見陰脈,故云乍陰乍陽也。所以然者,以氣交會故爾,當審比類,以知陰陽也。

⑧ 脈氣乍陰見陽,乍陽見陰,何以別之?當以先至爲主,後至爲客也。至,謂至于寸口也。

⑨ 頌,今爲誦也。公言臣所頌誦今從容之妙道,以合上古《從容》,而比類形名,猶不知陰陽尊卑之次,不知雌雄殊目之義,請言其旨,以明著至教,陰陽雌雄相輸應也。

⑩ 父,所以督濟群小,言高尊也。

⑪ 衛,所以却御諸邪,言扶生也。

⑫ 紀,所以綱紀形氣,言其平也。

⑬ 母,所以育養諸子,言滋生也。

⑭ 雌者,陰之目也。

使。

使①。二陽一陰，陽明主病，不勝一陰，脈〔原脫，據《甲乙》卷四第一下補，與王注合〕奭而動，九竅皆沉②。三陽一陰，太陽脈勝，一陰不能止，内亂五藏，外爲驚駭③。二陰二陽，病在肺，少陰脈沉，勝肺傷脾，外傷四支④。二陰二陽皆交至，病在腎，罵詈妄行，巓疾爲狂⑤。二陰一陽，病出於腎，陰氣客游於心，脘下空竅，堤閉塞不通，四支別離⑥。一陰一陽代絶，此陰氣至心，上下無常，出入不知，喉咽乾燥，病在土脾⑦。二陽三陰，至陰皆在，陰不過陽，陽氣不

---

① 一陰之藏，外合三焦，三焦主謁導諸氣，名爲使者，故云獨使也。

② 一陰，厥陰肝木氣也。二陽，陽明胃土氣也。木土相薄，故陽明主病也。木伐其土，土不勝木，故云不勝一陰。脈奭而動者，奭爲胃氣，動謂木形，土木相持，則胃氣不轉，故九竅沉滯而不通利也。

③ 三陽，足太陽之氣，故曰太陽勝也。木生火，今盛陽燔木，木復受之，陽氣洪盛，内爲狂熱，故内亂五藏也。肝主驚駭，故外形驚駭之狀也。

④ 二陰，謂手少陰心之脈也。二陽，亦胃脈也。心胃合病，邪上下並，故内傷脾，外勝肺也。所以然者？胃爲脾府，心火勝金故爾。脾主四支，故脾傷則外傷於四支矣。少陰脈，謂手掌後同身寸之五分，當小指神門之脈也。（新校正云：詳此二陽，廼手陽明大腸，肺之府也。少陰心火，勝金之府，故云病在肺。王氏以二陽爲胃，義未甚通。況下〔守〕又見胃病腎之説，此廼是心病肺也。又全元起本及《甲乙經》《太素》等，並云二陰一陽。）

⑤ 二陰爲腎，水之藏也。二陽爲胃，土之府也。土氣刑水，故交至而病在腎也。以水腎不勝，故胃盛而巓，爲狂。

⑥ 一陽，謂手少陽三焦，心主火之府也。水上干火，故火病出於腎，陰氣客游於心也。何者？腎之脈，從腎上貫肝膈入肺中，其支別者；從肺中出絡心注胸中，故如是也。然空竅陰客上游，胃不能制，胃不能制是土氣衰，故脘下空竅皆不通也。言堤者，謂如堤堰不容泄漏。胃脈循足，心脈絡手，故四支如別離而不用也。（新校正云：按王氏云：胃脈循足，按此二陰一陽，病出於腎，胃當作絡。）

⑦ 一陰，厥陰脈。一陽，少陽脈。並木之氣也。代絶者，動而中止也。以其代絶，故爲病也。木氣生火，故病生而陰氣至心也。夫肝膽之氣，上至頭首，下至腰足，中主腹脅，故病發上下無常處也。若受納不知其味，竅瀉不知其度，而喉咽乾燥者，喉嚨之後屬咽，爲膽之使，故病則咽喉乾燥。雖病在脾土之中，蓋由肝膽之所爲爾。

能止陰,陰陽並絕,浮爲血瘕,沉爲膿胕①。陰陽皆壯,下至陰陽②,上合昭昭,下合冥冥③,診決死生之期,遂合歲首④。雷公曰:請問短期,黃帝不應⑤。雷公復問,黃帝曰:在經論中⑥。雷公曰:請聞短期。黃帝曰:冬三月之病,病合於陽者,至春正月脈有死徵,皆歸出春⑦。冬三月之病,在理已盡,草與柳葉皆殺⑧,春陰陽皆絕,期在孟春⑨。春三月之病,曰陽殺⑩,陰陽皆絕,期在草乾⑪。夏三月之病,至陰不過十日⑫,陰陽交,期在溓水⑬。秋三月之病,三陽俱起,不治自已⑭。陰陽交合者,立不能坐,坐

---

① 二陽,陽明。三陰,手太陰。至陰,脾也。故曰至陰皆在也。然陰氣不能過越於陽,陽氣不能制心,今陰陽相薄,故脈並絕斷,而不相連續也。脈浮爲陽氣薄陰,故爲血瘕。脈沉爲陰氣薄陽,故膿聚而胕爛也。

② 若陰陽皆壯而相薄不已者,漸下至於陰陽之內,爲大病矣。陰陽者,男子爲陽道,女子爲陰器者,以其能盛受故也。

③ 昭昭,謂陽明之上。冥冥,謂至陰之內,幽暗之所也。

④ 謂下短期之旨。

⑤ 欲其復問而寶之也。

⑥ 上古經之中也。(新校正云:按全元起本,自雷公已下別爲一篇,名《四時病類》。)

⑦ 病合於陽,謂前陰合陽而爲病者也。雖正月脈有死徵,陽已發生,至王不死,故出春三月而至夏初也。

⑧ 裏,謂二陰,腎之氣也。然腎病而正月脈有死徵者,以枯草盡青,柳葉生出而皆死也。理,裏也。已,以也。古用同。

⑨ 立春之後而脈陰陽皆懸絕者,期死不出正月。(新校正云:《太素》無春字。)

⑩ 陽病,不謂傷寒溫熱之病,謂非時病熱,脈洪盛數也。然春三月中,陽氣尚少,未當全盛,而反病熱脈應夏氣者,經云脈不再見,夏脈當洪數,無陽外應,故必死於夏至也。以死於夏至陽氣殺物之時,故云陽殺也。

⑪ 若不陽病,但陰陽之脈皆懸絕者,死在於霜降草乾之時也。

⑫ 謂熱病也。脾熱病則五藏危。土成數十,故不過十日也。

⑬ 《評熱病論》曰:溫病而汗出,輒復熱而脈躁疾,不爲汗衰,狂言不能食者,病名曰陰陽交。六月病暑,陰陽復交,二氣相持,故酒死於立秋之候也。(新校正云:按全元起本云:溓水者,七月也,建申,水生於申,陰陽逆也。楊上善云:溓,廉檢反,水靜也。七月,水生時也。)

⑭ 秋陽氣衰,陰氣漸出,陽不勝陰,故自已也。

不能起①。三陽獨至，期在石水②。二陰獨至，期在盛水③。

方盛衰論篇第八十

新校正云：按全元起本在第八卷。

雷公請問：氣之多少，何者爲逆？何者爲從？黃帝答曰：陽從左，陰從右④，老從上，少從下⑤，是以春夏歸陽爲生，歸秋冬爲死⑥，反之，則歸秋冬爲生⑦，是以氣多少逆皆爲厥⑧。問曰：有餘者厥耶⑨？答曰：一上不下，寒厥到膝，少者秋冬死，老者秋冬生⑩。氣上不下，頭痛巓疾⑪，求陽不得，求陰不審，五部隔無徵，若居曠野，若伏空室，

---

① 以氣不由其正用故爾。

② 有陽無陰，故云獨至也。《著至教論》曰：三陽獨至者，是三陽並至。由此則但有陽而無陰也。石水者，謂冬月水冰如石之時，故云石水也。火墓於戌，冬陽氣微，故石水而死也。（新校正云：詳石水之解，本全元起之説，王氏取之。）

③ 亦所謂並至而無陽也。盛水，謂雨雪皆解爲水之時，則正謂正月中氣也。（新校正云：按全元起本二陰作三陰。）

④ 陽氣之多少皆從左，陰氣之多少皆從右。從者爲順，反者爲逆。《陰陽應象大論》曰：左右者，陰陽之道路也。

⑤ 老者穀衰，故從上爲順。少者欲甚，故從下爲順。

⑥ 歸秋冬，謂反歸陰也。歸陰則順殺伐之氣故也。

⑦ 反之，謂秋冬。秋冬則歸陰爲生也。

⑧ 陽氣之多少反從右，陰氣之多少反從左，是爲不順，故曰氣少多逆也。如是從左從右之不順者，皆爲厥。厥，謂氣逆。故曰皆爲厥也。

⑨ 言少之不順者爲逆，有餘者則成厥逆之病乎？

⑩ 一經之氣厥逆上而陽氣不下者，何以別之？寒厥到膝是也。四支者，諸陽之本，當溫而反寒上，故曰寒厥也。秋冬，謂歸陰，歸陰則從右發生其病也。少者以陽氣用事，故秋冬死。老者以陰氣用事，故秋冬生。（新校正云：按楊上善云：虚者，厥也。陽氣一上於頭，不下於足，足脛虚故寒厥至膝。）

⑪ 巓，謂身之上。巓疾，則頭首之疾也。

綿綿乎屬不滿日①。是以少氣之厥，令人妄夢，其極至迷②。三陽絕，三陰微，是爲少氣③。是以肺氣虛則使人夢見白物，見人斬血藉藉④，得其時則夢見兵戰⑤。腎氣虛則使人夢見舟船溺人⑥，得其時則夢伏水中，若有畏恐⑦。肝氣虛則夢見菌香生草⑧，得其時則夢伏樹下不敢起⑨。心氣虛則夢救火陽物⑩，得其時則夢燔灼⑪。脾氣虛則夢飲食不足⑫，得其時則夢築垣蓋屋⑬。此皆五藏氣虛，陽氣有餘，陰氣不足⑭，合之五診，調之陰陽，以在《經脈》⑮。診有十度，度人脈度、藏度、肉度、筋度、俞度⑯。

---

① 謂之陽廼脈似陰盛，謂之陰又脈似陽盛，故曰求陽不得，求陰不審也。五部，謂五藏之部。隔，謂隔遠。無徵，〔原衍"無徵"〕猶無可信驗也。然求陽不得其熱，求陰不審是寒，五藏部分又隔遠而無可信驗，故曰求陽不得，求陰不審，五部隔無徵也。夫如是者，廼從氣久逆所作，非由陰陽寒熱之氣所爲也。若居曠野，言心神散越。若伏空室，謂志意沉潛。散越以氣逆而痛甚未止，沉潛以痛定而復恐再來也。綿綿乎，謂動息微也。身雖綿綿乎且存，然其心所屬望，將不得終其盡日也，故曰綿綿乎屬不滿日也。（新校正云：按《太素》云：若伏空室，爲陰陽之一。有此五字，疑此脫漏。）

② 氣之少有厥逆，則令人妄爲夢寐。其厥之盛極，則令人夢至迷亂。

③ 三陽之脈懸絕，三陰之診細微，是爲少氣之候也。（新校正云：按《太素》云：至陽絕陰，是爲少氣。）

④ 白物，是象金之色也。斬者，金之用也。藉藉，夢死狀也。

⑤ 得時，謂秋三月也。金爲兵革，故夢見兵戰也。

⑥ 舟船溺人，皆水之用，腎象水，故夢形之。

⑦ 冬三月也。

⑧ 菌香草生，草木之類也。肝合草木，故夢見之。（新校正云：按全元起本云菌香是桂。）

⑨ 春三月也。

⑩ 心合火，故夢之。陽物，亦火之類。

⑪ 夏三月也。

⑫ 脾納水穀，故夢飲食不足。

⑬ 得其時，謂辰戌丑未之月各王十八日。築垣蓋屋，皆土之用也。

⑭ 府者陽氣，藏者陰氣。

⑮ 《靈樞經》備有調陰陽合五診，故引之曰以在經脈也。《經脈》則《靈樞》之篇目也。

⑯ 度各有其二，故二五爲十度也。

陰陽氣盡，人病自具①。脈動無常，散陰頗陽，脈脫不具，診無常行，診必上下，度民君卿②，受師不卒，使術不明，不察逆從，是爲妄行，持雌失雄，棄陰附陽，不知並合，診故不明③，傳之後世，反論自章④。至陰虛，天氣絕；至陽盛，地氣不足⑤。陰陽並交，至人之所行⑥。陰陽並交者，陽氣先至，陰氣後至⑦。是以聖人持診之道，先後陰陽而持之，奇恒之勢迺六十首，診合微之事，追陰陽之變，章五中之情，其中之論，取虛實之要，定五度之事，知此迺足以診⑧。是以切陰不得陽，診消亡，得陽不得陰，守學不湛，知左不知右，知右不知左，知上不知下，知先不知後，故治不久。知醜知善，知病知不病，知高知下，知坐知起，知行知止，用之有紀，診道迺具，萬世不殆⑨。起所有餘，知所不足⑩，度事上下，脈事因格⑪。是以形弱氣虛死⑫；形氣有

---

① 診備盡陰陽虛盛之理，則人病自具知之。

② 脈動無常數者，是陰散而陽頗調理也。若脈診脫略而不具備者，無以常行之診也。察候之，則當度量民及君卿三者，調養之殊異爾。何者？憂樂苦分，不同其秩故也。

③ 皆謂學不該備。

④ 章，露也。以不明而授與人，反古之迹，自然章露也。

⑤ 至陰虛，天氣絕而不降，至陽盛，地氣微而不昇，是所謂不交通也。至，謂至盛也。

⑥ 交，謂交通也。唯至人迺能調理使行也。

⑦ 陰陽之氣，並行而交通於一處者，則當陽氣先至，陰氣後至。何者？陽速而陰遲也。《靈樞經》曰：所謂交通者，並行一數也。由此則二氣亦交會於一處也。

⑧ 《奇恒勢》六十首，今世不傳。

⑨ 聖人持診之明誡也。

⑩ 《寶命全形論》曰：內外相得，無以形先。言起己身之有餘，則當知病人之不足也。

⑪ 度事上下之宜，脈事因而至於微妙矣。格，至也。

⑫ 中外俱不足也。

471

餘,脈氣不足死①;脈氣有餘,形氣不足生②。是以診有大方,坐起有常③,出入有行,以轉神明④,必清必净,上觀下觀,司八正邪,別五中部,按脈動靜⑤,循尺滑澀,寒溫之意,視其大小,合之病能〔"能"即"態",與意爲韵〕,逆從以〔"以"即"已",守〕得,復知病名,診可十全,不失人情,故診之或視息視意,故不失條理⑥,道甚明察,故能長久。不知此道,失經絕理,亡言妄期,此謂失道⑦。

解精微論篇第八十一

新校正云:按全元起本在第八卷,名《方論解》。

黃帝在明堂,雷公請曰:臣授業傳之,行教以經論,從容形法,陰陽刺灸,湯藥所滋。行治有賢不肖,未必能十全⑧。若先言悲哀喜怒,燥濕寒暑,陰陽婦女,請問其所以然者,卑賤富貴,人之形體所從,群下通使,臨事以適道術,謹聞命矣⑨。請問有瞢愚仆漏〔"漏"即"陋",守〕之問,不

---

① 藏衰,故脈不足也。

② 藏盛,故脈氣有餘。

③ 坐起有常,則息力調適,故診之方法,必先用之。

④ 言所以貴坐起有常者何? 以出入行運,皆神明隨轉也。

⑤ 上觀,謂氣色。下觀,謂形氣也。八正,謂八節之正候。五中,謂五藏之部分。然後按寸尺之動静而定死生矣。

⑥ 數息之長短,候脈之至數,故胗之法,或視喘息息。知息合脈,病處必知,聖人察候條理,斯皆合也。

⑦ 謂失精微至妙之道也。

⑧ 言所自授,用可十全,然傳所教習,未能必爾也。賢,謂心明智遠。不肖,謂擁遮不法。

⑨ 皆以先聞聖旨,猶未究其意端。

在經者,欲聞其狀①。帝曰:大矣②。公請問:哭泣而淚不出者,若出而少涕,其故何也③? 帝曰:在經有也④。復問:不知水所從生,涕所從出也⑤。帝曰:若問此者,無益於治也,工之所知,道之所生也⑥。夫心者,五藏之專精也⑦,目者其竅也⑧,華色者其榮也⑨,是以人有德也,則氣和於目,有亡,憂知於色⑩。是以悲哀則泣下,泣下水所由生。水宗者積水也⑪,積水者至陰也,至陰者腎之精也。宗精之水所以不出者,是精持之也,輔之裹之,故水不行也。夫水之精爲志,火之精爲神,水火相感,神志俱悲,是以目之水生也⑫。故諺言曰:心悲名曰志悲。志與心精,共湊於目也⑬。是以俱悲則神氣傳於心精,上不傳於志而志獨悲,故泣出也。泣涕者腦也,腦者陰也⑭,髓

① 言不智炫見,頓問多也。漏,脫漏也,謂經有所未解者也。慐,炫也。愚,不智見也。仆,猶頓也,猶不漸也。(新校正云:按全元起本仆作朴。)

② 人之所大要也。

③ 言何藏之所爲而致是乎?

④ 《靈樞經》有悲哀涕泣之義。

⑤ 復問,謂重問也,欲知水涕所生之由也。

⑥ 言涕水者,皆道氣之所生,問之何也。

⑦ 專,任也。言五藏精氣,任心之所使,以爲神明之府,是故能焉。

⑧ 神內守,明外鑒,故目其竅也。

⑨ 華色,其神明之外飾。

⑩ 德者,道之用,人之生也。《老子》曰:道生之,德畜之。氣者,生之主,神之舍也。天布德,地化氣,故人因之以生也。氣和則神安,神安則外鑒明矣。氣不和則神不守,神不守則外榮減矣。故曰人有德也氣和於目,有亡也憂知於色也。(新校正云:按《太素》德作得。)

⑪ (新校正云:按《甲乙經》水宗作衆精。)

⑫ 目爲上液之道,故水火相感,神志俱悲,水液上行,方生於目。

⑬ 水火相感,故曰心悲名曰志悲。神志俱昇,故志與心神共奔湊於目。

⑭ 《五藏別論》以腦爲地氣所生,皆藏於陰而象於地。故言腦者陰,陽上鑠也,鑠則消也。(新校正云:按全元起本及《甲乙經》《太素》陰作陽。)

解精微論篇第八十一

者骨之充也①,故腦滲爲涕②。志者骨之主也,是以水流而涕從之者,其行類也③。夫涕之與泣者,譬如人之兄弟,急則俱死,生則俱生④,其志以早悲,是以涕泣俱出而横行也⑤。夫人涕泣俱出而相從者,所屬之類也⑥。雷公曰:大矣。請問人哭泣而淚不出者,若出而少,涕不從之何也⑦?帝曰:夫泣不出者,哭不悲也。不泣者,神不慈也。神不慈則志不悲,陰陽相持,泣安能獨來⑧。夫志悲者惋,惋則衝陰,衝陰則志去目,志去則神不守精,精神去目,涕泣出也⑨。且子獨不誦不念夫經言乎,厥則目無所見。夫人厥則陽氣並於上,陰氣並於下⑩。陽並於上,則火獨光也;陰並於下,則足寒,足寒則脹也。夫一水不勝五火,故目眦盲⑪。是以衝風,泣下而不止。夫風之中目也,陽氣內守於精,是火氣燔目,故見風則泣下也⑫。有

---

① 充,滿也,言髓填於骨,充而滿也。

② 鼻竅通腦,故腦滲爲涕,流於鼻中矣。

③ 類謂同類。

④ 同源,故生死俱。(新校正云:按《太素》生則俱生作出則俱亡。)

⑤ 行,恐當爲流。

⑥ 所屬,謂於腦也。何者?上文云涕泣者腦也。

⑦ 怪其所屬同,而行出異也。

⑧ 泣不出者,謂淚也。不泣者,泣謂哭也。水之精爲志,火之精爲神,水爲陰,火爲陽,故曰陰陽相持,安能獨來也。

⑨ 惋,謂內燥也。衝,猶昇也。神志相感,泣由是生,故內燥則陽氣昇於陰也。陰,腦也。去目,謂陰陽不守目也。志去於目,故神亦浮游。夫志去目則光無內照,神失守則精不外明,故曰精神去目,涕泣出也。

⑩ 並,謂各並於本位也。

⑪ 眦,視也。一水,目也。五火,謂五藏之厥陽也。(新校正云:按《甲乙經》無盲字。)

⑫ 風迫陽伏不發,故內燔也。

以比之，夫火疾風生迺能雨，此之類也[1]。

陰陽類論：溓音廉

方盛衰論：菌祛倫切

解精微論：毚士銜切　**凑**麄勾切

① 故陽並，則火獨光盛於上，不明於下。是故目者，陽之所生，系於藏，故陰陽和則精明也。陽厥則光不上，陰厥則足冷而脹也。言一水不可勝五火者，是手足之陽爲五火，下一陰者肝之氣也。衝風泣下而不止者，言風之中於目也，是陽氣内守於精，故陽氣盛而火氣燔於目，風與熱交故泣下。是故火疾而風生迺能雨，以陽火之熱而風生於泣，以此譬之，類也。（新校正云：按《甲乙經》無火字。《太素》云：天之疾風迺能雨。無生字。）

家大人未供奉內藥院時，見從德少喜醫方術，爲語曰：世無長桑君指授，不得飲上池水，盡見人五藏，必從黃帝之脈書、五色診候，始知逆順陰陽，按奇絡活人；不然者，雖聖儒無所從精也。今世所傳《內經‧素問》，即黃帝之脈書，廣衍於秦越人、陽慶、淳於意諸長老，其文遂似漢人語，而旨意所從來遠矣。客歲以試事北上，間視之暇，遂以宋刻善本見授曰：廣其傳非細事也，汝圖之。從德竊惟吳儒者王光庵賓，嘗學《內經‧素問》於戴原禮，可一年所，即治病輒驗，晚歲以其學授盛啓東、韓叔陽，後被薦文皇帝，召對稱旨，俱留御藥院供御，一日入見便殿，上語次偶及白溝之勝，爲識長蛇陣耳。啓東以天命對，是不但慷慨敢言，抑學術之正見於天人之際亦微矣。秦太醫令所謂上醫醫國，殆如此耶。故吳中多上醫，實出原禮，爲上古自來之正派，以從授是書也。家大人仰副今上仁壽天下之意甚切，亟欲廣其佳本，公暇校讐，至忘寢食，予小子敢遂翻刻以見承訓之私云。

　　　　　嘉靖庚戌秋八月既望武陵顧從德謹識

附：黃帝內經素問遺篇

刺法論篇第七十二

黃帝問曰：昇降不前，氣交有變，即成暴鬱，余已知之。如何預救生靈，可得却乎？岐伯稽首再拜對曰：昭乎哉問！臣聞夫子言，既明天元，須窮法刺，可以折鬱扶運，補弱全真，瀉盛蠲餘，令除斯苦。帝曰：願卒聞之。岐伯曰：昇之不前，即有甚兇也。木欲昇而天柱窒抑之，木欲發鬱亦須待時，當刺足厥陰之井。火欲昇而天蓬窒抑之，火欲發鬱亦須待時，君火相火同刺包絡之滎。土欲昇而天衝窒抑之，土欲發鬱亦須待時，當刺足太陰之俞。金欲昇而天英窒抑之，金欲發鬱亦須待時，當刺手太陰之經。水欲昇而天芮窒抑之，水欲發鬱亦須待時，當刺足少陰之合。

帝曰：昇之不前，可以預備，願聞其降，可以先防。岐伯曰：既明其昇，必達其降也。昇降之道，皆可先治也。木欲降而地晶〔一作“晶”〕窒抑之，降而不入，抑之鬱發，散而可得位，降而鬱發，暴如天間之待時也，降而不下，鬱可速矣，降可折其所勝也，當刺手太陰之所出，刺手陽明之所入。火欲降而地玄窒抑之，降而不入，抑之鬱發，散而可矣，當折其所勝，可散其鬱，當刺足少陰之所出，刺足太

477

陽之所入。土欲降而地蒼窒抑之，降而不下，抑之鬱發，散而可入，當折其勝，可散其鬱，當刺足厥陰之所出，刺足少陽之所入。金欲降而地肜窒抑之，降而不下，抑之鬱發，散而可入，當折其勝，可散其鬱，當刺心包絡所出，刺手少陽所入也。水欲降而地阜窒抑之，降而不下，抑之都發，散而可入，當折其土，可散其鬱，當刺足太陰之所出，刺足陽明之所入。

帝曰：五運之至，有前後與昇降往來，有所承抑之，可得聞乎刺法？岐伯曰：當取其化源也。是故太過取之，不及資之。太過取之，次抑其鬱，取其運之化源，令折鬱氣。不及扶資，以扶運氣，以避虛邪也。資取之法令出《密語》。

黃帝問曰：昇降之刺，以〔即“已”〕知其要，願聞司天未得遷正，使司化之失其常政，即萬化之或其皆妄。然與民爲病，可得先除，欲濟群生，願聞其說。岐伯稽首再拜曰：悉乎哉問！言其至理，聖念慈憫，欲濟群生，臣廼盡陳斯道，可申洞微。太陽復布，即厥陰不遷正，不遷正氣塞於上，當瀉足厥陰之所流。厥陰復布，少陰不遷正，不遷正即氣塞於上，當刺心包絡脈之所流。少陰復布，太陰不遷正，不遷正即氣留於上，當刺足太陰之所流。太陰復布，少陽不遷正，不遷正則氣塞未通，當刺手少陽之所流。少陽復布，則陽明不遷正，不遷正則氣未通上，當刺手太陰之所流。陽明復布，太陽不遷正，不遷正則復塞其氣，當刺足少陰之所流。

帝曰：遷正不前，以〔即“已”〕通其要，願聞不退，欲折其餘，無令過失，可得明乎？岐伯曰：氣過有餘，復作布正,是名不退位也。使地氣不得後化,新司天未可遷正,故復布化令如故也。巳亥之歲天數有餘,故厥陰不退位也,風行於上,木化布天,當刺足厥陰之所入。子午之歲,天數有餘,故少陰不退位也,熱行於上,火餘化布天,當刺手厥陰之所入。丑未之歲,天數有餘,故太陰不退位也,濕行於上,雨化布天,當刺足太陰之所入。寅申之歲,天數有餘,故少陽不退位也,熱行於上,火化布天,當刺手少陽之所入。卯酉之歲,天數有餘,故陽明不退位也,金行於上,燥化布天,當刺手太陰之所入。辰戌之歲,天數有餘,故太陽不退位也,寒行於上凜水化布天,當刺足少陰之所入。故天地氣逆,化成民病,以法刺之,預可平痾。

黃帝問曰:剛柔二干,失守其位,使天運之氣皆虛乎?與民爲病,可得平乎?岐伯曰:深乎哉問!明其奧旨,天地迭移,三年化疫,是謂根之可見,必有逃門。

假令甲子,剛柔失守,剛未正,柔孤而有虧,時序不令,即音律非從,如此三年,變大疫也。詳其微甚,察其淺深,欲至而可刺,刺之,當先補腎俞,次三日,可刺足太陰之所注。又有下位己卯不至,而甲子孤立者,次三年作土癘,其法補瀉,一如甲子同法也。其刺以畢,又不須夜行及遠行,令七日潔,清凈齋戒。所有自來腎有久病者,可以寅時面向南,凈神不亂,思閉氣不息七遍,以引頸咽氣順之,如咽甚硬物,如此七遍後,餌舌下津令無數。

假令丙寅,剛柔失守,上剛干失守,下柔不可獨主之,中水運非太過,不可執法而定之,布天有餘,而失守上正,天地不合,即律呂音異,如此即天運失序,後三年變疫。詳其微甚,差有大小,徐至即後三年,至甚即首三年,當先補心俞，次五日，可刺腎之所入。又有下位地甲子，辛巳柔不附剛，亦名失守，即地運皆虚，後三年變水癘，即刺法皆如此矣。其刺如畢，慎其大喜欲情於中，如不忌，即其氣復散也，令静七日，心欲實，令少思。

假令庚辰，剛柔失守，上位失守，下位無合，乙庚金運，故非相招，布天未退，中運勝來，上下相錯，謂之失守，姑洗林鐘，商音不應也，如此則天運化易，三年變大疫。詳其天數，差有微甚，微即微，三年至，甚即甚，三年至，當先補肝俞，次三日，可刺肺之所行。刺畢，可静神七日，慎勿大怒，怒必真氣却散之。又或在下地甲子乙未失守者，即乙柔干，即上庚獨治之，亦名失守者，即天運孤主之，三年變癘，名曰金癘，其至待時也，詳其地數之等差，亦推其微甚，可知遲速爾。諸位乙庚失守，刺法同，肝欲平，即勿怒。

假令壬午，剛柔失守，上壬未遷正，下丁獨然，即雖陽年，虧及不同，上下失守，相招其有期，差之微甚，各有其數也，律吕二角，失而不和，同音有日，微甚如見，三年大疫，當刺脾之俞，次三日，可刺肝之所出也。刺畢，静神七日，勿大醉歌樂，其氣復散，又勿飽食，勿食生物，欲令脾實，氣無滯飽，無久坐，食無太酸，無食一切生物，宜甘宜淡。又或地下甲子，丁酉失守其位，未得中司，即氣不當位，下不與壬奉合者，亦名失守，非名合德，故柔不附剛，即地運不合，三年變癘，其刺法一如木疫之法。

假令戊申，剛柔失守，戊癸雖火運，陽年不太過也，上失其剛，柔地獨主，其氣不正，故有邪干，迭移其位，差有淺深，欲至將合，音律先同，如此天運失時，三年之中，火疫至矣，當刺肺之俞。刺畢，靜神七日，勿大悲傷也，悲傷即肺動，而真氣復散也，人欲實肺者，要在息氣也。又或地下甲子，癸亥失守者，即柔失守位也，即上失其剛也，即亦名戊癸不相合德者也，即運與地虛，後三年變癘，即名火癘。

是故立地五年，以明失守，以窮法刺，於是疫之與癘，即是上下剛柔之名也，窮歸一體也，即刺疫法，只有五法，即總其諸位失守，故只歸五行而統之也。

黃帝曰：余聞五疫之至，皆相染易，無問大小，病狀相似，不施救療，如何可得不相移易者？岐伯曰：不相染者，正氣存內，邪不可干，避其毒氣，天牝從來，復得其往，氣出於腦，即不邪干。氣出於腦，即室先想心如日。欲將入於疫室，先想青氣自肝而出，左行於東，化作林木。次想白氣自肺而出，右行於西，化作戈甲。次想赤氣自心而出，南行於上，化作焰明。次想黑氣自腎而出，北行於下，化作水。次想黃氣自脾而出，存於中央，化作土。五氣護身之畢，以想頭上如北斗之煌煌，然後可入於疫室。

又一法，於春分之日，日未出而吐之。又一法，於雨水日後，三浴以藥泄汗。又一法，小金丹方：辰砂二兩，水磨雄黃一兩，葉子雌黃一兩，紫金半兩，同入合中，外固了，地一尺築地實，不用爐，不須藥制，用火二十斤煆之也，七日終，候冷七日取，次日出合子，埋藥地中七日，取出順日研之三日，煉白沙蜜爲丸，如梧桐子大，每日望東吸日華氣一口，冰水下一丸，和氣咽之，服十粒，無疫干也。

黃帝問曰：人虛即神遊失守位，使鬼神外干，是致夭亡，何以全真？願聞刺法。岐伯稽首再拜曰：昭乎哉問！謂神移失守，雖在其體，然不致死，或有邪干，故令夭壽。只如厥陰失守，天以虛，人氣肝虛，感天重虛，即魂游於上，邪干厥大氣，身溫猶可刺之，刺其足少陽之所過，次刺肝之俞。人病心虛，又遇君相二火司天失守，感而三虛，遇火不及，黑尸鬼犯之，令人暴亡，可刺手少陽之所過，復刺心俞。人脾病，又遇太陰司天失守，感而三虛，又遇土不及，青尸鬼邪犯之於人，令人暴亡，可刺足陽明之所過，復刺脾之俞。人肺病，遇陽明司天失守，感而三虛，又遇金不及，有赤尸鬼干人，令人暴亡，可刺手陽明之所過，復刺肺俞。人腎病，又遇太陽司天失守，感而三虛，又遇水運不及之年，有黃尸鬼干犯人正氣，吸人神魂，致暴亡，可刺足太陽之所過，復刺腎俞。

黃帝問曰：十二藏之相使，神失位，使神彩之不圓，恐邪干犯，治之可刺，願聞其要。岐伯稽首再拜曰：悉乎哉，問至理，道真宗，此非聖帝，焉究斯源，是謂氣神合道，契符上天。心者，君主之官，神明出焉，可刺手少陰之源。肺者，相傅之官，治節出焉，可刺手太陰之源。肝者，將軍之官，謀慮出焉，可刺足厥陰之源。膽者，中正之官，決斷出焉，可刺足少陽之源。膻中者，臣使之官，喜樂出焉，可刺心包絡所流。脾為諫議之官，知周出焉，可刺脾之源。胃為倉廩之官，五味出焉，可刺胃之源。大腸者，傳道之官，變化出焉，可刺大腸之源。小腸者，受盛之官，化物出焉,可刺小腸之源。腎者,作強之官,伎巧出焉,刺其腎之源。三焦者,決瀆之官,水道出焉,刺三焦之源。膀胱者,州都之官,精液藏焉,氣化則能出矣,刺膀胱之源。凡此十二官者,不得相失也。是故刺法有全神養真之旨,亦法有修真之道,非治疾也,故要修養和神也。道貴常存,補神固根,精氣不散,神守不分,然即神守而雖不去,亦能全真,人神不守,非達至真,至真之要,在乎天玄,神守天息。復入本元,命曰歸宗。

本病論篇第七十三

黃帝問曰:天元九窒,余已知之,願聞氣交,何名失守? 岐伯曰:謂其上下昇降,遷正退位,各有經論,上下各有不前,故名失守也。是故氣交失易位,氣交迺變,變易非常,即四時失序,萬化不安,變民病也。

帝曰:昇降不前,願聞其故,氣交有變,何以明知?

岐伯曰:昭乎問哉! 明乎道矣。氣交有變,是為天地機,但欲降而不得降者,地窒刑之。又有五運太過,而先天而至者,即交不前,但欲昇而不得其昇,中運抑之,但欲降而不得其降,中運抑之。於是有昇之不前,降之不下者,有降之不下,昇而至天者,有昇降俱不前,作如此之分別,即氣交之變,變之有異,常各各不同,災有微甚者也。

帝曰,願聞氣交遇會勝抑之由,變成民病,輕重何如? 岐伯曰:勝相會,抑伏使然。是故辰戌之歲,木氣昇之,主逢天柱,勝而不前。又遇庚戌,金運先天,中運勝之,忽然不前。木運昇天，金迺抑之，昇而不前，即清生風少，肅殺於春，露霜復降，草木迺萎。民病溫疫早發，咽嗌迺乾，四支滿，支節皆痛。久而化鬱，即大風摧拉，折隕鳴紊。民病卒中偏痹，手足不仁。

是故巳亥之歲，君火昇天，主窒天蓬，勝之不前。又厥陰木遷正，則少陰未得昇天，水運以至其中者。君火欲昇，而中水運抑之，昇之不前，即清寒復作，冷生旦暮。民病伏陽，而內生煩熱，心神驚悸，寒熱間作。日久成鬱，即暴熱迺至，赤風腫〔一作"瞳"〕翳，化疫，溫癘暖作，赤氣彰而化火疫，皆煩而躁渴，渴甚治之以泄之可止。

是故子午之歲，太陰昇天，主窒天衝，勝之不前。又或遇壬子，木運先天而至者，中木遇抑之也。昇天不前，即風埃四起，時舉埃昏，雨濕不化。民病風厥涎潮，偏痹不隨，脹滿。久而伏鬱，即黃埃化疫也，民病夭亡，臉支府黃疸滿閉，濕令弗布，雨化迺微。

是故丑未之年，少陽昇天，主窒天蓬，勝之不前。又或遇太陰未遷正者，即少陽未昇天也，水運以至者。昇天不前，即寒雰反布，凜冽如冬，水復涸，冰再結，暄暖乍作，冷復布之，寒暄不時。民病伏陽在內，煩熱生中，心神驚駭，寒熱間爭。以成久鬱，即暴熱迺生，赤風氣瞳翳，化成鬱癘，迺化作伏熱內煩，痹而生厥，甚則血溢。

是故寅申之年，陽明昇天，主窒天英，勝之不前。又或遇戊申戊寅，火運先天而至。金欲昇天，火運抑之，昇之不前，即時雨不降，西風數舉，鹹鹵燥生。民病上熱，喘嗽血溢。久而化鬱，即白埃翳霧，清生殺氣，民病脅滿悲傷,寒䏰噎嗌乾,手拆皮膚燥。

是故卯酉之年,太陽昇天,主窒天芮,勝之不前。又遇陽明未遷正者,即太陽未昇天也,土運以至。水欲昇天,土運抑之,昇之不前,即濕而熱蒸,寒生兩間。民病注下,食不及化。久而成鬱,冷來客熱,冰雹卒至。民病厥逆而噦,熱生於內,氣痹於外,足脛痠疼,反生心悸懊熱,暴煩而復厥。

黃帝曰:昇之不前,余已盡知其旨。願聞降之不下,可得明乎? 岐伯曰:悉乎哉問! 是之謂天地微旨,可以盡陳斯道,所謂昇已必降也。至天三年,次歲必降,降而入地,始為左間也。如此昇降往來,命之六紀者矣。是故丑未之歲,厥陰降地,主窒地晶,勝而不前。又或遇少陰未退位,即厥陰未降下,金運以至中。金運承之,降之未下,抑之變鬱,木欲降下,金承之,降而不下,蒼埃遠見,白氣承之,風舉埃昏,清躁行殺,霜露復下,肅殺布令。久而不降,抑之化鬱,即作風躁相伏,暄而反清,草木萌動,殺霜迺下,蟄蟲未見,懼清傷藏。

是故寅申之歲,少陰降地,主窒地玄,勝之不入。又或遇丙申丙寅,水運太過,先天而至。君火欲降,水運承之,降而不下,即彤雲才見,黑氣反生,暄暖如舒,寒常布雪,凜冽復作,天雲慘凄。久而不降,伏之化鬱,寒勝復熱,赤風化疫,民病面赤心煩,頭痛目眩也,赤氣彰而溫病欲作也。

是故卯酉之歲,太陰降地,主窒地蒼,勝之不入。又或少陽未退位者,即太陰未得降也,或木運以至。木運承之,降而不下,即黃云見而青霞彰,鬱蒸作而大風,霧翳埃勝,折損廼作。久而不降也,伏之化鬱,天埃黃氣,地布濕蒸,民病四支不舉,昏眩支節痛,腹滿填臆。

是故辰戌之歲,少陽降地,主窒地玄,勝之不入。又或遇水運太過,先天而至也。水運承之,水降不下,即彤云才見,黑氣反生,暄暖欲生,冷氣卒至,甚即冰雹也。久而不降,伏之化鬱,冷氣復熱,赤風化疫,民病面赤心煩,頭痛目眩也,赤氣彰而熱病欲作也。

是故巳亥之歲,陽明降地,主窒地彤,勝而不入。又或遇太陰未退位,即少陽未得降,即火運以至之。火運承之不下,即天清而肅,赤氣廼彰,暄熱反作。民皆昏倦,夜臥不安,咽乾引飲,懊熱内煩,天清朝暮,暄還復作。久而不降,伏之化鬱,天清薄寒,遠生白氣。民病掉眩,手足直而不仁,兩脅作痛,滿目肮肮。

是故子午之年,太陽降地,主窒地阜勝之,降而不入。又或遇土運太過,先天而至。土運承之,降而不入,即天彰黑氣,暝暗凄慘,才施黃埃而布濕,寒化令氣,蒸濕復令。久而不降,伏之化鬱,民病大厥,四支重怠,陰萎少力,天布沉陰,蒸濕間作。

帝曰:昇降不前,晰知其宗,願聞遷正,可得明乎？岐伯曰:正司中位,是謂遷正位,司天不得其遷正者,即前司天以過交司之日。即遇司天太過有餘日也,即仍舊治天數,新司天未得遷正也。厥陰不遷正,即風暄不時,花卉萎瘁,民病淋溲,目系轉,轉筋喜怒,小便赤。風欲令而寒由不去,溫暄不正,春正失時。少陰不遷正,即冷氣不退,春冷後寒，暄暖不時。民病寒熱，四支煩痛，腰脊强直。木氣雖有餘，位不過於君火也。太陰不遷正，即云雨失令，萬物枯焦，當生不發。民病手足支節腫滿，大腹水腫，填臆不食，飧泄脅滿，四支不舉。雨化欲令，熱猶治之，温煦於氣，亢而不澤。少陽不遷正，即炎灼弗令，苗莠不榮，酷暑於秋，蕭殺晚至，霜露不時。民病痎瘧骨熱，心悸驚駭，甚時血溢。陽明不遷正，則暑化於前，蕭殺於後，草木反榮。民病寒熱鼽嚏，皮毛折，爪甲枯焦，甚則喘嗽息高，悲傷不樂。熱化迺布，燥化未令，即清勁未行，肺金復病。太陽不遷正，即冬清反寒，易令於春，殺霜在前，寒冰於後，陽光復治，凜冽不作，霧雲待時。民病温癘至，喉閉溢乾，煩燥而渴，喘息而有音也。寒化待燥，猶治天氣，過失序，與民作灾。

帝曰：遷正早晚，以命其旨，願聞退位，可得明哉？岐伯曰：所謂不退者，即天數未終，即天數有餘，名曰復布政，故名曰再治天也，即天令如故而不退位也。厥陰不退位，即大風早舉，時雨不降，濕令不化，民病温疫，疵廢風生，民病皆支節痛，頭目痛，伏熱內煩，咽喉乾引飲。少陰不退位，即温生春冬，蟄蟲早至，草木發生，民病膈熱咽乾，血溢驚駭，小便赤澀，丹瘤疹瘡瘍留毒。太陰不退位，而取寒暑不時，埃昏布作，濕令不去，民病四支少力，食飲不下，泄注淋滿，足脛寒，陰萎閉塞，失溺小便數。少陽不退位，即熱生於春，暑迺後化，冬温不凍，流水不冰，蟄蟲出見，民病少氣，寒熱更作，便血上熱，小腹堅滿，小便赤沃，甚則血溢。陽明不退位，即春生清冷，草木晚榮，寒熱間作,民病嘔吐暴注,食飲不下,大便乾燥,四支不舉,目瞑掉眩。

帝曰:天歲早晚,余以知之,願聞地數,可得聞乎? 岐伯曰:地下遷正昇天及退位不前之法,即地上產化,萬物失時之化也。

帝曰:余聞天地二甲子,十干十二支。上下經緯天地,數有迭移,失守其位,可得昭乎? 岐伯曰:失之迭位者,謂雖得歲正,未得正位之司,即四時不節,即生大疫。注《玄珠密語》云:陽年三十年,除六年天刑,計有太過二十四年,除此六年,皆作太過之用,令不然之旨。今言迭支迭位,皆可作其不及也。

假令甲子陽年,土運太窒,如癸亥天數有餘者,年雖交得甲子,厥陰猶尚治天,地已遷正,陽明在泉,去歲少陽以作右間,即厥陰之地陽明,故不相和奉者也。癸巳相會,土運太過,虛反受木勝,故非太過也,何以言土運太過,況黃鐘不應太窒,木既勝而金還復,金既復而少陰如至,即木勝如火而金復微,如此則甲己失守,後三年化成土疫,晚至丁卯,早至丙寅,土疫至也,大小善惡,推其天地,詳乎太一。又只如甲子年,如甲至子而合,應交司而治天,即下己卯未遷正,而戊寅少陽未退位者,亦甲己下有合也,即土運非太過,而木迺乘虛而勝土也,金次又行復勝之,即反邪化也。陰陽天地殊異爾,故其大小善惡,一如天地之法旨也。

假令丙寅陽年太過,如乙丑天數有餘者,雖交得丙寅,太陰尚治天也,地已遷正,厥陰司地,去歲太陽以作右

附:黃帝內經素問遺篇

488

間，即天太陰而地厥陰，故地不奉天化也。乙辛相會，水運太虛，反受土勝，故非太過，即太簇之管，太羽不應，土勝而雨化，水復即風，此者丙辛失守其會，後三年化成水疫，晚至己巳，早至戊辰，甚即速，微即徐，水疫至也，大小善惡推其天地數，迺太乙游宮。又只如丙寅年，丙至寅且合，應交司而治天，即辛巳未得遷正，而庚辰太陽未退位者，亦丙辛不合德也，即水運亦小虛而小勝，或有復，後三年化癘，名曰水癘，其狀如水疫，治法如前。

假令庚辰陽年太過，如己卯天數有餘者，雖交得庚辰年也，陽明猶尚治天，地已遷正，太陰司地，去歲少陰以作右間，即天陽明而地太陰也，故地下奉天也。乙巳相會，金運太虛，反受火勝，故非太過也，即姑洗之管，太商不應，火勝熱化，水復寒刑，此乙庚失守，其後三年化成金疫也，速至壬午，徐至癸未，金疫至也，大小善惡，推本年天數及太一也。又只如庚辰，如庚至辰，且應交司而治天，即下乙未未得遷正者，即地甲午少陰未退位者，且乙庚不合德也，即下乙未，干失剛，亦金運小虛也，有小勝或無復，後三年化癘，名曰金癘，其狀如金疫也，治法如前。

假令壬午陽年太過，如辛巳天數有餘者，雖交後壬午年也，厥陰猶尚治天，地已遷正，陽明在泉，去歲丙申少陽以作右間，即天厥陰而地陽明，故地不奉天者也。丁辛相合會，木運太虛，反受金勝，故非太過也，即蕤賓之管，太角不應，金行燥勝，火化熱復，甚即速，微即徐，疫至大小善惡，推疫至之年天數及太一。又只如壬至午，且應交司而治之，即下丁酉未得遷正者，即地下丙申少陽未得退位

489

者,見丁壬不合德也,即丁柔干失剛,亦木運小虛也。有
小勝小復。後三年化癘,名曰木癘,其狀如風疫,法治
如前。

　　假令戊申陽年太過,如丁未天數太過者,雖交得戊申
年也,太陰猶尚治天,地已遷正,厥陰在泉,去歲壬戌太陽
以退位作右間,即天丁未,地癸亥,故地不奉天化也。丁
癸相會,火運太虛,反受水勝,故非太過也,即夷則之管,
上太徵不應,此戊癸失守其會,後三年化疫也,速至庚戌,
大小善惡,推疫至之年天數及太一。又只如戊申,如戊至
申,且應交司而治天,即下癸亥未得遷正者,即地下壬戌
太陽未退位者,見戊癸未合德也,即下癸柔干失剛,見火
運小虛也,有小勝或無復也,後三年化癘,名曰火癘也,治
法如前,治之法可寒之泄之。

　　黃帝曰:人氣不足,天氣如虛,人神失守,神光不聚,
邪鬼干人,致有夭亡,可得聞乎? 岐伯曰:人之五藏,一藏
不足,又會天虛,感邪之至也。人憂愁思慮即傷心,又或
遇少陰司天,天數不及,太陰作接間至,即謂天虛也,此即
人氣天氣同虛也。又遇驚而奪精,汗出於心,因而三虛,
神明失守,心為君主之官,神明出焉,神失守位,即神遊上
丹田,在帝太一帝君泥丸宮下,神既失守,神光不聚,却遇
火不及之歲,有黑尸鬼見之,令人暴亡。人飲食勞倦即傷
脾,又或遇太陰司天,天數不及,即少陽作接間至,即謂之
虛也,此即人氣虛而天氣虛也。又遇飲食飽甚,汗出於
胃,醉飽行房,汗出於脾,因而三虛,脾神失守,脾為諫議
之官,智周出焉,神既失守,神光失位而不聚也,却遇土不

及之年,或己年或甲年失守,或太陰天虛,青尸鬼見之,令人卒亡。人久坐濕地,強力入水即傷腎,腎爲作強之官,伎巧出焉,因而三虛,腎神失守,神志失位,神光不聚,却遇水不及之年,或辛不會符,或丙年失守,或太陽司天虛,有黃尸鬼至,見之令人暴亡。人或恚怒,氣逆上而不下,即傷肝也。又遇厥陰司天,天數不及,即少陰作接間至,是謂天虛也,此謂天虛人虛也。又遇疾走恐懼,汗出於肝,肝爲將軍之官,謀慮出焉,神位失守,神光不聚,又遇木不及年,或丁年不符,或壬年失守,或厥陰司天虛也,有白尸鬼見之,令人暴亡也。已上五失守者,天虛而人虛也,神遊失守其位,即有五尸鬼干人,令人暴亡也,謂之曰尸厥。人犯五神易位,即神光不圓也,非但尸鬼,即一切邪犯者,皆是神失守位故也。此謂得守者生,失守者死,得神者昌,失神者亡。